复杂工程管理书系
医院建设项目管理丛书

质子治疗中心
工程策划、设计与施工管理

姚 激 张建忠 乐 云 周 涛 陈海涛 马 进 杨凤鹤 编著

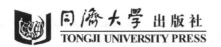

同济大学 出版社
TONGJI UNIVERSITY PRESS

内 容 提 要

本书是"复杂工程管理书系·医院建设项目管理丛书"之一，从前期策划、设计、施工与工程管理四个维度详细记述了质子治疗中心建设过程，为未来新的质子治疗中心的建设提供参考。

质子治疗是当前先进的肿瘤治疗技术，质子治疗中心的建设不仅仅是建设独立的质子治疗区域，往往还需要有科研、培训、医疗配套及后勤服务等多种功能，对项目设计、施工与管理等各方面都提出了新的要求，质子治疗设备的特殊性也给项目建设带来了新的难点。本书详细介绍了瑞金医院肿瘤质子治疗中心项目建设全过程，包括项目前期策划、各专业工种设计、各阶段施工难点及措施、工程监理、财务监理以及甲方管理等。围绕质子治疗中心项目的方方面面，全面进行经验梳理和总结，还原项目建设过程中遇到的各种困难及解决途径。

本书所面向的是医院基本建设管理者，政府工程建设部门的管理者，专业管理咨询机构，相关设计、施工、监理、供货等参建单位，以及工程管理的研究者。

图书在版编目（CIP）数据

质子治疗中心工程策划、设计与施工管理/姚激等编著. — 上海：同济大学出版社，2018.12
（复杂工程管理书系. 医院建设项目管理丛书）
ISBN 978-7-5608-8236-9

Ⅰ. ①质… Ⅱ. ①姚… Ⅲ. ①质子—放射疗法—防治中心—基本建设项目—项目管理 Ⅳ. ① R815 ② R197.65

中国版本图书馆 CIP 数据核字（2018）第 264092 号

上海市文教结合"高校服务国家重大战略出版工程"入选项目

质子治疗中心工程策划、设计与施工管理

姚 激 张建忠 乐 云 周 涛 陈海涛 马 进 杨凤鹤 编著
责任编辑 姚烨铭 **责任校对** 徐春莲 **封面设计** 潘向蓁

出版发行	同济大学出版社 www.tongjipress.com.cn	
	（地址：上海市四平路 1239 号 邮编：200092 电话：021-65985622）	
经 销	全国各地新华书店	
排 版	南京新翰博图文制作有限公司	
印 刷	深圳市国际彩印有限公司	
开 本	787 mm×1 092 mm 1/16	
印 张	24	
字 数	599 000	
版 次	2018 年 12 月第 1 版 2018 年 12 月第 1 次印刷	
书 号	ISBN 978-7-5608-8236-9	
定 价	155.00 元	

本书编委会

编著者　姚　激　张建忠　乐　云　周　涛　陈海涛　马　进　杨凤鹤

编委会（按姓氏拼音排序）

薄卫彪　陈海涛　陈佳艺　陈炜力　崔建生　戴广海　何清华

洪　军　黄　卫　纪添成　金人杰　乐　云　李　俊　李永奎

林锦辉　刘　蕾　刘晓平　马　进　马　良　邱宏宇　沈朋研

王　慧　魏建军　吴璐璐　徐　飚　徐以纬　杨凤鹤　杨　慧

姚　激　姚　蓁　叶　臻　余　勇　岳建勇　张建忠　张　敏

张之薇　赵　炫　赵忠涛　周　涛

编写组（按姓氏拼音排序）

曹岱毅　陈海涛　陈佳艺　陈炜力　陈　音　陈　湛　崔建生

杜社教　龚　卿　顾君裕　顾　勤　侯键国　黄　卫　纪添成

蒋琴华　金　靖　乐　云　李陈忠　李　俊　李　敏　林韩涵

林　楠　刘　翀　刘嘉怡　刘　江　刘　蕾　刘晓平　马　进

马　良　倪　健　祁伟祥　曲晓峰　瞿　燕　苏　康　孙　乔

王　雷　王　宁　王　锐　王学军　王　胤　汪　洁　汪　军

闻　彪　吴　慧　肖更华　许　赪　徐以纬　杨　慧　杨星光

姚　激　虞海彦　余　飞　余　勇　岳建勇　章宏伟　张建忠

张　瑾　张　敏　赵　炫　周　涛　周臻全　庄国方

编制单位

上海交通大学医学院附属瑞金医院

上海申康卫生基建管理有限公司

华建集团华东都市建筑设计研究总院

华建集团上海现代华盖建筑设计研究院有限公司

上海建工一建集团有限公司

上海建科工程咨询有限公司

上海诚杰华建设工程咨询有限公司

同济大学复杂工程管理研究院

前　言

质子治疗是当前先进的肿瘤治疗技术,其本身的物理特性带来了临床上的优势,即通过精确的 Bragg 峰射程和物理半影的计算,射线对正常器官的避让能力增强,从而可以大幅度提高物理精确性。利用质子射线进行放射治疗的想法起源于 1946 年,尔后经过多家国外研究所的研究、临床试验,质子治疗技术趋于成熟。2004 年,我国首家质子治疗中心——淄博万杰医院博拉格质子治疗中心(WPTC)的博拉格质子治疗系统投入临床使用。质子治疗中心的建设,不仅仅是建设独立的质子治疗区域,往往还需要有科研、医疗配套等多种功能,质子治疗设备的特殊性也对项目建设带来了难点。

瑞金医院肿瘤质子治疗中心项目工程概算总投资 40 283 万元,项目总建筑面积约 26 370 m^2,其中地上建筑面积约 14 300 m^2,地下面积约 12 070 m^2。主要建设内容为:治疗室(三个旋转治疗室、一个固定束治疗室和一个固定束实验室,共 4 600 m^2),直线加速器区域,质子辅助用房区域(包括放射科区、公共部分、其他辅助用房等区域),门诊区,质子治疗区(地上),后勤服务、科研用房和应用培训区域。项目面临的主要困难包括:确保辐射安全;质子装置是精密的治疗仪器,定位精度要远高于常规放疗;需要优化医疗空间布局,整合复杂的功能与流程;项目参建单位众多,协调难度大等。针对以上难点,本书从前期策划、设计、施工和管理四个维度对瑞金医院肿瘤质子治疗中心项目进行总结、梳理,力求还原项目建设过程中各个困难的解决途径。

本书由上海交通大学医学院附属瑞金医院、上海市申康卫生基建管理有限公司、华建集团华东都市建筑设计研究总院、上海建工一建集团有限公司、上海建科工程咨询有限公司、上海诚杰华建设工程咨询有限公司、同济大学复杂工程研究院和华建集团上海现代华盖建筑设计研究院有限公司共同编撰。本书是对瑞金医院肿瘤质子治疗中心项目建设全过程的全面总结与梳理,主要面向医院的基本建设者,政府工程建设部门的管理者,专业管理咨询机构,相关设计、施工、监理、供货等参建单位人员以及工程管理专业的研究者。

本书由华建集团华东都市建筑设计研究总院党委书记、华建集团上海现代华盖建筑设计研究院有限公司总经理姚激,上海市申康卫生基建管理有限公司总经理张建忠,同济大学复杂工程研究院教授乐云,上海建工一建集团有限公司副总工程师周涛,上海建工一建集团有限公司副总裁杨凤鹤,上海交通大学医学院附属瑞金医院院长陈海涛和上海交通大学医学院附属瑞金医院处长马进编著。

全书分为三篇，共22章。编著者的分工如下：张建忠负责牵头组织和总体构思，姚激负责设计篇编写、组稿和定稿，乐云负责详细策划、审阅和修订，周涛和杨凤鹤负责施工与管理篇中施工部分编写、组稿和定稿，陈海涛和马进负责施工与管理篇章中管理部分组稿、修订和定稿。编写组具体分工情况如下：第一篇为策划篇，包括第1至第3章。第1章质子治疗发展历程，由陈佳艺、李敏、许赪、龚卿、祁伟祥编写；第2章国外质子中心案例，由马良、陈炜力编写；第3章项目前期策划，由马进、陈音、张敏编写。第二篇为设计篇，包括第4—第10章。第4章设计概述，由陈炜力编写；第5章建筑设计，由陈炜力、刘晓平编写；第6章结构设计，由姚激、徐以纬、岳建勇、黄卫、王锐编写；第7章机电设计，由刘蕾、余勇、闻彪、吴慧、曹岱毅、汪洁编写；第8章绿建设计，由瞿燕、刘蕾、陈湛编写；第9章BIM设计，由刘翀、杨慧、蒋琴华、余飞编写；第10章装饰、景观设计，由陈炜力、王雷、王胤编写。第三篇为施工与管理篇，包括第11—第21章。第11章施工概述，第12章施工部署与总体策划，第13章基础与土方施工，第14章主体结构施工，第15章建筑设备安装施工，第16章绿色施工，第17章室外总体施工，以上第11—14章、第16—17章由顾勤、顾君裕、曲晓峰撰写；15章由王学军、汪军编写；第18章室内装饰工程施工与管理，由肖更华、金靖编写；第19章BIM在施工中的应用，由周臻全、李陈忠、侯键国编写；第20章甲方工程管理，由张建忠、李俊、崔建生编写；第21章工程监理，由王宁、苏康、章宏伟、林韩涵、林楠、庄国方、杨星光编写；第22章财务监理，由纪添成、赵炫、虞海彦编写。全书整体修订由刘嘉怡和孙乔负责。

由于作者水平有限，书中不足之处在所难免，恳请各位读者批评指正。

编写组
2018.8

目　录

第一部分

前期策划篇

第一章　质子治疗发展历程

1.1　质子治疗中心的兴起和发展

1.1.1　基于核物理实验室的质子治疗探索阶段

世界上第一次用放射线进行肿瘤治疗是 1896 年 3 月,发生在芝加哥,Emil Grubbe 医生用一个 X 射线管来照射乳腺癌患者,治疗小有成效,病人的肿瘤发生溃烂和紧缩。Grubbe 医生发现,暴露在 X 射线下的工人们皮肤和指甲总是一层层地剥落,便联想到细胞死亡与肿瘤的关系[1]。自此,放射作为一种治疗手段开始得到重视,美国和欧洲的一些医生也开始了一些早期的放射治疗探索。例如,诞生于 20 世纪 20 年代的分割治疗方案[2]。另外一些人关注于放射肿瘤过程中的正常组织保护,质子射线就这样进入了放射治疗的视野。

最早的有效利用质子射线的有限射程和布拉格峰进行放射治疗的想法出自美国曼哈顿项目科学家 Robert Wilson 在 1946 年发表的一篇论文[3]。1952 年,加州伯克利劳伦斯实验室(Lawrence Berkeley Laboratory:LBL)发表了一些用质子、氘核和氦核射线照射老鼠进行放射生物实验的结果[4],并且于 1954 年开展了利用质子射线对乳腺癌转移病人进行垂体照射抑制激素水平的治疗。这些治疗本身并没有利用质子射线的布拉格峰(Bragg peak)(图 1-1),而是使用 340 MeV 质

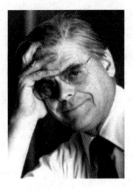

(a)Robert R. Wilson
图片来源:http://history.fnal.gov/photos_directors

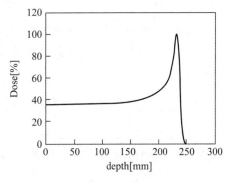

(b)质子射线在水介质中的深度剂量分布,尾部剂量突然升高的部分为布拉格峰(Bragg peak),峰前为剂量坪区
图片来源:https://www.ptcri.ox.ac.uk/images/research。

图 1-1

子射线的坪区对垂体进行交叉照射[5]。劳伦斯实验室后来转向了利用离子束布拉格峰治疗的先驱工作，并颇有建树。

几乎与此同时，瑞典乌普萨拉的古斯塔夫·沃纳研究所（Gustav Werner Institute）于1955年发表了他们用质子射线进行动物实验的放射生物学研究结果，并于1957年开始了质子治疗颅内病灶的实践。治疗采用的射线是回旋加速器产生的185 MeV质子束，他们也是第一个在质子束流中使用搓板式射程调节器来展宽布拉格峰（Spread-out Bragg peak：SOBP）的机构。

1959年，哈佛大学回旋加速器实验室HCL的质子能量达到160 MeV，20世纪60年代他们完成了一系列质子射线照射的豆根染色体畸变、老鼠死亡率和灵长类动物皮肤反应的相对生物效应研究，成为今天临床相对生物效应的基础。1961年，HCL与麻省总医院（MGH）的神经外科开展颅内病灶治疗，并且在治疗中采用了单散射片扩束和布拉格峰适配。

伯克利劳伦斯实验室、乌普萨拉古斯塔夫·沃纳研究所和哈佛回旋加速器实验室-麻省总医院的这些质子治疗的先驱带来了20世纪60—90年代的第二代质子治疗热。参与第二代质子治疗的机构有苏联莫斯科的杜布那原子核联合研究所（Joint Institute for Nuclear Research：JINR）和理论实验物理研究所（Institute of Theoretical & Experimental Physics：ITEP—1967）；列宁格勒的原子核物理研究所（Petersburg Nuclear Physics Institute）和伦琴与放射学中心研究所（Central Research Institute of Roentgenology & Radiology：CRIRR—1975）；日本千叶国立放射科学研究所（National Institute of Radiological Science：NIRS—1979）；筑波粒子放射医学科学中心—1983）；瑞士的Paul Scherrer研究所（PSI—1984年开始用72 MeV质子束治疗眼科黑色素瘤到1996年使用200 MeV射线，引领了许多质子治疗的进步）；英国克拉特布里奇（Clatterbridge—1989）；法国居里研究所奥赛（Orsay—1991）；南非iThemba加速器科学实验室—1993。这些机构基本上都是物理研究所，物理研究和医疗使用同一加速器质子源[6-7]。

1990年在美国加州罗马琳达大学医疗中心（Loma Linda University Medical Center：LLUMC）诞生了世界上第一台医疗专用的质子加速器，它的同步加速器源自费米实验室，哈佛大学回旋加速器实验室为它设计了旋转机架。因为这是一套临床专用系统，这里的质子治疗数量在全球首屈一指。2001年，麻省总医院安装了第一台商品质子治疗系统。1990年以前，所有的质子治疗均在实验室的加速器上进行，而2002年以后不再新建医疗和物理研究共用的系统。

按粒子治疗协作组（PTCOG）的统计，自1954年到2016年年底，全球接受过质子治疗的病人数为149 345人[8]。

1.1.2 质子治疗装置的诞生和更新

如图1-2所示，经典的电磁理论告诉我们，当一个带电粒子运动进入一个恒定的磁场以后将受到一个垂直于运动方向的洛伦兹力的作用。由于力的方向与速度的方向垂直，这个力对带电体的速度大小没有影响，但会起到改变速度方向的向心力作用。如果磁场是均匀的，带电体的轨迹将是一个闭合的圆周。带电体受到的向心力与其法向加速度满足如下的关系：

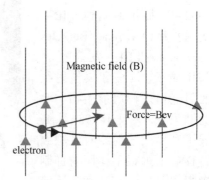

图1-2 带电粒子（图中为电子）在磁场中受到洛伦兹力作用，带电粒子的速度、磁场和洛伦兹力三个矢量方向相互垂直，因此洛伦兹力对带电粒子没有加速作用，而是使其改变速度方向。图片来源Bing。

$$F = m \cdot a = m \cdot v^2/r$$

另外，以一定速度 v 在均匀强度为 B 的磁场中运动的时候受到的洛伦兹力可表示为：

$$F = q \cdot v \cdot B$$

这个洛伦兹力就是向心力，因此：

$$m \cdot v^2/r = q \cdot v \cdot B,\ m \cdot v = B \cdot q \cdot r$$

这个关系就是带电粒子的速度、磁场和廻转半径之间的约束关系。能量越大，速度也越大，要求磁场与速度的乘积与速度呈正比（不考虑速度增大到可以与光速 c 相比拟时粒子因相对论效应引起的质量变化）。这也成为圆周轨道带电粒子加速器的工作原理：如果磁场均匀，则速度增加时廻转半径也增加，这是回旋加速器工作方式；如果廻转半径不变，磁场就要随速度的增加而同步增加，这就是同步加速器的工作机制。

1）回旋加速器

图 1-3（a）显示了质子回旋加速器的原理，整个加速腔由两个中空的 D 形盒构成，处于密闭的真空中，恒定、均匀的磁场垂直通过 D 形盒。质子源位于 D 形盒的中心，在两个 D 形盒中间的裂隙间加有交变的电压，因此质子在穿过裂隙时被加在它们之间的电场加速一次，进入另一半 D 形盒中后就在磁场的作用下作圆周运动，经过 180° 后又在裂隙处再被电场加速一次，在一个更大的半径上进入对侧 D 形盒，直到束流从边缘引出。质子在 D 形盒内走过 180° 所需要的时间为 $t = \pi \cdot r/v = \pi \cdot r/(B \cdot q \cdot r/m) = \pi m/(Bq)$，这个时间与质子的速度和廻转半径无关，也是交变电场的翻转频率，所以交变电场的频率是一个与质子能量（速度）无关的量，这使得回旋加速器的原理特别简单，而且工作也比较稳定。在实际的医用质子回旋加速器中，D 形盒被分成了更多的区间［图 1-3（b）］，这样质子在 90° 甚至更小的区间之间就能得到加速，提高了加速效率。另外，质子被加速到高能状态后有相对论效应，其质量不再恒定，如被加速到 250 MeV 的质子速度是光速的 0.61 倍，此时质子的质量是其静止质量的 1.27 倍，因此加在 D 形盒两侧的磁场在边缘处需要适当调整以适配质子的质量变化。

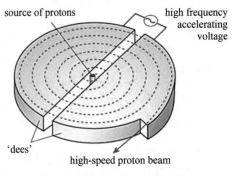
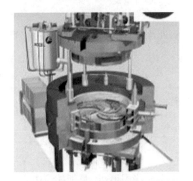

（a）回旋加速器原理图，图片来源 Bing　　　　（b）瓦里安 Accel 超回旋加速器加速腔简图，图片来源 Varian 公司网站

图 1-3　回旋加速器原理

回旋加速器的治疗束流在 D 形盒边缘引出，它的能量是恒定的，工作方式是连续的，流强也相对较大。新一代的回旋加速器磁场采用低温超导线圈，功耗更低，磁场更强，体积更小，重量更轻。

使用回旋加速器的质子治疗中心有美国伯克利劳伦斯实验室 LBL、哈佛大学—麻省总医院 HCL-MGH、法国的奥赛（1991）及瑞士的 PSI（1984）等，提供这类加速器的主要厂商有比利时 IBA 和美国 Varian 等。

2）同步加速器

图 1-4（a）是同步加速器的原理图，每一个灰色区间是一节小型直线加速器，质子束流在这些区间中经微波电场加速获得能量，区间之间的连接置于磁场中以保证质子偏转进入下一个加速区间和维持束流整体的闭合。随着质子在各加速区间中不断获得能量，磁场需要同步地调整其强度以确保质子束流处于同一个闭合循环的轨道上。被加速的质子需要在闭合环上不断地被加速和偏转无数次直到束流达到治疗所需的能量时，束流才被引出输送到治疗室。

同步加速器的这种工作方式决定了它的束流是脉冲式的，与回旋加速器相比，它的流强比较低，但同步加速器的能量可调，可以在治疗过程中按需要输出不同能量的束流。

使用同步加速器的质子治疗机构有 Loma Linda 大学质子中心，它是由费米实验室设计并于 1992 年投入使用，这款机型后来由 Optivus 公司产业化。由日立公司设计的质子同步加速器使用在日本筑波、福井和 MD Anderson 质子治疗中心。

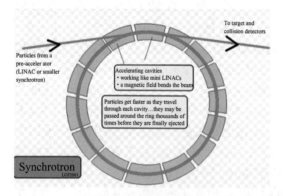
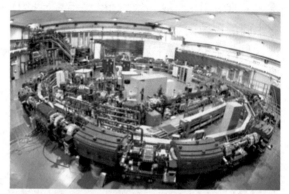

（a）质子同步加速器原理图　　　　　　（b）意大利 Pavia 国家粒子肿瘤治疗中心同步加速器

图 1-4　质子同步加速器

表 1-1 列出了几种市场上常见的质子系统的比较[9]。

表 1-1　常见质子系统

质子系统	iBA	Varian	Hitachi
首台样机年份	1995	2002	1994
主要用户	麻省总医院 法国奥赛、尼斯质子中心 台湾长庚质子中心	瑞士 Paul Scherrer 研究所 慕尼黑 Rinecker 质子治疗中心 马里兰大学质子治疗中心	日本国立放射科学研究所 瑞士海德堡质子治疗中心 MD Anderson 肿瘤中心
加速器类型	回旋加速器	回旋加速器	同步加速器
能量	70～230 MeV	70～240 MeV	70～250 MeV
束流类型	固定束、旋转机架	固定束、旋转机架	固定束、旋转机架

质子系统	iBA	Varian	Hitachi
扩束方式	双散射，扫描	扫描	散射，扫描
特点	常温磁铁，同一治疗喷口兼容散射和扫描束	超导磁铁，体积小、体重轻 800 nA 流强 自带计划、网络系统	Wobbling 双散射 笔形束扫描
图像引导	CBCT，平面图像	CBCT，平面图像	CBCT，平面图像

1.1.3　基于核物理实验室的装置向医疗专用装置的转型和整合

在 2000 年以前，质子治疗中心基本上依附于原子核物理实验室而建，质子治疗基本上在原子核物理研究的间隙进行，如前面提到的伯克利实验室、哈佛实验室，瑞士 Paul Scherrer 研究所和法国奥赛实验室等，它们的束流基本上也都是固定束流。随着质子治疗的临床应用越来越广泛，这种模式显然不能满足日益增长的临床需求，所以从 Loma Linda 大学开始，专用的医疗质子系统应运而生。随着早期的实验室质子系统逐渐退出，目前的质子治疗基本上都在临床质子治疗中心开展，采用现成制造商的质子治疗系统，一些实验室将他们的质子装置产业化成了产品，如在瑞士的 PSI 的回旋加速器基础上定型了德国 Accel 公司的超导回旋加速器，这家公司后来又被瓦里安医疗系统公司并购，综合瓦里安公司原有的质子计划系统并开发了相应的网络信息系统，成为一个完整的质子治疗解决方案。法国奥赛原子物理研究所的回旋加速器在 1990 年以象征性的一个法郎卖给巴黎居里研究所，居里所使用它的水平质子束治疗眼部肿瘤。之后奥赛建立了专门的质子治疗中心，引进了整套 IBA 的质子治疗系统，并且在利用 IBA 的回旋加速器向原有的老治疗接口输送束流。

到 2016 年年底，世界上共有 63 个质子加速器在开展临床治疗工作，其中 36 台回旋加速器、21 台同步加速器，另有 6 台同步回旋加速器，后接 108 个旋转机架束流和 56 个固定束流。地理分布上，美国有 25 个、日本 11 个、德国 7 个，中国有 2 个，它们是山东淄博万杰医院和上海质子重离子医院。2017 年正在建设中的质子项目有 41 个，中国占 7 个，分布在北京、上海、广州、合肥、青岛、保定和台北。在质子治疗中，回旋加速器和同步加速器基本上不分伯仲，但同步加速器在离子治疗领域几乎是独占鳌头。

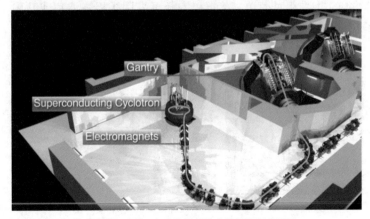

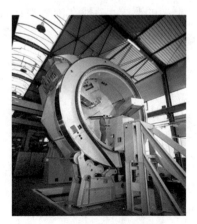

（a）回旋加速器、束流输运系统和旋转机架布局图　　（b）质子束流输运系统

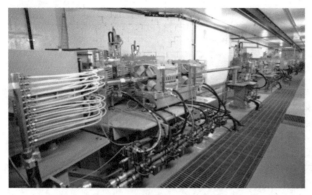
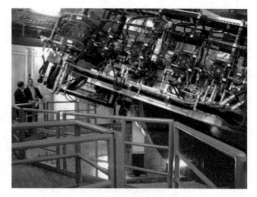

（c）旋转机架全景　　　　　　　　　　　　（d）旋转机架局部

图片来源：（a）、（b）瓦里安公司产品介绍彩页，（c）、（d）质子治疗单位实地拍摄

图 1-5　场地设计

　　质子治疗系统的场地设计是一项非常复杂的系统工程，如图 1-5 所示，加速器部分就可以重达 100～200 t，旋转机架的重量也差不多是同样的数量级，之间还有束流输运部分，因此整个系统的地坪稳定性至关重要，特别是要防止因系统不同部分的自重不同而造成的局部地面沉降不同而带来的束流失准。质子是带电粒子且质量比电子大很多，本身极容易被屏蔽，但它在其路径上要经过降能、偏转、碰撞、散射等一系列过程，一路上会韧致辐射出电离辐射；而且在这些过程中有大量的中子产生；质子还会引起路径上的器件活化，这些辐射因加速、扩束的方式而异，特别是过程中产生的中子对工作人员和病人的健康危害极大，需要在设计时仔细考虑。

　　质子治疗室

　　单能质子在人体中产生的布拉格峰很窄，不能涵盖整个肿瘤靶区厚度，实际上在治疗中需要把束流的能量按一定的比例展开以展宽布拉格峰（Spread-out Bragg peak：SBOP，图 1-6）。对同步加速器，因为输出的能量可调，布拉格峰的展宽可以轻易地通过调节束流在约束环中的加速圈数来实现，但是上游的能量改变要求束流输运路径上的偏转和聚焦电磁场作相应的调整，这种做法的控制精度要求很高，否则束流就会损耗在传输过程中。对回旋加速方式，束流在引出端的能量是恒定的，实现射程降能和布拉格峰展宽的过程可以在上游出口端，也可以在下游的治疗喷口端。考虑到因降能而造成的能散会对输运路径上的电磁场偏转聚焦提出更高的要求，一般在治疗喷口端降能的办法相对简单，降能和展峰可采用搓板式滤片或叶扇式射程调节装置（图 1-7），但质子在降能过程中与降能器、搓板式滤片和叶扇式射程调节器的

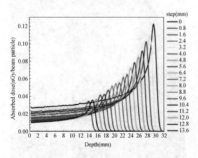
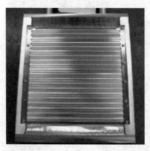
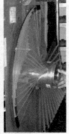
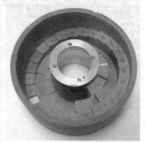

图 1-6　展宽的布拉格峰 SOBP　　　　　　　　图 1-7　搓板式（左）和叶扇式展峰
　　　　（Bing 网站截图）

碰撞过程会产生中子活化。

　　质子束在治疗喷口内的扩束有被动散射和电磁扫描两种方式,扫描方式也分宽束扫描(Wobbling)和笔形束调强扫描两种。被动散射一般用双散射片,上游一块采用高原子序数材料用于扩束,下游一块则采用低原子序数材料用于均准束流(专用于眼科肿瘤治疗的低能小野固定束也有只使用单散射片的)。喷口端有铜挡块用于按靶区形状适形束流以保护邻近的正常组织,补偿器用于使剂量分布适配靶区远端形状以保护靶区后正常组织,这种方法比较简单,整个靶区同时得到照射(搓板式展峰)或至少同一等值水深上的靶区同时受到照射(叶扇式展峰),但射线通过两次散射有能量损失并且会感生中子和光子辐射,而且每照射一个射野需要用吊架更换挡块和补偿器,工作人员劳动强度很大,治疗室的大量时间花在更换附件上,机房出束效率低。Wobbling 扫描方式用两对磁铁代替第二级均准滤片,相对来说减少了质子路径上的能量损失,由于它仍然需要挡块和补偿器,它的特性与双散射相同。

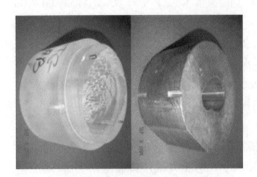

（a）质子治疗中的铜挡块和补偿器
（治疗场所拍摄）

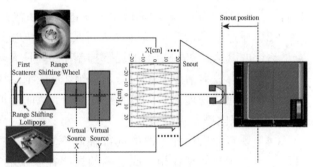

（b）Wobbling 扫描束,端口也需要附带挡块和补偿器

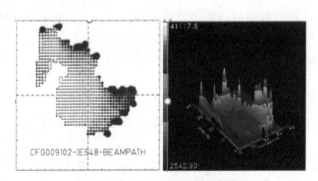

（c）笔形束调强扫描（Bing 网站截图）

图 1-8　质子束扩束

　　笔形束调强扫描是目前比较前沿的技术,它的治疗喷口中没有质子径迹上的相互作用,也不需要挡块和补偿片,只需两对精确的偏转磁场来控制束流,因此没有能量损失和感生放射,形成的剂量分布也比使用挡块和补偿片更为适形和均匀。束流的强度靠调节束斑在扫描点上的驻留时间来完成,除了要求精确的磁场控制束斑位置之外,整个靶区是靠束斑逐点"烧灼"的。靶区在治疗过程中的运动是对这种技术的严峻挑战,目前弥补的方式一是靶区的运动管理(如使用门控技术或屏气监控);另外从投照的角度来说还有适度重叠束斑和重复扫描等。如图 1-8 所示。

1.1.4 质子治疗临床优势和挑战

1）质子治疗临床优势

质子射线作为低 LET 射线，临床优势主要来自物理特性。通过精确的 Bragg 峰射程和物理半影的计算，使得射线对正常器官的避让能力增强，从而大幅度提高物理精确性。至今仍没有绝对和统一的标准，所有对常规光子射线敏感性不够的肿瘤，通过质子治疗得以提升剂量从而增加局部控制率，这些都属于质子治疗的适应症，包括头颈部的腺样囊腺癌、软组织肿瘤中的软骨肉瘤、脊索瘤及复发的头颈部肿瘤等，当然上述辐射抵抗的肿瘤可能对重离子治疗的敏感性会更高。从整体发展趋势而言，可以将质子治疗的主要适应症归纳为下列几条：

（1）质子治疗明显降低现有治疗手段的长期严重副作用，如儿童和青少年肿瘤，通过质子治疗的物理优势降低正常器官的照射剂量，从而减少放射治疗对正常发育的影响，并且降低辐射诱导的第二肿瘤发生率。例如髓母细胞瘤或者其他儿童或青少年好发的中枢神经系统肿瘤，质子治疗可以大幅度降低生长发育影响和智力影响。

（2）通过质子治疗可以有效达到保留器官功能，典型例子是色素膜恶性黑色素瘤，通过质子治疗可以达到 90% 以上的局部控制率，并且大幅度减少眼球挖除的巨大创伤。

（3）现有放射治疗手段因为正常组织剂量限制而无法达到根治性放疗，通过质子治疗优势会体现在通过物理剂量优势而提升剂量，从而增加根治机会，例如支气管肺癌、食管癌、胰腺癌、软组织肉瘤和脑肿瘤等。

（4）现有放射治疗手段的局部控制率均比较满意，但是正常器官的并发症发生率高，通过质子治疗优势体现在相似或更高的局部控制率的基础上，还能大幅度降低正常组织的照射体积，甚至在一定程度上将关键脏器的剂量降低到接近零，从源头上对这些预后良好，可以长期生存的肿瘤从源头上杜绝既往光子治疗带来的长期不良反应。例如头颈部肿瘤可以降低腮腺和脑干的照射剂量，前列腺癌可以降低直肠的照射剂量，乳腺癌可以显著降低心脏和肺的照射剂量，其中左侧乳腺癌显著降低心脏的照射剂量更具有临床价值。

（5）在光子治疗相对大体积的大体肿瘤及亚临床病灶的基础上，对残留需要高剂量的病灶可进行剂量追加。

2）质子治疗的挑战

在看到质子治疗临床优势的同时，客观分析其挑战也是不容置疑的，可以概括地归纳为三个方面：

（1）国际指南推荐程度完全依赖于高级别循证医学的临床研究，所以目前所有关注的质子临床潜在优势必须通过临床Ⅲ期研究的验证，其中有些不良反应方面的验证需要通过比较长的观察期。

（2）质子治疗是放射治疗学科的顶尖部分，需要结合其他的局部治疗及全身系统治疗的进展而相应调整局部治疗的范围和强度。如果质子治疗建立在一个从核物理实验室起步的中心，虽然技术研发力量较强，但是如果缺乏肿瘤多学科综合治疗的背景，会影响学科的整体发展。更多的质子中心需要建立在综合的肿瘤中心内，而从实验室发展而来的单一质子中心需要转型。

（3）光子治疗在过去 20 年间经历了一个飞速发展的阶段，在机械灵活性、线影像验证、呼吸运动的管理等方面的技术越来越成熟，相对而言，这些方面的技术在质子装置中或者质子装置和其他辅助设备的整合方面都还处于初级阶段。例如，质子装置的治疗室内 CT 验证，呼吸追踪都还在探索阶段,而直线加速器几乎每一台都常规配备这些附件。必须通过不断研发、克服困难,把这些在光子治疗中司空见惯的辅助性能都开发到质子治疗中,才能更好地把质子治疗潜在的临床优势发挥出来。

　　3）社会经济学和质子治疗适应症:成本效益的关注

　　当前许多新的治疗策略,如逆向调强放射(IMRT)、图像引导放射治疗(IGRT)、立体定向放射治疗(SBRT)等,已获得肿瘤界的快速认可,并在日常临床实践中被广泛应用。作为新兴高端抗肿瘤治疗,质子治疗面临对于高昂的资金投入和运营成本的挑战。首先,质子放射治疗通常需要相当大的投资成本;其次,同一个肿瘤,无论国家医保还是商业保险是否应该支付质子治疗而不是仅仅支付光子放疗,需要平衡其成本与临床获益。经济评估是一种权衡不同治疗手段成本与效应之间的有效方法,其目的是通过与现行标准治疗相比,判断新的治疗方法是否物有所值。由于设备建造和运行的费用较高,质子治疗整个疗程的平均所需费用是IMRT的2～3倍,在中国这个比率可能更高[10,11]。Coitein M. 等[12]比较分析单次质子治疗和光子治疗的相对成本差异,研究结果表明,质子治疗的费用是光子的2.4倍,但这种差异随着时间有所下降。建造费用和运行支出中,建造费用是差异的主要原因。随着更多质子设备的建成,在竞争、技术改进和费用回收等多种因素的作用下,建造费用将有所下降(预计可下降25%)。而随着设备维护经验的增多和治疗实施效率的提高,运行费用也可得到下降。综合而言,作者认为这些改进可将质子/光子费用的比率将调整为2.1。如果质子设备的主要支出由国家或者慈善机构提供,则质子/光子费用比率可进一步降低。

　　从投资效益的关系阐述,原则上来说质子治疗属于高级放射治疗技术,目前适用于光子治疗的疾病都可以用质子放射治疗。然而,一个更重要的问题是质子治疗是否以及在什么情况下较光子治疗更好。基于质子在物理和剂量学的特性,质子治疗可以将高剂量区调整嵌合在肿瘤上,同时尽量避开周围正常组织器官。这在肿瘤与危及器官靠得很近的时候更具优势:如治疗颅底脊索瘤、颅底软骨肉瘤、头颈部肿瘤、前列腺癌及脉络膜黑色素瘤等。儿童肿瘤患者可能从质子治疗中获得更大的益处,因为放射治疗带来的晚期反应随着患者存活时间的延迟而引起了人们的关注。这些晚期反应主要表现为:发育异常(如身高矮,甲状腺功能减低、心肌病、颅内脊髓照射后的认知和行为障碍等),以及放射治疗诱发的第二原发肿瘤等。因为许多晚期放射治疗副反应和照射剂量有直接关系,所以降低这些晚期副反应的最佳措施就是避免对肿瘤周围正常组织的照射。通过几十年的临床实践,目前已经在一些肿瘤上建立了有利于质子治疗的临床指证。美国治疗放射和肿瘤协会(ASTRO)新兴技术委员会在2012年回顾总结了质子治疗在肿瘤领域的临床证据,并得出结论认为,有证据显示质子治疗较光子放疗在治疗眼部恶性黑色素瘤和脊索瘤有获益[13]。此外,该委员会建议质子治疗在儿科中枢神经系统恶性肿瘤方面优于光子治疗,但仍需更多临床数据支持。在治疗肝癌和前列腺癌方面,有证据显示质子治疗有效,但较光子治疗没有明显优势。报告还得出结论认为,现有临床证据不建议在肺癌、头颈部肿瘤、胃肠道肿瘤和儿童非神经系统肿瘤方面应用质子治疗,但该委员会建议,开展更多相关临床研究来进一步明确质子治疗在这些肿瘤中的地位。ASTRO新兴技术委员会于2014年进一步发布了更新后质子治疗指南性文件,该委员会认为,在常规光子治疗无法充分保护周围正常组织的情况下,使用质子治疗是一种合理且对患者有益的治疗手段。根据更新后的临床证据,该委员会建议将质子治疗应用于眼部肿瘤(包括眼部黑色素瘤)、颅底脊索瘤和软骨肉瘤、脊柱肿瘤(常规放疗脊髓剂量可能超过限量)和原发性肝癌(大分割)等。在综合ASTRO发布的指南性文件基础上,美国癌症中心联盟(The Alliance

Dedicated Cancer Centers），美国质子治疗协会（National Association for Proton Therapy）以及粒子治疗合作组—北美（Particle Therapy Cooperative Group—North America）于 2015 年 3 月联合发布了细化和更新后的质子治疗指证。在以下情况下，质子治疗被认为具有医学上的合理性和必要性：①良性或恶性中枢神经系统肿瘤包括但不限于原发性和变异型星形细胞瘤、胶质母细胞瘤、髓母细胞瘤、听神经瘤、颅咽管瘤、良性和非典型性脑膜瘤及松果体肿瘤和动静脉畸形；②眼黑色素瘤；③垂体肿瘤；④良性或恶性的颅底或纵轴骨肿瘤，包括但不限于脊髓瘤和软骨肉瘤；⑤头颈部恶性病变；⑥肺癌，特别是非小细胞肺癌；⑦不可切除腹膜后肉瘤；⑧ 18 岁以下的儿童实体瘤；⑨消化系统肿瘤；⑩尿路肿瘤；⑪女性盆腔肿瘤；⑫前列腺癌。

除了上述细化到病种的适应症，质子治疗在以下情况下也可适用：①剂量体积直方图（DVH）提示至少 1 个或多个关键结构或脏器在或者靠近治疗靶区而需要通过应用质子治疗来保护；②有临床文献证实，当照射剂量超过其他辐射方法可能达到的水平可进一步提高肿瘤控制率；③其他放射治疗计划（如基于光子的治疗计划）较质子治疗计划更加可能引起具有临床意义的急性或晚期正常组织毒性反应；④计划治疗体积或邻近体积既往接受过辐射治疗，因此剂量必须严格限制以避免超过附近正常器官和组织的耐受剂量，而质子治疗可降低相关风险；⑤有证据表明：与其他放射治疗相比，更高精度的质子治疗在临床上被认为是必要的。但是总体而言，质子治疗的最佳适应症还处于一个动态更新的状态，可以说，质子装置越进步，临床优势越显著，适应症就越扩大，指南推荐就越稳固。

4）质子治疗主要临床研究

按照现代抗肿瘤治疗的规范要求，任何新药或新型治疗方式需要经过一系列符合 GCP 原则临床试验，在科学假设定义下，设定符合注册临床研究的研究终点，并经过严格样本量计算。将研究结果申报至当地医疗监督部门，直至获得相关适应症的批复。质子治疗起步则是经过一个相对漫长的探索过程，治疗装置基本都是来自核物理实验室的一条束流，由一批对质子治疗有共同兴趣和信念的临床放射治疗医师，医学基础研究科学家和加速器物理师共同组成的医疗小组，可以说是现代质子治疗的先驱，对一部分适应症进行探索研究。由于装置工业设计不是基于医疗作用，所以在医疗上困难诸多。例如，束流几乎都是来自固定的侧野，为了凑上照射野，很多时候治疗体位必须采用坐位；照射野的大小、束流的能量都有限，在这样的背景下，作为质子治疗的先驱，选择的都是深度有限，常规治疗疗效差，但是自然病程相对缓和的颅底、眼眶或眼底肿瘤，而且大部分和光子治疗相结合，作为光子治疗的补充。粒子肿瘤放疗在近 10 年来发展较快，成为肿瘤放疗发展的一个热点。根据国际粒子治疗联合协作组统计（截至 2018 年 4 月），全球已经在运营的粒子放疗中心共 73 家（质子 62 家、重离子 5 家、质子加重离子 6 家），正在建设的有 46 家[8]。到 2016 年年底，全球累计质子放疗患者149 345 例。目前已有的临床研究包括头颈部肿瘤、肺癌、肝癌、脊索瘤和软骨肉瘤、眼球黑色素瘤、前列腺癌、乳腺癌、淋巴瘤、神经系统肿瘤及部分良性肿瘤等多种疾病，但多数为小样本回顾性研究且缺乏长期的随访，故目前能够证实质子放疗可使患者获益的临床证据尚不充分。我们对于质子放射治疗在一些常见肿瘤临床应用情况进行了简单综述。

（1）头颈部肿瘤的质子放射治疗

多项剂量学研究显示，质子治疗较光子放疗可减少正常组织如垂体、视交叉、腮腺、颞叶、海马等关键器官的照射剂量。既往的临床研究结果提示，鼻腔、鼻窦及颅底肿瘤和复发头颈部肿瘤最有可能从质子放疗中获益。

① 口咽癌。Slater 等[14]报道了 29 例局部晚期口咽癌患者接受光子联合质子放疗，总剂

量 75.9 GyE，治疗期间患者耐受性良好，仅有晚期 3 级不良反应，5 年局控率 84%。Gunn 等[15] 入组 50 例Ⅲ/Ⅳ期口咽癌患者接受调强质子放疗（IMPT），2 年无疾病进展生存 89%，无 4 级以上不良反应发生。3 级黏膜炎发生率 58%，3 级吞咽困难发生率 24%。总体来说，口咽癌是应用质子治疗最具挑战性的头颈部肿瘤之一，来自前瞻性临床研究的数据将进一步阐明调强质子治疗在减轻口咽癌放疗后毒性反应的作用。

②鼻咽癌。同期放化疗是局部晚期鼻咽癌的标准治疗，应用 IMRT 可达到最佳剂量覆盖率并同时最大限度地减少神经系统毒性。质子治疗在 T4 肿瘤、EB 病毒阴性和放疗后复发的患者中可进一步递增剂量，同时使邻近关键器官受照射剂量最小化。Chan 等[16] 报道 23 例鼻咽癌患者接受光子联合质子放疗，28 个月的局控率和生存率达到 100%，3 级以上听力减退发生率 29%，没有 3 级以上口干发生；该作者另外报道了 17 例 T4 期鼻咽癌接受质子治疗的临床研究，经过 43 个月随访，仅有 1 例出现局部复发，晚期反应包括 5 例患者出现放射学颞叶变化，1 例内分泌功能障碍，1 例下颌骨骨坏死[17]。质子放疗在鼻咽癌中的安全性及有效性仍需等待前瞻性临床研究结果。

③颅底或颈椎肿瘤。颅底或颈椎的脊索瘤和软骨肉瘤解剖位置特殊，外科手术切除困难，且对光子放疗不敏感，常规治疗剂量下肿瘤控制不理想，预后较差。质子放射治疗可显著提高局部控制率，是其标准治疗手段之一。Ares 等[18] 报道 64 例脊索瘤（n=42）和软骨肉瘤（n=22）患者接受质子放射治疗，总剂量分别为 73.5 GyE 和 68.4 GyE，脊髓瘤和软骨肉瘤患者 5 年局控率分别为 81% 和 94%，5 年无疾病进展生存率为 81% 和 100%，仅有 6% 患者出现远期严重不良反应。Rombi 等[19] 报道了 26 例儿童脊索瘤（n=19）和软骨肉瘤（n=7）患者接受质子放射治疗，总剂量分别为 74 GyE 和 66 GyE，脊髓瘤和软骨肉瘤患者 5 年局控率分别为 81% 和 80%，5 年生存率为 89% 和 75%，2 例脊索瘤患者出现局部复发，1 例软骨肉瘤患者死于局部疾病进展，无严重不良反应发生。Indelicato 等[20] 开展一项前瞻性临床研究共纳入 51 例椎体脊索瘤和软骨肉瘤患者，入组患者接受质子放疗，平均剂量 70.2 GyE（64.2～75.6 GyE）。经过中位 3.7 年随访，4 年无疾病进展生存和总生存率分别为 57% 和 72%。总之，既往回顾性研究提示质子放射治疗较光子放疗显著提高了颅底或颈椎脊索瘤和软骨肉瘤的局控率和总生存，且严重不良反应明显减低，被认为是其标准治疗手段之一。多个研究正在进行中。

④颅咽管瘤。颅咽管瘤是病理组织学上为良性但具有侵袭性的肿瘤，发病率多在儿童和青少年。由于这些肿瘤通常位于鞍上区，常规光子放疗可引起颞叶、海马、下丘脑、视神经和视交叉急性和晚期毒副反应。一些回顾性临床研究提示，质子放疗在治疗这类少见肿瘤具有较好的疗效且不良反应较少。Fitzek 等[21] 报道了质子治疗 15 例颅咽管瘤（5 例儿童，10 例成人）的长期随访结果，5 年和 10 年局控率分别为 93% 和 85%。Luu 等[22] 报道了 15 例接受质子放疗的儿童颅咽管瘤研究，5 年局控率和生存率分别为 93% 和 80%，无严重的急性毒副反应发生。由于颅咽管瘤发生率很低，目前缺乏前瞻性临床研究来进一步证实质子放疗在该肿瘤治疗中的地位。

⑤脑膜瘤。脑膜瘤是中枢神经系统第二大常见肿瘤，占 15%～20%。一些小样本回顾性研究提示质子放疗有较高的肿瘤局控率且毒副反应较少。Wenkel 等[23] 回顾分析了 46 例良性脑膜瘤接受光子联合质子放疗，中位随访 53 个月，5 年和 10 年总生存率分别为 93% 和 77%，8 例患者出现 3 级以上不良反应。Noel 等[24] 也报道了 51 例脑膜瘤接受光子联合质子治疗，4 年局控率为 98%。2 例患者出现 3 级不良反应：1 例为单侧听力损伤，另一例为垂体

功能损伤。Weber 等[25]报道了 39 例脑膜瘤接受单纯质子放疗,所有患者完成中位 56 GyE(52.2～66.6 GyE)常规分割质子治疗,良性脑膜瘤患者其 5 年肿瘤局控率和生存率分别为84.8% 和 81.8%,3 级以上毒副反应发生率为 15.5%。质子放疗在降低神经认知障碍或继发恶性肿瘤方面优于常规光子治疗。

⑥ 眼部肿瘤。葡萄膜黑色素瘤因为特殊的解剖位置,质子治疗是其标准的治疗手段之一。在多项国际研究中,质子治疗具有较高的局控率和相对较高的眼球保留率。质子治疗也用于其他眼部疾病,包括结膜黑色素瘤、脉络膜转移瘤、视网膜母细胞瘤、血管瘤以及黄斑变性。哈佛大学质子中心已治疗超过 3 000 例葡萄膜黑色素瘤患者,给予处方剂量 70CGE/5Fx,其报道的 5 年和 15 年局控率分别为 97% 和 95%[26]。来自瑞士的保罗谢勒研究院报道了 2 435 例接受 60CGE/4Fx 质子放疗的葡萄膜黑色素瘤患者,其 5 年和 10 年的局控率分别为 96% 和95%[27]。总之,质子治疗已被广泛应用于葡萄膜黑色素瘤和其他眼部肿瘤的治疗,既往的研究结果证明,质子治疗是这类患者的标准治疗手段。

(2)非小细胞肺癌(NSCLC)的质子放射治疗

基于 NSCLC 的高发病率和疗效上普遍的不够满意,全球范围内都集中更多力量关注质子治疗对其的治疗效果。

① 早期 NSCLC。对于不可手术或拒绝手术的 I 期 NSCLC 患者,光子体部立体定向放射治疗(SBRT)是最佳治疗方法。尽管剂量学研究表明,与光子治疗相比,质子治疗早期 NSCLC 可提高靶区覆盖率,降低危及器官受照射剂量,但已有的研究似乎未能证实其临床优势。筑波大学最早报告了早期肺癌应用质子大分割治疗的 I/II 期剂量递增研究,3 例患者接受了第一梯度剂量 50 GyE/10 次,然后剂量递增至 60 GyE/10 次,共有 18 例患者接受了这个梯度的剂量治疗[29]。研究结果提示,2 年局部无疾病进展和无疾病进展率分别为 95%和 79%,并且无 3 级以上毒副反应发生。筑波大学的研究者随后又报道了 55 例不可手术的I 期 NSCLC 患者接受质子治疗的临床研究,周围型病变给予 66CGE/10Fx,中心型病变给予72.6CGE/22Fx,2 年局控率、无疾病进展生存和总生存分别为 97%、88.7% 和 97.8%,3 级放射性肺炎发生率为 3.6%[30]。尽管数据上较光子 SBRT 似乎并不占优势,但上述部分研究设计年代较早,而质子放疗近几年在技术上有一定的进步,其在早期 NSCLC 的地位需进一步的临床研究证实。

② 不可手术的局部晚期 NSCLC。剂量学研究表明:质子放射治疗不可切除的局部晚期NSCLC 患者,其肺、食管、心脏和脊髓的受照剂量更低,有利于靶区加量,以期获得更好的局部控制及远期生存。临床研究也证实了质子放疗在局部晚期 NSCLC 治疗中的优势。来自美国安德森癌症中心的 II 期临床研究共入组 44 例 III 期 NSCLC 患者,质子放疗至 74CGE,同期给予紫杉醇卡铂方案化疗。中位随访时间为 19.7 个月,中位生存达 29.4 个月[31]。仅 5 例患者出现 3 级放射性食管炎,5 例放射性皮炎及 1 例放射性肺炎。随后该研究中心报道了 88 例早期肺癌接受 74CGE 质子放疗的研究结果,中位生存期 29.9 月,3 年局部无复发生存和总生存分别为 34.8% 和 37.2%[32]。总之,对不可手术的局部晚期 NSCLC 患者,质子放疗可减少正常组织损伤,提升肿瘤照射剂量,有较好的应用前景。目前,比较质子与光子治疗局部晚期NSCLC 的前瞻性随机对照研究正在进行中。

(3)消化道肿瘤的质子放射治疗

① 食管癌。多个剂量学研究表明,食管癌质子放疗时,肺的受量优于 IMRT 和 3D-CRT。采用笔形束扫描技术的质子调强放疗(IMPT)较 IMRT 显著降低了肺和心脏受照射总剂量,

而有可能降低心脏和肺的放射性损伤发生率。Lin 等[33]报道了一项前瞻性Ⅱ期临床研究，共入组 62 例食管癌患者，给予 50.4 GyE 常规分割质子放疗；所有患者均接受同期化疗。2～3 级吞咽困难发生率为 43.6%，放射性食管炎为 46.8%，乏力、恶心、厌食发生率分别为 43.6%、33.9%、30.1%。其中 29 例放疗后行外科手术，病理完全缓解（pCR）率为 28%，与光子放疗相当。比较食管癌光子及质子放疗的前瞻性研究正在进行中。总之，质子放疗在剂量学上可降低肺和心脏受照射剂量，从而减少肺和心脏的放射损伤。

② 原发性肝癌。由于原发性肝癌患者常常伴有肝硬化，且大多数患者在放疗前已行经介入化疗等治疗，正常肝组织的放射耐受性变得很差，光子放疗中的低剂量散射是放射诱导性肝损伤的显著影响因素。剂量学研究表明，质子放疗显著降低正常肝组织受量，从而降低肝脏放射性损伤的发生率。Kawashima 等[34]回顾分析了 60 例接受质子放疗的肝细胞肝癌患者，中位剂量 76 CGE/20 次，3 年局部无疾病进展生存和总生存率分别为 90% 和 56%。Bush 等[35]报道的一项前瞻性Ⅱ期临床研究，共入组 76 例肝细胞肝癌患者，中位年龄 62.7 岁，质子放疗剂量 63 GyE/15 次。放疗前肝功能分级 Child A、B、C 的患者中位生存期分别是 34，13，12 个月。现阶段多个评估质子放射治疗肝细胞肝癌安全性及有效性的前瞻性研究正在进行中。

（4）恶性淋巴瘤的质子治疗

恶性淋巴瘤质子放疗时可降低周围非靶区正常组织受照射剂量，从而降低晚期放疗相关毒性反应的风险，其中纵隔恶性淋巴瘤可以显著降低心肺照射剂量，临床潜在优势较明显。然而，由于缺乏质子治疗设备，同时难以获得质子治疗医疗保险，所以仅在最近 5 年才开始应用质子治疗淋巴瘤。因此目前可获得的临床数据很少且随访时间较短。来自佛罗里达大学的研究者报道了一项前瞻性Ⅱ期临床研究，共入组 10 例ⅠA-ⅢB 期纵隔淋巴瘤患者，3 年无复发生存和无疾病生存分别为 93% 和 87%[36]。Hoppe 等[37]回顾性报道了 10 例接受质子治疗的纵隔淋巴瘤患者，总剂量 30.6～50.4 GyE，研究结果质子治疗较常规光子治疗明显降低肺、食管、心脏和冠状动脉的受照射剂量。目前有一项前瞻性临床研究正在评估质子放疗在淋巴瘤的地位。

（5）乳腺癌的质子治疗

乳腺癌质子治疗的主要目的不是提高疗效，而是降低心肺照射剂量，减少长期不良反应。由于乳腺癌的总体疗效非常好，降低正常器官的受照射剂量对提高长期生存患者全方位的生活质量具有重要意义。目前关于质子治疗乳腺癌的临床经验仍然有限，来自洛马琳达大学医学院的一项前瞻性Ⅱ期研究探讨了质子治疗在乳腺癌保乳术后部分照射的疗效，共有 50 例患者纳入研究，给予总剂量 40 GyE/10 次照射，经过中位 48 个月随访，所有患者均未出现局部复发，30 例患者出现 1～2 级急性毒副反应，13 例患者出现皮肤毛细血管扩张[38]。对于乳腺癌全乳切除术后的质子放疗，目前仅有美国麻省总医院一个前瞻性Ⅰ/Ⅱ期临床研究报道，总共 12 例患者纳入该研究，11 例患者为左侧乳腺癌，1 例为双侧均有植入物的右侧乳腺癌。胸壁总剂量 50.4 GyE，区域淋巴结 45～50.4 GyE，无 2 级以上的皮肤毒性反应，无放射性肺炎发生[39]。总之，目前缺乏明确支持质子优于光子治疗乳腺癌的长期临床数据，但是可以说这是临床最为关注的大病种之一，目前有多项前瞻性关于质子治疗乳腺癌的临床研究正在进行中。

（6）前列腺癌的质子治疗

放射治疗是前列腺癌的重要治疗手段之一，早期前列腺癌应用放疗可达到根治目的；局部晚期前列腺癌的治疗则采取放疗为主，结合内分泌治疗的联合治疗手段。质子治疗理论上明显优于光子放疗，但这些尚未被光子 IMRT 和质子放疗的随机对照研究所证实。目前，有关于质子放射治疗前列腺癌的临床经验主要来源于单臂临床研究。洛马琳达大学医学院最早报道了他们质子治疗前列腺癌的临床研究结果，共有 1 255 例患者纳入研究，731 例患者接受光子联合质子放疗，524 例接受单纯质子放疗[40]。经过中位 62 个月随访，5 年和 8 年的无生化复发生存分别为 75% 和 73%，疗效与同时期其他研究结果相似。值得注意的是，放射治疗相关的毒副反应明显降低，3 级以上泌尿道和胃肠道毒副反应发生率分别为 1% 和 0.2%，而同期 IMRT 光子放疗 3 级以上泌尿道和胃肠道毒副反应分别为 6% 和 1%。这些研究结果进一步证实，质子治疗前列腺癌可显著降低放射治疗相关的毒副反应。总之，既往的研究结果证明，质子治疗是局限期前列腺癌一种安全有效的治疗手段，但缺乏比较质子和光子前瞻性随机对照研究明确支持质子治疗优势的研究结果。目前，有多项前瞻性临床研究评估大分割质子放疗治疗前列腺癌及一项比较质子和光子治疗前列腺癌的随机对照研究正在进行中。

从上述质子治疗临床研究的趋势可以看到，更多的力量着眼于危害大众健康的高发病率恶性肿瘤，包括疗效不满意的非小细胞肺癌，旨在提高局部控制率；也包括疗效特别好的乳腺癌，旨在大幅度减少治疗后的长期不良反应。这些高发病率肿瘤的研究结果如果能够证实质子治疗的明确优势，未来质子治疗的适应症会大幅度拓宽。

1.2 质子治疗中心的发展趋势

近日独立市场咨询公司 Robust Insight 受比利时世界质子设备研发最专业的 IBA 公司委托，根据一项在线调查结果完成了一项名为《2017 质子治疗市场展望》的市场调研报告，该项研究涉及 1 200 家医疗机构，对象包括放射物理师、肿瘤放疗医生、放疗科主任、病患、董事会、执行团队、医疗器械商、肿瘤外科医生和保险公司。主要征询对质子治疗中心未来发展的展望。在线调研共收集了来自 29 个国家、205 家医疗机构的肿瘤放疗领域专家的 222 条回复，其中 36% 给予回复的专家来自能够实施质子治疗的医疗中心。

解析报告结果，发现放射物理师和肿瘤放疗医生最支持质子治疗，而保险机构是唯一不支持质子治疗的受访群体。受访人员普遍认同，质子治疗对儿童肿瘤和颅底部肿瘤最有效，40% 和 36% 的专业人员认为，质子治疗肺癌和前列腺癌的有效性已经得到证实[41]。调研结果分析，阻碍质子中心发展的最大障碍是：积累临床证据（54%），保险政策（51%）和资金问题（48%）。投资回报率（19%）和土地使用（17%）是影响因子最小的两个因素。68% 的专业人员相信未来质子中心将会继续增长，1/3 的受访者认为，今后几年将会有更多临床试验数据展现，并且建有质子治疗中心对于综合性医疗机构或癌症中心知名度的影响将呈现越来越重要的趋势。如图 1-9 所示。

今后质子治疗中心的发展离不开治疗新技术和设备的研发和进展。笔形束扫描（PBS）技术已经成为众多质子设备厂商产业发展的重中之重。近年来，PBS 技术从扫描速度、层转换时间、束斑大小等方面都取得了长足的进步[42]。应用 PBS 技术充分发挥质子加速器的束流潜能，提高治疗效率。但对于追踪移动肿瘤，目前还存在一些技术难题。未来如何让 PBS 能够解决移动肿瘤问题，将成为质子中心技术发展方向之一。质子治疗技术的最大优势在于精准治疗肿瘤区域，如何能保证质子治疗的精确性就需要图像引导技术的配合，因此，图像引导技术的不断精准也成为质子中心发展的主要方向。目前，CB（cone-beam）CT、舱内轨道 CT 都已经应用于临床，期待未来取得更多的临床实践[42]。而对于设备选型，2/3 的受访人员对紧凑型质子治疗设备感兴趣。目前全球范围内活跃在这一领域的制造厂商有 15 家，大多数已经研

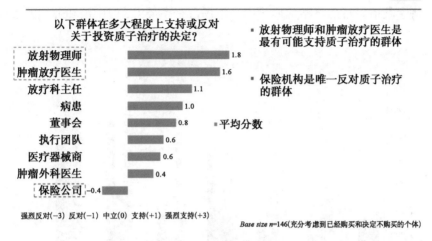

图 1-9　市场调研结果

发出紧凑型质子治疗设备。加速器和旋转支架的庞大体积一直是困扰质子治疗推广的主要因素。随着技术的发展,加速器周长已经做得越来越小,各厂商和使用单位都希望通过小型化的设备来降低造价和总投资,以更多地普及质子治疗和惠及民众。

综上,报告得出了如下结论:

(1)68%的受访人员相信质子治疗中心在未来将继续增长。

(2)82%受访人员了解质子治疗与传统放疗相比毒副反应更低。

(3)与 2009 年进行的同类研究比较,质子治疗对于儿童肿瘤、颅底肿瘤、肺癌和前列腺癌的治疗疗效更得到认可。

(4)超过 50%的受访者认为,目前缺乏更多临床Ⅲ期试验结果和质子治疗费用的保险报销的比例问题是质子治疗难以普惠癌症病患的最大障碍。

(5)77%的受访人员确信未来将会开展和发表更多的大型临床试验结果证实质子治疗的优势。

(6)73%的受访者认为,拥有质子治疗将会提高综合性医院的医疗和研究水平。

事实上在当今医疗服务市场中,质子治疗中心的高速发展也符合调研报告的结论。在全球范围内,根据第 4 版 *MEDraysintell* 的质子治疗全球市场统计[43],2015 年全球粒子治疗设备市场(主要是质子治疗设备)达到了 7.5 亿美元。在过去的 5 年中这一市场在加速增长,从 2010 年到 2015 年,年平均增长率为 19%,到 2018 年,将首次超过 10 亿美元。预计到 2030 年,粒子治疗设备市场将达到 35 亿～66 亿美元,全球粒子治疗室将达到 1 200～1 800 间。然而在 2015 年,需要接受外部放疗的患者中只有 0.5%的病人接受了质子治疗,即使到 2030 年全球质子治疗室数达到 1 800 间,需要接受外部放射治疗的患者中能够得到质子治疗病患也仅有 12%,可以说市场潜力巨大。

目前质子中心和治疗人群主要集中在欧美日三个地区(图 1-10)。全球治疗人次最多的国家为美国,而增长最快的地区是日本,部分原因在于日本治疗费用相对较低,对东南亚患者来说地理位置相对较近[44]。在治疗价格下降和技术普及的驱动下,质子治疗人数将迅速增加。由 Renub Research 最近发布的《亚洲质子治疗市场和未来治疗患者数预测》的市场报告显示，预计未来亚洲质子治疗市场将以 18% 的年复合增长率强势增长。目前亚洲共有 16 家正在运营的质子中心，由于当前许多质子中心还处于在建或筹建阶段，因此预计未来亚洲质子中心数量将会翻倍。目前日本的质子中心市场占有率最大，但中国和韩国的市场占有率正在逐年攀升。

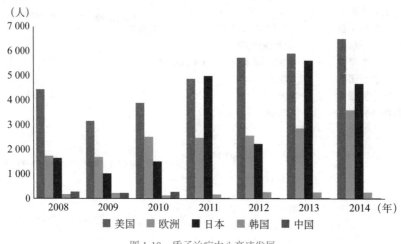

图 1-10　质子治疗中心高速发展

　　上海市卫计委有关资料统计分析，日前，我国自然人口中肿瘤发病率为 2‰～3‰，取其下限估计，我国每年至少有 240 万新发病的肿瘤病人，其中适应放疗的病人约为 100 万人，如果半数患者采用质子治疗技术治疗肿瘤将会具有更显著的疗效和更好的生活质量[45]。考虑到区域、经济状况等因素，能接受质子治疗的病人约有 10 万人，按照一个质子治疗中心具备 3 个治疗室的标准，一个中心每年治疗 1 000 人，则最少需要 100 个中心来满足这些患者的治疗需求。如果按照欧洲提出的大约每 1 000 万人配置一个质子治疗中心，则仅中国也有上百台的市场需求量。如果再考虑目前已存在的肿瘤人群、东南亚及港澳地区的求治病人以及眼科黄斑变性和颅内静脉血管畸形等适应于质子治疗的非肿瘤性疾病患者[46-48]，建立质子治疗中心和开发质子治疗装置的市场空间则更为广大。

　　综上所述，显然质子治疗中心不缺市场，展望随着质子治疗在全球大范围的应用，其临床上的优势以及对提高生活质量的直接积极作用越来越得到体现，适应症也在不断扩展。目前影响其发展的最大的问题在于资金及费用和保险政策[49]。随着新建设的质子中心的不断涌现并逐渐成为全球放疗界的一部分，大多数质子治疗设备制造商已经拥有或正在研发紧凑型质子治疗系统。许多新的设备商也开始研发新型质子治疗设备并即将在未来几年内投入质子治疗市场。质子治疗设施的成本往往是由采用设备的大小和设施建设所花费的年限决定。近年来，设备厂家研发更为紧凑的治疗设备系统，在工厂进行预组装，然后再在现场进行安装，这样就大大缩短了质子中心的建设周期。

　　Mevion Medical Systems 公司研发了一种紧凑型单室治疗系统，其加速器被安放在旋转机架上。IBA 公司成功开发了采用有限转角机架加上专用回旋加速器的单室治疗系统。Protom 和日立也研发了类似的有限角度的机架，但他们使用同步加速器来加速质子。ProNova Solutions 是最新的质子治疗系统制造厂商，现在正在研发一台紧凑型治疗系统，采用超导磁体的 360°旋转机架，大小几乎是传统机架的 1/3。ProNova 治疗系统是在美国印第安那州立大学回旋加速器中心所研发的实验束流线的技术基础上进行改进开发的，每个治疗室采用独立的能量修正系统，使治疗室独立于主束流产生系统，实现不同治疗室之间快速的小于 3 ms 束流切换的新型小型化设备。

可以预计，今后几年随着越来越多新的质子中心的建成和技术的进展，在质子设备和设施建造成本相关需求的减少，治疗费用降低及技术普及的带动下，利用质子治疗的病患人数将逐年迅速增长。相信，随着临床证据的积累和商业保险报销比例的提高，将有更多的肿瘤患者因质子治疗而免受放疗副反应的困扰，有更多的生命因质子治疗而得以延续。

第二章　国外质子中心案例精选

国外第一台用于商业的质子治疗中心的建设者为美国的 Loma Linda 大学医院。1985 年，Loma Linda 大学医院投资 8 000 万美元，委托美国芝加哥费米国家加速器实验室（Fermi National Accelerator Laboratory）研制建造加速器部分。质子治疗中心于 1990 年基本建成，此后，用了 7～8 年的时间，成功地实现了应有的社会、经济效应。这所质子治疗中心的成功，促进了世界各地更多质子治疗中心的建设，主要都分布在美国、日本、德国等发达国家。截至本书发稿，世界各地运营中的质子治疗中心约有 60 余家。以下主要介绍欧美日等发达国家较为著名的几个质子治疗中心。

2.1　美国圣地亚哥 SCRIPPS 质子治疗中心

美国圣地亚哥质子治疗中心（Scripps Proton Therapy Center），位于美国南加州圣地亚哥区的米拉梅沙商业区（Mira Mesa Business Park），占地面积约 10.2 万 ft^2（约 9 476 m^2），投资约 2.2 亿美元，是美国西部的第二家质子治疗中心，同时也是美国第一家采用笔形束扫描技术治疗癌症患者的质子治疗中心，如图 2-1 所示。该中心在 2014 年 2 月 19 日开始收治肿瘤患者，每年可收治患者人数超过 2 000 人。

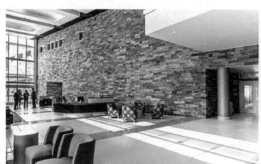
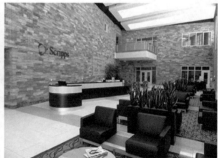
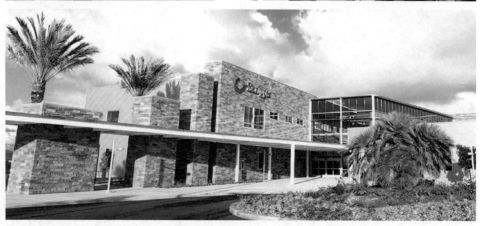

图 2-1　美国圣地亚哥质子治疗中心内景及外景

圣地亚哥质子治疗中心配备的是瓦里安公司最新一代的先进质子治疗设备，采用超导回旋加速器和可调强笔形束（点扫描）技术。三维适形定位、治疗深度达到 14 in（1 in = 2.54 cm）深。

该治疗中心一共配有 5 个治疗室，其中三个为旋转机架，另两个可照射固定束线。治疗室内配备最新的影像扫描（PET，CT，MRI）设备，也是美国第一家将影像设备安装在治疗地点的质子治疗中心。医疗流程的改进使得患者可更加方便地接受治疗，并允许医疗团队现场实施治疗计划。

2.2　美国休斯顿 MD 安德森癌症中心

美国 MD 安德森癌症中心（The University of Texas MD Anderson Cancer Center），始建于 1941 年，位于美国南部德克萨斯州的休斯顿市，为德克萨斯州大学附属医院。

MD 安德森癌症中心是世界公认的权威肿瘤专科医院，也是 1971 年美国"国家癌症行动"计划指定的、最早的三个综合癌症治疗中心之一。1990 年以来，MD 安德森癌症中心长期排名"美国最佳医院排行榜"中肿瘤科的前两位，最近 14 年中，有 11 年在美国癌症研究医院评比中排名第一。2015 年，MD 安德森癌症中心再次在美国癌症研究医院评比中排名第一。目前是 39 个肿瘤医学会指定的综合性癌症治疗中心之一。

中心共有两万多名员工，其中近两千名医生，病床 500 余张，2014 年共收治美国和其他国家的患者约 12.7 万人，是一所世界一流的癌症研究、诊治中心。

MD 安德森质子治疗中心于 2006 年 5 月 4 日开业治疗首位患者，是美国第四家开业的质子治疗中心，目前已经治疗了超过 6 000 名病人，占全美国质子治疗人数的 15%，是全美年均患者量最多的质子治疗中心之一。治疗中心占地 9.6 万 ft²，拥有 4 个治疗室，其中包括 3 间 360° 旋转机架治疗室和 1 间固定束治疗室，束流精度达亚毫米级。治疗中心拥有临床治疗室、检查室、麻醉区、恢复区、制作治疗计划的医学剂量区和其他相关护理、治疗、教育及科研区域，以及现场模具制作加工车间。

2008 年，MD 安德森质子治疗中心创新性地率先将笔形束（Pencil beam）技术应用到临床当中。2010 年，MD 安德森质子治疗中心正式将更为复杂的质子调强治疗（IMPT）技术引入临床。IMPT 的使用，大幅提高了复杂肿瘤的治疗精度，降低了治疗副作用，提高了患者的生活质量。目前这两种临床治疗技术已经成为质子放疗领域最主流的临床技术。治疗中心近况如图 2-2 所示。

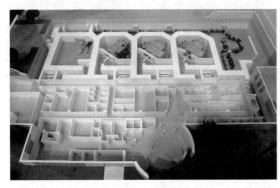
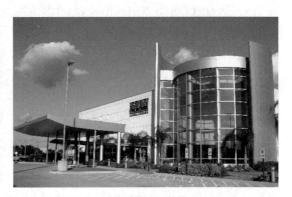

（a）治疗中心模型　　　　　　　　　　　　　　　　（b）治疗中心外景

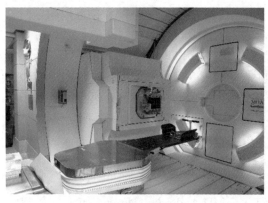 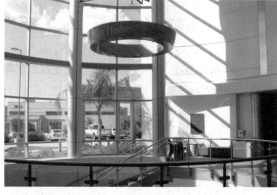

（c）旋转治疗舱　　　　　　　　　　　　　　（d）中庭

图 2-2　MD 安德森质子治疗中心

2.3　日本鹿儿岛国际质子治疗研究中心

鹿儿岛国际质子治疗研究中心位于日本九州鹿儿岛县指宿市。质子治疗中心成立于 2008 年，是一所专业从事质子线治疗的尖端治疗机构。近年来，年治疗患者量在 2 000 多人。治疗中心采用了最新的三菱第四代质子设备，利用同步加速器引出质子束，拥有 3 台 360°旋转治疗室和其他配套的诊疗设施。

鹿儿岛国际治疗中心在早期肺癌、前列腺癌的治疗上有着较大的优势。同时，积极开创乳腺癌质子治疗技术，并将其中的一间旋转治疗室专用于研究开发乳腺癌的治疗。

该质子中心选址建设在环境优美的九州岛南端的半岛上，依山伴海，建于高地，毗邻温泉度假酒店，是一个度假型的质子治疗中心。投资方希望通过放松身心的方式，改善患者的生活质量，达到肿瘤治疗的目标。治疗中心近况如图 2-3 所示。

2.4　日本北海道大学质子治疗中心

日本北海道大学医院质子治疗中心位于日本北海道的札幌。该质子中心由日立公司和北海道大学医院共同发起建设，2014 年投入运营，综合采用了日立公司的"靶点扫描放射技术"（点扫描）与北海道大学医学教授白土在 X 射线治疗领域开发出的"动态追踪放射技术"，能高精度对位置因呼吸等原因而改变的肿瘤进行质子线照射，从而提高治疗的精确度，提升患者"生存质量"。这一开发计划在 2010 年被日本选定为"最尖端研究开发支援规划"国家项目，代表了日本目前最为先进的质子治疗装置。

同时，日立公司对加速器装置进行了较大的优化设计，采用四块磁铁技术，大大减小了质子束引出装置所占用的空间。该质子中心目前主要由一个 360°旋转治疗舱、一个固定束实验仓和加速器大厅构成。建筑大部分建在地面，旋转治疗舱局部为了给出设备旋转空间，挖了一部分地下室。工作人员的控制大厅集中布置在迷道口，紧挨病人的入口迷道处，整体布局非常紧凑经济。固定束的实验仓需穿过旋转治疗舱及其背后的设备空间方可进入，实际即利用了束流输运线的末端做了个临时的功能。这种设置也为该质子治疗中心预留了未来的发展空间，未来可打通并续建后期的束流隧道和治疗舱。如图 2-4 所示。

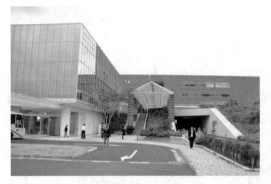
（a）治疗中心外景

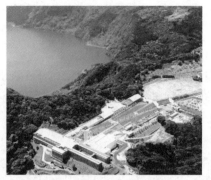
（b）治疗中心鸟瞰图

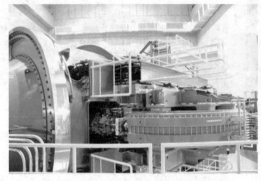
（c）旋转机架

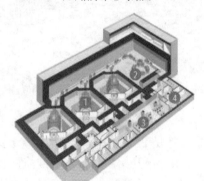
（d）治疗中心模型

图 2-3 鹿儿岛国际质子治疗研究中心

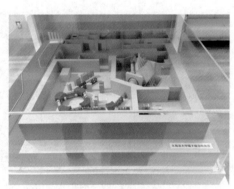
（a）治疗舱模型

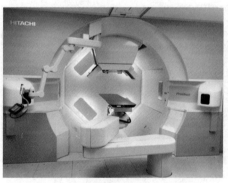
（b）旋转治疗舱

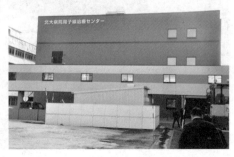
（c）质子中心外景

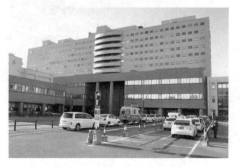
（d）北海道大学医院外景

图 2-4 日本北海道大学医院质子治疗中心

2.5 瑞士保罗谢尔研究所

瑞士保罗谢尔研究所（Paul Scherrer Institute，简称 PSI）位于瑞士北部的苏黎世和巴塞尔之间的阿勒河畔，是瑞士最大的国家研究所。PSI 在基本物质、能源与生态、人类健康三个领域有着世界一流的研究水平。

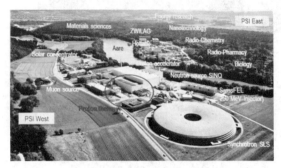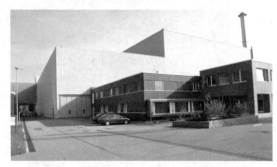

图 2-5 瑞士保罗谢尔研究所总体鸟瞰图及其质子治疗中心

质子治疗是 PSI 的一个重要研究分支，设有质子治疗中心（CPT），如图 2-5 所示。该研究所最早从 1984 年开始质子治疗，目前拥有 1984 年沿用至今的眼线水平束治疗舱，1996 年投入使用的 Gantry1（360°），2007 年投入使用的紧凑型 250MeV 超导质子回旋加速器（Comet），2013 年投入使用的 Gantry2（230°）以及 2017 年最新投入使用的与瓦里安公司（Varian）合作建造 Gantry3（360°），如图 2-6 所示。

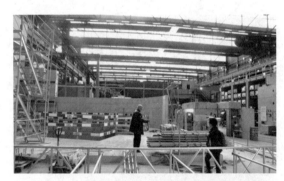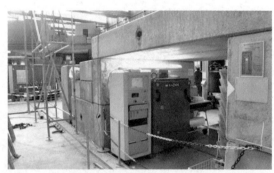

（a）建设中的 360° Gantry3（场景 1）   （b）建设中的 360° Gantry3（场景 2）

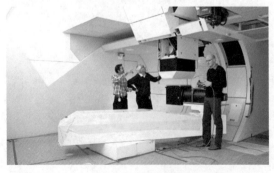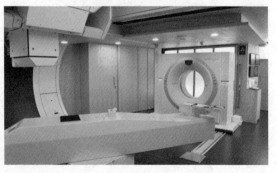

（c）230° 旋转治疗舱   （d）Inroom CT

图 2-6 PSI 最新建设的质子治疗装置

PSI 的质子治疗研究中心拥有世界第一台紧凑型扫描 Gantry，也是目前世界上点扫描技术最先进的研究中心。而且凭借自身强大的科研团队，其治疗床、旋转机架及治疗系统均由 PSI 自行设计并组织安装。

由于瑞士 PSI 主要为科研单位，其质子治疗中心的治疗舱及其回旋加速器和强流质子加速器、散裂中子源、缪介子源及其实验设备均包含在一个大跨度、高空间的钢结构厂房内，位于厂房的西南角。厂房上空设有吊车梁，方便大型设备的转运、调装、存储和维修。质子治疗中心的控制室、接待等候大厅、办公研究空间等依附建在厂房的西南角，色彩鲜艳，标示性强。

PSI 自行设计生产的 230° 旋转治疗舱，装置紧凑，为人提供更为灵活的操作空间。引入 inroomCT，理念新颖。其室内采用变化的霓虹灯，为治疗过程带来迷幻色彩，如图 2-6 所示。

2.6　尼斯安东尼·拉卡萨涅研究中心

尼斯的安东尼·拉卡萨涅研究中心（Centre Antoine-Lacassagne，简称 CAL）1961 年成立，位于尼斯市中心高地，远眺地中海岸，是法国南部地区的癌症研究中心。目前拥有一台运行 20 余年的 65MeV 回旋加速器（能量较低），一个眼线治疗舱，一台射波刀 CyberKnife。目前由 IBA 提供设备，正在建设一台紧凑型同步回旋加速器（S2C2），一个旋转治疗舱（220°），一个水平束治疗舱，如图 2-7 所示。

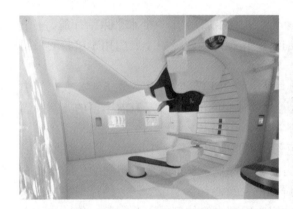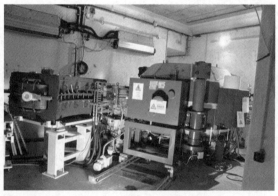

图 2-7　建设中的 220° 旋转治疗舱及其紧凑型同步回旋加速器

尼斯 CAL 研究中心早在 20 世纪 90 年代初开始利用低能量质子束治疗眼部肿瘤，眼线治疗经验丰富。其正在建设的紧凑型同步回旋加速器及 220° Gantry 由比利时 IBA 公司提供，应为当下最为先进的紧凑型装置设备。不仅加速器和 Gantry 本身设备紧凑（加速器大厅净高 3.9 m，净宽 5.2 m；旋转治疗舱净高仅 7.7 m，净宽仅 7.6 m），其背靠背的布局形式，使得现有有限的空间得到了最大化地利用。此种布局方式对用地紧张的市中心具有较好的参考价值。

尼斯 CAL 的质子治疗舱、加速器大厅等像座厂房一样一字型排开，上盖大跨度、高空间的钢结构，上空架有吊车梁，方便大型设备的吊装、存储、维修。办公、研究、接待等附属小空间依附建于厂房南侧，色彩鲜艳、标志性强，同时可以向着阳光，俯瞰地中海，如图 2-8 所示。

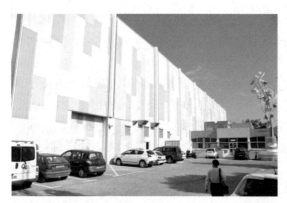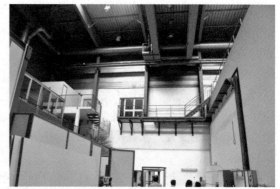

图 2-8　尼斯的 CAL 研究中心外景及内景

2.7　巴黎居里研究所奥赛质子治疗中心

法国的居里研究所是闻名世界的专注于癌症治疗的医学研究机构，在医学、生物学及生物物理学等领域有着世界一流的研究水平。居里研究所包括：医院集团（Hospital Group）、研究中心（Research Center）和转换研究中心（Translational Research Center）。居里研究所奥赛质子治疗中心（Institut Curie Proton therapy Center in Orsay，简称ICPO）属于居里研究所的医院集团。

奥赛 ICPO 目前拥有一台 230MeV 回旋加速器（2010 年启用），一个水平束治疗舱，一个眼线治疗舱和一个旋转治疗舱（360°，2010 年启用）。正在计划建设一个专门用于试验的采用笔形束扫描技术的旋转治疗舱。

奥赛 ICPO 从 1991 年开始用质子治疗肿瘤病人，到 2013 年治疗病人达 6 448 人。其中 5 088 人为眼睛肿瘤病人。同时 ICPO 较早就开展儿童肿瘤的治疗研究，有着丰富的儿童肿瘤治疗研究成果。

奥赛 ICPO 给人印象最为深刻的是其室内色彩的大胆应用。考虑其儿童病人较多的特性，其墙面均采用草绿、橘黄、柠檬黄等饱和度较高的原色涂刷，地面也采用相同颜色的塑胶材料。门厅、走道及儿童等候室内甚至采用颜色鲜艳的儿童画作为背景，整个治疗中心气氛欢快活泼，极富浪漫主义气息。也许设计师正是希望用这种欢快的气氛去感染每一位肿瘤病人积极面对生活的美好。

从外观看，奥赛 ICPO 明显分为新旧两个部分。老建筑为水泥砂浆外墙刷淡粉红色涂料，功能上主要包括 20 世纪 90 年代初投入使用的眼线、水平束治疗舱、废弃的加速器大厅及其外围的辅助用房。新的加建部分外墙材料为反射金属板、压型钢板和穿孔金属板（楼梯）为主，功能上主要包括 2010 年启用的 230 MeV 回旋加速器和 360°旋转治疗舱，以及新的接待、等候、研究、办公和会议等空间。整体外部造型的新旧建筑对比强烈，如图 2-9 所示。

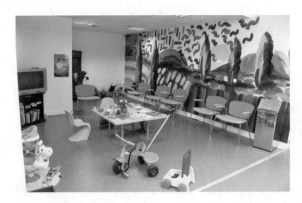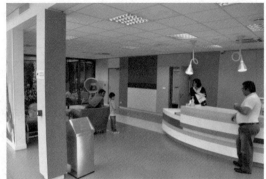

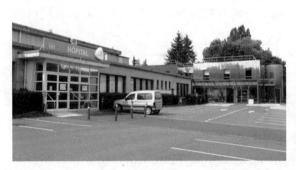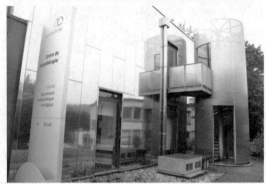

图 2-9 居里研究所奥赛质子治疗中心内景及外景

第三章　前期策划

　　由于质子医院建设具有诸多不同于传统医院建设的特点，因此，需要在前期开展对质子医院建设的研究。在项目全寿命周期建设中，起决定性作用的是项目前期策划阶段，它直接决定了项目的成败。

　　项目前期策划最主要的任务是定义开发内容、效益和意义如何。由于质子医院建设的特殊性，前期策划不同于一般医院项目。一般来说，前期策划应在掌握项目相关背景信息的前提下开展，内容应该包括选址策划、定位策划、功能分析与规模策划、设备选型策划及项目管理策划。

3.1　建设背景

　　根据国际癌症大会的报告，每年全球新增癌症病人超过 1 300 万人。其中，中国每年新增肿瘤病人超过 350 万人，再加上过去生存下来的肿瘤患者，所以，实际上中国每年需检查和治疗的肿瘤病人超过 800 万人。根据全国肿瘤防治办公室统计，我国每年癌症患者死亡人数约 250 万，占总死亡人数的 40%，并以每年 1.3% 的速度增加。传统上，肿瘤治疗主要有手术、放疗和化疗三种方法，通常在临床上是这三种方法的综合使用。目前肿瘤病人 5 年存活率平均为 45%，其中手术、放疗和化疗的贡献率分别为 22%、18% 和 5%。

　　近几年，在肿瘤的基因治疗和中药治疗方面进行了大量研究，但其生物学效应、治疗机理、临床方法各方面仍有很长的路要走。

　　因此，往后几十年肿瘤的治疗仍会以手术、放疗和化疗为主。肿瘤治疗中，放射疗法越来越重要。其重要性表现在：对治愈肿瘤的贡献率越来越高；避免手术和化疗的风险；对某些有重要组织包绕的肿瘤和多发病灶有重大价值；经济上更加便宜；病人痛苦更少，生存质量也获得提高。

　　目前，国内约有 500 台直线加速器放疗设备（全国共有约 1 000 家放疗单位，包括钴 60 机），且正以快速增长的方式普及。但是，与国外相比，设备的档次很低，数量也少很多。每百万人口美国有 8.2 台，日本 4.8 台，韩国 1.84 台，中国 0.38 台；临床应用上差距更大，绝大多数用于普通放疗，大约只有 200 家开展适形放疗，极少开展调强技术，基本没有开展图像引导、剂量引导，更没有开展四维动态放疗。

　　鉴于质子治疗在临床应用上的巨大成就，已使全世界医学界一致公认质子治疗要比目前所常用的伽玛与 X 线治疗要优越得多。所以尽管质子治疗设备技术复杂，价格昂贵，需几千万美元的投资，建造周期较长，需 3～5 年之久，质子治疗仍然得到世界各国医学界的青睐，尤其在近二三十年来，掀起了一股质子治疗热。全国首家质子治疗中心——淄博万杰医院博拉格质子治疗中心（WPTC）是由全国 500 强企业、国务院批准的全国 120 家试点企业集团之一——万杰集团投资兴建的，包括出资 4 千多万美元引进的国内第一台质子治疗系统和配套建设的 6.8 万 m^2 医技综合大楼。

　　淄博万杰医院博拉格质子治疗中心（WPTC）是引进目前世界上最先进的质子治疗设备而

组建的国内第一家质子治疗中心。2004 年 12 月 20 日，博拉格质子治疗系统投入临床使用，成为世界第四台（美国两台，日本一台）、国内第一台，继美国、日本后第三个国家用于商业运作的质子治疗系统。

2008 年，上海申康医院发展中心、复旦大学附属肿瘤医院签约进口一套质子/重离子治疗装置，2014 年正式投入运行。然而，国内现有的质子/重离子治疗尚远远不能满足人们的需要。

上海要建设成为亚洲医疗的中心城市，对先进的医疗和保健服务需求日益凸显，特别是对肿瘤治疗的需求必然增加。

每年还有大量来自全国各地的肿瘤病人来沪就医，一台质子/重离子设备根本无法满足患者的治疗需求。由于技术垄断，导致目前治疗费用非常昂贵，很多患者难以承受。2008 年，上海联和投资有限公司与中国科学院上海应用物理研究所等单位根据上海市政府"院市合作，科技兴市"的战略部署，共同设立上海艾普强粒子设备有限公司，研制国产化质子治疗肿瘤设备，为医学界提供先进的肿瘤治疗手段，并实现研发成果国产化，从而推动我国高端医疗设备自主创新，提高疗效，降低成本，造福于民。根据瑞金医院与上海联和投资有限公司签署的合作协议，瑞金医院将组织规划设计符合双方认可条件的肿瘤治疗中心，用作第一台国产质子治疗设备的组装、调试、临床试验和应用基地。

3.2　前期策划准备

在开展项目前期策划前，必须收集一定量的项目信息资料进行策划准备，这些信息资料包括政府方面的信息、建设单位/研发单位的信息等。

1）源于政府的信息

上海市政府在决定肿瘤医院引进西门子重离子/质子治疗肿瘤装置时，就明确提出"引进、消化、吸收"的策略，尽早实现离子治疗肿瘤装置的国产化、降低医疗成本、进一步满足患者需求、造福于民。

2011 年 2 月 14 日，杨雄常务副市长、沈晓明副市长主持关于首台国产质子治疗装置研制项目及上海瑞金肿瘤质子治疗中心项目推进工作会议，在《市府专题会议纪要 2011—17》中明确由嘉定区政府出具对治疗中心项目支持的书面承诺函，包括以划拨方式供地 40 亩（1 亩 = 666.67 m^2），并投入基本建设投资（不含土地费用），以 8 000 万元为上限。

2）来源于建设单位/研发单位的信息

基于上海市政府的指导精神，上海联和投资有限公司（以下简称"联和投资"）、中科院上海应用物理研究所（以下简称"应物所"）、瑞金医院等单位经过长时间的筹备，推进首台国产质子治疗示范装置的研制，向市发改委申报"首台国产质子治疗示范装置研制项目"。该项目研制成型的首把"刀"将落户在本次申请的肿瘤中心，相关的质子装置费用将在"首台国产质子治疗示范装置研制项目"中落实。

（1）质子项目实施单位信息

为推动质子医院的进展，联和投资和应物所已组建上海艾普强粒子设备有限公司（以下简称"艾普强公司"）。艾普强公司将接受联和投资的委托作为该项目的实施单位，负责项目的具体运作实施。艾普强公司将逐渐具备以下功能：生产、销售质子治疗肿瘤设备的能力；维护和修理设备的能力；设备技术改进的能力；研制新型设备的能力。

（2）质子项目研究目标

质子项目的研究目标为研制出国内首套质子治疗装置。其中：首期（3年）完成加速器和固定束实验室、固定束治疗室的调试；再用6～9个月的时间，完成旋转治疗室的调试、物理参数测定和动物实验，技术指标可满足临床试验的要求。具体的临床试验将在肿瘤中心进行，经过1～2年时间完成SFDA认证，开始对公众开放治疗。

（3）质子项目技术指标

装置主要技术指标设定为：

① 加速器主体采用质子同步加速器＋慢引出方案，引出能量为70～250 MeV。注入器采用RFQ＋DTL＋散束器方案，注入能量为7 MeV。

② 治疗室为3个旋转治疗室＋1个固定束治疗室＋1个固定束实验室。肿瘤中心建筑将满足3个旋转机束治疗室＋1个固定束治疗室＋1个固定束实验室。

③ 临床束流指标。

周期引出粒子数：（4～8）×1 010 ions/pulse。加速器重复频率最大0.66 Hz（周期1.5 s）。可满足标准治疗靶区2 Gy/min的剂量要求。

治疗束流模式：散射＋wobbling（摇摆磁铁）方式，或点扫描方式。最终将由专家委员会决策。

（4）质子项目（设备）投资估算及资金筹措

经初步估算，质子项目（设备）总投资为4.689 6亿元。项目研发所需资金拟申请市财力支持3.6亿元，其余资金由联和投资自筹解决。

2012年上海市发改委对首台国产质子治疗装置（以下简称"质子装置"）项目进行了资金申请报告的批复；该项目研制经费由上海市战略性新兴产业发展专项资金和国家有关专项资金共同支持，项目单位为联和投资，应物所为该装置的技术研发单位。为配合国产首台质子治疗设备的研发和临床应用，2013年7月上海市发改委对瑞金医院肿瘤质子治疗中心项目（以下简称"质子治疗中心"）进行了立项批复，今后研发的质子装置将设于该质子治疗中心内，并依托瑞金医院为国产质子治疗装置的临床应用提供强大技术支撑，为国产质子装置的产业化打下坚实的基础。

3.3 选址策划

质子治疗是先进的肿瘤治疗技术，且质子治疗设备对建筑的技术要求很高，因此对于一些老院区来说，就地建设往往会存在很多限制，而更合适的是异地新建或新征毗邻地块建设质子治疗中心。在选址上面，主要考虑以下因素：

1）交通环境

对于优质医疗机构来说，特别是北上广等优质医疗机构高度集中的城市，其辐射的病人服务范围是全国性的；而省会城市的优质医疗机构，其辐射的病人往往是省内的或相邻省份的。因此质子中心的建设地点应位于交通便捷的区域。

质子治疗中心选址在嘉定新城，不仅交通便利，更是上海面向长三角都市群的枢纽区域之一，而且是规划理念创新、各类资源集聚、空间布局合理、配套设施完善、适宜人居环境并具有一定辐射功能的上海现代化新城。

2）医疗资源环境

肿瘤治疗需要手术、放疗和化疗的多学科综合治疗的配合，而质子中心的治疗手段相对较为单一，从医疗安全和病人来源的角度综合考虑，需要肿瘤治疗实力比较强的综合医院或肿瘤专科医院的支撑。除了技术互为支持的原因外，对病人来说，本人是不会清楚自己的病是否适合质子治疗的。那么先依托其他医疗机构进行诊断、筛选后，再明确该病人是否适合质子治疗显得更为合理，也使得质子医疗资源能充分利用，不造成浪费。

所以在质子中心的选址上，原则宜靠近综合医院或肿瘤专科医院，不仅可以方便病人转诊，而且也方便医生的会诊。

质子治疗中心选址在瑞金嘉定北院毗邻地块，在地理位置上，方便了医护人员和病人的往返。而且由于都是瑞金医院的分支，在质子中心建设内容的考虑上，有些资源可共享，如职工食堂等。这样避免了相同资源的重复建设，提高了政府投资项目的使用效益。

3）科研环境

与普通医疗机构不同，质子治疗机构的科研含量更加高，其除了普通的医护人员、医疗临床的研究人员，还需配备生物学、物理学研究人员，可以说是不同科学领域的融合之地。

国内质子治疗尚在起步阶段，各大科研机构基本都需要与医疗机构进行合作，研究质子治疗设备在临床的应用，双方各自发挥优势，形成有效推动。因此，质子中心的筹建还与科研环境有关，并且科研技术力量的支持需要贯穿项目的全周期。

从本项目来看，其位于嘉定新城。作为上海重点打造的三大新城之一，嘉定新城是上海新确立的市级城市副中心之一，也是上海建设卓越的全球城市的新征程中，全力打造面向未来发展的新城样板。而中心承载的质子治疗设备由应物所进行技术研发，本身科研实力雄厚，其也位于嘉定区，与本项目联系便捷。

除了考虑工作联系的便捷，还要考虑国产设备的前期研发必须依托既有的实验机构和场地，因此在质子中心的前期工作中，就明确了前期各子系统研发将利用应物所在嘉定园区和张江园区（上海光源）的已有场地、车间和实验室进行，系统集成与设备调试拟在质子中心进行。

4）政策环境

一个项目的落地，离不开政策的支持。质子医院作为具有先进治疗技术的医疗机构，其投入大，对社会发展、环境影响、当地经济及人口就业等多方面会产生影响。不同的地区有不同的政策环境，不同的发展规划，因此项目的选址不仅需要考虑当地的政策支持力度，还要契合当地的发展规划，这样才能让一个项目在全生命周期发挥最理想的效益。

本项目落户嘉定新城，同样得到了各方面的政策支持：

（1）土地、建设资金政策的支持

为积极引入优质医疗资源，同样也是科技创新项目，嘉定区政府不仅无偿划拨土地40亩，还在建设资金方面投入8 000万元支持项目建设。

（2）与产业政策契合，有利于医院可持续发展

项目所在的嘉定新城有良好的产业规划布局，也符合质子中心的发展定位。在产业规划布局上，嘉定新城以"川"字形规划出三大区块，各区块既要形成独立的产业特色和重点，又能在产业功能上互相融合、相得益彰。其中，新城核心区将重点发展经济、金融、医疗、教育和文化休闲等城市现代服务业，新城东区将聚焦中医药健康产业、高端制造、泛家居等消费升级产业，生态发展区将重点发展生态种植、健康养生、旅游休闲产业。

本项目选址就位于新城核心区，良好的产业规划政策，势必为医院的发展打下良好的基础。

（3）规划控详调整工作的支持

地块的规划控详指标，得到了市、区两级规土部门的支持。该地块原来控制性详细规划于 2009 年 7 月批复【沪府规（2009）77 号】，在批准控规中属于 E18 街坊范围，当时该地块尚未作为医疗用地进行规划，为城市发展备建用地。由于质子中心项目的落地，需要对该地块用地性质进行调整。上海市规划委员会办公室于 2013 年 11 月 26 日召开了专题审议通过《嘉定新城中心区控制性详细规划（伊宁路南：JD010701，JD010702，JD010703）E18、E20 街坊局部调整（实施深化）》，并最终得到了调整批复，批复后的地块用地性质为医疗用地，地块容积率 1.5，建筑限高 40 m，基本满足了质子医院的建设需求。

3.4　定位策划

与一般项目定位研究不同，质子治疗中心在建设时已经确定其用途，因此，其定位是指建成后的用途，是单纯的治疗用、科研用或是兼具治疗和科研用途。定位策划十分重要，因为治疗用建筑和科研用建筑具有不同特点，对建设面积也有不同要求，因此必须在建设质子治疗中心的前期策划阶段就确定其定位，避免后续施工时出现问题。

定位应从以下几方面考虑：

（1）医院建设主要是配合首台国产质子治疗示范装置研制项目而建，质子装置本身就是科研性项目；

（2）质子装置的研发最终目标是实现质子装置国产化、产业化，因此不以项目盈利为最终目的；

（3）质子医院依托上海瑞金医院，今后的建设单位主体就是瑞金医院，由此决定了本项目为公立医院性质。

因此，最终医院的定位为非营利性研究型医疗机构。

3.5　功能分析和规模策划

3.5.1　基本概念

1）功能分析

项目功能分析是指在总体构思和项目总体定位的基础上，在不违背对项目性质、项目规模以及开发战略等定位的前提下，结合潜在用户的需求分析，将项目功能、项目内容、项目规模和项目标准等进行细化，以满足项目投资者或项目使用者的要求。现代综合性医院一般包括医疗、教学、科研和康复等功能，由于质子医院的特殊性，其功能组成与传统医院有所不同，主要包括质子治疗以及为质子服务、配套的其他功能。其主要功能可分为以下几块：质子治疗区、质子装置设备区、非质子医疗区、研发办公区和能源供应区等。

2）规模策划

项目规模策划是建设工程项目定义的重要工具，它是对项目功能定位在数量和规模上的进一步量化，是从功能需求上为项目的具体规划提供设计依据，使规划设计方案更具合理性和可操作性，使投资估算更具准确性。另外，项目规模策划是工程项目前期策划的内容，它并不能代替规划设计，而是着重于功能需求，体现了项目策划的理念对于项目定位思考的深度，其已远远超过普通的项目可行性研究对项目的定位深度，是对项目决策依据的补充和完善。

质子医院规模策划主要包括治疗室数量的确定以及医疗、科研用房规模的确定等。质子医院建设主要服务于质子装置，但是作为科研型医疗机构，除了质子装置设备所需用房外，还须考虑其他医疗用房及科研人员所需用房，因此质子医院不能完全按照常规综合医院建设标准考虑，须考虑其特殊性。质子医院建成后承担以放射治疗为主的临床医疗任务，因此必须配置一些与质子治疗相关的大中小型放疗设备来满足质子医院对患者的检查、治疗需求。

总的来说，质子医院不同于医疗卫生建设项目，也不同于纯科研项目，必须根据质子医院自身特点，深入了解使用者的需求，将医疗和科研二者需求相结合，使其发挥最大的社会效益。同时，由于本项目是我国第一台国产化质子设备项目，在国内无经验可借鉴，需要通过参考国外案例、结合建设单位的使用需求去合理地确定规模。

3.5.2 策划流程

1）参照国外质子治疗中心治疗室数量

质子治疗中心的一个较为经典的案例是美国休斯顿 MD 安德森癌症中心。美国休斯顿 MD 安德森癌症中心具有 8 361 m²（90 000 ft²）的独立治疗设施，每天 2 轮治疗，每周 6 d，每年可治疗超过 3 000 名病人。MD 安德森癌症中心具有三个旋转治疗室和一个固定治疗室，还有一些 CT-Simnlator（电子计算机辅助扫描）、PET-CT（正电子发射型计算机断层显像）、MRI imaging system（磁共振成像机器）等辅助设备。

另一个经典案例是美国 Florida 大学质子治疗中心。美国 Florida 大学质子治疗中心也是具有三个旋转治疗室和一个固定治疗室。一般治疗模式下，完成一个病人一个照野治疗时间需包括：病人进治疗室前准备时间（包括更衣、固定）和进入治疗室所需的时间，进入治疗室的时间决定于摆位、定位和出束治疗等几方面，平均一次治疗时间为 20～30 min，另外要考虑到一次治疗要有几个照点，总的治疗时间也会相应不同。MD 安德森癌症中心效果图如图 3-1 所示；美国 Florida 大学质子治疗中心平面布局效果图见图 3-2，其平面图如图 3-3 所示。

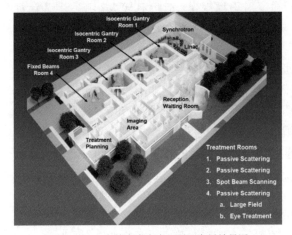

图 3-1 MD 安德森癌症中心平面布局效果图

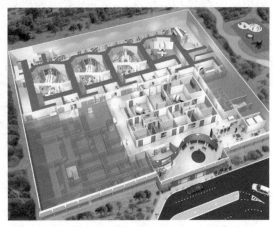

图 3-2 Florida 大学质子治疗中心平面布局效果图

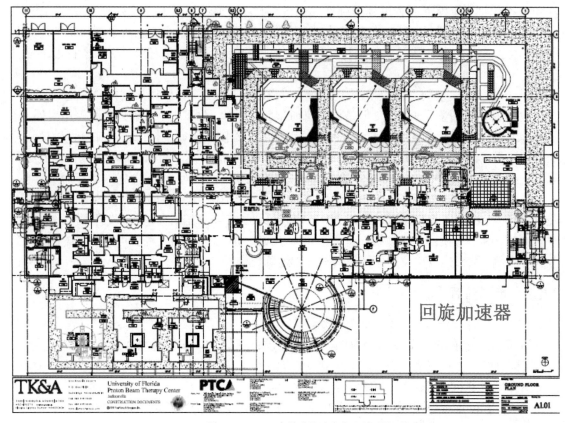

图 3-3　Florida 大学质子治疗中心平面图

2）确定本项目规模

质子治疗中心规模策划的最主要内容包括治疗室数量的确定和医疗、科研用房规模的确定,以下将分别进行说明。之后,在此基础上,针对质子治疗中心实际情况,确定医院的规模分配情况。

（1）治疗室数量的确定

质子治疗室是质子同步加速器引出治疗束至治疗室对病人进行放射治疗,治疗室分固定束治疗室和旋转治疗室。治疗室数量和形式的确定对项目规模、造价有较大影响,因为治疗室的数量多少决定了其配套公用设施的容量、防辐射屏蔽工程量的大小等项目的关键性技术要求。

在应物所的《首台国产质子治疗示范装置研制项目资金申请报告》(质子设备的申请报告)里,质子装置规模为 1 台质子同步加速器、1 个固定束治疗室、1 个旋转治疗室和 1 个固定束实验室,因此在质子医院初期方案是配合应物所质子装置规模设置了 4 个治疗室,其中 1 个治疗室作为今后发展预留。考虑到该项目为科研型医疗机构,今后不仅作为科研机构的产品研发基地,同时也需要考虑满足病人的就医需求,通过结合国外案例的规模对比分析,比如 MD 安德森癌症中心、Florida 大学质子治疗中心和台湾的长庚医院质子中心研究,论证了一个同步加速器连接 3 个旋转治疗室这样运作最为有效,从而确定质子医院建设三个旋转治疗室、一个固定束治疗室和一个固定束实验室。应物所此次立项的一个旋转治疗室、一个固定束治疗室和一个固定束实验室在质子医院中先投入使用,预留两个旋转治疗室在后期投入使用。

（2）医疗、科研用房规模的确定

质子医院以主要服务于质子装置，但是作为科研型医疗机构，除了质子装置设备所需用房外，还须考虑其他医疗用房及科研人员所需用房，因此该项目不能完全按照常规综合医院建设标准考虑，须考虑其特殊性。

① 明确与瑞金北院和瑞金总部关系，确定质子医院医技功能用房需求。

质子治疗中心位于瑞金北院南面，中间相隔双丁路。作为同一法人的建设项目，必须搞清楚二者之间的关系、联系和定位。瑞金北院作为上海郊区三级综合医院"5＋3＋1"项目之一，其定位为基本医疗，实现优质医疗资源的可及性，未考虑直线加速器等大型放疗设备。此次项目建成后承担以放射治疗为主的临床医疗任务，因此必须配置一些与质子治疗相关的大中小型放疗设备来满足中心对患者的检查、治疗需求。而其他手术、化疗、免疫治疗和中医中药相关治疗，将充分利用瑞金北院的资源。

瑞金总部虽然医疗设施齐全，但是位于市区瑞金二路，离嘉定北院近 30 km，作为接受质子治疗的患者来说，不可能在总部做好辅助检查后，再让他驱车赶往嘉定进行质子治疗。因此，在质子医院中必须配置一些与质子治疗的相关的放疗设备，并配备相关的医技用房，充分体现医院的以人为本。

通过与医院的不断沟通，基本明确了质子治疗中心的医技功能需求，为合理设定医技功能用房打下了基础。

② 项目建成后医院、应物所人员配备与相关用房的设立。

作为科研型医疗机构，项目建成后主要以医院和应物所人员为主在基地内活动，需要结合项目特点考虑各种人员职业特点设立相关用房。如应物所和医院都会委派科研人员，应物所侧重于产品的维护研发、医院侧重于质子装置的临床应用，因此必须配备相关的科研办公用房；该项目今后也是全国培养质子治疗相关产业人才的基地，因此必须配备培训教学用房等。

总的来说，质子治疗中心不同于纯医疗卫生建设项目，也不同于纯科研项目，必须深入了解使用者的需求，将医疗和科研二者需求相结合，使得项目发挥最大的社会效益。

3）瑞金质子中心各功能面积分配

结合以上分析以及质子医院功能策划中的五个功能分区，在规模策划时将质子医院细分为 9 个部分。各部分的规模（面积）分配如表 3-1 所示。

（1）治疗室

质子医院治疗室由 3 个旋转治疗室，一个固定束治疗室和一个固定束实验室及一个加速器大厅组成，根据案例和研究所研究的方案，此区域建筑面积约为 4 600 m²。

（2）直线加速器区域

根据规划方案，地下一层西面为两台直线加速器，另预留一间直线加速器房间。三台直线加速器按照建设标准面积为 1 410 m²，加上之间的走廊和通道此区域建筑面积约 1 870 m²。

（3）质子辅助用房区域

质子辅助用房区域里主要为质子设备辅助用房，包括放射科区、公共部分、其他辅助用房等区域。其中放射科区有 4 台 CT（电子计算机断层扫描）、2 台 MRI（磁共振成像机器）、1 台 PET（正电子发射型计算机断层显像）和 1 台 DSA（数字化减影血管造影术），根据建设标准此区域建筑面积为 2 270 m²（4×260 ＋ 2×310 ＋ 300 ＋ 310＝2 270 m²）；公共走廊、过道、楼梯间和等候厅等建筑面积为 1 050 m²；其他辅助用房包括固定室、医生办公室、职工休息室及库房等，共为 2 685 m²；质子服务用房区域建筑面积约 6 005 m²。

表 3-1　面积分配表

总用地面积	26 200 m² (约 40 亩，以规划实测为准)
总建筑面积	24 875 m² (其中地上 11 885 m²，地下 12 990 m²)
建筑面积组成	门诊　2 000 m²
	质子治疗室　4 600 m²
	质子治疗区(地上)　1 800 m²
	直线加速器　1 870 m²
	质子辅助用房区域　6 005 m²
	科研及培训　3 740 m²
	后勤服务　1 750 m²
	能源中心及数控加工　2 000 m²
	地下通道　1 100 m²

（4）门诊

肿瘤中心门诊除了接待需要通过质子治疗的病人，还需接待一大部分只需要 CT、MRI 等放射治疗的病人。因此，门诊包括门诊大厅、等候区、普通诊室、专家诊室、抢救室和观察室等，建筑面积约 2 000 m²。

（5）质子治疗区（地上）

主要功能为设备技术间、设备维修厅和设备安装区，为质子设备维护功能区域，其建筑面积约 1 800 m²。

（6）后勤服务

此区域为肿瘤中心后勤服务，主要有厨房、职工餐厅（容纳 200 人就餐）和后勤办公，建筑面积为 1 750 m²。

（7）科研用房和应用培训

质子治疗中心为了配合第一台国产质子治疗设备运行和研究而建设，今后将作为全国最为重要的质子治疗人才储备基地。该项目的建设不仅为提升瑞金医院的科研水平创造了条件，同时也为国内质子设备研究在医学领域的临床应用提供了平台。因此该项目建成后将主要服务于科研人员和培训人员，所以必须考虑上述人员的科研培训用房。

预计项目建成后，将有约 100 名科研人员参与项目的研发和临床应用研究（其中 30 名为瑞金医院人员，70 名为应用物理研究所人员），另外，每年约有 150 名来自全国各地的应用培训人员参与实行科研试验和应用培训，以培养国内质子治疗应用人才，为质子治疗设备的应用发展打下基础。此项建筑，面积应为 3 740 m²（100×32×0.7 + 150×10 = 3 740 m²）。

（8）地下通道

由于质子治疗中心不设病房，因此病房要利用瑞金医院嘉定北院住病房楼以满足质子病人的住院需求。为了方便医护人员来往于住院部和质子治疗中心，质子医院在地下一层建设地下通道连接瑞金北院病房楼，建筑面积约 1 100 m²。

（9）能源中心及数控加工中心

能源中心及数控加工中心包括 35 kV 变电站、冷冻机房等，建筑面积约 2 000 m²。

综上所述，本项目结合场地实际情况和质子治疗中心的发展需求，拟建规模为24 875 m²。

4）单体设计要求

在功能策划与规模策划的基础上，对瑞金质子医院中部分核心区域（质子放疗区和门诊病疗区）进行更为详细的单体设计要求。分别说明如下：

（1）质子放疗区

世界研发的最新质子治疗设施不仅需要高度发达医疗技术和高水平的核物理研究学者、计算机技术人员，更需多专业的技术人员来确保和配合。所以质子治疗中心作为大学附属设施进行配套的倾向越来越大，常常都在现有的大学附属医院区域内新建。作为大学附属医院的配套设施，进行扩建的计划或现有医院基础上新建时，往往会受到基地约制，要么在医院内的空地上建设，或在医院的后面建设，在建设时就会非常被动，造成布局的不合理。此次设计的质子治疗楼充分考虑到病人治疗需要，以及门诊病人、外院转诊病人、国内及海外等病人的就医方便，在总体布局上不是将质子治疗楼布置在医院（门诊楼）的后部，而是布置在医院建筑群的前部。有住院需要的病人，医院将安排在瑞金医院北院院区病房楼内，不在质子医院区域内设置病房楼，但是设置 6 张留观床位和 1 张抢救床位。医疗技术的发展、进步，更要体现"以人为本"的理念，方便门诊就医，方便住院病人治疗。估计不久后的将来，会有更高日门诊量出现的可能性。

目前，拟建项目采用质子放疗系统。本设计方案放疗系统建筑设计根据设计任务书要求，并根据第一台国产化质子治疗肿瘤设备提供的概念设计的平面布局设计而成。

设计设置三个旋转治疗室，一个固定束治疗室和一个固定束实验室。五个治疗室横着平铺分布在平面最南边，一个旋转治疗室和一个固定治疗室建成后付诸使用，剩下两个旋转治疗室将根据病源情况作为预留发展用舱。

放疗系统的建筑体量较大，三个旋转治疗室和两个固定治疗室局部建造在地下 1 层。故在总体设计及内部装饰上为减少对人的压抑感和提高其舒适性，对放疗楼的候诊厅用了 2 层中庭共享空间的设计手法，营造了一个通透、观景、采光等宜人的氛围。

对于室内环境，为减轻患者的心理压力和提高医务人员的工作环境，在操作台的上空开设天窗，引入自然光。装饰以木质材料为主，利用其自然的色彩、肌理感，给患者一个温馨的感觉。

平面布置设置病人候诊区、诊室。病人进入照射治疗舱前，先在中间的治疗准备室进行固定支架等的安装后，进入治疗舱，再进一步通过 CT 模拟机定位，进行照射。同时，为想提高设备的利用率，将放疗系统中的 MRI、CT、X 线放置于医疗区域，在放疗区域的病人可通过电梯方便到达地下一层的医疗区一并进行检查。

（2）门诊医疗区

由主门厅进入的病患人群可便捷地进入门诊医疗区，并在不同的一层入口处进行目标分流：普通病人在门诊大厅停留后，由中庭交通廊到达地下医疗区。功能区的设计采取模块区域的设计手法，以方便日后功能扩展与变化。南向面对中心景观处设置地下一层的通高中庭，既结合了内部的交通廊，丰富了内部的空间层次，同时又将室外的阳光景观引入室内。一层设输液区及静脉配置中心，并设置了高侧窗，使候诊和就诊的病人都能感受来自大自然的绿色和阳光。门诊区、医技区采用二次候诊，形成医患分流的平面布局形式。

本区的地下室分二大区域：面向中心景观的候诊及医疗区。门诊人流通过中庭交通廊可方便地到达医疗区。地下室的清洁梯与污梯可直达一、二层，由内部通道进行清污输送。二层位于中心景观处的内部交通廊将主要的功能区紧密地联系起来。

地下室设置一条通道，通向瑞金医院北院门急诊楼，连接两个院区的地下通道，方便医护人员及住院病人来往于肿瘤中心和瑞金医院北院。

3.6　设备选型策划

尽管质子治疗设备技术复杂，价格昂贵，建造周期较长，但是质子治疗仍然得到世界各国医学界的青睐。当时在上海质子重离子前期策划阶段，国际上正在运行、在建和拟建的主要粒子治疗装置数量已经达到一定规模，其中质子治疗装置是主流装备，已形成产业。然而，质子治疗中心的建设在我国尚处于起步阶段，我国首家质子治疗中心——WPTC 于 2002 年落户淄博。WPTC 由万杰集团投资兴建，包括出资 4 千多万美元引进的国内第一台质子治疗系统和配套建设的 6.8 万 m^2 医技综合大楼。

由于质子装置尚未实现国产化，因此在项目前期设备选型过程中，还是主要参照国外设备的运行效率，结合自身项目的定位（非营利性还是营利性医疗机构），根据投资者的资金实力和期望的资金回报收益，来选择合理的治疗设备。

3.7　经济效益策划

由于质子医院投入较大，运行成本高，无论是营利性还是非营利性医疗机构，都应考虑项目投资收益或财务生存能力，形成相关的评价报告。一般评价报告包括以下内容：

1）编制依据

主要依据是国家发展改革委、建设部发布的《建设项目经济评价方法与参数（第三版）》和医院财务会计制度等相关文件。

2）评价的基础数据

基础数据一般包括医院规模数据、营业收费价格、成本估算、流动资金估算和建设周期估算等，资金来源数据评价的准确性取决于基础数据的采用是否合理。本次项目财务评价基础数据根据国外类似医疗机构诊疗数据，结合肿瘤医院提供的相关指标作为参考依据。如表3-2、表 3-3 所示。

质子医院的经济评价分析主要包括财务生存能力分析、还贷能力分析、成本分析、敏感性分析和风险分析。其中成本分析，主要针对项目预期的投资回报目标，测算质子资料每个疗程所花费的成本，从而合理设定疗程收费标准。

表 3-2　评价基础数据内容一览表

规模数据	营业收费	成本估算	流动资金估算	计算周期	资金来源
日门诊人次	门诊人次收费	药品成本占药品收入比重	应收账款周转次数	建设期	资本金比例
病床	门诊药品收入占比	医疗耗材占纯医疗收入比重	存货周转次数	运营期	贷款比例
年住院病人数	住院人次收费（不含质子）	质子治疗耗材、能耗（由厂家提供）	能源产品周转次数		
质子治疗人次	住院药品收入占比	人员工资、福利	现金周转次数		
……	质子治疗每疗程收费标准	其他费用：含管理费、业务招待、差旅、保险费等	……		
	其他医技检查收费	固定资产折旧			
	其他收入	质子设备维保费用			
	……	房屋修缮费用			
		财务费用			
		……			

表 3-3　质子治疗人次测算样表

年份	可用治疗时间	总治疗次数	实际病人量	质子治疗次数	质子人次	备注
1						
2						
3						
4						
5						
6～10						
11～15						
16～20						__次/疗程
……						

3）项目建设的经济分析策划

根据提供的项目设想和要求、设计方案总平面图及有关说明、已建市级医院项目的造价指标以及主要建筑材料价格（参考当时上海市建筑工程的造价与交易信息），投资估算包括三个项目，即肿瘤（质子）中心楼、35 kV 变电站和外配套设施。其投资估算汇总表如表 3-4 所示，肿瘤（质子）中心楼、35 kV 变电站和外配套设施投资估算表分别如表 3-5、表 3-6、表 3-7 所示。

表 3-4　质子医院建安工程投资估算汇总

序号	项目名称	金额（万元）	工程量（m²）	备注说明
一	肿瘤（质子）中心楼	29 529	24 200	表 2.3
二	35 kV 变电站	3 675		表 2.4
三	外配套	1 096		表 2.5
	合计	34 300	24 200	

表 3-5　肿瘤（质子）中心楼投资估算表

序号	项目名称	投资估算（元/m²）	工程量（m²）	金额（万元）
一	建安工程			
1	土建工程	5 577	24 200	13 496
1.1	桩基础	280	24 200	678
1.2	基坑围护	20 000	790	1 580
1.3	地下土建	4 200	6 725	2 825
1.4	加速器治疗舱部分土建	9 000	6 875	6 188
1.5	地上土建	2 100	10 600	2 226
2	安装工程	2 100	24 200	5 082
3	装饰工程	—	—	1 634
3.1	地下装饰	500	13 600	680
3.2	地上装饰	900	10 600	954
4	防辐射设施	—	—	1 500
5	总体	—	—	1 230
5.1	道路绿化	200	20 500	410
5.2	管网	400	20 500	820
6	污水处理	—	—	350
7	锅炉房	—	—	300
8	柴油发电机组	—	—	200
9	热电联供	—	—	400
	合　计	9 997	24 200	24 192

续表

序号	项目名称	投资估算（元 /m²）	工程量（m²）	金额（万元）
二	其他费用 12%			2 903
三	不可预见费 8%			2 168
四	建设单位管理费			267
	总　计	12 202	24 200	29 529

表 3-6　35 kV 变电站投资估算表

序号	项目名称	投资估算（元 /m²）	工程量	金额（万元）
一	建安工程			3 000
二	其他费用 12%			360
三	不可预见费 8%			269
四	建设单位管理费			47
	总　计			3 675

表 3-7　外配套投资估算表

序号	项目名称	投资估算（元 /m²）	工程量	金额（万元）
一	外配套			1 000
二	不可预见费 8%			80
三	建设单位管理费			16
	总　计			1 096

4）融资方案

本项目投资 34 300 万元（不包括质子系统设备与配套的公用设施等），采用直接融资方式。其中嘉定区政府投入 8 000 万元，占 23%；瑞金医院自筹 1 715 万元，占 5%；其余 72% 资金申请由市财政投入，即 24 585 万元。

3.8 项目管理策划

一个质子医院项目是否能按期建成，建成后能满足使用者的需求，是建设单位关心的问题。按期或提早建成，意味着项目能尽早发挥社会、经济效益；建成后满足了使用者的需求，意味着项目能实现预期的项目目标。质子医院项目参建方多，这需要项目在前期就对项目管理进行策划，构建合理的组织构架，明确任务分工、职能分工和工作流程，如此可以使管理机构高效运转，有效推进项目，最终实现预期的进度、质量和投资控制目标。

3.8.1 策划内容

组织架构是组织运行的基础，合适的组织架构是组织高效运营的先决条件。在质子治疗中心工程前期策划时，要根据不同项目组织结构模式对项目实施的影响不同来确定好合适的组织结构。在组织结构策划完成后，应对各单位部门或个体进行管理职能分工和任务分工。管理职能分工和任务分工是对项目组织结构的说明和补充，是组织结构策划的重要内容。如图 3-4 所示。

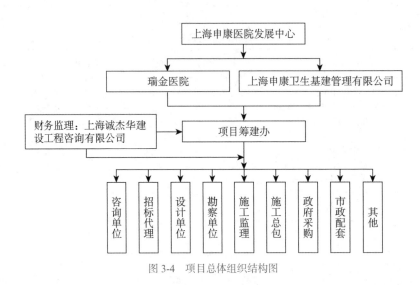

图 3-4　项目总体组织结构图

3.8.2 策划流程

上海申康卫生基建管理有限公司（以下简称"申康卫建"）曾在 2008 年承担了《上海市质子重离子医院可行性研究报告》的编制工作，同时也是该项目的代建公司，全过程参与项目建设。作为当时世界上最为先进的放疗设备，对于质子重离子医院类似项目建设过程中需要注意的问题和与设备供应商的关系处理，申康卫建积累了宝贵的经验。

此次项目上，申康卫建在质子重离子项目的经验基础上，认真研究项目特点，充分和应物所进行沟通，了解应物所质子装置特性，重点把握难点问题，从几方面进行策划，在前期使得质子医院项目和质子装置项目界面清晰，以此作为项目后续工作的重要依据。

1）建立组织构架

与普通医疗建设项目不同，质子治疗中心建设的最终目的是配合质子治疗装置的研发，因此质子治疗中心虽然合同甲方为"瑞金医院"，但是在实际工作中，项目管理工作需要应对的甲方有 4 个，除了医院，还有与质子装置研发相关的 3 个"甲方"或者说是"甲方"辅车相依的关系人，包括应物所、联合投资、艾普强。如图 3-5 所示。

由于是共同建设，申康卫建必须了解各参建方在项目建设中所承担的职责，以此了解各方需求，并在需求和规范之中寻求平衡，因此沟通、协调工作量大。

2）项目关键技术路线策划

作为国内首台质子治疗装置，应物所研发质子装置是一个探索的过程，因此在项目前期阶段，很多技术参数会不明确。质子治疗中心的项目管理团队凭借在上海市质子重离子医院

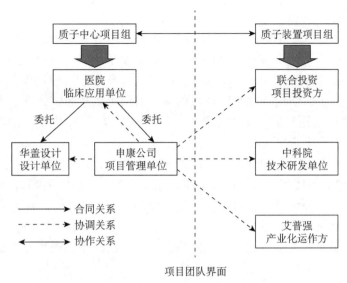

图 3-5　瑞金肿瘤质子治疗中心主要参建单位相互关系图

项目上的管理经验,通过各类形式积极组织引导应物所对相关技术关键问题进行明确,以作为质子中心设计团队深化设计的依据。

（1）组织联合研讨会,确保各单位信息对称,极大地推进了下阶段的工作开展

质子中心项目复杂,参建单位多,技术难点多,人员涉及的专业广,常规的项目例会效果往往不能有效解决项目存在的问题。为此,质子中心项目组在前期就提出了以"联合研讨会"的形式组织每月定期会议,参会单位共 6 家,每月开会前由质子中心项目组确定会议主题,每次会议安排一天时间,让各参建单位就相关问题进行充分交流。在项目前期阶段,这样的联合研讨会召开了七次,内容包括设计界面划分、技术参数的确定、土建与装置项目设计单位技术交流和国内外质子治疗临床专家交流等主题。

联合研讨会的召开,切实有效地解决从装置研发、土建技术、临床应用等问题,使得各方获得的项目信息对称,对相关问题达成共识,极大地有助于下阶段工作的开展。

（2）组织专家沙龙,解决质子装置技术关键问题,质子中心的土建方案不断优化完善

质子装置在前期研发阶段会有很多不确定的技术参数,这些参数直接影响了对土建的技术要求。为此,项目管理单位充分利用公司的专家库平台,发挥主观能动性,通过组织专家沙龙,开展具体技术难点的专题论证会,请医疗、建筑、暖通等专家阶段性地为项目方案进行把关。事实证明,通过项目管理团队的组织,质子中心项目方案上有关沉降、微震动、辐射安全及工艺冷却水控制等技术问题都有效得到了解决,让这些不确定的"技术参数"从无到有,使得质子中心项目方案在前期建设过程中不断优化、完善。

（3）邀请质子重离子医院项目管理专家参与,在方案设计中就关注影响工程后期实施、运行、过渡的技术问题

在项目管理前期阶段,项目管理团队就注重后期实施、运行、过渡阶段的细节问题,这些问题都需要在前期设计时就要考虑。为此,项目组特别邀请质子重离子医院项目管理专家参与,结合瑞金医院质子中心的实际情况,专家给出了很多重要、实用的建议和意见。如,解决预留的质子治疗舱"临时"顶面的防水、防渗问题,充分考虑预留治疗舱的二次动工对医院运行的影响问题等。

3）投资控制策划

结合"质子重离子"项目经验，申康卫建在项建书阶段早期就提出质子装置设施对土建特殊的技术要求，如质子治疗室有无苛刻的设备沉降要求？固定治疗室是否需要钢板（防辐射）？质子装置费用的防辐射系统是否包含全面？（实际质子装置项目仅包含门禁系统、监测系统及封堵材料，与主体结构必须同时建设的防辐射门由质子医院列支）质子装置的吊装行车是否需求等。这些问题看似在具体方案确定后才能予以明确，但是若前期不考虑充分，就会给后期方案以及投资上带来欠缺。

此外，质子中心项目主要为配合应物所质子装置项目，土建主要围绕着质子装置技术要求而确定，为此，申康卫建多次和应物所沟通，翻阅其项目资金申请报告，了解其建设费用组成，基本明确了质子医院和质子装置项目的投资界面，即应物所负责质子装置设备和质子区域内能源控制系统部分，质子医院负责质子治疗中心的土建安装和质子装置公用设施能源供应系统，以确保质子装置的正常运行。如此避免了投资估算中的漏项和界面划分不清，使双方职责明晰。

4）设计界面策划

质子治疗装置项目区域设在质子治疗中心地下一层，包括五个质子治疗舱及相关设备用房，也是质子装置项目甲方的主要工作区域。应物所作为质子装置的研发技术团队，相当于质子装置的设计方，不仅负责质子装置系统设备的设计，还要提出质子装置系统对质子中心土建工程的技术要求，以确保质子中心建成后能满足质子装置的运行条件。因此在可研阶段，项目管理方就要求应物所和质子中心设计单位必须明确各自设计界面，只有明确了设计界面，今后的各部位出图责任主体也就明确了，以避免设计工作的扯皮。

而两个项目的设计界面划分不等同于投资界面，虽然质子装置的设计界面以质子装置区域的墙体为界面，但是不能以"墙体"对两个项目一刀切，应该从投资界面切分的合理性、可操作性上逐一对建设内容进行考量，有些"墙体"内的建设内容费用仍需要考虑在质子中心项目上。如质子装置区内照明、插座等电气费用，虽然建设内容落在质子装置区域内，但是费用是由质子中心项目承担。

诸如此类的问题，在项目前期，项目管理公司必须携两个项目（即"质子中心"和"质子装置"）的甲方和设计单位以及投资监理单位，对设计界面和投资界面进行研究讨论并最终进行明确，形成书面文件，最后由双方进行确认，以其作为今后项目管理公司开展工作的依据。如图 3-6～图 3-8 所示。

5）时间进度策划

质子装置虽然是国内首台质子治疗装置，但是其局部部件组装仍需要国际招标采购，因此在项目管理前期就制订合理的工作进度安排显得极为重要。因为如果土建项目交付延误，这就意味着质子装置所采购的设备无法进场，或者进场后无法及时安装，会面临需要现场设备保管、保护等问题。此类设备不仅精密度高，且采购价格都极其昂贵，一旦设备在现场保管过程中出现丢失或其他损失，后果不堪设想。

（1）在前期阶段，结合项目环评工作特点，合理分配委托"环评"工作内容，压缩关键节点审批周期，为项目开工争取有利时间

在项目前期，项目管理团队就围绕着整个项目管理过程中最为重要的一个节点就是开工节点。根据项目管理经验，我们知道影响开工最为关键的工作之一是环评，而与普通建设项目不同，质子中心需要进行"两次"环评，至少需要进行两次"环评报告书"的流程，即一次为

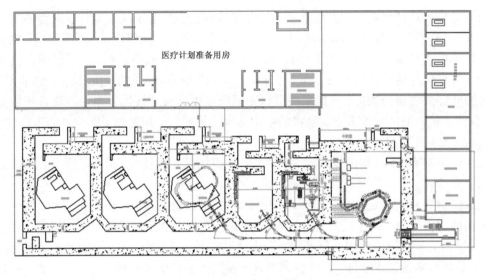

图 3-6 地下一层质子装置区域示意图
备注：红线区域范围内为质子装置区域。

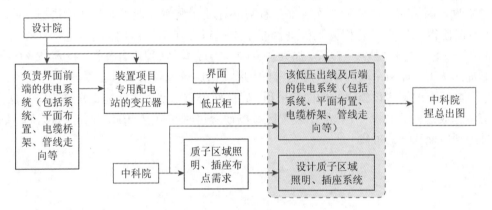

说明："界面"指以低压柜出线为质子区和非质子区界面。
"□"内是设计内容。
"□"内是设计责任方。

图 3-7 质子治疗中心与质子装置项目设计界面划分示意图（以强电为例）

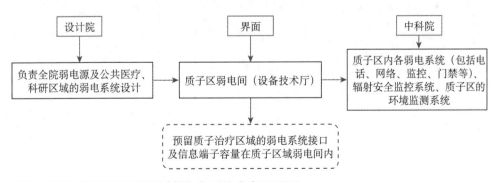

说明："界面"指进质子区弱电间墙体为质子区和非质子区界面。
"□"内是设计内容。
"□"内是设计责任方。

图 3-8 瑞金肿瘤质子治疗中心与质子装置项目设计界面划分示意图（以弱电为例）

土建项目的常规环评审批，一次是由于项目内部设有质子装置及其他具有辐射性质的医疗设备（如 PET-CT 等），必须进行辐射环评审批。由于要求不同，这两份"环评报告书"也委托不同的环评单位进行编制。由于质子装置项目需要很多技术参数要求提供，所以前期技术资料提交会比常规项目的环评周期长。而"环评报告书"本身编制及审批时间长，为尽早开工，项目管理团队经多方协商沟通，确保了在可研审批前取得常规环评批复作为可研审批依据条件之一，以此推进可研的审批节点。这样的安排至少使得项目前期缩短了 4 个月的工作进度，为确保按期开工打下了坚实的基础。

（2）在前期阶段，合理确定后期交付界面，使得场地交付及时，确保了质子装置按进度计划实施。

场地交付条件的确定决定了质子装置团队何时可以进场安装，在项目前期，两个项目团队为了场地交付界面进行了反复讨论。瑞金医院质子中心项目由于设计界面到质子装置区域墙体、区域内的公用设施管线由质子装置研发团队进行自主设计、安装，当质子装置完成安装后，会涉及区域内的二次装饰，该笔费用当时未在质子装置项目申报中考虑。因此，一开始质子装置团队希望质子中心项目能完成质子装置区域的内部装饰。但是从建设程序考虑，若将质子区域内的装饰工程作为质子中心的建设内容，就意味着无法在场地移交前对质子中心进行竣工验收。因为质子区域的二次装饰工程势必在质子装置完成安装后才能进行，一旦这样操作，不仅使得场地交付后相关工程是否能正常运行存在不确定性，同时也会使得"质子中心"的项目管理、施工"战线"拉长，加大各方的人力成本，从程序合理性、投入经济性来讲都是不利的。为此，经两个项目团队反复考虑，最终达成场地移交条件是质子中心项目完成质子装置区域所需的管线设施以及地面和吊顶，确保使得质子装置团队能正常进行安装操作。

前期达成这样的共识，使得质子装置区域场地交付时间节点明确、交付条件合理，以避免项目推进到后期双方的扯皮。

第二部分
设计篇

第四章　设计概述

4.1　项目设计概况

本项目基地位于上海市嘉定新城，东面为规划中的依玛路，南面为规划中的丁单路，西面为规划中的合作路，北面为双丁路。基地占地面积约40亩，其北侧已建成有瑞金医院北院，东侧规划有质子中心配套住院楼，东北侧规划有瑞金北院二期，四地块一起，将成为嘉定新城的医疗中心。

项目立项于2013年，是院（中国科学院）市（上海市政府）合作工程，由应物所院士领衔，科研院所、使用单位、代建单位和设计单位等共同组成联合团队，负责项目的策划和设计。项目定位高远，目标是使该中心成为具有国际水平的科研型肿瘤治疗机构、先进国产化质子治疗装置的研发中心、质子治疗的医师培训中心。

在质子治疗中心启动设计之初的2010年，国外质子治疗已经成为放射医学界的热点。但因质子治疗设备仍属于较为前沿的医疗装置，并不像其他放疗和影像设备一样，有着体系相对完整的产品技术参数、较为稳定的物理环境要求以及成熟的功能流程规定。

而对于国内来说，2010年质子治疗仍然处于初探状态，除了淄博万杰医院在21世纪初引进了一套进口设备用于治疗外，并没有真正用于临床的质子治疗中心。因此，对于瑞金医院质子治疗中心的设计，国内也并没有太多现成的设计实践经验可以参考和借鉴。

因此，项目团队非常注重对国内，更是对国外相关运营项目的考察和借鉴。实地考察了淄博万杰医院博拉格质子治疗中心（WPTC）、兰州重离子束治疗研究中心等国内粒子治疗临床应用的先行基地。联系并参观了包括瑞士保罗谢尔研究所、巴黎居里研究所奥赛质子治疗中心、日本北海道大学质子治疗中心、日本鹿儿岛国际质子治疗研究中心及美国休斯顿MD安德森癌症中心等国际著名的质子治疗机构，积累了已建质子治疗中心的一手资料。

从设计的角度，考察的重点在于不同定位方式对质子治疗流程的改变、新型质子设备对治疗中心发展的影响、与质子治疗相关配套功能的设置、质子治疗中心和主体医疗机构之间的联系以及质子治疗中心改扩建的可能性等内容，通过总结和归纳，指导瑞金医院肿瘤质子治疗中心项目的方案设计。

与国外许多有着成熟的质子治疗技术的质子治疗中心不同,瑞金医院肿瘤质子中心是运用我国首台国产质子治疗设备,依托瑞金医院的医疗资源,进行肿瘤放射治疗的综合性肿瘤治疗中心。因此从设计策划之初,就提出了以放射影像和治疗为核心的综合性的肿瘤治疗中心功能设置。多种放射影像和治疗功能的复合为设计带来了一定的复杂性,与国外单纯的质子治疗中心相比,瑞金医院肿瘤质子治疗中心面积较大、功能较多、流线较为复杂。

项目从2010年提出设计草案,两年中通过不断的会议讨论,方案逐渐成形,并于2013年通过上海市发改委的立项批复。期间经过了多轮的调整和专家论证,初步形成较为完善的功能流程框架。在之后的初步设计深化过程中,随着质子设备研发单位和治疗中心使用方对项目的不断深化认识,设计方案在总体框架不变的前提下,仍不断地进行着优化设计。项目于2014年年底开工建设,在2015—2016年施工期间的两年,连续被指定为上海市重大工程。

4.2　结合工程难点的设计特点

结合瑞金质子治疗中心工程的难点,设计自始至终贯彻安全可靠、流线清晰、人文关怀和绿色科技的设计理念,在以下几个方面形成自身的设计特点。

4.2.1　确保辐射屏蔽安全的建筑设计

瑞金医院质子治疗中心是采用影像技术检查,并采取放射手段杀死肿瘤的治疗中心,因此确保其辐射屏蔽安全是设计中首先要考虑的要点。质子治疗中心除了安排了质子治疗外,还包括了核医学、放射检查定位、电子直线加速器治疗等影像检查和放射治疗科室。根据不同辐射源的特点,分别采用不同的方式进行辐射屏蔽设计。

质子治疗和电子治疗的辐射屏蔽主要采用厚体积混凝土作为屏蔽材料,局部预埋钢板等构造方式达到辐射屏蔽安全要求,如图4-1所示。其他放射检查则主要采用铅板、防辐射铅玻璃等材料,并结合必要的构造措施,保证辐射防护安全。同时在平面流程布局和监控系统上强化安全手段,确保医护工作人员和其他非治疗检查人群的健康安全。

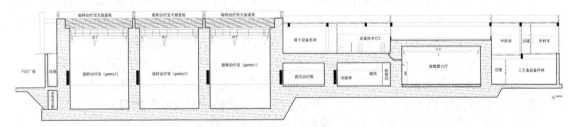

图4-1　质子区剖面(厚混凝土+厚钢板,确保辐射防护安全)

4.2.2　确保设备安全运行的建筑环境设计

质子装置是精密的治疗仪器,定位精度要远高于常规放疗,对产生质子的加速器、输运线以及治疗头的精度控制,对旋转机架的等中心点精度控制,对肿瘤的影像定位,对计算机的快速数据传输、处理和医学影像学等,都有很高的要求。设计中制订了超常规的标准,采用不同的特殊方式,为设备提供精密的物理环境。

建筑布局上,为避免振动对设备的影响,将能源中心和质子中心地上建筑脱开建设,地下设连通道（检修、运送设备和走管线）和主体质子中心的地下室相连接；在结构上通过加强基础底板的刚度，减小差异沉降，确保治疗打靶的准确安全；为了保证上百吨的旋转机架通过连接件依附于主体结构旋转的打靶精度，通过计算采取措施，控制设备定位的预埋件的变形；通过场内布设众多沉降观测点，场外设置沉降基准桩作为参考点，监测并控制周边振动对精密设备的影响；建筑构造上采取防渗、防水、防潮措施，确保设备安全；采用精密空调，精确控制室内温湿度；监控电源，采用特殊措施提高用电品质，避免雷电天气和电网谐波对设备运行的影响；以柴油机发电和 UPS 作为应急电源，确保治疗设备供电的可靠安全；为满足治疗装置高功率微波系统的安全运行，钢筋连接成网，组建法拉第笼，保证接地电阻要求，如图 4-2 所示。

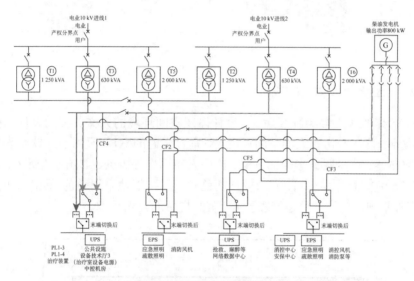

（a）多重保障质子设备供电安全

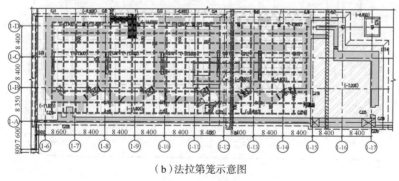

（b）法拉第笼示意图

图 4-2　供电措施

4.2.3　清晰便捷的医疗流程设计

质子治疗中心的主体检查、治疗功能均设置在地下一层，集中布置了影像检查、放射治疗等核心用房，方便病人、医生在同层使用；各治疗区在同层内分区明确，联系方便；主体的质子治疗区位于南侧，电子直线加速器治疗区位于西北侧，影像检查、定位区位于北侧，核医学检查区及其他医疗辅房位于东北侧；各区域内的清污流线分离、医患流线清晰，整体通过地下一层中心的自然采光中庭有机地联系在一起，如图 4-3 所示。

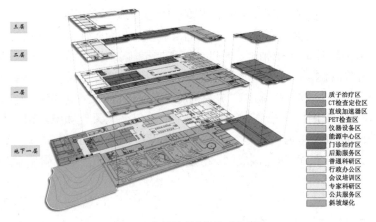

图 4-3　各层平面功能分区示意图

图例：
- 质子治疗区
- CT检查定位区
- 直线加速器区
- PET检查区
- 仪器设备区
- 能源中心区
- 门诊治疗区
- 后勤服务区
- 普通科研区
- 行政办公区
- 会议培训区
- 专家科研区
- 公共服务区
- 斜坡绿化

4.2.4　以人为本的建筑环境设计

接受质子治疗的病人多为肿瘤病人，设计体现空间环境的人文关怀。设计中控制空间的高度和平面大小，营造亲切宜人的空间尺度；对垂直交通的电梯、卫生间、饮水点等公共设施通过采用分散布置、减少服务半径的方法，让病人使用更加方便，如图 4-4 所示；通过家具隔断营造亲切宜人的交流等候空间；室内设计的色彩上尽可能地采用暖色，配以木色材质，营造温馨氛围；室外景观同样注意营造舒缓身心、赏心悦目的自然环境。

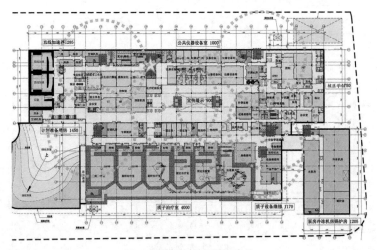

图 4-4　控制电梯的服务半径

4.2.5　节能生态的绿色设计

该项目 2015 年获得公共建筑类三星级标识评价，是全国为数不多的取得"三星绿色建筑设计标识"的医院项目。设计从概念方案之初就注重贯彻绿色节能理念，建筑中部设置中庭，为地下一层和一层平面的中心公共部位带来自然采光；二、三层退台后分别形成"U""L"形平面环抱的大面积屋顶花园，景观层次丰富、采光通风条件良好。建筑地下室西侧设置有大面积下沉草坪，草坪起伏变化，营造自然地景，同时也为地下室西侧病人等候空间带来良好的景观视野和自然采光。地景和屋顶花园靠近室内位置均引入水景，可舒缓情绪，如图 4-5 所示。

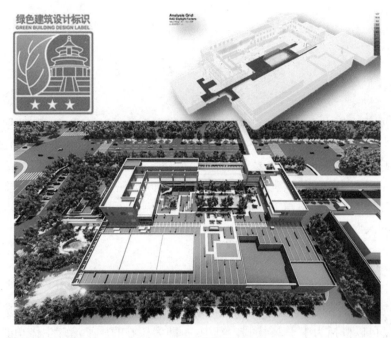

图 4-5　节能生态的绿色设计

4.2.6　勇于创新的设计应用

瑞金医院质子治疗中心采用了 BIM 技术、远程会签、数字化审图等许多最新的设计应用。质子治疗中心尝试应用全生命周期 BIM 技术，该项目是上海市政府投资项目中首个 BIM 技术应用示范工程。通过 BIM 的应用，实现了性能模拟、方案优化、清单算量、管线综合和虚拟现实等众多设计上的应用；同时利用 BIM 技术实现了机器人现场放样、施工 5D 模拟、激光现状扫描等施工现场操作，有效地提高了设计的科学性和实效性，对于质子治疗中心这种功能复杂、管线较多、专业性强的项目，起到了很好的示范和引领作用，如图 4-6 所示。

2014 年，上海市开始推广蓝转白（远程会签）实践，该项目是上海市内首批蓝转白试点工程，也是国内为数不多的首批进行远程会签的实践工程；2014 年上海市开始试行数字化审图，该项目在上海市率先开始采用软件用户端远程上传施工图纸，业主网上提交后，交付审图公司审查，并对电子审图意见进行远程回复。

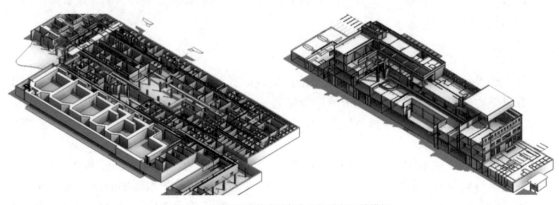

图 4-6　利用 BIM 技术对复杂空间进行三维模拟

第五章　建筑设计

　　瑞金医院质子治疗中心是我国首个采用国产装置的质子治疗中心,其规划选址、规模设置和功能策划,主要依托与瑞金医院、上海应用物理研究所的研究讨论,逐渐清晰成型。建筑设计在兼顾医疗流程以及设备工艺要求的基础上,以绿色、安全、科技和人文为核心理念,在逐步深化设计的过程中,不断地延伸理念的内涵并予以实现。项目获得国家绿色三星设计标识,实现了辐射防护安全和防汛安全,应用 BIM 技术克服了众多施工设计难点,体现了肿瘤治疗中心应有的人性化关怀。

5.1　功能选择

　　世界各地质子中心的建设往往和医疗机构的特色学科结合,形成一个以质子治疗为核心的功能复合体,可以概括为 1＋X 模式。其中,1 即为核心的质子治疗主体功能,X 主要包括围绕质子治疗的其他配套功能。

5.1.1　核心的质子治疗主体功能

　　质子治疗的主体功能空间包括了为质子装置运行提供的空间、为肿瘤诊断和质子治疗提供的空间。

　　目前质子设备小型化技术得到了一定的发展,许多设备商通过缩小加速器体积或缩小旋转机架体积,实现了占地面积集约的单室治疗系统。但是单室治疗系统能够治疗的患者受限,往往用于现有质子医疗中心的扩建。另外,因为单室设备一次投资低于多室治疗系统,主要为那些对投资回报周期敏感的盈利性医疗机构所青睐。

　　但对于大多数国家包括我国来说,质子治疗刚刚兴起,市场存在较大的需求缺口,多室治疗系统仍然将是长期的主流选择,通常采用一个加速器带 3～5 个治疗舱的方式。多室治疗系统可利用对质子装置运行的控制和各仓病人摆位的错峰,大大提高相同时间内的治疗人次。根据发达国家经验,一个多室质子中心(3～5 个治疗舱)一天治疗量为 200 人次左右,全年正常开机治疗病人可达 2 000 人。另外,多室治疗系统将专家的诊断、检查和配套设备集中在一起,大大提高了运行效率。

5.1.2　质子治疗配套的其他功能

　　根据建设使用主体的不同,围绕质子治疗安置的其他功能空间,会有较多的差异。在质子治疗发展的早期,其作为放射粒子治疗研究的一个分支,建设主体主要为物理学研究机构,其治疗空间往往依附于物理学科研院所,比如瑞士的 PSI 和我国兰州的近代物理研究所,都在其科研园区的一角开辟质子治疗的研究空间。

　　随着质子治疗技术的逐渐成熟和广为接受,质子中心作为相对独立的营利性医疗机构,逐渐脱离了科研院所,成为真正意义上的肿瘤治疗中心。这些质子治疗中心或依附于现有的大型医院综合体,成为其重要的医技诊疗中心;或独立建设,并附加了许多相关功能,成为更独立的肿瘤放射治疗专科医院。

独立建造的质子中心围绕肿瘤治疗的核心功能，主要配备的其他功能和其未来的运营团队有着密切的联系。一般配备的功能有：用于肿瘤定位检查的放射影像科室、核医学科室，其他放射手段治疗科室、手术室、科研教学空间、会议培训空间及住院病房等。

随着先进的肿瘤治疗手段的不断发展，除了包括质子治疗的放射治疗外，靶向疗法、手术、化疗和免疫疗法均可以在肿瘤治疗中心的先期设计中给予规划，形成一个多种疗法联合治疗肿瘤疾病的治疗中心。这样既方便为肿瘤病人提供一站式的个性化精准治疗，也方便医生对肿瘤疾病进行跨学科的治疗研究。

5.2　功能组成

瑞金医院质子治疗中心在策划之初定位为，依托瑞金北院为主体医疗机构，以放射影像和治疗为核心的综合性的肿瘤治疗中心。因此根据以上定位，确定了多种影像检查，质子、电子放射治疗并存的功能设置。同时，瑞金医院质子治疗中心又是国内首台国产质子治疗装置的示范基地，担负着国产质子装置产业化、质子治疗医师培训基地的任务，还应在此基础上预留有必要的发展空间。

项目总建筑面积约 26 370 m^2，其中地上建筑面积约 14 300 m^2，地下面积约 12 070 m^2。主体建筑设计为三层，其功能组成主要分为以下五部分内容：质子治疗区、质子装置设备区、非质子医疗区、研发办公教学培训区和能源供应区等，如图 5-1 所示。

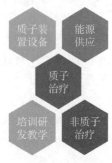

东侧靠近依玛路集中设置能源中心以及为基地服务的污水处理、柴油发电设备、非机动车棚等配套设备。西侧靠近规划的合作路则留出大片的集中绿化，为新城提供一个绿色、科技、节能、安全的肿瘤治疗中心形象。主体建筑南侧的质子区半埋入地下的布局，减少了实墙的压迫感；北侧则为配套质子治疗的诊疗、科研、办公用房，主入口位于北侧与已建成的瑞金医院北院相对。

图 5-1　瑞金医院质子治疗中心的功能组成

5.2.1　质子治疗区

质子治疗区主要包括了质子治疗病人的更衣、候诊、固定和放射治疗等空间，还包括了治疗医师、物理师的治疗控制室、控制设备机房、办公及休息等后台空间。质子治疗区安排在地下一层，与其他的非质子治疗区、检查区同层，方便病人同层进行检查和治疗。

质子治疗区中的治疗舱是整个质子治疗中心的核心空间。质子治疗中心规划有五个治疗舱，一个为水平束治疗舱、一个为眼线和实验治疗舱、三个为旋转治疗舱。其中，西侧两个旋转治疗舱预留为后期安装，其余治疗舱均在一期安装。

旋转治疗舱内分为治疗室和旋转机架（Gantry）设备区，固定治疗舱则全为治疗室空间。各治疗室内安装有治疗头、治疗床和定位装置等设备。

治疗室入口处各设有对应的治疗控制室和控制设备机房，进入治疗室需通过迷道，确保辐射防护安全。

5.2.2　质子装置设备区

质子装置设备区主要包括为产生、加速、输运质子并达到治疗头而提供的功能空间，包括加速器大厅、高能输运线隧道、旋转治疗舱的旋转机架设备区、设备技术厅、空调技术厅、加速器中控机房及设备维护间等空间。

加速器大厅主要安装有一台质子直线注入器，低能输运线、一台高能质子同步加速器、束流引出输运线。

高能输运线隧道用以安装高能束流输运和分配设备。

先期使用的旋转治疗舱，其内部安装有首台国产 Gantry，束流输运设备、治疗头以及治疗定位设备和治疗床等。为节省治疗舱空间，Gantry 采用 180°旋转技术，结合旋转治疗床，可方便地对病人进行各种摆位的质子治疗。该设备也是国际上为数不多的非 360° Gantry。

固定治疗舱、眼线和实验治疗舱安装有束流输运设备、治疗头以及治疗定位设备和治疗床等。

设备技术厅主要是安装加速器及治疗室内所需的电气设备及工艺配电柜，就近布置在加速器大厅、输运线、治疗舱等相邻空间，并设有专门的防辐射孔道，向安放质子装置的空间引入电缆以供应电能。

空调技术厅主要为质子装置工艺空调机房，就近布置在加速器大厅、输运线、治疗舱等相邻空间。通风管道通过防辐射迷道进入质子装置区。

加速器中控机房是质子治疗装置加速器设备系统运行的控制中心，中控室要求有值班人员不间断值班，外部设有值班室以及配套的办公、会议室。

此外，质子设备区还配有大型设备的转运入口，入口位于地面一层，靠近加速器大厅和输运线隧道。转运区可供货车出入，设有永久吊装口和行吊，大型设备吊入地下一层后，通过特殊设计的活塞门洞送进质子设备区进行安装。

5.2.3　非质子医疗区

非质子医疗区包括了核医学区、直线加速器治疗区、放射影像区、康复功能区以及公用的门诊区等，可以说，是一个利用各类放射粒子检查和治疗肿瘤疾病的医疗中心。

考虑到对肿瘤患者的人性化关怀，项目还设有病人康复室、精神慰藉室等私密空间，为肿瘤患者提供更为专业的治疗后续指导。

5.2.4　研发办公和教学培训区

研发办公教学区主要指为首台国产化质子治疗装置及质子治疗技术提供研发、教学培训、推广等用途的空间。

研发办公区分为设备研发区和治疗研究区。设备研发区应靠近质子装置设备区，方便对设备的检查和研究；治疗研究区可以相对远离治疗设备和治疗区域，为肿瘤治疗医师提供科研、办公场地。

教学培训区包括教学、会议功能，为质子治疗、装置研发提供培训空间和学术会议场所。

5.2.5　能源供应区

考虑到对能源的集约利用，对质子装置区和非质子区域所需的各种能源进行了统筹设计和分配, 设置了集中的能源供应区。

能源供应区是整个质子中心的心脏, 为项目提供电力、冷热源、水和气体等。为了减少能源供应区设备运行产生的振动对质子治疗装置的影响, 将其独立建造, 设置在质子中心的东侧, 与地面完全脱开。地下设有通道相连, 并设沉降缝。

除了工艺特殊要求的纯水和压缩空气外, 其余常规能源, 主要包括冷热源、天然气、电力和水源均统一从市政管网引入, 或统一从环境中采集（比如太阳能）, 之后通过共同的站点转化成符合使用要求的能源, 再分别输入需要的末端。

质子装置属于精密治疗设备, 对运行环境提出了较高的要求。为了保障质子装置的稳定运行, 对其供应的能源, 主要是用电和空调通风需要进行有效的连锁监控。

5.3 医疗流程设计

医疗流程是医疗服务的程序和环节, 医疗流程分为医院内各医疗功能单元之间的流程和各医疗功能单元内部的流程。质子中心是利用大型质子治疗设备以及辅助设备, 对肿瘤病人进行肿瘤定位并采用质子进行放射治疗的地方。程序上需要对病人进行病情的问诊, 对肿瘤进行扫描定位, 根据影像数据做相应的精准治疗计划, 再在治疗计划的基础上进行质子放射治疗。根据病人肿瘤的类型、大小和部位, 一个疗程通常在 5～9 周。

5.3.1 医疗单元之间的流程设计

本项目的医疗功能单元包括了肿瘤病人诊室、康复功能室、质子治疗单元、电子放射治疗单元、放射影像单元及核医学单元等多种对肿瘤进行诊断和治疗的医疗单元, 如图 5-2 所示。

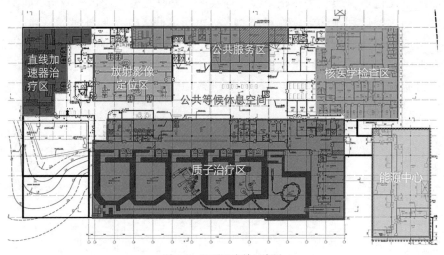

图 5-2 地下医疗单元布局

诊室主要布置在地面一层北侧, 东临质子中心的北侧主要入口大厅, 二层对应位置安排了特需门诊。除此以外, 地面楼层还安排有办公、后勤、科研、教学、会议及康复等其他功能。

考虑到病人的方便以及各医疗单元之间的便捷联系, 除了诊室、部分康复功能室外, 所有肿瘤诊断和治疗单元均安排在地下一层平层布局。地下室设有通往一层种植屋面的采光中庭, 西侧还设有大型下沉式庭院, 极大地改善了地下室的自然采光效果, 为医生和患者提供了良好的人性化空间。所有医疗单元均围绕采光中庭布置,空间结构清晰。围绕中庭,还设置了分散的病人休息和等候空间。

质子治疗单元是整个项目的核心功能单元,也是整个项目功能面积最大的空间,将其安排在地下室的核心区域,位于地下室中庭空间南侧,方便从一层主入口进入的病人乘坐电梯进入该区域。质子治疗舱包括了 3 个旋转治疗舱和 2 水平束固定治疗舱,一字排开布局于南侧。

电子直线加速器放射治疗是质子治疗的必要补充,该单元设置了三台直线加速器治疗舱,设计于地下室的西端,一面为地下室外墙,顶上为种植屋面。

两种放射治疗单元之间的位置设计了放射影像单元,方便质子治疗和电子治疗前对病人进行肿瘤的影像定位。放射影像单元预留了 6 台机房空间,包括 MR、大孔径 CT 和模拟定位等机房。6 台机房分两排,背靠背布局,中间为医生控制廊,整体布局高效集约、医患分流。

核医学是采用核技术来诊断、治疗和研究疾病的医学单元,是瑞金医院肿瘤质子治疗中心的一个重要组成部分。单元功能面积较大,包括了 1 台 SPET-CT、1 台 PET-CT 和 1 台 PET-MR,还设有骨密度检查室、C13 呼吸实验室、甲状腺治疗室等其他功能。核医学单元相对独立,设计于地下室中庭的东侧,设有独立的核医学病人电梯以及核素运送电梯,并提供通往一层的专用通道,避免核素和病人体内活性存留对正常人的辐射威胁。

5.3.2 重点医疗单元内部的流程设计

本项目内的重点医疗单元主要为质子治疗区和核医学检查区,这两个区域的流程设计相对复杂,同样也是相关医疗卫生审批机构的重点审查单元。

1)质子治疗单元的流程设计

质子治疗单元包括了质子治疗区、患者等候区、医务人员工作区三部分,如图 5-3 所示。肿瘤病人分为初次问诊和预约治疗两种类型,初次问诊病人在一层挂号门诊后,通过电梯厅下到地下一层放射科室进行影像检查和定位模拟,医生根据影像检查结果制订治疗计划;预约治疗病人则可通过一层主入口东侧电梯下到地下一层中庭内,等待进入质子治疗区。治疗区入口设有更衣和二次等候空间,病人从这里进入治疗舱更衣准备、摆位和质子治疗。为了

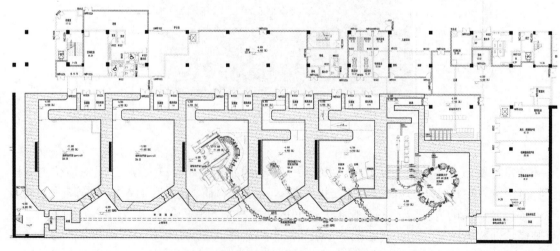

图 5-3 质子治疗单元布局

满足未来儿童肿瘤质子治疗市场的需要，在质子区东侧设有儿童专用的等候治疗区和入口，并设有麻醉和苏醒室。五个治疗舱均开机后，按照每个病人摆位治疗时间平均约20～30 min计算，一天可进行160～240人次的质子放射治疗。

医生工作区包括了医师和物理师的工作空间。每间治疗舱在其出入口位置设置控制室，五间治疗舱中间部位北侧靠近中庭和治疗区入口处设有集中的开敞工作空间，方便医师、物理师之间的工作交流。

2）核医学单元的流程设计

核医学单元对内部的流程设计有着严格的要求，内部功能单元主要分为病人等候区、病人检查区、医生工作区和医生休息办公区等四个部分。病人检查区还分为低活性区和高活性区，如图5-4所示。

在设计中依据活性区域和非活性区域严格界面，医生区和病人区独立设置的原则进行。病人通过西侧入口进入后，经过等候和问诊分别进入东西两侧的高活性检查区和低活性检查区。检查区内设有注射、检查和等候空间，并设有独立卫生间。病人注射检查后，经休息等候，体外辐射剂量率和体内放射性活度滞留量下降符合标准，再通过独立的通道和专用电梯，从一层的独立门厅离开治疗中心。病人进入核医学区域后，沿着单

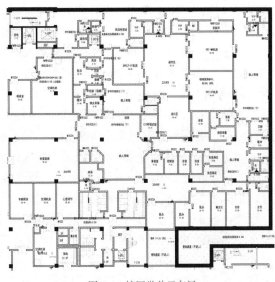

图 5-4　核医学单元布局

方向线路进行诊断、检查并离开，不走回头路。病人离开的通道也是核素进入核医学单元的运送通道，设有专用电梯和暂存间。

医生工作区位于东西两侧的高活性检查区和低活性检查区中间，入口从其南侧无活性病人通廊进入，工作区内可以通过防辐射玻璃观察两侧机房内部病人的摆位情况以及检查设备的运行状况。同时，在东西两侧活性区入口处设有注射室，医生可从无活性的病人等候区经缓冲空间进入，为检查区内的病人进行核素注射。

核医学单元南侧为独立的医生护士休息、办公区，设单独的出入口，卫生通过后进入，为核医学医生提供休息、会议、办公等后台空间。

5.4　工艺特点及构造设计

质子中心内的质子治疗装置是大型的精密治疗仪器，尤其对于多室治疗系统，路线较长，从质子的发生、加速、传输到治疗头，并精确打击患者的肿瘤病灶，整个过程一气呵成。只有确保每个环节的精确和安全，方可实现质子束的治疗优势。应物所作为我国首台国产质子治疗设备的研发单位，对质子中心的建筑环境提出了较高的工艺要求。这些要求除了房间布局和空间尺寸外，主要包括了辐射屏蔽与监测、主体结构沉降控制和监测、周边环境振动控制和监测、受力构件的变形控制、设备环境的温湿度控制、设备的地面荷载、建筑和装饰材料、设备吊装方式等，以及对电、水、冷热源等能源的工艺要求。

为了达到质子治疗装置的工艺要求，提供安全可靠的运行空间，实现稳定的运行环境，需采取特殊的构造设计，确保工艺要求的目标。这些构造措施的主要相关目标包括了：辐射防护安全、设备吊装便利、防水防汛安全等。

5.4.1 辐射防护的相关构造措施

质子治疗装置在运行时会产生瞬发辐射，对此辐射的防护主要通过房间四壁的厚混凝土墙板及内嵌的钢板来实现。对于通往质子治疗装置房间内的各种通道和孔洞，根据孔洞大小和实际条件，采取了不同的辐射防护措施。

（1）常用人员进出通道主要采用常见的迷道形式，在保证病床和设备日常进出的前提下，尽可能地减小迷道的空间尺寸，保证辐射防护的安全。

（2）加速器大厅和束流输运通道相连，内部安装的重型设备需要统一的入口，入口则设置在加速器大厅东侧，和整个质子区的设备转运大厅相通。该入口门洞截面设计成"凹"字形，门则采用大型混凝土块组合成与门洞相互咬合的"凸"字形，通过地埋式轨道滑动开启。为保证质子装置开机时的辐射防护安全，需严格控制门缝的咬合精度。

（3）质子装置运行需要电力、冷却水以及空调通风的保障。能源通过管线送入质子装置区域，需要进行辐射防护安全设计。空调通风管道尺寸较大，主要通过迷道送入质子设备区域；电缆尺寸小，采用穿墙预留孔的方式通过厚混凝土墙或顶板送入设备区，穿墙预留孔的路径设计为 S 形，既方便穿线，又防止了射线外溢。

（4）输运线大厅和旋转治疗舱之间设有安装孔洞，供质子输运支线安装通过，此处孔洞尺寸较大，在安装完成后，采用预制混凝土砌块错缝排列的方式给予封堵。混凝土砌块的表面平整度、角度和缺损都需得到严格的控制。

5.4.2 吊装方式相关的构造措施

质子装置中有旋转机架、磁铁、整体治疗床等设备，重量较大，分装送入相应的设备区域后，仍需要在内部进行移位和组装。为了方便安装和维护，在设备区域内设有遥控起重机，起吊荷载 3～20 t 不等。大空间起吊荷载大，采用双梁桥式起重机；小空间起吊荷载小，采用单轨式起重机。为了在有限的空间里，尽可能地保证吊钩的起升高度，设计和设备供应商紧密配合，协调安放起重机的牛腿、钢梁、钢轨的位置和高度，避开侧墙管线，保证起升高度满足工艺要求。

本质子治疗中心设有 3 个旋转治疗舱，均采用国内生产的旋转机架。单台旋转机架总重量在 100 t 以上，需要分块送入旋转治疗舱内进行组装。旋转机架组件体积大、重量大，需在旋转治疗舱顶部预留较大的吊装孔。机架运达场地后，规划从治疗舱南侧室外地面分块吊入舱内。此外，由于旋转机架的研发和生产滞后于建筑主体的竣工日期，需在土建完成后再进行安装和维护，因此对吊装孔提出了更多的要求。除了需要达到辐射屏蔽的防护要求外，还需采用活动盖板，方便反复拆装，并有效防止吊装期间和封闭后的雨水渗漏。

设计采用化整为零、减轻重量的方式，将盖板分两层、上下错缝搭接，总厚度达到辐射防护要求。上下两层采用两种预制板形状，方便加工；每块预制板两端预留拉手，方便吊装操作，如图 5-5 所示。为了防水，在吊装孔四周设挡墙，与治疗舱屋面其他部位分开。挡墙上方设置金属板屋面，方便吊装孔的拆装和维护。

治疗舱南侧的室外地坪设置为旋转机架等大型设备进场后的室外装卸、起吊场地，承载

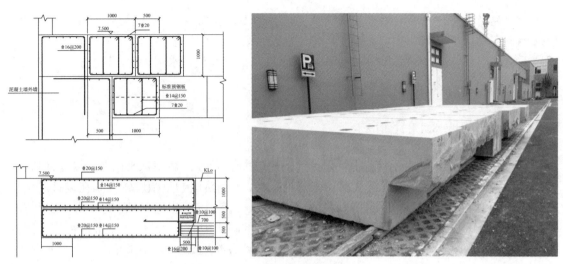

图 5-5 吊装孔盖板构造设计

要求高,地面采用厚钢筋混凝土浇筑,双层双向配筋。

5.4.3 防水防汛相关的构造措施

质子治疗中心为肿瘤患者的放射治疗中心,大部分治疗设备均安放在地下一层。为保证精密仪器设备的防水防汛安全,地下室的防水构造显得尤为重要,设计主要通过防、排结合的方式,确保防水防汛安全。

地下室外壁采用 P8 防水混凝土内掺入混合型膨胀纤维抗裂防水剂,保证混凝土外墙自身的防水效果;除此之外,在混凝土外部采用自黏性防水卷材双层铺设,内部刷水泥基渗透结晶型防水涂料二度,提高防水材料与混凝土的结合程度。

总体西侧设有下沉式庭院,把地面景观通过斜坡引入地下一层,大大改善了地下一层的景观视野和自然通风条件。为了防止地下水和汛期雨水的倒灌,设计上采用堵排结合的方式。下沉广场的底板、外墙均与地下一层其余部分的底板、外墙连成一体,构造做法一致,采用抗渗混凝土,防止水位较高的地下水通过四壁和底部渗入广场。在混凝土盒子内堆坡造景,坡地景观与周边一层路面交接处设有高差,阻止地表水的倒灌。同时根据场地面积,在下沉庭院的底板设两处积水坑,提高防洪标准设置水泵,排除自身场地内雨水,如图 5-6 所示。

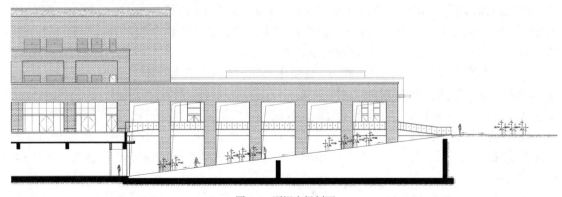

图 5-6 下沉广场剖面

治疗舱内为防止外墙混凝土渗漏以及工艺冷却水管表面结露，沿墙设置 50 mm 宽水沟，连通地下室集水坑，及时地排除仓内废水。为了确保个别重要地下室内无渗漏水，局部靠外墙地下室采用双墙设计，在外墙内砌筑内衬墙，墙与墙之间设置水沟，将渗漏水引出，确保房间内的干燥。

5.5　方案设计及优化过程

本项目从 2010 年年底开始着手策划设计，随着讨论的深入，方案从平面布局到立面造型，不断地根据特殊的流程需求进行调整和完善。其中，个别阶段调整幅度较大。在设计的优化过程中，项目组成员多次召开专题研讨会，不断深入交流，对工艺流程、建筑规范、施工技术等进行了充分的探讨。作为国内首台国产质子装置的临床中心，设计中也非常重视借鉴国内外质子中心的建设经验，并进行吸收、总结。方案设计最终于 2014 年下半年定稿。

5.5.1　平面布局的优化

项目的平面布局设计是随着工艺设计以及运行模式的逐步明晰而逐渐清晰定型。

2010 年年底，嘉定区初步计划在瑞金北院南面提供 66 亩土地，作为质子治疗中心的初始用地。以此为条件，设计团队规划并形成了第一稿质子治疗中心平面布局方案，此稿方案基本借鉴了南汇质子重离子医院的模式，在 66 亩用地上规划了质子临床治疗中心、配套病房楼、配套门诊医技楼和行政办公等功能。质子治疗中心配备三个固定治疗舱，整体功能较为齐备，是一个独立的肿瘤专科医院。

66 亩总体用地规模较大，其北面是 2010 年刚刚建成并运行的瑞金北院（600 床三级综合医院）。基于集约发展的考虑，修改采用分期建设的策略，一期不设病房，仅设与肿瘤治疗相关少量诊室、医技用房（包括定位用的放射影像设备）和办公后勤用房。同时，设置和放疗相关的核医学科室和直线加速器治疗用房，充分利用瑞金北院现有医疗资源。

2011 年 8 月，根据以上调整策略，修改了总平规划，将一期建设用地布局在地块西侧，地块东侧则预留出二期用地。主入口设置在基地西北角，与瑞金北院主入口遥相呼应；地下室向北规划有通廊，连接北院的地下空间。同时，对建筑平面进行了初步的设计布局，将质子临床治疗中心设置在地块南侧，将配套诊疗空间设置在地块北侧，之间设有庭院，通过风雨连廊联系。拟建 4 个固定束治疗舱，如图 5-7 所示。

2011 年 9 月，嘉定区规划局重新调整了瑞金北院南侧的用地规划，根据新的规划图则，质子治疗中心规划地块的南北向进深变窄，用地面积从原来的 66 亩调整为 40 亩。同时，应物所提出了一稿新的工艺平面布局，原有的四个固定束治疗舱调整为两个固定束治疗舱＋两个旋转束治疗舱，并初步进行了质子配套设施的设置。

第三稿方案根据以上变化进行修改，将质子临床治疗中心调整到地块西侧，南北向布置；配套的诊疗等空间设置在其东侧，之间设置入口门厅，门厅北侧即为基地主入口，与瑞金北院主入口对应。地下室仍设通道通往瑞金北院的地下空间。基地东侧则预留发展空间，一期作为地面停车场地。此稿方案将质子治疗舱的标高从地下一层调至地面一层，充分利用基地南北长度布置质子治疗区，并在治疗区西侧考虑设置有大型设备的室外吊装场地，如图 5-8 所示。

2012 年 6 月，经应物所组织讨论，认为借鉴国外先进国家质子治疗中心成功经验，设置五

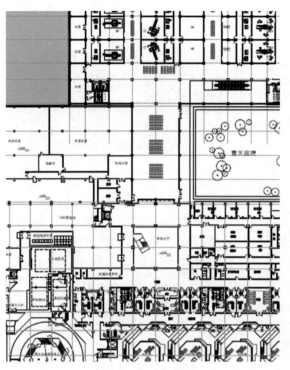

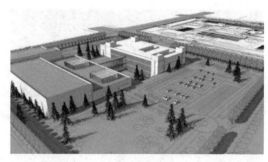

（b）造型意向

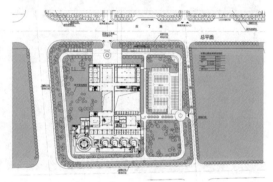

（a）地下室平面　　　　　　　　　　　　（c）一层平面

图 5-7　初稿方案布局

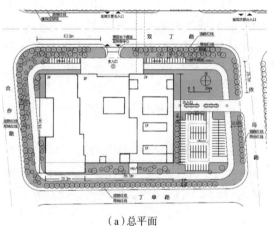

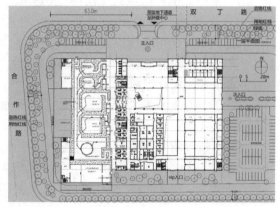

（a）总平面　　　　　　　　　　　　（b）一层平面

图 5-8　用地压缩后第三稿方案布局

个质子治疗舱，能更充分地利用加速器束流进行治疗和实验工作。并相应修改了质子治疗舱配备，要求按照三个旋转治疗舱、一个固定治疗舱以及一个实验仓重新设计。

根据应物所的更新要求，五个质子治疗舱沿南北布置显然已超出了基地的南北进深，设计调整将质子治疗区设置于基地南侧，沿用地红线的长边布局，五个治疗舱和加速器大厅一字摆开，北侧设置配套诊疗等空间。所有影像检查和放射治疗均在地下一层平层设置，方便医生和病人水平交通。地下增设能源中心，为整个地块提供能源。为避免能源中心对质子设备的振动影响，能源中心和治疗区地下室之间设置隔离带，并通过地下连廊相通，如图 5-9 所示。

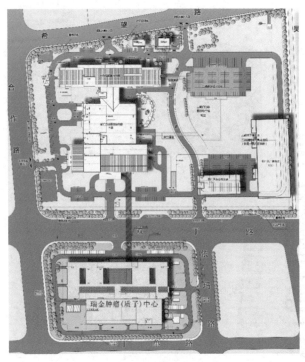

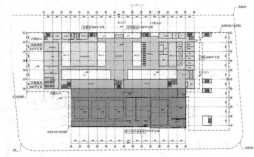

（b）地下室平面

（a）总平面

（c）一层平面

图 5-9　五个治疗舱的第四稿方案

　　五个治疗舱的整体规划确认后，2013年7月，设计团队又进行了一次优化设计。凸出了质子中心北面主要入口的空间景观效果，对各功能之间形成的庭院的空间效果进行了深化设计。考虑到实施的可行性以及使用的便利性，将向北连接瑞金北院门诊楼的地下通廊修改为空中连廊，连廊跨越城市道路（双丁路）通往瑞金北院门诊楼。同时，向东预留地下连通口，通往东侧的规划医疗用地。

　　此次调整还对外部造型进行了初步的设想，以红砖和银白色铝板搭配，塑造现代而富有底蕴的现代化质子治疗中心，主要成果如图5-10所示。

　　此后，随着研发进度的加快，质子治疗中心的诊疗、设备研发、设计和建设团队分别在2013年9月—11月期间，举办了多次的现场联合研讨会，重新梳理瑞金医院肿瘤质子治疗中心的设计理念，安全可靠、流线清晰、人文关怀、绿色科技四大设计理念成为指导建筑方案设

（a）鸟瞰图

（b）总平面

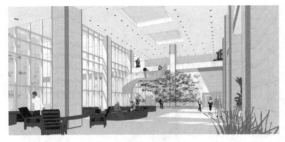
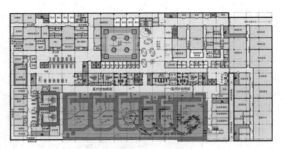

（c）中心庭院效果图　　　　　　　　　　（d）地下一层平面

图 5-10　优化设计成果

计的基本原则。在此原则下，团队不断整理空间布局细节，深化相关医疗工艺流程，并最终锁定医疗平面布局。

设计在平面布局上将所有的放射影像、治疗用房和质子治疗区一起布置在地下一层。一层则主要设置出入口、问诊、取药、治疗计划和科研等用房，二层及三层层层向北退台，主要设置科研、教学、办公和 VIP 门诊等功能。这种将相关功能采用同层布局的设计，有效地减少了医患等人员在垂直交通上的拥堵，使用方便，治疗流线更为集约和顺畅。

地下室的放射治疗和放射影像用房都做好各个方向的辐射防护安全设计。同时，尽可能地避免辐射诊疗用房和人员常用房间的上下贴邻，最大限度地实现安全的治疗空间。

为改善地下医疗空间的采光环境，在建筑中心设采光中庭，西侧设下沉式庭院，将自然光线引入地下。为实现人性化的使用，将卫生间、电梯、饮水点等分散设置，并控制适当的步行距离。为消除病患对治疗的恐慌，采用适宜的空间尺度、合理的平面分隔、温暖的材质色彩，营造保护隐私的、亲切如归的医患空间。

在基地西侧布置集中绿地，通过缓坡，延伸至下沉庭院，扩展景观视野，增加绿化层次。利用大面积屋顶露台设置屋顶绿化，种植大树，开辟不同层面的室外景观。不同景观空间设置水景，增加动态和趣味，为病人和医生带去舒缓身心的人性化场所。

此轮调整在二层东北角预留了转换大厅和连接口，规划两条空中连廊分别通往瑞金北院和肿瘤质子治疗中心配套住院楼。质子区内五个治疗舱中的实验仓稍做扩大，增加一条束流作为眼束治疗线。调整成果如图 5-11 所示。

5.5.2　立面造型的优化

本项目位于上海嘉定新城，和北面一路之隔的瑞金北院相同，是在一块荒地里建设，周边除了厂房和地铁 11 号线，不远处的住宅小区和地铁商业都是近 10 年开发建造。因此在造型风格上，并没有严格的外部环境要求和限制。立面的造型主要从自身功能的外在需要，以及瑞金医院的历史文化情节出发，进行了几轮探讨和优化，并形成最终的效果。

在项目的总体功能布局基本确认后，根据定稿功能的体块模型，如图 5-12 所示，设计团队着手研究其外部形态，并进行立面造型的方案设计。

第一稿造型方案设计通过简洁的体块切分，消解质子中心的巨大体量，形成了明快的关系组合，分别采用不同外饰材料给予区别，现代感强。此稿方案运用垂直绿化作为立面元素，减少夏季的太阳辐射，增加建筑外观的绿色生态元素。景观设计上以简洁的几何元素作为主题：屋面步道采用斜线交织，中庭玻璃采用几何体块造型，融入几何化的屋面景观设计。利用屋顶东西对角线上的两个楼电梯间屋面，作为区域的照明灯箱，简洁大方且标识感强。造型

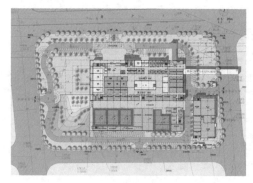

（a）一层平面

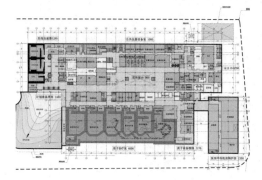

（b）地下一层平面

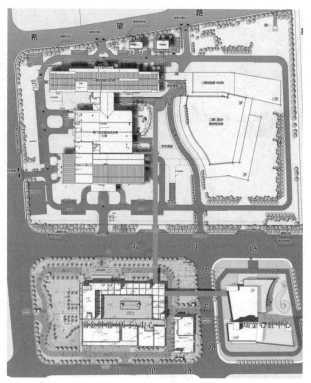

（c）总平面

图 5-11　定稿平面设计

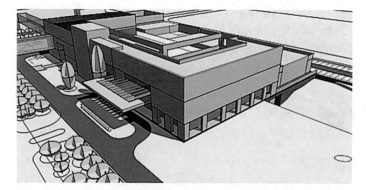

图 5-12　功能定稿后的体块研究模型

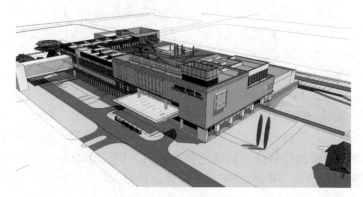

图 5-13　第一稿造型方案

如图 5-13 所示。

　　瑞金医院是一个有百年历史的国内著名综合医院，医院本部拥有广慈医院妇产科病房楼、瑞金院史陈列馆等历史建筑，大多为红砖外表。瑞金医院肿瘤质子治疗中心建成后，将由瑞金医院的管理团队运营。如何在嘉定新区新建的瑞金医院肿瘤质子治疗中心的设计中凸显瑞金医院的历史文化，成为深化造型设计过程中讨论的焦点。为此，团队根据功能体块又进行了第二稿方案的造型设计探索。

　　第二稿方案则大量吸取瑞金医院本部的历史特色，采用红砖作为主要的表皮材料，同时呼应北侧的瑞金北院整体风格。入口门头甚至采用照搬传统的设计手法，强调质子治疗中心的瑞金元素。在西侧外墙上将体现质子特点的布拉格峰作为立面元素，融入设计，如图 5-14 所示。

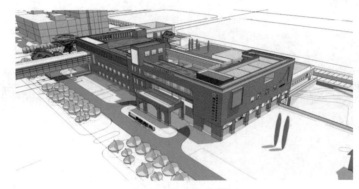

图 5-14　第二稿造型方案

　　第三稿造型方案则考虑到本质子治疗中心位于嘉定新城，整体造型风格应与新城的环境相互协调，立面手法上应该更加现代和开放。建筑外观在细节上，未必拘泥于瑞金医院的传统历史元素，主要在外墙的材质和色彩上呼应瑞金医院的历史文化即可。造型方案的整体风格，应协调于规划环境而不至过于突兀。根据以上思路，调整了一稿较为现代的外观造型，如图 5-15 所示。

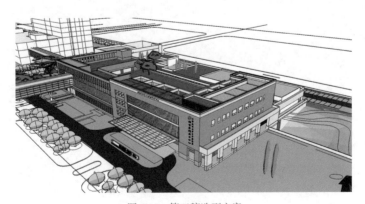

图 5-15　第三稿造型方案

　　最终定稿的造型方案则基本遵循现代的设计思路，呼应双丁路北面一路之隔的瑞金北院新建筑，融入嘉定新城的规划环境。建筑外皮选用暗红色仿砖软瓷搭配灰白色线脚，凸显瑞金医院的传统历史，也符合质子治疗中心医疗、教学、科研一体的建筑气质。

为体现项目的高品质和耐久性要求，同时兼顾外墙外保温做法，红色外墙材料选用仿砖软瓷，浅色外墙选用铝板或涂料。整体色调温暖和谐，体现人文关怀。

北侧靠近瑞金北院以红色基调为主，南面以浅灰色基调为主。立面采用多种色彩交错，弱化质子治疗中心的大体量。质子区和非质子区通过色彩、材质区分开来，形式逻辑也更为清晰。质子区形式注重功能，不做太多修饰；非质子区与北院呼应采用构成手法，简洁明快。沿双丁路主入口的效果如图 5-16 所示。

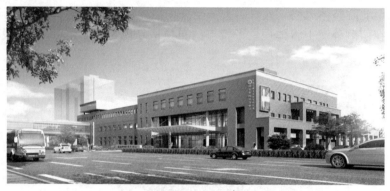

图 5-16　定稿造型方案

第六章 结构设计

质子治疗中心结构设计在不良地质条件及地下障碍物处理方面、高精度基础微变形控制方面、严格的基础微振动控制方面、超厚混凝土墙板设计与实施技术方面以及高精度大型预埋件设计与实施技术方面均有很大的特点，本工程结构设计就是针对这些特点及场地情况展开的。

6.1 不良地质条件及地下障碍物处理

质子治疗中心位于上海市嘉定新城，东至依玛路，南至丁单路，西至合作路，北至双丁路。建设场地北侧存在一条明浜宽约 19 m，最深处约 2.1 m，基坑北侧边线距离明浜最近处约 9 m。整个场地地势较平坦，一般地面标高在＋4.20 m～＋4.50 m 范围。同时场地内留存联恒工业（上海）有限公司旧厂房尚未拆除（图 6-1），根据提供的旧厂房设计资料及实地测量结果，旧厂房采用预制方桩联合承台基础形式，其分布刚好落在工程桩范围内，故场地内障碍物的合理处置是确保工程桩及围护桩正常施工的关键。

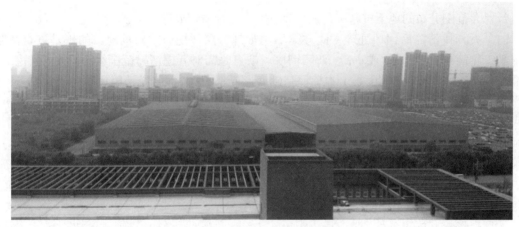

图 6-1 场地原状（未拆除旧厂房）

6.1.1 地下障碍物分布情况

本工程原址为联恒工业有限公司厂区，旧厂房的设备基础及旧桩众多，且分布广，是对工程桩设计及施工方案有重大影响的地下障碍物。且原设计图纸部分缺失，现有旧厂房图纸与现场多处不一致。因此，及时准确地查明其地下分布情况是工程顺利开展的前提。目前常用查明地下障碍物方法基本上都是采用实地调查、仪器探测相结合的综合物探方法，并应对旧桩的尺寸大小、分布形态、桩底标高、桩身材质及平面坐标等内容进行勘察。本工程参考原厂房的存档施工图，使用三维扫描仪对基地旧厂房进行内部三维扫描以确定地下桩位等相关信息（图 6-2）。

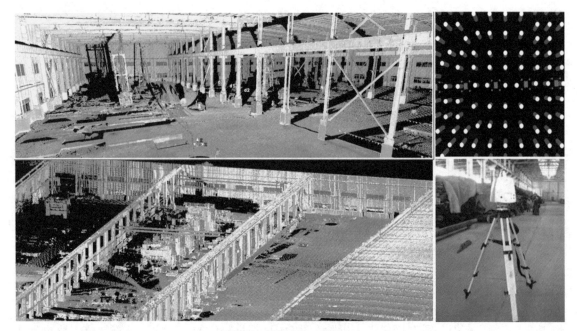

图 6-2　三维扫描仪成像模型

6.1.2　地下障碍物处理方案分析

针对大范围分布的地下桩基障碍物，考虑以下几种清障处理方案：

（1）大开挖清障后回填处理。此方案采用常规分层开挖形式对场地内的桩基进行清除，其施工工序简单，速度快，成本低，清障彻底。缺点是需对开挖清障范围组织降水，开挖对土体造成扰动破坏，回填压实困难。本工程基础变形要求较高，大开挖清障风险较难控制。

（2）FCEC 全回转桩基清障。此方案采用全回转桩基对旧桩进行拔出，并对整个拔桩过程中邻近土体的深层水平位移、超孔隙水压力进行详细的监测。此施工技术能够清除地下各类障碍桩基，尤其适用于闹市区和周围建筑物密集区等对变形比较敏感区域，具有安全、低噪声、速度快、无振动、不出泥浆、不受场地限制和对周边建筑物及地下土体产生影响小等特点。缺点是需专业清障设备及技术队伍进行施工，成本是普通桩基施工的 5～6 倍。本工程旧厂房桩基数量多，清障工期较长，代价昂贵。

按照现场桩基施工条件，避让最小距离按 1.5 m 考虑时，经初步测算工程桩 1.5 m 受影响半径范围内，旧桩共计 224 根（桩长 28 m，21 m 和 12 m 的预制方桩）。鉴于本工程质子区对沉降控制的超高标准，大范围地拔桩造成的影响及潜在风险巨大，拔桩不可避免地会对现有土体造成扰动，并对新桩基的施工质量、承载力及沉降产生不可预测的影响，同时专业设备拔桩的代价昂贵。本着安全、经济综合平衡的原则，设计专家团队提出重新设计并调整桩基布置方案，对旧桩采取尽可能避让的原则，最大限度地减少拔桩数量，这样既可使现场地基土受到最低限度的扰动影响，又可节约大量拔桩及土体加固的费用。

经设计调整避让后，最终影响到工程桩施工，需清障旧桩数减少至 21 根（桩长 12 m 预制方桩），主要集中在原设备基础下，设计方为此进行现场跟踪复查，确保了工程桩的质量，并为业主节省了高额的拔桩和基础加固费用。

6.1.3　工程桩布置调整避让措施

依据新旧桩中心距 1 m 半径范围的避让原则进行相应调整，具体调整主要有以下几个方面：

（1）质子区域原设备基础范围内，受影响工程桩（61.2 m）共 11 根。由于此部分桩顶设计标高为 -13.8 m，按照旧厂房图纸显示，设备基础下桩为 12 m 长 250 mm×250 mm 预制混凝土方桩，按旧厂房相对标高推测，此部分桩端标高高于新工程桩桩顶标高，即未对工程桩造成直接影响，但将影响工程桩施工。作为浅层障碍物，在桩基施工前进行清障拔出，并做好回填工作，确保工程桩施工质量。

（2）非质子区旧设备基础范围内，受影响工程桩（36 m）共 10 根。此范围内按照已有的资料显示旧桩布置较密集，最小桩中心距仅 1 m。新工程桩调整较困难，考虑到影响范围内桩基布置情况复杂，决定该部分桩位在现场设备平台清除后，依据实际桩位布置，有针对性地采取避让或拔桩措施。后经实际开挖勘探后，发现该部分设备基础下旧桩缺失，故此范围内工程桩不需调整，未受到影响。

（3）其余原设计中受影响的工程桩（共计 60 根）均根据已有资料进行调整避让，且中心距大于 1 m，现场根据调整后的桩位设计图顺利完成了工程桩的施工。如表 6-1 所示。

表 6-1　桩位避让调整前后

工程桩类型	桩位避让调整前		桩位避让调整后	
	待处理情况	数量	待处理情况	数量
工程桩一（桩长 36 m）	需清障	24	桩顶设计标高以上清障	11
	待定	50	受影响	0
工程桩二（桩长 66 m）	需清障	36	需清障	0
	待定	86	受影响	0

复杂地质条件下对应不同类型不同深度的地下障碍物，需采取不同的清障方法。本工程结合实际情况，使用三维扫描仪对旧厂房进行三维扫描并确定地下桩位等相关信息。通过多种清障方案比较论证，考虑到质子治疗用房对微变形高度敏感的要求，排除对土体带来扰动的大开挖清障方案。同时利用合理的桩基布置调整，使得受旧厂房基础影响的工程桩数量降到最低。通过可靠的专业清障措施，既满足了工程安全性控制要求，又兼顾经济性、合理性，节约了工程造价。

6.2　高精度的基础微变形控制

6.2.1　不利的软土地基条件

场地内自地表至 60 m 左右深度范围，地基土层呈水平层状分布。图 6-3 给出了典型工程地质剖面，从上往下依次为第①层杂填土、第②$_1$ 层褐黄色—灰黄色粉质黏土，层厚 0.3～1.0 m；

第②₂灰黄色粉质黏土，层厚 0.5～1.4 m；第②₃层灰色砂质粉土，层厚 1.2～3.5 m；第③₁层灰色淤泥质黏土，层厚 3.0～5.7 m；第⑤层灰色黏土，层厚 1.2～12.5 m；第⑥层灰色—草绿色粉质黏土，层厚 1.5～8.9 m；第⑦₁层草黄色砂质粉土，层厚 0.3～1.0 m；第⑦₁t层草绿色砂质粉土夹粉质砂土，层厚 0.8～3.9 m；第⑧₁₋₁层灰色粉质黏土，层厚 2.0～7.9 m；第⑧₁₋₂层灰色粉质黏土，层厚 5.4～11 m；第⑧₁₋₃层灰色粉质黏土夹粉土，层厚 10.0～13.5 m；第⑧₂层灰色砂质粉土，层厚 7.4～9.8 m。

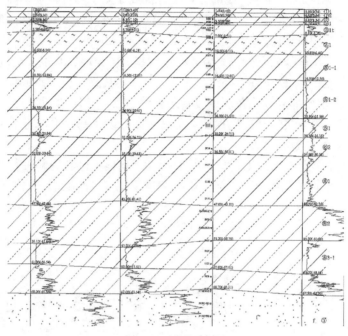

图 6-3　工程地质剖面

6.2.2　严格的基础微变形控制标准

根据《上海先进质子治疗装置建安及公用设施设计要求》，"质子装置建筑正式交付设备安装一年以后，加速器大厅、输运线隧道和固定治疗舱、眼线和实验治疗舱基础底板差异变形小于 0.5 mm/10 m/a"。上海地区先进的质子治疗装置对其基础变形都是极为敏感的，特别是这些装置的基础不同点之间的相对变形。如果相对变形过大，一方面可能导致对治疗装置自身的损害；另一方面影响治疗装置的工作性能。

众所周知，上海是国际上著名的位于软土地区的特大城市，为满足较高的变形控制要求，建造在上海软土地区的精密装置基础一般是采用深基础形式中最灵活、有效的桩基础来满足变形控制要求的。与以往上海地区各类精密装置相比，上海先进质子治疗装置基础微变形控制有许多相同也有较多的不同之处。它们在控制基础的工后不均匀变形和变形量控制量级小等方面的要求原则上是一致的，但其基础变形控制以工后不均匀变形的速率来表达等，这些又是和以往各类精密装置的要求不尽相同之处。

6.2.3　微变形控制总体思路

质子治疗装置基础微变形控制总体思路如下。

（1）参考上海软土地区以往各类基础变形控制工程经验，特别是精密装置基础变形控制经验，质子治疗装置基础类型原则上应采用桩基来满足变形控制要求；

（2）根据质子治疗装置自身特殊控制要求，质子治疗装置基础微变形控制总体上应在选用桩基的前提下，研究采用进一步减少桩基变形的技术措施与改进桩基变形计算方法相结合的微变形控制技术；

（3）根据上海地区长期桩基工程经验，进一步减少桩基变形的技术措施主要有：选择更合理的桩型、减少桩顶荷载水平和加强基础刚度等三方面；

（4）根据质子治疗装置基础微变形控制特点和要求，结合减少桩基变形的技术措施，对现有的工程实用桩基变形计算方法进行改进研究，为桩基微变形控制设计提供实用可操作的方法。

6.2.4 桩基变形控制技术措施

土建结构基础变形是一个非常复杂的问题，这主要是由于影响桩基差异变形的因素众多，如地基土的类别与性质、土层剖面的变化、地基土的变形特征；桩基类型、桩长、桩数、桩基础承台的宽度和厚度，以及桩基沉桩工艺及顺序；上部结构荷载的大小、上部结构形式等。总之，桩基变形以及差异变形与众多因素有关，是一个非常复杂的问题。由于质子治疗装置基础微变形控制要求极为严格，在上述桩基变形机理复杂、目前理论计算方法尚不完善的现状条件下，需结合上海长期工程经验采取切实可行的技术措施，加强桩基抗变形能力，减小其他各种因素对变形控制的不利影响。

1）选择更合理的桩型

目前上海软土地区常用桩基形式有两种：预制桩和钻孔灌注桩。

根据质子治疗装置微变形的严格控制要求，并结合上海软土地基变形众多工程变形控制工程经验，质子治疗装置桩基类型拟选取变形较小的钻孔灌注桩，且进一步采取桩端后注浆的技术措施。

2）严格控制桩顶荷载

众所周知，具有明显转折点的单桩静载试验得到荷载–变形 Q-S 曲线一般可划分为三段：初始的直线段、曲率逐渐增大的曲线段和斜率很大（乃至斜率接近无限大的竖直段）的末段直线。图 6-4 给出现场实测得到的单桩静载试验得到荷载–变形 Q-S 曲线。从单桩荷载–变形 Q-S 曲线可以看出，当桩顶荷载水平较低时，单桩桩顶变形较小，对群桩桩基同样具有这样的规律。因此，当变形控制要求较高时，应尽可能将桩顶荷载控制在线性变形阶段，通过控制桩顶荷载水平来控制桩基变形。由图 6-4 可以看出，Q-S 曲线初始的直线段、曲率逐渐增大的曲线段和斜率很大分界比较清楚，特别是已经接近破坏 TP1 试桩。

为满足严格的变形要求，需要控

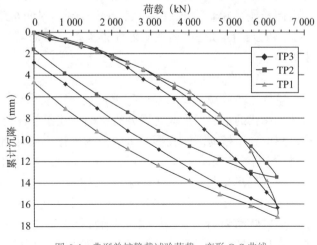

图 6-4 典型单桩静载试验荷载 – 变形 Q-S 曲线

制桩顶的荷载水平，这使得在相同的竖向荷载作用下，桩数会增多。荷载水平控制越低，所需要的桩数就越多。根据分析研究结果，为满足严格的变形控制要求，质子治疗装置基础单桩桩顶荷载水平总体上应严格控制。

3）加强基础承台刚度

目前土建工程规范中给出的桩基变形计算分析方法是不考虑桩基承台刚度对桩顶荷载分布的影响，变形计算中假定所有附加荷载是均匀分布于每一根桩的桩顶，相当于假定基础承台为一块无刚度的柔性板。众多的理论计算分析结果表明，考虑承台刚度会使得承台下各桩的桩顶荷载分布不均匀，使得边桩桩顶荷载增大，承台中部桩顶荷载减小，从而使得桩基总变形减小，不均匀变形减小，承台下各桩桩顶变形更为均匀。承台刚度越大，承台对桩顶荷载调整能力越大，边桩桩顶荷载越大，桩基总变形越小，承台不均匀变形也越小。因此，当对变形控制要求严格时，特别是不均匀变形控制要求严格时，应考虑加强承台刚度，考虑承台刚度对桩基不均匀变形的调整能力。

6.2.5　改进桩基变形分析方法

目前桩基变形分析方法是采用半经验半理论的实用计算方法。一般是采用单向分层总和法通过理论分析得到基础中心变形，按照目前的常用的分析方法是不考虑基础刚度对地基变形的影响，将基础视作柔性板。目前，土建结构地基基础采用的变形计算方法是计算地基的总变形，常规基础设计要求计算得到的总变形值小于基础中心容许变形值，常规地基变形计算精度有限，无法满足质子治疗装置的精度要求。作为一种特殊的精密装置，质子治疗装置基础变形同样是控制工后变形。为满足质子治疗装置的变形控制要求，需要对目前现有的桩基变形计算方法进行改进，结合上海软土地区长期桩基工程经验，主要进行桩基工后变形规律分析、单桩荷载传递规律分析、桩基相对变形规律分析三方面的研究工作。

1）桩基工后变形规律分析

通过收集上海地区长期预制桩和灌注桩长期变形观测资料，分析预制桩和灌注桩变形长期特性的差异，并分析不同桩型工后变形与总变形的百分比的规律。由统计资料可以看出对采用预制桩工程工后变形占总变形量的40%～70%，灌注桩桩基工后变形占总变形量的20%～50%。需要说明，对于采用桩端后注浆技术措施的桩基工程，由于桩端后注浆灌注桩其单桩承载力要远高于常规灌注桩，在桩基设计中已经考虑了桩端后注浆对桩基承载力的提高作用。单桩荷载要大于常规灌注桩，因而桩端后注浆灌注桩的工程工后变形无显著差别，可以推断如桩端后注浆灌注桩承担与常规灌注桩相同的桩顶荷载，其变形应比常规灌注桩小。

2）单桩荷载传递规律分析

单桩竖向静载荷试验是确定单桩竖向极限承载力的可靠依据，也是宏观评价单桩的变形和破坏性状的依据。因此这里分析桩端后注浆灌注桩的承载和变形特性主要以单桩静载荷试验实测得到单桩荷载—变形 Q-S 关系为依据。设计组共收集了 20 余项工程 40 多组静载试验资料，桩端后注浆灌注桩与常规灌注桩 Q-S 曲线中对比分析。

结合现场单桩静载试验资料和数值模拟分析对单桩桩侧摩阻力的分布形状所进行的探讨，在群桩变形计算中需要考虑群桩之间的相互作用，因而群桩桩侧摩阻力的分布形状不同于单桩桩侧摩阻力的分布形状，目前常规工程中群桩变形计算中桩侧摩阻力是采用三角形分布形式进行的。由于质子治疗装置基础桩基采用桩端后注浆灌注桩，且其桩距比较大，群桩之间的相互作用相对弱化，其桩侧摩阻力的分布形式更接近于单桩的工作状态；还由于质子治疗装置基础工作状态单桩的桩顶荷载水平相对较低，桩侧摩阻力发挥较小，同时考虑到群桩之间相对较弱的相互作用，在质子治疗装置基础微变形计算中群桩桩侧摩阻力的分布形状采用矩形分布形式。

　　3）桩基微变形估算方法探讨

　　目前各类结构桩基础的变形特征主要是总变形量和差异变形，在目前实际工程中可以实际应用和有一定工程经验并且可以进行估算的控制指标主要还是总变形量。由于质子治疗装置基础微变形控制要求极为严格，在上述桩基变形机理复杂、目前理论计算方法尚不完善的现状条件下，除了需要结合上海长期工程经验采取切实可行的技术措施外，尚需要针对质子治疗装置基础变形控制标准以及上述减小变形技术措施，进一步改进现有桩基变形计算方法。

　　在本工程中结合质子治疗装置基础的特点，为满足桩端后注浆灌注桩大桩距、低荷载水平、工后差异变形的分析需要，对目前工程中常用的桩基变形计算做进一步的改进研究，为桩基微变形控制设计提供实用可操作的方法。

　　本工程质子区基础采用钻孔灌注桩深基础，同时严格控制桩顶荷载水平和加强基础底板刚度，并采取桩端后注浆技术措施。根据本工程地质条件，探讨了上海地区常用桩基持力层⑧₂灰色砂质粉土和⑨层灰色粉砂作为持力层的可行性，经计算分析比较，第⑧₂层灰色砂质粉土作为桩端持力层无法满足本工程 0.5 mm/10 m/a 的工后不均匀沉降控制标准，以⑨层粉砂作为桩端持力层工后不均匀沉降估算值约 0.43 mm/10 m/a，满足 0.5 mm/10 m/a 的上述控制要求。质子区桩基采用桩径 800 mm 的钻孔灌注桩，单桩抗压承载力设计值取用值约为 1 500 kN，有效桩长 66 m，以⑨层粉砂作为桩端持力层，并采用桩端后注浆技术的技术措施，桩数共计约359 根。

　　非质子区域采用常规灌注桩，桩径 650 mm，有效桩长 36 m，以⑧₁层土作为桩端持力层，桩端不注浆，单桩抗压承载力设计值约为 1 490 kN，单桩抗拔承载力设计值为 1 100 kN。共计574 根。根据辐射屏蔽要求和结构底板受力要求，质子区侧墙最大厚度为 2 800 mm，底板厚度为 2 400 mm。质子治疗装置桩位示意如图6-5所示。

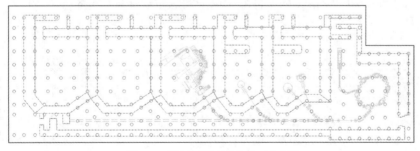

图 6-5　质子治疗装置桩位平面示意图

　　根据以上对桩基沉降变形计算方法进行改进，建立考虑质子装置隧道墙体—基础承台—桩群共同作用的有限元计算分析模型。模型中隧道墙体、基础承台和巨型柱均采用薄板单元模拟，桩群采用弹簧单元进行模拟，有限元模型如图6-6所示。通过采用上述编制计算分析程序进行计算分析，就可得到质子治疗装置基础总变形的计算分析结果，如图6-7所示。可以看出，质子治疗装置基础底板和隧道墙体沉降变形总体较小，基础中部略大。

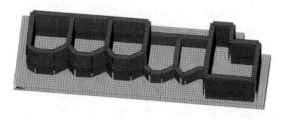

图 6-6　质子区结构模型网格示意图

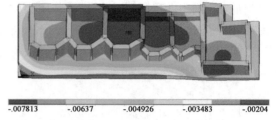

-.007813　　-.00637　　-.004926　　-.003483　　-.00204

图 6-7　质子治疗装置基础基础工后变形计算分析结果
（单位：m）

6.2.6　现场实测变形结果分析

由于土建结构基础变形是一个非常复杂的问题，为验证以上技术措施与所改进的计算方法这两方面的研究结果在质子治疗装置中应用的合理性，对质子治疗装置基础底板变形展开长期现场实测，并将现场变形实测结果与微变形控制标准进行分析比较。

1）监测目的及要求

为了及时收集、反馈质子区结构沉降信息，确保设备运行安全，需对质子装置区域结构底板进行变形监测，为微变形控制提供依据。工程施工过程中及竣工后，为对质子区基础底板进行密切的沉降观测监控，沉降精度观测等级定为特级。监测时间自土建施工中期开始至运行期的第五年为止。沉降监测精度各项技术指标如表 6-2 所示。

表 6-2　沉降监测技术指标

级别	读数基附差	测站附合差	路线闭合差	备注
特级	0.15 mm	0.2 mm	$\pm\sqrt{n}$ mm	n 为侧站数

变形测量初始值采用 2 次测量取平均值方式获取。

2）监测点布置

质子区总计布置 29 个测点，质子区底板沉降测点布置详见图 6-8 所示。目前沉降观测仍在继续进行中。

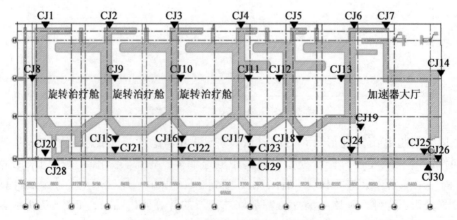

图 6-8　质子区底板变形测点示意图

其中 3 个测点（CJ10，CJ22，CJ24）为与中科院监测系统共用沉降点，沉降点样式如图 6-9 及图 6-10 所示。

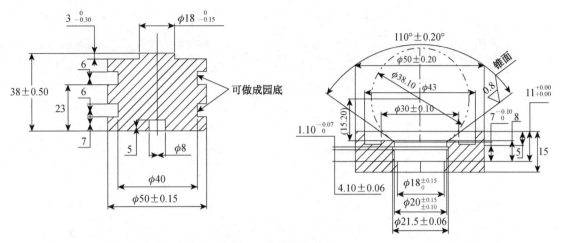

图 6-9　地面靶座底座

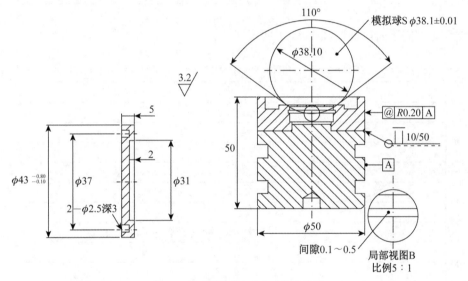

图 6-10　地面靶座盖板和地面靶座装配

3）监测结果分析

设计要求"质子装置建筑正式交付设备安装一年后"，加速器大厅、输运线隧道和固定治疗舱、眼线和实验治疗舱基础底板差异变形小于 0.5 mm/10 m/a。到 2016 年 12 月 29 日为止，各点沉降数据如表 6-3 所示。

表 6-3　质子区监测点沉降汇总表

沉降点累计值			
点号	累计值（mm）	点号	累计值（mm）
CJ1	1.61	CJ2	1.63

沉降点累计值

点号	累计值（mm）	点号	累计值（mm）
CJ3	1.57	CJ5	1.56
CJ5	1.59	CJ6	1.55
CJ7	1.59	CJ8	1.67
CJ11	1.65	CJ12	1.61
CJ13	1.67	CJ14	1.68
CJ15	1.68	CJ17	1.79
CJ18	1.72	CJ19	1.63
CJ21	1.67	CJ25	1.59
CJ26	1.71		

典型测点沉降随时间曲线如图 6-11 所示。

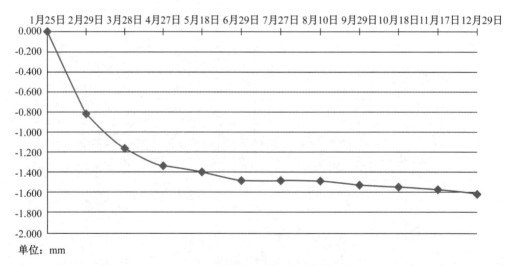

图 6-11　观测点 CJ1 沉降曲线图

从变形发展趋势来看，目前质子区沉降基本收敛，无论是从总变形还是从变形速率来看，目前质子治疗装置基础变形如果按照常规土建结构标准，都是非常小的，属微变形范畴。因各测点布局的间距不宜，为便于对差异沉降进行分析，建立以下计算模型机进行分析。现以 CJ12 点为例说明。

根据设计标准，换算微变形控制目标值 0.5 mm/10 m/a，得到差异沉降设计目标：

N 方向设计值 $= 0.5 \times \dfrac{A_N}{10} = 0.60$ mm；

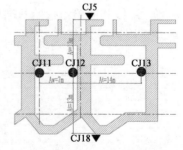

图 6-12　监测点差异沉降计算示意图

$$S \text{ 方向设计值} = 0.5 \times \frac{A_S}{10} = 0.60 \text{ mm};$$

$$W \text{ 方向设计值} = 0.5 \times \frac{A_W}{10} = 0.60 \text{ mm};$$

$$E \text{ 方向设计值} = 0.5 \times \frac{A_E}{10} = 0.60 \text{ mm}。$$

计算得到典型位置测点实际沉降及控制目标值如表 6-4 所示。各方向实际差异沉降小于控制目标值。

表 6-4 CJ5 点差异沉降分析表

方向	距离（m）	目标值（mm）	实际差异变形（mm）
W	13	0.65	0.03
E	14	0.7	0.04
S	12	0.6	0.02

6.2.7 小结

质子治疗装置对基础微变形提出了极高的控制要求，借鉴以往上海地区精密装置基础变形控制经验，进行了质子治疗装置基础微变形控制的设计分析研究工作，主要设计分析结果如下：

（1）质子治疗装置基础微变形控制借鉴了上海软土地区以往各类结构工程基础变形控制工程的成功经验，特别是精密装置基础变形控制经验，根据质子治疗装置基础变形控制的特点和要求，所采用的减少桩基变形的技术措施与改进桩基变形计算方法相结合的微变形控制技术，是合理和切实可行的，并可为上海软土地基上其他精密装置基础微变形控制提供借鉴。

（2）从实测变形分析结果与变形计算分析结果对比分析，以及实测变形分析结果和微变形控制标准分析结果表明，变形计算分析结果与实测分析结果已经能够基本满足质子治疗装置的微变形控制要求。这说明本工程中采用控制桩基变形技术措施与改进桩基变形分析方法相结合的总体研究思路在目前土建结构基础微变形控制是切实可行的，这也表明本工程所采用减少桩基变形的技术措施是有效的，所提出的低荷载水平作用下考虑承台刚度影响的桩基微变形计算方法是合理的。

6.3 严格的基础微振动控制

6.3.1 严格的基础微振动控制标准

质子治疗装置对振动要求较高，当外界振动超过限值时，一方面可能会对装置本身造成损害，另一方面会影响装置的正常工作。质子治疗装置设备布局示意见图 6-13 所示。

合理地确定精密装置的容许振动值是精密装置基础防微振设计中必须解决的关键问题之一。精密装置的容许振动值，应通过试验确定或由制造部门提出。由于条件限制难以实现，对现有设备的环境振动进行调查就十分必要。调查工作是通过实测多台同类型设备在正常工作状态下的环境振动值，并对实测数据进行统计分析，提出维持该类设备正常工作的环境振

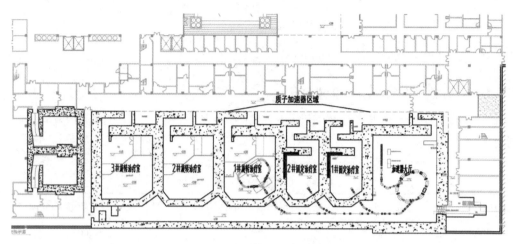

图 6-13　质子治疗装置设备布局示意图（地下一层）

动参考值。在缺乏该类设备的容许振动值时，上述参考值具有一定的实用价值。

中国科学院上海应用物理研究所明确提出：质子治疗装置基础微振动控制指标为 $5\sim35$ Hz 频率范围内振动位移小于 50 μm。

6.3.2　周边环境及震源分析

瑞金医院肿瘤质子中心项目基地位于上海市嘉定区双丁路以南、丁单路（规划）以北、合作路（规划）以东、依玛路（规划）以西，质子加速器区域与周边道路关系如图 6-14 所示。合作路、丁单路、依玛路均为规划道路。双丁路目前宽约 15.7 m（图 6-14 中阴影部分），规划宽

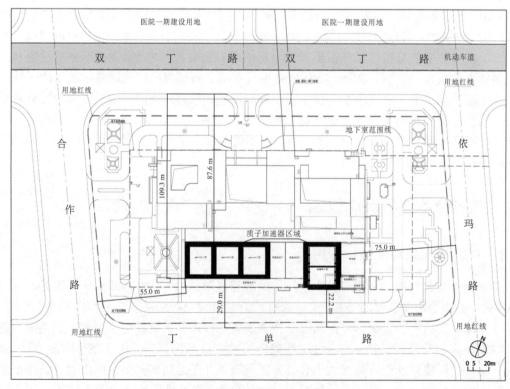

图 6-14　质子加速器区域与周边道路平面

度约 30 m。

结合以往的工程案例和本项目的工程资料，对本工程精密装置基础可能有影响的震源主要有：

（1）园区周边道路交通及园区内道路交通引起的振动，尤其是场地北侧双丁路上的道路交通荷载，质子区外墙距双丁路约 87.6 m。

（2）其他潜在设备震源。

6.3.3　基础微振动控制总体思路

借鉴以往国内外精密设备微振动控制的工程经验，本工程振动控制总体思路如下：振动控制是一个复杂的系统工程，往往需要采取综合的技术措施后，才能达到振动控制目标。通常可以从震源、传播途径和受影响建筑物三方面采取措施，采取现场测试与数值模拟相结合的技术路线。环境振动具有较大的不确定性，难以用纯理论方法全面描述振动规律，因此要特别重视工程实施不同阶段的现场振动测试工作。现场测试工作主要有以下目的：

（1）通过现场实测分析评价场地振动现状；

（2）为预估分析环境振动引起拟建建筑物的振动提供基础性数据；

（3）为分析评价减振措施的效果提供基础性数据；

（4）为数值模拟提供激励荷载。

现场振动测试受工程进度和诸多条件的限制，有一定的滞后性和局限性。而工程设计具有超前性的特点，必须进行不同振动减振措施比选，这仅通过现场振动测试是不可能做到的，需要辅以数值模拟方法。因此，考虑到本工程振动控制要求较高，为最大限度地保证工程振动控制的成功，振动控制采取现场测试与数值模拟相结合且分阶段实施的技术路线。

6.3.4　现场测试及分析结果

本项目的振动测试工作结合工程进展情况进行，在天然场地阶段和主体结构施工结束后分别进行振动测试。通过在天然场地地面（天然场地阶段）及主体结构施工结束后质子治疗装置设备基础板上布设一定数量的拾振器，记录各测点振动的位移数据，并对记录的数据在时域及频域进行分析，得到各测点振动的幅值及频率特性。根据振动测试数据，可以分析以下内容。

1）天然场地阶段振动测试

（1）测点布置

主要对场地北侧双丁路上的道路交通荷载引起的天然场地振动进行测试。根据测试目的，在地面上沿垂直双丁路方向共布置了 6 个测点。测点布置详见表 6-6 和图 6-15。每个测点均布置了平行双丁路方向、垂直双丁路方向、竖向三个拾振器。

表 6-5　测点布置一览

测点编号	1	2	3	4	5	6
测试时间	测点 C1、C2、C3、C4、C6：10:40 ~ 13:51； 测点 C1、C2、C4、C5、C6：14:00 ~ 16:00。					
测点到双丁路边的距离	0.0 m	5.0 m	10.0 m	20.0 m	40.5 m	90.5 m

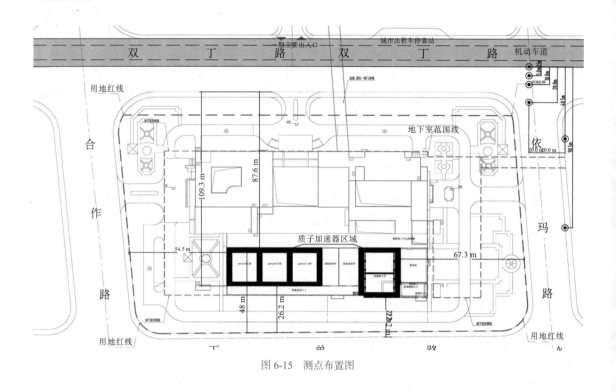

图 6-15 测点布置图

（2）测试结果

根据测试目的，在所有采集的数据中截取双丁路有车经过工况下的样本进行分析，每个样本时间长度为 15 s。

图 6-16 为有车经过时各测点某样本的位移时程及相应的傅里叶谱，样本长度为 15 s。由图可知：①总体而言各测点 10 Hz 以下的振动较明显；②竖向振动傅里叶谱峰值频率主要在 2～3 Hz，此外部分测点在 3～4 Hz 也有明显的峰值；③水平向振动傅里叶谱峰值频率主要在 1～2 Hz，2～5 Hz 也有多个明显的峰，测点 1（0 m）1 Hz 以下的水平向振动较大。

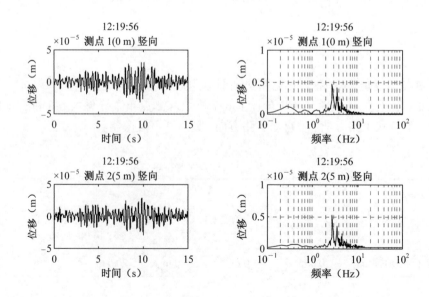

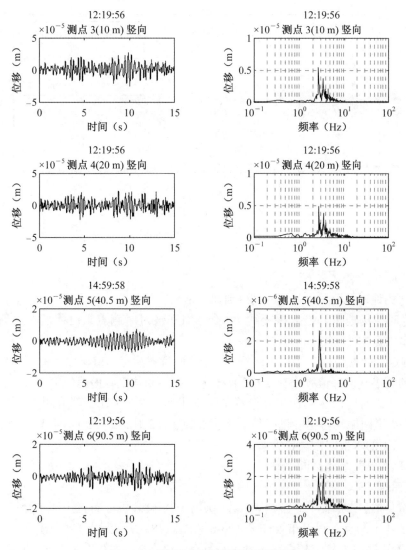

图 6-16　有车经过时典型时程及傅里叶谱

有车经过时各测点频谱随距离的变化如图 6-17 所示。图中曲线为多个样本的均值。①总体而言各测点 10Hz 以下的振动较明显；②总体而言频率小于 10 Hz 的振动随测点与双丁路距

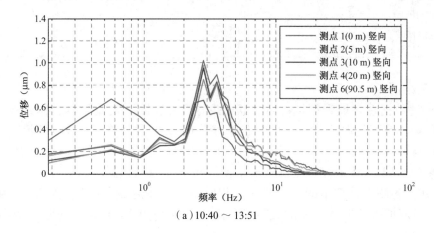

（a）10:40 ～ 13:51

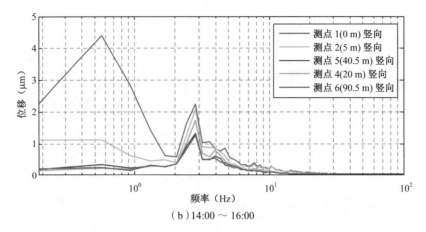

（b）14:00～16:00

图 6-17　有车经过时各测点频谱随距离的变化（图中曲线为均值）

离的增加有较明显的衰减。

根据天然场地现场测试结果，可以得到如下结论：

（1）安静时段场地位移最大振幅约 4.0 μm，有车经过时测点 1 位移最大振幅达 90.1 μm，测点 6 位移最大振幅约 19.2 μm。

（2）各测点竖向振动均大于水平向振动，总体而言各测点 10 Hz 以下的振动较明显。安静时段竖向振动傅里叶谱峰值频率在 2～3 Hz；水平向振动傅里叶谱峰值频率在 1～2 Hz。

（3）有车经过时竖向振动傅里叶谱峰值频率主要在 2～3 Hz，部分测点在 3～4 Hz 也有明显的峰值；水平向振动傅里叶谱峰值频率主要在 1～2 Hz，2～5 Hz 也有多个明显的峰，测点 1 在 1 Hz 以下的水平向振动较大。

2）主体结构施工完成振动测试

（1）测点布置

根据测试目的，共布置了 8 各测点，其中质子区基础底板上布置了 4 个测点，质子区周围地面上布置了 4 个测点。测点布置详见表 6-6 和图 6-18，其中测点 C8 位于双丁路路边，测点 C5 位于施工道路路边。每个测点均布置了平行双丁路方向、垂双丁路方向、竖向三个拾振器。

表 6-6　测点布置一览

测点编号	C1	C2	C3	C4	C5	C6
测试时间	测点 C2，C3，C4：11:32～13:42； 测点 C5，C6，C7，C8：15:32～17:03。					

（2）测试结果

对记录的数据在时域和频域进行分析，并与控制标准进行比较。具体处理步骤如下：①将记录的振动速度数据以 60 s 为单位划分为多个样本，并计算每个样本的频谱；②计算每个样本的位移最大振幅；③对每个样本先进行 5～35 Hz 滤波，再计算每个样本的位移最大振幅；④将滤波后位移最大振幅与控制标准对比，评价振动是否超标。

图 6-19 为各测点某样本的位移时程及相应的傅里叶谱，样本长度为 60 s。由图可知：①质子区基础底板测点 5 Hz 以下的振动较明显；②地面测点 10 Hz 以下的振动较明显。

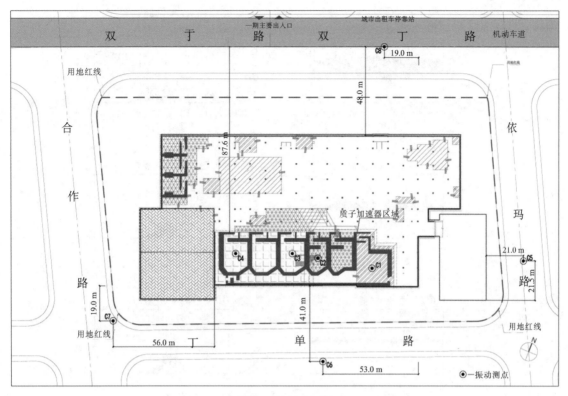

图 6-18 测点布置图

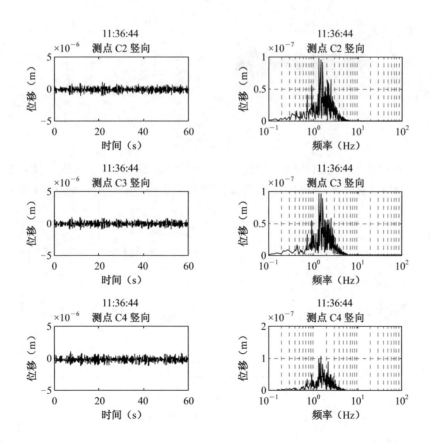

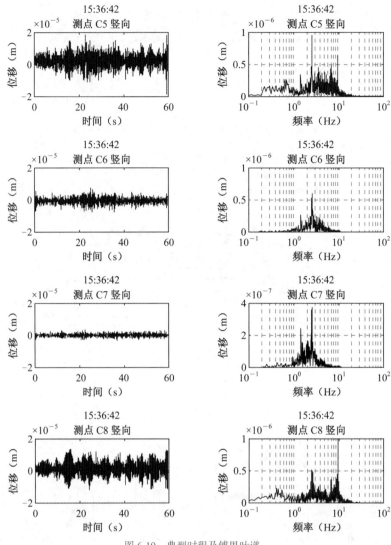

图 6-19　典型时程及傅里叶谱

各测点频谱对比如图 6-20 所示。图中曲线为多个样本的均值。由图可知：①竖向振动频谱峰值频率在 2～3 Hz、水平向振动频谱峰值频率在 1～2 Hz（除去测点 C5 和 C8）；②测点

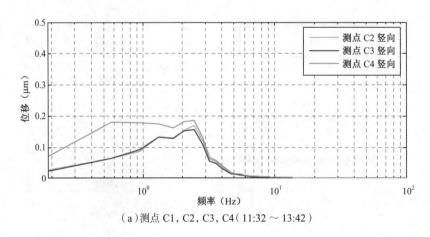

（a）测点 C1，C2，C3，C4（11:32～13:42）

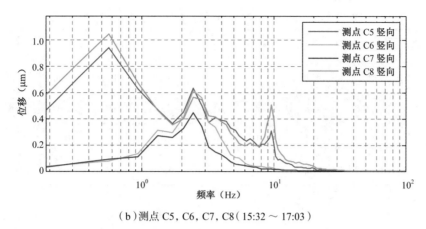

（b）测点 C5，C6，C7，C8（15:32 ～ 17:03）

图 6-20　各测点频谱对比（图中曲线为均值）

C5 和 C8 由于邻近道路，频谱峰值频率在 1 Hz 以下；③质子区基础底板各测点振动频谱特征较为接近。

　　各测点位移最大振幅汇总见表 6-7 和表 6-8。由表可知，总体而言，质子区基础底板振动明显小于地面振动，这说明基础有较好的减振作用。

表 6-7　测点 C1，C2，C3，C4 位移最大振幅统计（μm）

测点编号	C1 东西	C2 竖向	C2 东西	C2 南北	C3 竖向	C3 东西	C3 南北	C4 竖向	C4 东西	C4 南北
方向	东西	竖向	C2 东西	C2 南北	C3 竖向	C3 东西	C3 南北	C4 竖向	C4 东西	C4 南北
最大值	2.1	7.7	9.0	8.3	8.1	8.6	8.3	16.3	20.6	93.7
最小值	1.2	0.9	1.0	1.0	0.8	1.1	1.1	1.0	1.0	1.2
平均值	1.6	1.4	1.7	1.6	1.4	1.7	1.7	2.6	2.5	3.5

表 6-8　测点 C5，C6，C7，C8 位移最大振幅统计（μm）

测点编号	测点 C5 竖向	测点 C5 东西	测点 C5 南北	测点 C6 竖向	测点 C6 东西	测点 C6 南北	测点 C7 竖向	测点 C7 东西	测点 C7 南北	测点 C8 竖向	测点 C8 东西	测点 C8 南北
最大值	61.8	53.7	40.2	7.3	7.7	5.9	6.5	4.3	3.9	46.7	59.5	42.7
最小值	2.9	2.4	2.2	2.9	2.0	2.4	2.1	1.7	2.0	4.5	2.0	2.9
平均值	14.9	10.3	9.2	4.6	2.7	3.3	3.1	2.8	2.7	15.9	11.2	8.7

　　为了与控制标准进行比较，对振动位移数据进行 5 ～ 35 Hz 滤波，计算各测点位移最大振幅，见表 6-9，由表可知：滤波后各测点振动均满足控制标准。

表 6-9　进行 5～35 Hz 滤波质子区基础底板测点位移最大振幅统计（μm）

测点编号	测点 C1 东西	测点 C2 竖向	测点 C2 东西	测点 C2 南北	测点 C3 竖向	测点 C3 东西	测点 C3 南北	测点 C4 竖向	测点 C4 东西	测点 C4 南北
最大值	0.6	0.8	0.8	0.8	0.9	1.0	0.9	1.9	6.8	15.0
最小值	0.1	0.1	0.1	0.1	0.1	0.1	0.1	0.1	0.1	0.1
平均值	0.3	0.2	0.2	0.2	0.2	0.2	0.2	0.3	0.3	0.5

6.3.5　小结

根据现场测试结果，可以得到如下结论：

（1）质子区基础底板测点 5 Hz 以下的振动较明显；地面测点 10 Hz 以下的振动较明显。竖向振动频谱峰值频率在 2～3 Hz、水平向振动频谱峰值频率在 1～2 Hz（除去测点 C5 和 C8）；测点 C5 和 C8 由于邻近道路，频谱峰值频率在 1 Hz 以下；质子区基础底板各测点振动频谱特征较为接近。

（2）总体而言，质子区基础底板振动明显小于地面振动，这说明基础有较好的减振作用。进行 5～35 Hz 滤波后，质子区基础底板振动满足控制标准。

（3）上海瑞金质子医院先进质子治疗装置对基础微振动提出了较高的控制要求，且场地工程地质条件、周边环境条件相对不利。针对本工程的特点，借鉴以往国内外精密装置基础微振动控制经验，进行了上海瑞金质子医院先进质子治疗装置基础微振动控制的设计及研究工作，工程实践结果表明，根据本章所述的思路和方法进行先进质子治疗装置基础的微振动控制设计和实施，可满足工程振动控制要求。本工程基础微振动控制的成功不仅对本项目的顺利建设有着重要意义，同时也为我国在精密装置基础微振动控制技术领域积累了宝贵的经验和资料，可供类似精密装置基础的微振动控制参考。

6.4　超厚混凝土墙板设计与实施技术措施

6.4.1　结构技术难点及实施技术措施

本项目主体结构采用现浇钢筋混凝土框架—剪力墙结构。其中质子治疗用房、直线加速器用房区内有放射源，为屏蔽射线须设置厚度很大的混凝土墙体及顶板。质子治疗室混凝土采用 C30，底板标高 −11.5 m，底板混凝土厚 2.4 m，顶板厚 2.0 m，混凝土墙体厚度有 2.8 m、2.5 m 和 1.8 m 等几种规格，如图 6-21 所示。

由于直线加速器用房及质子治疗功能区内混凝土墙、板构件厚度大，对混凝土的裂缝控制提出很大挑战。项目准备阶段，设计与施工方及各相关领域专家多次进行专题讨论，初步确定了混凝土配合比方案、施工过程温度监测与控制方案及相应施工技术措施，并在施工前进行了足尺墙体浇筑模拟实验（图 6-22），达到了满意的控制效果，进一步保证了实际结构的施工质量。

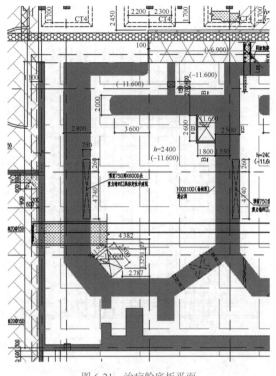

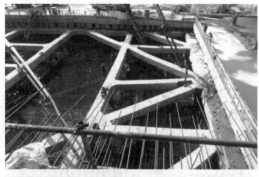

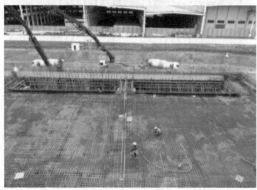

| 图 6-21 治疗舱底板平面 | 图 6-22 治疗舱现场施工图 |

6.4.2 大体积混凝土施工阶段裂缝控制措施

大体积混凝土的裂缝主要是由温度变化、收缩变形和约束变形等因素产生的，而且这几类因素往往是共同作用的，如果采用的构造措施不合理，将直接导致大体积构件的混凝土因承受不了过大的拉应力而开裂。而大体积混凝土构件裂缝得不到有效的预防和控制，裂缝将由表及里不断发展，并最终形成贯穿裂缝，对主体结构的整体安全性和使用寿命带来非常不利的影响，更有可能因为贯穿裂缝影响屏蔽效果，造成重大的安全隐患。

工程实践中，下列几类措施对预防和控制大体及混凝土的裂缝较为有效。

（1）控制混凝土温差值、延缓降温速率是防止大体积混凝土出现温度裂缝的最根本措施。

（2）减少混凝土构件收缩，对防止大体积混凝土开裂起着重要作用。

（3）改善混凝土的约束条件。在充分考虑混凝土构件整体性的前提下，设置永久性伸缩缝，将超长、超大体积的现浇混凝土构件分成若干段，释放变形，减少约束应力；分层分块浇筑大体积混凝土构件，层块间的浇筑间隔时间选在初凝时间之前，减轻约束，也有利于散热；保证浇筑过程的施工质量。

（4）为了有效控制混凝土的内外温差，必须对混凝土构件进行合理的保温、保湿养护，尤其是浇筑后最初几天的温湿养护较为关键。

为保证大体积混凝土构件的顺利施工，避免产生过大裂缝，在施工前进行了足尺墙体浇筑模拟实验（图 6-23）。

1）模拟试验概况

（1）试件尺寸：长 3 m，厚 2.8 m，高 4 m。基础尺寸：长 4 m，宽 3.8 m，高度 0.3 m。

（2）试件及基础配筋详见配筋图。

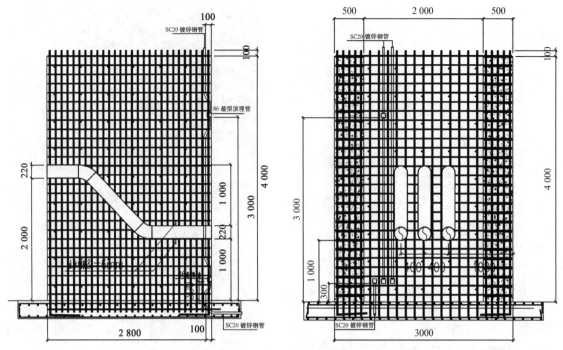

图 6-23　模拟墙体立面布置图

（3）混凝土强度等级为 C30，混凝土容重 2.35 t/m³。

（4）混凝土内掺入混合型膨胀纤维抗裂防水剂 SY-K，掺量为胶凝材料的 8%。

（5）埋件：500 mm×500 mm×14 mm。预留管：3 根 S 形埋管。

2）试验目的

（1）确定混凝土配合比。

（2）检测混凝土容重（取芯检测），以本次试验确定的混凝土容重作为质子区防辐射混凝土容重的代表值，满足设计要求的混凝土容重不小于 2.35 t/m³ 的要求。

（3）测试大体积混凝土的养护方式，确定拆模时间。

（4）确定模板安装方案。

（5）确定埋件、预留管加固方案。

6.4.3　混凝土施工阶段控制措施

为防止混凝土产生有害裂缝，施工中从混凝土材料和施工工艺两方面出发，提高混凝土的抗裂性能和其他多方面性能，并根据理论分析结果，制订相应的施工方案如下。

1）优化混凝土配合比

主要指导思想是提高混凝土极限抗拉强度，减少混凝土硬化过程的收缩。在混凝土浇筑前，结合产地材料，优化原材料，配制高性能混凝土。采用双掺技术，降低水泥水化热，减少单位水泥用量。采用低水胶比，延长混凝土凝结时间，确定优化的配合比。

具体材料使用如下：

（1）采用太仓海螺水泥有限责任公司生产的 42.5 级普通硅酸盐水泥；

（2）骨料选用连续级配，粒径 5～25 mm 的碎石，含泥量控制在 1% 以下，细度模数在 2.3 以上的中、粗砂，含泥量＜3%；

（3）粉煤灰采用上海北业新型建筑材料有限公司生产的 C 类 Ⅱ 级粉煤灰；

（4）采用上海麦斯特建工高科技建筑化工有限公司生产的聚羧酸系高效减水剂，按批次验收。

专题讨论后的配合比按照混凝土强度等级分为三种，本次模拟实验选用 C30 等级配合比，具体数据如表 6-10 所示。

表 6-10 不同配合比的混凝土强度等级

编号	强度等级	设计容重	水	水泥	矿粉	粉煤灰	黄沙	石子	外加剂
			自来水	P.O42.5	S95	Ⅱ级	中砂	5～25	MGS325
配比 1	C30	2 380	165	210	115	40	815	1 035	3.10
配比 2	C35	2 380	165	235	115	45	785	1 035	3.56
配比 3	C40	2 380	160	250	110	50	775	1 035	3.90

设计坍落度：（160±30）mm。

2）混凝土的浇筑

混凝土浇筑必须满足整体连续性的要求。现场供应需满足其连续浇筑的要求，不出现施工冷缝。

（1）浇筑方法：采用斜面分层，薄层浇筑，自然流淌，连续浇筑到顶的方法。分层厚度为 500 mm，自然流淌坡度控制在 1:6～1:10。

（2）振捣：采用 < 50 插入式振捣器振捣，钢筋密集区采用 < 30 插入式振捣器。着重注意混凝土的坡顶、坡中、坡脚处的振捣，确保混凝土的密实。振捣间距不超过 50 cm，振捣棒插入下一层 50 cm 深。振捣以表面水平不再显著下降，不再出现气泡，表面泛出灰浆为准。

（3）泌水处理：泵送混凝土流动性大，为防止泌水，影响混凝土密实性和表面的抗裂性，及时采取各种措施，排出多余的水分。

（4）表面处理：大体积泵送混凝土表面水泥浆比较厚，在初凝前 1～2 h，先用长括尺按标高刮平，在初凝前再用铁滚筒碾压数遍，并用木蟹打磨压平，以闭合收缩所致的裂缝。

3）混凝土的养护

采用外蓄内散的综合养护措施，厚度为 2.8 m 的混凝土墙板，减少温度应力和控制混凝土裂缝至关重要。除了优化混凝土配合比、降低混凝土水化热，最大限度地降低混凝入模温度外，在内外温差 > 20℃时，混凝土表面用保温效果好的材料覆盖，提高表面温度，保温与保湿结合养护。

4）加强信息化控制

掌握底板内部混凝土的实际温度变化，设置不同位置和层次的电子测温点，定时测温，根据测温结果指挥养护，调整保温措施。根据理论分析，本工程混凝土采用保温法养护即可满足要求。在养护过程中应确保混凝土表面湿润，避免干缩裂缝。

5）现场实测分析

（1）温度监控设备及方法

测温系统采用上海建工与同济大学共同开发的"大体积混凝土温度远程监测系统"，其核心模块型号为：LTM8663。该系统采用全数字式方式对大体积混凝土水化热过程中温度变化状况进行监测，掌握混凝土的温差波动情况。该系统在大体积混凝土温差超限时，能够及时提供图形、声音等多媒体报警方式，以提醒工作人员及时采取相应的保温措施。测温元件采用美国达拉斯公司生产的数字式温度传感器，该传感器具有－55℃～＋125℃的测量范围，0.1℃的测温分辨率，基本测量精度±0.3℃。

（2）温度测点布置

测点布置须具有代表性，能全面反映大体积混凝土内各部位的温度。从大体积混凝土厚度断面考虑，应包括底面、中心和上表面；从平面考虑，应包括中部和边角区。混凝土温度测点布置见图 6-24，大体积混凝土试件内部设温度测点 56 个（距 1C 测轴旁 10 cm 处备份一根测轴），另设环境温度测点 1 个，共设 57 个温度测点。

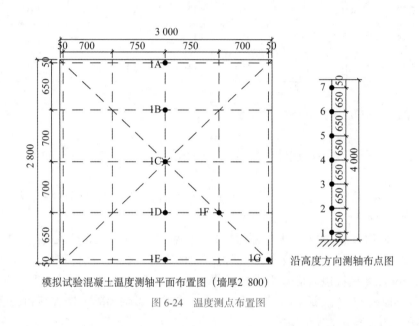

模拟试验混凝土温度测轴平面布置图（墙厚2 800）　沿高度方向测轴布点图

图 6-24　温度测点布置图

（3）温度监控结果及分析

墙体温度监控结果及分析（以墙中心点为例）：该处至墙体外侧厚度为 1.4 m，混凝土浇筑 3 d 后达到峰值，墙中部温度达 62.1℃，墙内侧达 57.3℃，墙外侧达 54℃，其后开始缓慢下降。混凝土浇筑时温度为 18℃左右，在升温阶段，温差最大时为 8.2℃；在降温阶段，温差最大时为 11.3℃。整个过程，内外温差不超过 25℃。

（4）温度监控结论

① 根据对测温原始记录资料分析以及混凝土内的温度变化曲线反映的情况，本工程墙板与顶板的内外温差均＜25℃，满足有关规范的要求，不会出现因温度变化引起的有害裂缝。

② 通过取芯测定的混凝土容重均大于 2.35 t/m³。

③ 墙板内外温差较小，说明本工程用的胶合板支模兼做为混凝土的保温材料保温效果良好。

④ 养护过程中，对混凝土的表面做检查，未见较大的有害裂缝。从混凝土温度实测数据来看，养护情况良好。总体来看，基本达到了预期的实验目的，为大体积混凝土施工方案，提供了有效的依据。

6.5 高精度大型预埋件设计与实施技术措施

质子治疗核心区由三个旋转治疗室，一个固定束治疗室和一个固定束实验室组成。其中质子治疗舱的预埋件布置如图 6-25 所示。

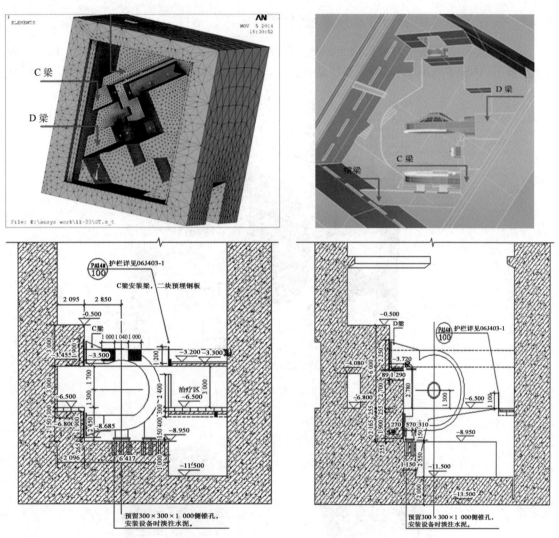

图 6-25 治疗设备与主体结构连接平面

6.5.1 治疗设备严格的安装和使用要求

相对于一般土建类结构，质子治疗装置对主体结构的变形控制要求很高。根据中科院上海应用物理研究所提供的《质子装置情况上海先进质子治疗装置建筑及公用设施总体布局及工艺要求》，治疗设备安装及使用要求如下。

质子治疗舱精度要求：

（1）安装位置预埋钢板须与锚筋（锚件）焊接，以保证足够刚度。必须满足"旋转机架支座反力分析报告"中的受力要求。

（2）旋转 0°～180°，C/D 梁支撑预埋钢板的变形要求：0.05 mm/m。

（3）安装地脚螺栓基础表面要求水平度≤5 mm（全面积）。

（4）预埋钢板在预埋前必须加工好预制螺孔（与旋转机架安装过渡板连接）。

（5）主要 C/D 梁预埋钢板的平面度偏差小于 ±0.5 mm，平行度、垂直度偏差小于 ±3 mm，位置尺寸误差小于 ±5 mm，其他预埋件偏差小于 ±5 mm。

6.5.2 治疗设备连结端受力及预埋件设计

依据旋转机架支座反力分析报告，按照旋转机架不同旋转角度，选取 0°，90°，180°三种工况，采用 ANSYS Solid 单元进行整体建模分析。图 6-26 和图 6-27 显示了旋转机架支座以 0°

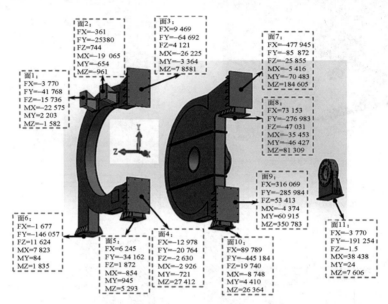

面2:
FX=−361
FY=−25380
FZ=744
MX=−19 065
MY=−654
MZ=−961

面3:
FX=9 469
FY=−64 692
FZ=4 121
MX=−26 225
MY=−3 364
MZ=7 8581

面7:
FX=−477 945
FY=−85 872
FZ=25 855
MX=5 416
MY=−70 483
MZ=184 605

面1:
FX=−3 770
FY=−41 768
FZ=−15 736
MX=−22 575
MY=2 203
MZ=−1 582

面8:
FX=73 153
FY=−276 983
FZ=−47 031
MX=−35 453
MY=−46 427
MZ=81 309

面9:
FX=316 069
FY=−285 984
FZ=53 413
MX=−4 374
MY=60 915
MZ=350 783

面6:
FX=−1 677
FY=−146 057
FZ=11 624
MX=7 823
MY=84
MZ=1 835

面5:
FX=6 245
FY=−34 162
FZ=1 872
MX=−854
MY=945
MZ=5 293

面4:
FX=−12 978
FY=−20 764
FZ=−2 630
MX=−2 926
MY=−721
MZ=27 412

面10:
FX=89 789
FY=−445 184
FZ=19 740
MX=8 748
MY=4 410
MZ=26 364

面11:
FX=−3 770
FY=−191 254
FZ=−1.5
MX=38 438
MY=24
MZ=7 606

图 6-26　转角 0°轴承受力情况

工况1　计算总图（整体坐标系）

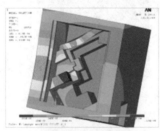

*X*方向位移（0.034 mm）

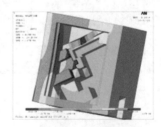

*Y*方向位移（−0.026 mm）

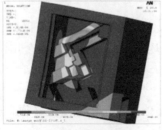

*Z*方向位移（−0.073 mm）

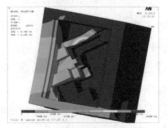

总位移（0.081 mm）

图 6-27　治疗舱旋转支架反力作用下结构整体变形分析

工况为代表时的受力及变形情况。预埋件是机架支座的连接件，它的设计就是要满足机架支座的受力及变形要求。

1）预埋件选型与整体变形分析

与一般建筑物相比，本工程中的预埋件尺度大、受力大、精度要求高，故对预埋件设计提出了更加严格的控制要求。由于设备的主受力构件连结端位于图示的C、D梁位置，为满足最小变形精度要求，此部分的预埋件锚固连接件采用了型钢锚固构件，代替传统的预埋钢筋锚固连接形式。如此有效地提高了设备连接构件的刚度，将旋转机架运行过程中，由振动荷载作用引起的连结端变形降低到目标控制范围之内，从而保证满足设备的使用功能上的精度要求。由于一部分结构连结端的水平锚固段，采用了大尺度混凝土悬挑梁包围，设计中应用SAP2000 V15对混凝土C、D梁及预埋型钢进行了变形分析，其中型钢与大尺度混凝土悬挑梁采用组合截面编辑器对组合结构进行自定义材料属性，模拟两种构件共同受力的变形状态。

2）埋件端板及锚固型钢构件设计详图

C梁、D梁预埋端板与设备相连一侧，依据治疗设备安装及调整要求，需预留一组50 mm深螺纹孔。所以，整个端板厚度及平面尺寸较大，采用1 600 mm×1 900 mm×80 mm（厚）钢板，为便于锚件的安装及混凝土浇注，型钢埋件均采用开口式焊接组合截面，悬臂梁段采用H1500×1 000×30×40焊接工字形截面，竖向钢柱采用H1000×1 000×30×40焊接工字形截面，钢柱柱脚延伸至基础底板面。

型钢锚固埋件详图如图6-28所示。

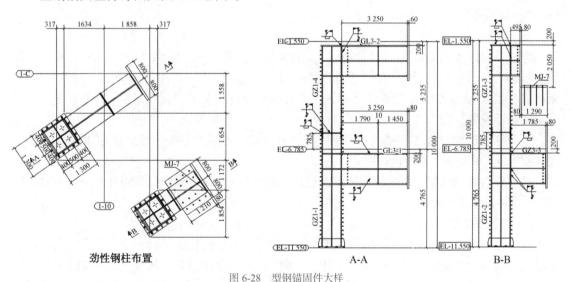

图6-28　型钢锚固件大样

3）Sap2000 V15模拟计算得到的型钢锚固埋件端变形

图6-29分析结果显示：在旋转机架支座反力分析报告提供的设计荷载工况下，C梁连接端的最大差异变形为0.046 7 mm，D梁连接端的最大差异变形为0.135 8 mm，均满足使用限值0.5 mm的变形要求。

6.5.3　预埋件实施技术

1）埋件制作

该钢板埋件尺寸较大，且厚度为80 mm，所以在制作过程中其变形、翘曲等质量问题较难

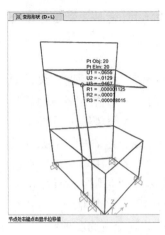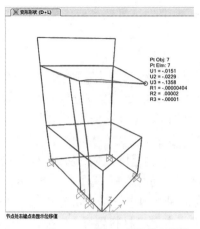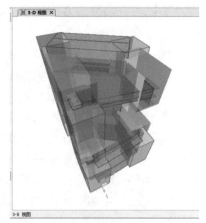

图 6-29 C 梁、D 梁差异变形量

避免，收缩量较难控制，在校正方面存在着相当大的难度。同时，在钢板一侧有预留螺纹孔，钢板预埋件变形很难得到控制，所以对该埋件采取整体制作方案。为保证埋件的平整度，埋件与水平型钢采用在工厂加工焊接。为便于运输、安装，将整个埋件分成三部分。钢立柱总长度 9.85 m，总重量约 11 t。钢柱分 2 段吊装，分段后单根长度约 5 m，重量约 6 t。水平段悬臂钢梁长约 3.3 m，沿中部设置分段缝，一部分与钢柱相连，在工厂完成焊接；另一部分与端部钢板相连，现场待钢立柱初步定位安装后对悬臂钢梁及连接钢板进行平面度、垂直度误差调整，再行紧固连接。

2）埋件运输

预埋件每段重约 6 t，同时尺寸也较大，在运输前须做好质量验收工作。仔细查看预埋件的型号、尺寸、钢板厚度等是否与预埋件型号相符，无误后检查其焊接质量，对焊缝高度，有无加渣、裂纹，焊缝是否均匀等认真检查。各方面都符合相关的质量要求后，方可安排专用运输车辆运至现场。

预埋件在运输过程中不能磕碰受损，所以在运输过程中要做好相关的防护措施，在车上放置枕木，并对其四个方向进行固定。

预埋件运输到现场，在进行安装前，不能直接放置地面上，以免受潮及生锈，须平放在枕木上，并做好防雨防潮措施。

3）埋件安装

现场选用 100 t 汽车吊进行吊装，技术人员对施工人员进行施工前安全、技术交底。同时明确组织机构，负责整个过程的指挥工作。C 梁、D 梁预埋端板的连接型钢，应按照施工图定位，先行安装钢立柱。吊装前，调正墙内支撑并与立柱焊接牢固，钢立柱柱脚初步安装完毕后，需进行测量复核，使埋件水平度及垂直度不超过误差范围。钢柱吊点的设置需考虑吊装简便，稳定可靠。故在第一节钢柱柱顶设置 4 块吊装耳板作为吊点，同时该吊装耳板又可作为上、下两节钢柱对接临时固定连接板（图 6-30）。第一节钢柱吊装时，起吊的高度要超过事先预埋地脚螺栓的高度。吊装过程中，作业人员逆向拉缆风绳，防止钢柱碰撞或摇摆。吊车把钢柱摆到基础正上方后缓慢下放，接近地面时停止，由作业人员扶住钢柱后对准地脚螺栓缓慢下放，快落到柱底时，同时要对准基础的轴线和钢柱的轴线，使其基本重合后落位，戴上地脚螺栓垫片和一个地脚螺帽，用缆风绳把钢柱固定牢固并拉紧，确保安全后松钩。

型钢柱安装完成后进行外包混凝土墙体钢筋的绑扎，钢筋绑扎过程中应避免钢筋与预埋件结构的碰撞，墙体浇筑过程中需做好临时固定措施，以防止预埋立柱的移位。待墙体施工完毕达到相应强度后，再继续进行水平段型钢梁及端板安装。安装时，将埋件吊装至调平埋件上，校正好埋件的垂直度及水平标高，牢固埋件后方可将吊装埋件钩摘掉。在水平悬臂段混凝土浇筑前，通过连接端设置的螺栓对埋件端板进行微调，使其满足设计要求后方可进行后续施工。预埋件在安装过程中要时刻注意其平整度的控制，在准确地放好位置后，可以先用铁丝进行临时固定，等测量工作完成，确定其水平定位合格后，再对预埋件进行固定。现场安装定位如图 6-31 所示。

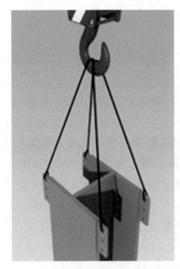
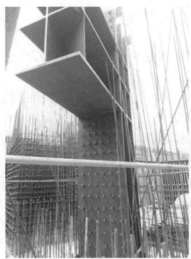
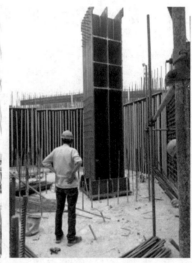

图 6-30　钢立柱吊耳设置示意图　　　　　　　　　　图 6-31　埋件现场安装定位

第七章　机电设计

质子治疗中心机电设计包括暖通空调设计、给排水设计、电气设计，本章按照不同专业特色内容分别论述。

7.1　质子治疗中心暖通空调特色设计

本节针对质子治疗中心暖通空调系统设计中的关键技术及特点进行阐述分析，主要包括以下内容：

（1）按照工艺冷源特别要求，提出设计策略及方法；回顾空调及工艺冷源配置方案比选过程；总结冷、热源及水系统设计方法。

（2）质子治疗中心热源采用多种废热利用技术，其中利用水源热泵机组在冬季提升低品位工艺废热用于冬季供热技术，具有显著节能环保效能。本节结合热源配置及选型进行详细分析。

（3）质子治疗的检查及定位精度要求远高于常规放疗，配套诊断医技用房（大孔径 CT，MRI，PET-CT，SPET-CT，PET-MR）室内环境有特殊要求，满足医疗、设备、医务人员和病人所需室内环境要求，暖通空调系统设计非常重要，本节对设计中的关键技术进行提炼与总结。

（4）质子治疗区域空间复杂，给消防设计带来一定难度，满足工艺设计与现行规范存在矛盾，本节针对这些难点及问题进行详细分析，同时给出解决问题的办法。

7.1.1　工艺冷源特别要求及设计策略

质子治疗中心冷源包括工艺冷源及舒适性空调冷源，工艺冷热源又包括工艺空调冷源及工艺冷却水系统冷源。工艺空调系统的任务是保证治疗舱及装置设备用房满足医疗设备、病人及医生所需的室内环境要求；工艺冷却水系统的作用是持续不断地带走质子治疗装置在医疗过程中产生的热量，保证装置安全、可靠运行。因此，冷源系统正确合理设计不仅是保证工艺空调、工艺冷却水及舒适性空调系统正常运行的必要及重要条件，而且是质子治疗设备安全、可靠运行并保证治疗效果的必要及重要条件。

1）工艺冷源特殊设计要求

（1）系统运行时间

在通常情况下，工艺空调及工艺冷却水系统，全年中除去几天的设备大修外，要求系统不间断连续运行，即工艺冷源处于全年运行状态。

（2）备用要求

在任何情况下，工艺冷却水系统及工艺空调系统负荷都应满足 100% 供给，因此需考虑冷机故障时的备用。

（3）"零负荷"条件冷机正常运行

工艺冷却水系统要求冷源机组的负荷调节范围为 0～100%，也就是要求冷机能够在系统零负荷状态下正常运行，保证不停机。这里的"零负荷"正常运行工况，不仅指质子治疗过程中出现的极低负荷工况，还有工艺冷却水系统在调试过程中系统存在的趋于零负荷的工况。

　　在工艺冷却水系统调试阶段，质子装置还未投入运行，系统负荷趋于零负荷工况。当冷机出水温度逐渐趋近于设定温度7℃时，机组会以最低输出功率运行，整个水路会进入一个极低的温差范围内。在系统无负荷或低于单台压缩机最小负荷时，通常情况下，冷水机组会频繁的启停，冷水温度会产生波动，波动的水温无法满足系统要求的恒温控制要求，因此要求冷水机组在趋于零负荷的条件下不能停机。

　　2）设计策略

　　（1）备用机组方案选择

　　当任意一台冷水机组出故障时，仍需保证工艺冷却水系统及工艺空调系统冷量的100%供给。机组备用有两种方案选择：第一，单独选用冷水机组作为工艺冷却水系统及工艺空调的备用冷源；第二，采用舒适性空调冷源作为工艺备用冷源。

　　结合本工程的具体计算负荷总量及特点选用第二种方案。舒适性空调冷源通过系统管道及阀门切换，提供工艺冷源所用，满足工艺提出的备用要求，同时达到节省初投资的目的。

　　（2）采用热气旁通技术

　　本次设计工艺冷源冷水机组采用制冷剂管路热气旁通技术满足工艺冷源零负荷运行要求。

　　在机组极低负荷时，先将机组运行在最小容量处（单压缩机最低负荷点），同时打开热气旁通阀门，经过该旁通阀将少量的过热制冷剂气体与正常膨胀阀节流后的气液两相制冷剂充分混合，气液两相制冷剂吸收高温气态制冷剂的热量后成为常温饱和制冷剂气体，最终两部分制冷剂均回到压缩机吸气状态。同时压缩机电机产生的热量由冷凝器冷却带走，常温制冷剂经过蒸发器时与水无或接近无热交换产生，即实现了极低负荷条件下机组不停机的要求。见图7-1。

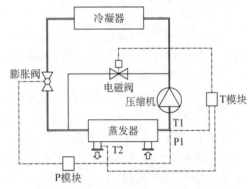

图 7-1　制冷剂热气旁通技术原理示意图

7.1.2　优化配置空调及工艺冷源

　　1）冷源系统方案比选

　　（1）冷源方案

　　满足对工艺空调系统、工艺冷却水系统、舒适性空调系统的设计要求，冷源系统设计可以有几种选择方案，如表7-1所示。

表 7-1　冷源方案比较

方案	质子治疗中心治疗区域（质子区）		质子治疗中心（非质子区）
	工艺冷却水系统冷源	工艺空调冷源	舒适性空调冷源
方案一	独立设计	联合集中设计	
方案二	联合集中设计		独立设计
方案三	独立设计	独立设计	独立设计

（2）冷源方案选择分析

① 选用方案一。

工艺冷却水冷源独立设计，可保证工艺冷却水温精度控制稳定可靠，不受空调负荷变化引起的水温变化影响；冷源设计可以根据工艺冷却水仅消除显热的要求，采用较高的冷冻水供水温度，从而提高冷源设备的能效系数。

非质子区的舒适性空调冷源与质子区的工艺空调冷源联合集中设计，冷冻水可以采用较低供水温度及较大的供回水温差，一方面可以减少输送能耗，另一方面较低的供水温度有利于达到工艺空调除湿的要求。

② 选用方案二。

工艺空调与工艺冷却水冷源联合集中设计，虽然工艺冷却水冷负荷与工艺空调负荷特性不同，但使用时间一致，从这一点来讲，这样可以有效确保各自系统较小负荷时冷源系统的经济运行且安全可靠。

工艺冷源与舒适性冷源分开设置，可以避免舒适性空调负荷随着气象参数等变化引起的空调负荷变化而导致的供水温度波动，有利于保证工艺空调及工艺冷却水供水温度及精度的控制。

③ 选用方案三。

选择方案三可以保留方案一及方案二的全部优点，唯一的缺点就是初投资最高。还有，当工艺负荷较小时，机组的开启台数较多，从这点来说增加了运行费用，经济性较差。

（3）冷源方案选择

质子治疗精密医疗设备造价昂贵，患者治疗费用颇高，工艺空调及工艺冷却水系统的安全、可靠运行，是质子治疗设备安全、可靠运行并保证治疗效果的必要条件。另外，质子治疗医院的运行经验在我国还在起步积累阶段，因此，本次冷源设计方案综合工艺要求、系统安全可靠、技术及经济等因素考虑，最终选择上述方案二：工艺冷却水及工艺空调冷源联合集中设计，舒适性空调冷源独立设置。

2）冷源系统设计

（1）工艺冷源选型

① 计算冷负荷。

质子治疗区工艺空调系统及工艺冷却水系统共用冷源，冷负荷（包括本次设计系统所需及将来预留量）共计 2 415 kW，其中工艺空调冷负荷为 1 260 kW，工艺冷却水冷负荷为 1 155 kW。

② 冷源选型。

选用 3 台螺杆式冷水机组作为系统冷源，单台机组制冷量为 885 kW（250 RT），冷冻水供回水温度为 7/12℃，冷却水供回水温度为 32/37℃

（2）舒适性空调冷源选型

① 计算冷负荷。

夏季空调计算冷负荷为 2 598 kW，其中冷水机组负担空调负荷为 2 367 kW，变制冷剂流量空调机组负担空调负荷为 231 kW。

② 冷源选型。

选用两台带部分热回收功能的螺杆式冷水机组及一台水源热泵螺杆式冷水机组作为非质子治疗区舒适性空调冷源，单台机组制冷量分别为 903 kW（部分热回收水冷螺杆机组）及

579 kW（水源热泵螺杆机组）。冷冻水供回水温度为7/12℃，冷却水供回水温度为32/37℃。

3）水系统设计

在质子中心治疗辅助区域，由于存在一定的内区，因此空调水系统采用区域两管制，采用冷却塔免费供冷系统，满足过渡季及冬季内区制冷的需求。

质子中心治疗区域工艺空调采用四管制冷冻水系统。

工艺冷却水分一次冷水系统及二次冷水系统，一次水系统直接带走装置设备热量；一次水系统通过板式换热将热量传给二次水系统，二次水系统热量由冷水机组提供冷冻水带走，或在合适季节由冷却塔将热量排向大气。

7.1.3 热源与低品位废热利用

质子治疗中心热源需提供工艺空调用热；提供舒适性空调用热以及生活用热。

本项目的热源除设置常规锅炉作为基础热源外，还采用水源热泵机组及热回收冷水机组，提升低品位工艺废热。利用冷凝废热，以提供空调用热及再热，实现节能环保的设计目标。

1）热源方案选择

根据各种热负荷用量及参数特点，考虑使用设备的互备性，考虑技术及经济的合理性等因素，工艺空调与舒适性空调热源统一集中设计。

2）采用常规锅炉作为基础热源

从安全可靠考虑出发，选用真空燃气热水锅炉作为常规基础热源。

该建筑空调用热负荷共计2 078 kW；生活用热热负荷170 kW；夏季空调再热负荷为150 kW。

选用两台冷凝式真空燃气热水炉用于冬季空调用热；选用两台真空燃气热水锅炉用于生活用热和空调再热热源。

冬季空调用热单台锅炉容量为1 163 kW，空调热水供回水温度为55/45℃；生活用热及空调再热共用两台锅炉，单台锅炉容量175 kW，热水供、回水温度为80/60℃。再热用热水采用板式换热器换热提供，再热供回水温度为45/40℃。

3）水源热泵机组提升低品位工艺废热

质子医疗装置在治疗的过程中有大量废热产生，选用水源热泵机组，夏季供冷时采用冷却塔散热，冬季从工艺冷却水二次水系统中提取热量，为整个大楼空调系统提供部分热源。即将质子治疗装置设备散热量转换为冬季大楼空调用热，以减少锅炉使用时间及台数，见图7-2。

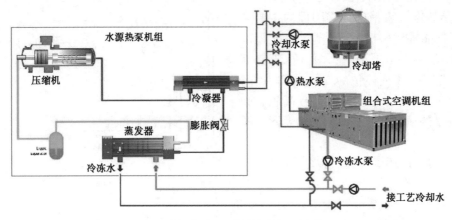

图 7-2 水源热泵机组提升低品位工艺废热

4）冷水机组冷凝热再利用

工艺空调有再热需求，工艺提供的再热量为 150 kW。对在质子中心治疗辅助区域的空调冷源机组选用配置热回收功能，根据再热用量及特点，空调再热热源优先使用冷水机组的冷凝热量，当冷水机组不使用或有故障时采用锅炉提供，见图 7-3。

单台冷水机组部分热回收量为 81.3 kW，热回收热水供、回水温度为 45/40℃。

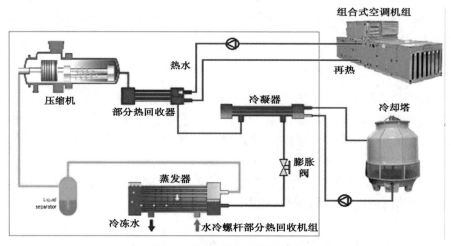

图 7-3　冷水机组冷凝热再利用

7.1.4　诊断用房暖通空调设计关键技术

质子治疗中心配套诊断医技用房包括大孔径 CT，MRI，PET-CT，SPET-CT，PET-MR 等机房。对于这些诊断用房的暖通空调系统，应按照医疗工艺要求合理设计，从而达到满足医疗、设备、医务人员及患者所需要的室内环境要求的目的。

1）诊断用房医疗工艺要求

（1）大孔径 CT 机房医疗工艺要求

CT 是获取患者精确三维图像的主要途径，它不仅能提供肿瘤靶区信息，也能提供肿瘤周围正常组织的信息。大孔径 CT 能够满足不同患者、不同体位的扫描要求，提高放疗定位的精确性，最大限度地提高患者肿瘤靶区剂量的精确性。平面布局示意图见图 7-4。

CT 机房室内环境参数要求详见表 7-2。

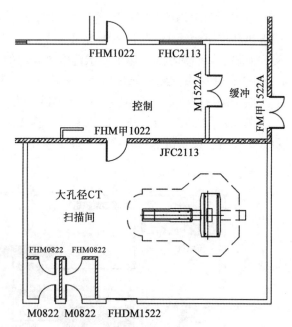

图 7-4　CT 机房布置示意图

表 7-2　CT 机房温湿度要求

房间	温度（℃）	湿度（%）	散热量（kW）
扫描间（检查室）	18 ~ 26	30 ~ 60	10.3
控制间	18 ~ 26	30 ~ 60	2.6

扫描间（检查室）空调必须保持每天 24 h 连续运行，以利于设备的长期稳定工作。机房内的温度的变化率，不能超出 5℃ /h，以免机柜内出现冷凝水而造成设备损坏。机房内需配备温、湿度计以监测机房环境的温度和湿度。

（2）MRI 机房医疗工艺要求

MRI 对疾病的诊断具有很大的潜在优越性，它可以直接作出横断面、冠状面和各种斜面的体层图像，不会产生 CT 检测中的伪影；不需注射造影剂；无电离辐射，对机体没有不良影响。机房布置图见图 7-5。

MRI 机房室内环境参数要求详见表 7-3。

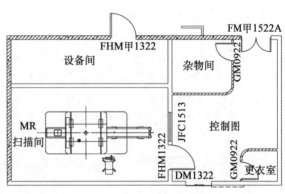

图 7-5　MRI 设备机房布置图室内环境参数及空调要求

表 7-3　MRI 机房温湿度要求

房间	温度（℃）	湿度（%）	散热量（kW）
扫描间	22±2	60±10	3.15
设备间	22±2	60±10	11.02
控制间	15 ~ 32	30 ~ 70	1.45

（3）SPET-CT、PET-CT 医疗工艺要求

核医学又称原子医学，核医学应用主要包括同位素诊断及加速器治疗。同位素诊断是指患者通过服药或者注射放射性同位素，通过 PET-CT 或者 SPE-CT 诊断成像。

PET-CT 及 SPE-CT 都属核医学诊断技术，对疾病的诊断种类及诊断原理存在差别，但对机房的工艺要求基本相同。以下以 SPECT 医疗工艺要求为例说明。平面布局见图 7-6。

SPECT 机房室内环境参数要求详见表 7-4。

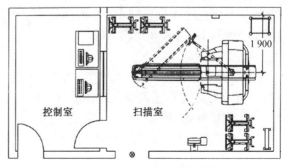

图 7-6　SPECT 设备机房布置图

表 7-4　SPECT 设备机房空调及环境要求

房间	温度（℃）	相对湿度（%）	温度变化率（℃/h）	散热量（kW）
控制室	16～24	30～70	5	0.5
扫描室	16～24	30～70		1.8

在机房附近有辐射药物注射室及储藏间，注射室及储藏间内均有通风柜，需要排风系统，这些区域排风进入大气前设置了活性炭过滤。

2）空调及通风系统配置

诊断医技用房室内发热量大，通常全年要求制冷，且有些房间有 24 h 不间断供冷的使用要求，同时设备厂商均要求机房内严禁出现冷凝水及空调管道的滴水、漏水现象。本工程诊断医技房均采用变制冷剂流量多联分体式空调系统，满足医疗工艺的使用要求。

下面简要介绍本项目大孔径 CT，MRI，PET-CT，SPECT-CT 诊断用房的空调及通风系统设计。

（1）大孔径 CT 机房

① 空调系统设计。

扫描间、控制室均采用变制冷剂流量多联分体式空调，新风集中设置，扫描间新风量按照 2 次/h 确定，控制室新风量按照 40 m^3/（h×人）确定。

从系统安全性考虑，设备扫描间设置两套独立的空调系统，室外机及末端均满足一用一备要求。

② 室内气流组织和风口选择。

扫描间采用嵌入式四面出风室内机，新风采用双层百叶顶部送风，排风采用单层百叶顶部排风；为提高医务人员舒适度，控制室采用暗藏式接风管室内机，散流器送风。

③ 通风系统设计。

扫描间设计为等压，控制室设计为正压，新风量大于排风量；排风机设于管路末端，满足整个管路为负压要求。

（2）MRI 机房

① 空调系统设计。

MRI 扫描及设备间共用一台风冷恒温恒湿单元式空调机组（双压缩机，双回路，风机变频控制），室内机置于设备间中，室外机放在室外绿化中。空调机组同时向两间房间送风，回风均回到设备间再进入到空调箱内。

② 工艺冷却水。

根据本项目实际情况，分体风冷冷水机组（一用一备）室内机亦放在设备间中，冷水机组提供冷却水，带走扫描间设备磁体的散热量。冷却水供水温度为 11℃ ±1℃。

③ 室内气流组织。

根据工艺要求，设备间采用下送上回，扫描间采用上送下回的气流组织形式。

④ 通风系统设计。

为确保磁体间有充足的通风换气，磁体间要求安装紧急排风系统，排风量应确保磁体间每小时换气次数不少于 12 次/h。紧急排风吸风口需安装在失超管附近的吊顶最高处，出口需在安全的室外且独立于失超管。

为确保在磁体失超时能将大量的氦气排到室外，磁体间要求安装失超管。失超管内的气体温度最低可达−268℃，要尽可能直地通向安全的室外。本项目失超管接向一层外墙排出，出口需比地面高出 4～5 m（如采用顶上出口的失超管，出口需比房顶高出 0.9 m）。失超管室外出口长 10.7 m、宽 4.6 m 的范围内为限制区域，需设置警示牌限制人员进入，且不能有空调进风口。

MRI 扫描间内空调、通风采用非磁性管道及非磁性、屏蔽电磁波的风口，本项目排风及空调管道采用塑料软管，风口采用铝合金风口。失超采用不锈钢管道，管道需要保温。

（3）PET-CT 及 SPECT-CT 机房

核医学区主要划分为辐射区域和非辐射区域，辐射区域又分为监督区、控制区，见图 7-7。

非限制区包括候诊室、诊室、办公室等；监督区包括候诊室、扫描间、功能测定室和诊断病房的床位区等；控制区包括注射、服药、计量室、试剂配制、储源室、洗涤室和治疗病房等。见图 7-7。

PET-CT 及 SPET-CT 医技用房均设置在辐射区的监督区中。

① 空调系统设计。

PET-CT 及 SPET-CT 扫描间、控制室均采用变制冷剂流量多联分体式空调，新风系统集中设置。扫描间新风量按照 2 次/h 确定，控制室新风量按照 40 m³/（h×人）

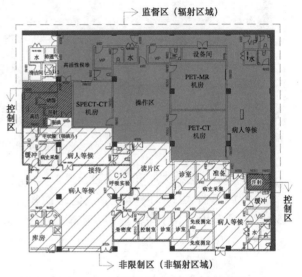

图 7-7　核医学区医技用房平面布置示意图

考虑系统安全性，扫描间设置两套独立的系统一用一备空调系统。

监督区新风系统独立设置，且与排风系统对应设置，保持空气气流流向为：非限制区—监督区—控制区。非限制区域总体压力为正压，监督区及控制区区域总体压力为负压，控制区压力低于监督区。

② 室内气流组织。

PET-CT 及 SPET-CT 扫描间采用嵌入式四面出风室内机，新风采用双层百叶顶部送风，排风采用单层百叶顶部排风。控制室为提高医务人员舒适度，采用暗藏式接风管室内机，散流器送风。

③ 通风系统设计。

控制区内高活注射通风柜（F18 高能分装热室）、服碘通风柜（双联锝淋洗分装通风柜）、注射通风柜（碘分装通风柜）分别设置独立排风系统。

监督区内卫生间设置单独排风系统；监督区域内各房间统一设置独立排风系统。

控制区及监督区内所有排风系统均接至屋顶高空排放，屋面排风机入口处设置活性炭过滤装置及电动密闭阀，电动阀与风机连锁。

7.1.5　质子治疗中心排烟设计技术难点

质子治疗中心包括质子治疗中心治疗区域（质子区）及质子治疗中心辅助区域（非质子

区），下面针对质子治疗中心治疗区域（质子区）排烟系统设计技术的难点进行总结和分析。

1）质子治疗中心治疗区域（质子区）建筑空间分析

质子治疗中心治疗区域（质子区）功能布局包括加速器大厅、束流通道（高能输运线隧道）、固定治疗舱、眼线和实验治疗舱、三个旋转治疗舱、中央控制室和加速器设备技术厅等，其主要平面布置图见图7-8。

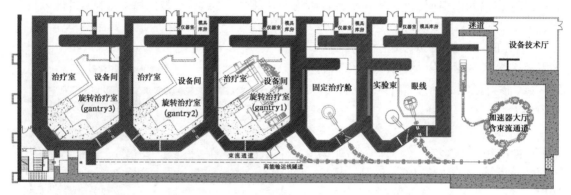

图7-8　质子治疗功能用房布置图

（1）质子加速器大厅和束流通道

质子加速器大厅和束流输运线建筑面积为 619.65 m²，束流通道长度为 71.6 m，高度为 6.5 m，加速器大厅高于束流通道，建筑高度 9.3 m。

（2）治疗舱

① 旋转治疗舱。

本工程共设有 3 个旋转治疗室，如图 7-8 所示。旋转治疗室 1 建筑面积为 200.35 m²，旋转治疗室 2，3 建筑面积均为 206.32 m²，旋转治疗室 1～3 净高均为 17 m（底标高为 −11.50 m，顶标高为 7.50 m，机房顶板厚度为 2 m）。

旋转治疗室分为两个区域，治疗舱和旋转机架（Gantry）设备区。

治疗区域安装有治疗床及治疗辅助设施（定位观察操作区、操作台、存储柜和洗手池等），建筑面积为 90 m²，层高仅 3 m。旋转机架（Gantry）设备区空间布局较复杂，安装有束流匹配输运线和治疗头的旋转机架（Gantry）系统，这一部分是实现束流配送照射功能，并设有维修平台区域。设备区仅在设备检修时才有人员进入，平时无人停留。

② 固定治疗舱、眼线和实验治疗舱。

固定水平束流治疗室包括：固定束治疗室、固定束实验室和眼部治疗室。

固定束治疗室：建筑面积为 104.37 m²；固定束实验室：建筑面积为 67.8 m²；眼部治疗室：建筑面积 128.36 m²。固定治疗舱、眼线和实验治疗舱层高均为 6.5 m（底标高为 −6.50 m，顶标高为 0.00）。

2）排烟系统设计难点及解决方案

（1）排烟系统设计难点

① 直线加速器大厅、束流通道。

加速器大厅和束流通道主要用于布置设备，设备维护考虑人员进入。设备基本构成材料是不锈钢、碳钢和铜材料，其中磁铁线圈材料为铜材料，采用环氧树脂灌注封装，均为不燃材料，高功率电缆均采用无卤低烟阻燃电缆。

加速器大厅和束流通道功能非常重要，是整个质子治疗装置的核心部分，该场所设置机械排烟系统。

束流通道长度为 72 m，高度 6.5 m，加速器大厅建筑高度 9.3 m。根据《建筑设计防排烟技术规程》（DGJ08—88—2006）"防烟分区长度不应大于 60 m"，则束流通道需划分两个防烟分区。但束流通道上部工艺设有吊车，无法设置档烟垂壁。同时，通道排烟风口无法设置，不能满足"室内或走道任意一点至防烟分区最近的排烟口水平距离不大于 30 m"。

②　治疗舱。

旋转治疗舱、固定治疗舱、眼线室和实验治疗舱位于地下一层，且各房间均大于 50 m²，应设置机械排烟系统。

旋转治疗室设备区净空高度较高，为 17 m，这里是否需要设置排烟系统？如果设置排烟，排烟量是否需要按照换气次数计算？减少排烟量有利于消防排烟管道与空调通风管道合用设计，因此确定设备区是否排烟或如何正确计算排烟量很重要。

（2）设计方提出问题解决方案

束流通道主要安装束流输运分配设备，无可燃物，人员少且仅检修时才进入，火灾危险性相对很小。考虑束流通道不划分防烟分区，将加速器大厅和束流通道作为一个防烟分区考量。

因工艺限制，排烟风口无法设于束流通道内，在加速器大厅上部设置排烟口，利用加速器大厅空调送风管道排烟，空调排风管道作为消防补风管道低位补风。这样设计，排烟口水平距离距最远点大于 30 m。

治疗舱设备区无可燃物，人员仅在检修时才进入，火灾危险性相对很小。因此，这些区域不考虑设置机械排烟系统，仅治疗室设置机械排烟系统。利用空调送风管道兼排烟，回风管兼作为消防补风管道。

（3）与消防部门沟通确定排烟方案

针对我们提出的上述设计问题及对问题的解决方案，建设单位带领我们与消防部门进行沟通。

消防部门听取了本工程的特殊医疗工艺要求，针对我们的问题及方案给予了明确答复，同意我们的设计方案，满足工艺需求，同时达到消防的实际设计需求。

3）消防排烟与空调通风共用管道关注问题

（1）治疗舱内消防管道与空调管道共用的必要性

为满足防辐射及保护要求，尽量减少管道穿越防护墙，将质子区消防排烟管道及补风管道与工艺空调管道合用，消防及平时运行工况通过电动阀门切换。

（2）消防与空调共用管道带来的问题

①　防结露。

治疗室房间机器区域严禁冷凝水出现，空调与消防工况的切换阀门一侧为室内低温空气，另一侧为室外高温空气，阀门处存在产生冷凝水的风险。如何避免冷凝水进入治疗舱空调系统管道，是我们需要面对和解决的问题。

为防止切换阀门处产生冷凝水进入治疗舱空调管道，要求质子区域所有消防阀门后管道均由下部接入空调管道（图 7-9），这样即使消防阀门处产生少量的冷凝水滴也仅仅在消防风管处蒸发，不会进入空调风管。

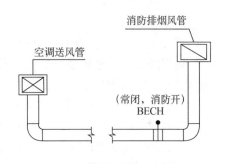

图 7-9　消防阀门设置示意图

防止质子区域消防管道与空调兼用管道切换阀门关闭不严,造成影响仓内环境参数的问题,要求质子区域所有消防用阀均采用严密型好的产品,且应进行漏风实验。消防及空调系统漏风量要求应满足《通风与空调工程施工质量验收规范》(GB 50243—2002)。

② 空调兼排烟管道保温隔热。

吊顶内的消防排烟管须满足隔热要求,须采用不小于 50 mm 的不燃烧材料进行隔热,与消防排烟共用的空调风管除满足本身的保温防结露要求外,还应达到排烟管道的隔热要求。

7.2 质子治疗中心给排水特色设计

本质子治疗中心为首家应用国产化质子设备的肿瘤治疗中心,集门诊、科研、检查、诊断和治疗等多功能于一体的、以质子治疗肿瘤为特色的国产首台质子治疗示范装置研制临床测试基地,包括:质子治疗中心、能源中心、地下污水处理站等设施。其中装备有首台国产质子治疗示范装置的质子中心是上海质子治疗中心的核心区域,因此,聚焦该核心区域,按照现行国家相关专业设计规范,秉着改善环境、绿色设计、节能、节水以及安全规范,配合建筑等专业设计及质子治疗肿瘤装置的工艺设计要求,规范设计、合理布线,以期达到满足首台国产质子治疗肿瘤设备装置的使用功能要求,造福肿瘤患者是给水排水设计的理念和工作方向。

质子治疗(舱)工艺装置区域作为质子治疗中心的核心区域,其建筑及结构较为复杂,对辐射防护具有较高的要求。且其内放置较多贵重仪器和治疗设备,因此在工艺上对给水、排水及消防方面的供水(量)、供水保证率、事故维修等废水排放、管道走向、水消防等都有特别的设计要求。

围绕这一质子治疗肿瘤装置的研制主线对工艺设计进行给排水专业的配合设计,在符合现行国家法律法规、规范标准的前提下尽量满足其工艺、使用修护、消防保护等方面对供水水源、供水、排水专业所提出的配套设计要求。

本项目设计思路:系统上相对独立,功能上以满足质子肿瘤治疗设备工艺要求为首要目的,同时满足门诊、科研、检查和治疗等相关用水、废水排放与处理等要求。工艺冷却系统、空调冷却水系统、纯水系统的工艺补水按系统分别供给。对含放射性废水单独收集及经衰变池处理,同时符合质子治疗装置工艺以及治疗区的排水要求。

由于质子治疗(舱)装置的特殊工艺对建筑空间的特殊要求,目前尚无有专门针对安装有此种装置区域(空间)的建筑消防设计要求。经对现行国内外相关消防规范的研究及消防主管部门的意见征询,设计上采取针对性的消防措施。

7.2.1 治疗装置工艺用水与补水

1)工艺用水概述

质子治疗装置设备工艺的核心之一是质子同步加速器(synchrotron),其高频腔、偏转磁铁、热交换器等工艺设备与器件在供电运转过程中所产生的热能,需要输入冷却水直接进行冷却消能,以维持其所严格要求的恒定的工作温度,确保加速器能输送稳定、均匀的医用质子束流。该系统称之为一次冷却水循环系统,系统通常由一次循环泵、板式换热器、电加热器、离子交换柱、膨胀水箱、监测控制设备以及相应的动力设施等组成。

一次冷却水封闭循环过程中吸收获得的热量,需通过板式等工艺换热器设备间接交换传递给开敞式冷却塔、冷水机组等设备进行循环水蒸发冷却与降温。该系统称之为二次冷却水系统。

质子治疗装置设备工艺的一次冷却水循环系统的冷媒采用的是电气绝缘性能优良的流体介质（通常采用低电导率的去离子水），以满足工艺设备的电气绝缘要求以及杜绝循环管路中产生结垢而堵塞现象。由于泄漏、蒸发、维修放水等原因，冷媒水会有一定的损耗，需要随时补充充足的水量，另外还需考虑系统初次注水的用水量需要。一次冷却水系统由高位开式膨胀水箱为其补水，因此需建立纯水站提供冷媒水。

开敞式二次冷却水系统需定期补充因蒸发、溅射、飘逸等造成的循环冷却水损失以及排污水污染所需的水量。

空气调节系统需按照使用装置的要求和条件，对湿度等进行"加湿"或"除湿"等的控制操作，将湿度控制在规定的范围之内。因此，需对此系统所消耗的水量进行补充。

2）工艺用水补水与用水量要求

（1）纯水系统、工艺冷却水系统和空调系统在运行过程中，因各自因素均有一定水量的损耗而有补充水的需求。上海质子治疗中心的纯水系统、工艺冷却水系统和空调系统用水量见表7-5。

表7-5　纯水系统、工艺冷却水系统和空调系统用水量一览表

名称	用水量标准（m³/h）	使用时间（h）	用水量（m³/d）	排放量（m³/d）	供水时间（h）
纯水站	3	0.5	1.5	0.75	24
工艺冷却用水	3	24	72	15	24
空调箱加湿及冷凝	0.5	24	12	12	24

（2）质子工艺冷却水系统的纯水循环使用，仅第一次注水及日后泄漏补水时使用。工艺循环冷却水用冷却塔及补水箱均设于能源中心机房房顶，要求对其提供补水要求。

（3）系统设计中配设有中和水池，排放量不超过 0.5 m³/d。

（4）由于质子治疗装置设备为全年 24 h 不间断运行，一次与二次冷却水等也需全年不间断工作，因此须考虑其补充水的不间断供水要求，确保质子治疗装置全年每天 24 h 正常稳定可靠地工作。

（5）质子治疗装置工艺设计关于质子治疗（舱）装置需提供各装置试验用水点的要求。

3）设计对策

按照工艺要求，工艺冷却系统补水、空调冷却水系统补水、纯水系统的工艺补水按系统分别供给，满足质子治疗（舱）装置工艺设备的使用要求。

（1）水源

符合现行的《生活饮用水卫生标准》（GB 5749—2006）要求的城市市政自来水供水管网，可作为各工艺系统补充原水的水源。

（2）供水管道的接口

结合平面布置及工艺要求确定。质子治疗（舱）装置工艺设备配置的空调冷却水系统补水由冷却水补给水池（泵）接到能源中心屋顶冷却塔附近的补水接口；工艺纯水系统补水接口设在为质子治疗（舱）装置专门服务的能源中心机房内，按工艺要求从城市自来水供水管网接

出直接引至纯水站工艺机房内预留接口。工艺水泵房补水接口设在为质子治疗（舱）装置专门服务的能源中心机房内，按工艺要求从城市自来水供水管网接出直接引至工艺水（处理站）泵房内预留接口。

质子治疗（舱）试验所需用水点的供水管道，通过固定（旋转）治疗室的迷宫走道接入。在接入每个质子治疗（舱）区域的管道上设置 DN15 控制阀。

（3）按要求配设收集并暂存清洗废液和反冲洗水的中和水箱（池），酸碱废水需经中和处理并经检测 pH 值正常后排放。排放量按不超过 0.5 m³/d 计算。

（4）质子工艺冷却水系统的纯水制备

中央集中纯水制备可采用成熟的反渗透技术和先进的 EDI（Electrodeionization）技术的纯水生产设备，其制水工艺是无需酸碱再生的纯水制备工艺，它具有降低能源消耗、运行具有连续性、出水水质稳定、运行费用低、操作管理方便及对环境无污染等优点。制水工艺流程如下：原水→原水加压泵→预处理系统→精密过滤器→第一级反渗透设备→ pH 调节→中间水箱→第二级反渗透（反渗透膜表面带正电荷）→纯化水箱→纯水泵→紫外线杀菌器→微孔过滤器→用水点。

按照工艺用水的不同水质要求，采用分段取水、分别供水方式供应纯水。相关的纯水水质指标要求为：

① 高纯水：电导率＜ 2.0（μs/cm）；｛电阻率：＞ 0.5（MΩ·cm）｝；

② 纯水：电导率＜ 10（μs/cm）；｛电阻率：＞ 0.1（MΩ·cm）｝；

③ 普通自来水：防腐蚀、抗氧化。

制水设备机房案例如图 7-10 所示。

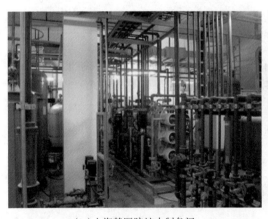 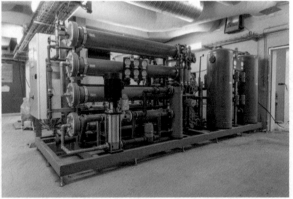

（a）上海某医院纯水制备间　　　　　　　　　　（b）丹麦某医院反渗透装置设备间

图 7-10　制水设备机房

7.2.2　装置区域泄漏废液的处置

1）治疗装置泄漏废液收集及排放的设计要求

（1）加速器大厅、高能束流输运线隧道、各个质子治疗舱的水泥地面，均应考虑质子治疗装置工艺设备冷却水循环管道系统检修等应急排放的放射性废水集水措施，用于收集事故排水、故障泄漏、调试维修等排放的废水。

（2）保持设备工艺装置大厅（房间）的干燥度要求，及时排除可能的地面积水情况。

2）设计对策

（1）正常运行情况下，一次冷却水系统采用封闭回路进行循环冷却而无需排放，仅在装置设备相关部位检修时才需要排放；或当质子治疗装置设备的一次冷却水循环系统因故障而突然发生的泄漏事故时，造成设备冷却水流失而进入环境。

（2）废液的放射特性

虽然质子治疗装置设备工艺的一次冷却水循环系统的冷媒采用的是电气绝缘性能优良的流体介质（通常采用低电导率的去离子水），但仍会受到瞬发辐射，即加速器运行时的小部分束流损失所产生的（主要为）中子辐射场的照射（高能中子的穿透能力很高）而被活化。高能中子与冷却水中的氧发生散裂反应，产生 ^{3}H，^{7}Be，^{15}O，^{13}N，^{11}C 等放射性核素，其半衰期很短（除 ^{7}Be 和 ^{3}H 之外，其他以半衰期不超过 20 min 为主）。检修或泄露等排放所产生的废水（设备冷却水）中可能有的主要放射性核素及其单次排放限值 ALI_{min} 值（ALI_{min} 是相应于职业照射的食入和吸入 ALI 值中的较小者），如表 7-6 所示。

表 7-6　废水中（设备冷却水）主要放射性核素的 ALI_{min} 值表

放射性核素	ALI_{min} 值（Bq）	占比
H-3	4.76E + 08	75%
Be-7	3.85E + 08	25%

虽然质子同步加速器是一种人工脉冲辐射源，它产生的辐射场是瞬发性的，即同步加速器一停机，能造成环境影响的主要辐射源就消失，但瞬发辐射场所产生少量的各种次级粒子、光子和带电粒子等的泄漏已对环境造成的影响，仍需经过一段时间（通常认为 15 min）方能逐渐消失殆尽，从而不再引起周边介质的活化。

因此，当质子治疗装置设备的一次冷却水循环系统因检修或故障而造成设备冷却水流失而进入环境，其水中仍含有短半衰期的放射性元素物质。泄漏排放的一次冷却水均须收集与存储在废水贮存池内，经一定时间暂存，待放射性元素衰变和辐射净化后，监测符合标准要求并经环境监管部门同意后，方可排入医院污水管，最终排入市政道路排水管网。

（3）收集与衰变

加速器大厅、高能束流输运线隧道及各治疗舱地面靠墙一侧，沿途设有排水沟 100 mm（宽）×200 mm（深），如图 7-11 所示，专门收集管道破裂等导致排放的废液。通过排水沟内设置的地漏及底板内敷设的管道，及时排入专门的事故集水井中，以满足不允许地面出现积水现象、保持设备工艺装置大厅（房间）的干燥度的要求。

事故集水井有效容积按不小于 3.5 m³ 考虑，集水井底部和四周需要至少 2 m 的防护厚度。放射防护的结构设计和射线泄露率的控制值，须由有资质的专业人员进行计算、检验和提供。

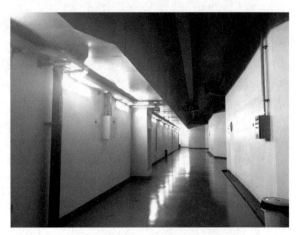

图 7-11　高能束流输运线隧道现场局部

事故集水井和废水贮存池都需有防渗功能。集水井内设置排水泵，通过预埋管道排至质子治疗装置建筑外的专用衰变池。

质子治疗装置工艺的事故排水经降衰池处理后进入污水处理站处理，并经消毒灭菌符合《医疗机构水污染物排放标准》(GB 18466—2005)中的排放标准后，方可排入城市污水管网。

7.2.3 装置区域管道布设

1）特殊区域走管要求

（1）作为放射性治疗装置，装置的辐射防护有特殊的要求。所有进出管道均得走迷宫通道。

（2）工艺要求质子装置区域隧道内的排水明沟和集水井等穿管应满足辐射安全设计要求（应无磁性）。

（3）因每天伊始需使用专门 QA 量规仪器对每个治疗舱治疗设备作使用前的性能检测与校核，故对环境温度和湿度有统一要求，不允许出现走在其中的管道上出现结露现象。

2）设计对策

（1）管道的辐射防护设计

为防止射线泄漏到质子治疗（舱）室外，所有进出给排水专业管道均得走迷宫上方的通道。进入治疗室的各种管道，应有一定的倾斜角度，避免直接进入。管道在进出质子治疗舱时增设弯头设计。

针对工艺提出防辐射要求，所有穿越质子治疗区处的给水管、排水管、水消防管道及集水坑压力排水管等，在穿越墙处套管与管道之间缝隙均应用柔性不燃密实防火封堵材料和防水油膏填实。

质子治疗装置与建筑有关的，在主体屏蔽墙上的所有开孔都要经过辐射防护设计的审核和认可。开孔结构和方式及其预埋件设计，都需要经过辐射防护的审核和认可。

（2）布设的管道及配件材质要求

质子治疗（舱）工艺装置在使用运转过程中所具有的感生放射性特质，对工艺装置内穿越管道的材质提出一定的要求，主要体现如下。

力学性能：结构稳定，具备足够的强度和韧性。

化学性能：化学稳定性好、耐腐蚀，对冷却剂相容性要好。

物理性能：热膨胀系数小，熔点高。

抗辐照性能：抗辐照能力强、对辐照不敏感、辐照产生的放射性小等。

因此，需采用专用厚壁不锈钢管道作为穿越质子治疗区的排水和供水管道。

穿越质子治疗工艺设备隧道的排水管道在穿越隧道墙壁处，要设置厚壁不锈钢专用套管。排水套管的壁厚均满足 50 年的防辐射要求。

（3）防结露措施

治疗舱试验用给水管在穿越治疗舱前加设控制切断阀门。

所有暴露在质子治疗区内的给水管、排水管、水消防管道和集水坑压力排水管等，均做防结露保

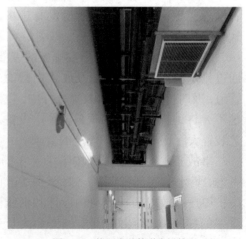

图 7-12 能源中心管道布设情况

温措施。如图 7-12 所示。

集水坑压力排水管：有条件时可在出墙后加设隔断阀（与集水坑排水泵的启动联动）或采用升降式止回阀。

7.2.4 残余辐射安全处置

1）治疗装置运行中放射性污染

质子治疗系统的核心是质子加速器，初级质子被加速成高能质子的过程中，其在能量选择及传输过程中都会有质子束流的损失。损失的质子撞击在周围的结构材料上会与材料中的原子发生核反应，即高能质子入射原子核内后与该核内的核子发生级联碰撞、交换能量，打出能量很高的级联中子。在激发核退激过程中又会释放出能量较低的蒸发中子，并伴随有 γ 射线的发射，级联中子和蒸发中子由于慢化会变成热中子。这些中子和 γ 射线产生的辐射引起周围物质的活化并产生有害气体，带来环境安全问题。

因此，高能质子加速器治疗系统运行所带来的最主要的环境安全问题，是质子束流损失而打在加速器结构部件及其周围的各种介质（如设备冷却水、舱室内空气等）上产生的中子和 γ 射线等，构成残余辐射场进而产生辐射照射、引起物质活化等，即感生放射性。其在加速器停机后依然存在，随着时间的延长而逐渐衰减。

感生放射性对人体健康所造成的影响具有潜伏期长、效应出现较晚的特点。其主要表现在易对人体的性腺、红骨髓、骨骼、肺、甲状腺及乳腺、发生癌的其他组织、皮肤以及眼晶体产生放射性危害，如诱发白血病、生育能力受损、甲状腺癌、乳腺癌和皮肤癌等。若不予重视，将会对周围公众与环境造成危害。

2）感生放射性对给排水管道的影响

即使为保证加速器维护或使用人员的安全而将加速器的束流损失控制在一定的限度下，高能质子在能量选择及传输过程中，仍会有一定量损失的质子束流散发在空间。故需要考虑感生放射性可能产生污染的对象：系统结构部件、设备冷却水、屏蔽体和屏蔽体内空气等。

若撞击在周围布设水管的管材上，透过管道与管道中的液体（水）原子发生核反应，受到辐照而引起水活化等作用（感生放射性 induced radioactivity），从而对其周围所穿越给排水管道产生影响。水因活化而产生的感生放射性核素主要是 ^7Be，^3H，^{11}C；半衰期分别是 53.28 d，12.33 a，20.39 min。

质子治疗舱内试验装置用供水水管因其会受到感生放射性的影响而受到的污染，若其出现泄漏或使用受到污染的水会对使用者或环境造成危害。质子治疗舱使用过程中若发生火灾而迅速启用的水喷淋（喷雾）消防管道系统喷放的灭火介质（水或水雾），就会对周围环境及人物造成辐射性污染的危害。

因高能的级联中子会引起空气中 N，O 的散裂反应而生成 ^3H，^7Be，^{11}C，^{13}N 等放射性核素等反应，会使周围空气因感生放射性而产生活化物质。这种空气中的感生放射性不仅对人体形成外照射，而且吸入后还将形成内照射危害。

若在高能输运线隧道内和质子治疗室内周围布设有气体消防管道，其中存在的气体灭火介质也会受到不断的活化与累积（受活化后的灭火介质，其灭火效用的影响程度尚不明确，值得探究）。当气体消防装置启动输送时，会先喷放出受到活化累积的这部分气体，加上因气体消防要求而关闭通风系统后舱体内滞留的受到活化的这部分空气，会造成环境及人物等辐射性污染的危害。因此，即使在理想状态下，感生放射性对正常人员的辐射水平处在约束值范围内，在质子治疗装置区域范围内若布设气体消防设施管道时，仍应考虑其喷放一部分活化气体对环境的影响，尤其是对正在接受治疗的患有恶性肿瘤的体质虚弱病人吸入后的影响。

3）设计对策

感生放射性具有累积增加的特性，系统停机后仍然存在并随停机时间的延长而逐渐衰减。因此，其对周围环境的影响在系统停机后不是即刻就消失殆尽，而是逐渐衰减、逐渐减少对周围环境的辐射污染。设计者应重视感生放射性的影响因素与污染作用，避免在治疗舱内设置任何给排水专业水（气、雾）管道，如：消防用水喷淋（雾）管道、气体消防管道等；若质子治疗工艺要求设置专业管道时，必须采取相应的防护措施，并加强检修维护与风险管控。

7.2.5　特殊空间水消防安全处置

1）治疗装置特殊空间水消防的设计要求

质子治疗（舱）工艺装置区域对主体建筑的要求（平面及空间）有别于常规医院建筑内所设置医疗治疗设备对建筑上的要求。作为一种满足特殊工艺要求的大空间布局和特殊的空间形体，既设有质子旋转（固定）治疗室、净高 8 m 的质子加速器大厅、净高 4.5 m 的高能束流输运线隧道工艺长廊，还有专门为之提供配套服务的设有大量控制及电器设备的各个设备技术厅和中央控制机房、中央控制室等房间。

上海质子治疗中心的质子治疗装置主设备安装在建筑的地下一楼和地面一楼。质子治疗区（五舱）平面布局图见图 7-13。

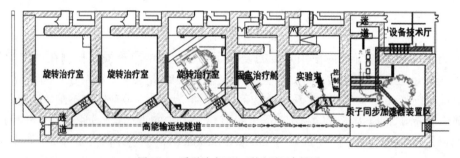

图 7-13　质子治疗区（五舱）平面布局图

（1）加速器大厅设备通道和转运区

质子加速器是质子治疗仪器的心脏，它分为同步加速器和回旋加速器，上海质子治疗中心采用同步加速器。

上海质子治疗中心的同步加速器大厅安装有离子注入系统（离子源和直线加速器等）、低能输运线、250 MeV 质子束同步加速器主环、束流引出段输运线；高能输运线隧道安装有高能质子束流输运分配设备。

加速器大厅和高能输运线设备出入通过设备转运区，设备转运区与加速器大厅相邻，布设在地上一层。如图 7-14 所示。

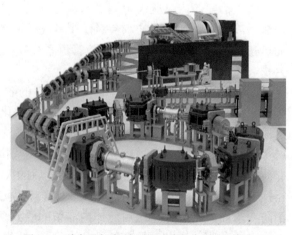

图 7-14　首台国产质子加速器及高能束流输运线模型图

（2）设备技术厅

主要是安装加速器及治疗室内所需的控制设备及配电柜，原则上电气机柜和设备按最近原则安放，因此，地面一层的设备技术厅沿地下一层的加速器束流管道和磁铁等设备的分布沿线布局。通过预埋电缆沟和孔洞就近连接到相应束流线设备上。技术厅地面架设架空地板，地板下将铺设电缆槽。设备技术厅天花板设计吊顶，留有设备管道夹层，用于设备管道等的布设。

（3）中央控制室和机房

中央控制室是质子治疗装置整个系统运行的一个控制中心，是保证整个系统正常运作必不可少的重要组成部分之一，其布置有质子治疗（舱）工艺装置操作接口计算机（OPI）以及一些重要的控制电气设备，对设备的可靠性要求很高。中控室有值班人员不间断值班，内铺设防静电架空地板。中控室旁边设置有中央控制机房。

（4）质子治疗终端（旋转机架治疗室和固定束治疗室）

治疗病人的终端即在治疗室对肿瘤部位进行精确定位与治疗，有旋转治疗室和固定治疗室之分。旋转治疗室含有旋转机架及旋转治疗头，固定治疗室则不含旋转机架。

旋转治疗室中的设备分别安装在两个区域（旋转机架（Gantry）区和治疗区）：

① 旋转机架区安装有束流匹配输运线和治疗头的旋转机架系统，这一部分实现束流配送照射功能。

② 治疗区安装有治疗床及治疗辅助设施，这一部分实现病员定位和治疗控制功能。如图7-15所示。

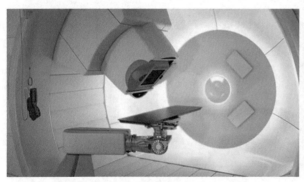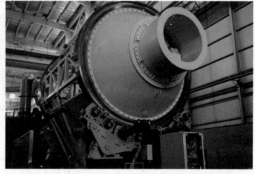

（a）Provision质子中心治疗舱（美国田纳西州）　　　（b）完成加工制造的某质子治疗旋转舱设备

图7-15　质子治疗终端

在旋转治疗室中，除旋转机架系统和治疗床外，还有通风管路、管线桥架、人行走道和作业平台等。

在医疗区一侧有医务人员和病人进出的迷宫门，迷宫门走道上部区域有供公用设施等各类管路进出的通道。

2）设计对策

（1）设计依据

质子治疗（舱）装置的特殊工艺装置工艺的专业性要求特殊，目前尚无有专门针对安装有此种特殊工艺装置区域的建筑消防设计方面的要求。

设计可参照现行国家相关消防规范、标准和规定，也可收集与参照已建成的类似项目。

对质子治疗（舱）工艺装置区域的消防设施的设置情况与要求。可征询消防主管当局对质子治疗（舱）装置的特殊工艺装置的消防设施处置意见；或按照质子治疗（舱）装置工艺设计对建筑空间的特殊要求，进行建筑空间的性能化分析用以作为消防设计依据。

（2）针对质子治疗装置同步加速装置区域的设计对策

① 问题分析。

a. 气体灭火系统的局限性。

上海质子中心项目的质子治疗（舱）装置区域包括：质子治疗区（由旋转治疗室、固定束治疗室和固定束实验室以及质子同步加速器大厅组成）、质子设备技术区、质子设备维修区和安装区、质子治疗计划准备用房（含固定室、麻醉室、医生办公室和库房等）及质子公共仪器设备室等。

质子治疗（舱）装置区域的质子治疗装置由离子源、质子加速器、高能输运线隧道等系统组成，因其有工艺上的连续性、整体性的空间布置要求，建筑上无法采取防火隔断，因此整个质子治疗（舱）装置加速区域设计成为一个建筑防火分区（空间）。

按照《气体灭火系统设计规范》（GB 50370—2005）内的 §3.2.4/2 款：采用管网灭火系统时，一个防护区的面积宜 ≤ 800 m²，且容积宜 ≤ 3 600 m³。离子源、质子加速器、高能输运线隧道的整体大空间体积通常超出《气体灭火系统设计规范》要求的最大气体防护体积 3 600 m³ 要求。质子中心治疗（舱）装置对应该特殊区域空间的容积和气体消防保护区可行性计算与分析见表 7-7。

表 7-7　气体消防保护区可行性分析计算一览表

防护区编号	气体保护区名称	层高（m）	底面积（m²）	净容积（m³）	备注
1	设备技术厅 1（±0.0）	5.5	300	1 650	
2	设备技术厅 2（±0.0）	5.5	290	1 595	
	（∑1＋2）（±0.0）			3 245	
3	电气维修间、库房（±0.0）	5.5	233	1 281.5	>规范 3 600 m³
	（∑1＋2＋3）（±0.0）			∑4 526.5	
4	高能运输线隧道（地下一层）	4.5	344	1 548	>规范 3 600 m³
5	加速器大厅（地下一层）	8	316	2 528	
	（∑4＋5）（地下一层）			4 076	
				∑8 602.5	

经上述分析计算得知：特殊空间容积均大于《气体灭火系统设计规范》（GB 50370—2005）要求的最大气体防护体积 3 600 m³。

此外，按照《气体灭火系统设计规范》（GB 50370—2005）§3.2.7 款：设置气体灭火系统的防护区内应设置泄压口。因为气体灭火剂喷入防护区内，会显著地增加防护区的内压，如果没有适当的泄压口，防护区的围护结构将可能承受不起增长的压力而遭破坏。而质子治疗（舱）对防辐射有较高的要求，如果设置泄压口，需在设计中将泄压口前的气流人为地做成迷宫的形式，并采用防辐射型专门的成品泄压口。

再者，考虑到如前所述的感生放射性因素，尤其在治疗舱内其对正在接受治疗的患有恶性肿瘤的体质虚弱病人吸入后的影响及惊吓等影响。

因此，该区域通常无法实现气体灭火系统的有效保护。

b. 水作为灭火介质的局限性。

首先，质子加速器（直线加速器、同步加速器）、高能输运线隧道内有大量重要昂贵的工艺装置是通电的（偏转）磁铁、线圈、电缆及真空管等，不适合采用水作为灭火的介质。

其次，质子加速器治疗系统会产生较高的感生放射性物质（见 7.2.4 节），其随时间变化的速度也较慢。对于固定治疗室治疗头而言，其感生放射性辐射场的分布是不均匀的，也没有按照与距离平方成反比的规律。房间内被活化的物质内容较多，除了机头之外，还有治疗床、地面、周围墙壁及其他设备等。若其周围分布有水管道，管道中的水不可避免地会被活化。对于消防管道中的水因其平时不流动，会由于感生放射性的累积，水的活化程度将会更高些，紧急消防喷水所产生的辐射性危害对体弱的肿瘤患者、医务工作人员及环境污染影响也会更大。

② 对策与措施。

综上分析，质子治疗（舱）同步加速装置区域不适合采用水或消防气体作为灭火的介质。上海质子中心项目中的质子治疗（舱）装置所在区域的消防要求，在征得相关消防主管部门的确切意见后，工艺装置隧道内可不设置水或管网气体灭火消防系统，但须采取以下有效的保护措施：

首先，以防为主。

该区域的消防设计以加强火灾早期探测及消防报警为主，通过采用火灾的早期预测和其他控制措施（如：采用防火电缆，风管的保温材料为不燃材料及采用高灵敏度吸气式感烟探测器等）来避免火灾隐患及尽早探测到火灾的发生。

其次，增强与补救。

地下室束流通道左右两侧外入口处均设置消火栓箱（含消防软管、灭火器等）予以有效的保护。

（3）针对质子治疗（舱）加速装置专属配套设备区域的设计对策

① 区域情况。

专门为质子治疗（舱）加速装置提供配套服务的区域设有大量重要的控制及电器设备，包括地下一层的设备技术厅以及一层的 2 个设备技术厅、质子设备用房、2 个预留技术厅、中央控制机房及中央控制室等。

② 对策与措施。

其中一层的 2 个设备技术厅、质子设备用房、2 个预留技术厅为一个空间区域，其空间体积之和为 4 526.5 m^3，超出《气体灭火系统设计规范》（GB 50370—2005）要求的最大气体防护体积 3 600 m^3 的要求。因此，该区域无法实现气体灭火系统的保护，但可得到该区域就近设置的消火栓（箱）的有效保护。

地下一层的设备技术厅、一层的中央控制机房、中央控制室既可采用气体灭火系统的保护也可采用预作用自动喷水灭火系统。上海质子中心项目中的质子治疗（舱）装置专属配套设备区域消防要求，在征得相关消防主管部门的确切意见后，该区域内房间设置预作用自动喷水灭火系统保护，并得到附近设置消火栓（箱）的有效救援保护。

③ 双联锁预作用系统。

预作用自动喷水灭火系统采用预作用报警阀组，由相应配管、火灾探测系统、空气压缩机、自动气压维护装置、闭式喷头、管网和供水控制阀等组成；并由火灾自动报警系统启动。有单连锁及无连锁（Single and Non-Interlock Preaction Systems）、双连锁（Double Interlock Preaction Systems）三种控制系统方式。

双联锁预作用自动喷水灭火系统用于要求最大程度地防止系统误进水的场所，如重要或贵重设备、计算机房、存放贵重物品等不允许出现误喷或管道漏水的重要场所，其能有效地减少因误喷而造成水渍损失的可能，可替代湿式系统使用。

双连锁预作用系统由所要求安装的电火灾探测装置（Fire Detection Sysytem）进行联锁控制与启动。分为电/电双联锁和电/气双联锁系统。如只有其中的一个信号产生，消防控制箱只发报警信号，预作用工作阀不会开启。

美国NFPA-13 *Standard for the Installation of Sprinkler Systems*（2016 Edition）标准§7.3.2.3中对双联锁预作用系统容量大小及充水时间作出了相关的规定：

系统容量不超过500 gal（1 900 L）不需要有供水时间的限制要求；否则，在正常的气压情况下，当电火灾探测和测试检测装置同时全开时，双联锁预作用灭火系统的系统设计容量应控制在将水送到系统测试装置连接处的供水时间不超过60 s。该系统还需增加30%系统作用面积，并禁止采用格栅网状式布置喷淋管网。

（4）针对质子治疗终端（旋转机架治疗室和固定束治疗室）的设计对策

① 具体分析。

首先，质子治疗（舱）内设有（旋转）机架、治疗头（后装机）、患者精密定位和准直系统、计量验证系统和固定治疗床等，因其特殊工艺造型及旋转结构而难以在该装置治疗范围内设置固定的水消防设施对其进行有效保护。另外，治疗头、患者精密定位和准直系统等这些设备均价格不菲，一旦室内的消防水管道发生泄漏等，所带来的损失与影响将会十分巨大。精密治疗舱设备不但昂贵且对湿度环境要求严格，治疗设备正常使用过程中是不允许出现管道的漏水、水渍（水雾）或发生结露等现象发生的，故不适合采用水作为灭火介质。

其次，感生放射性（如前述与分析）会使得周围空气、水等产生感生放射性物质，从而产生环境的放射性污染。

再次，治疗过程中被固定在固定治疗床上的患者疏散不易，且需经过迷宫走道而延误撤离时间。消防喷水（雾）或喷气均会对体弱的肿瘤病患者造成惊吓与心理恐慌。

② 对策与措施。

经上述分析可知，质子治疗（舱）不适合采用水或消防气体作为灭火的介质，故在征得相关消防主管部门意见后，质子治疗（舱）内不设水或管网气体灭火消防

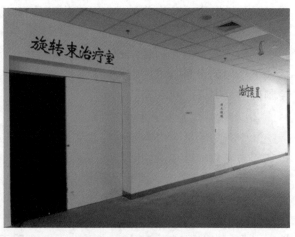

图7-16　建设中的旋转束治疗舱迷宫门出入口处

系统,但在质子治疗(舱)迷宫门出入口处设消火栓箱(含消防软管卷盘)进行有效保护。如图 7-16 所示。并在舱内设置灭火器作为补救性保护,灭火器配置按 E 类火灾考虑,并按严重危险级设计。

7.3 质子治疗中心电气特色设计

作为首家应用国产化质子设备的质子治疗中心所涉及的质子治疗装置工艺设备对电气专业有特殊的要求,本节就针对质子治疗装置对电气专业特殊要求的解决方法在供配电、接地、辐射防护、电能质量、火灾报警、智能化几个方面进行简要介绍,为国内今后类似工程提供借鉴。

7.3.1 治疗装置的负荷选择及供配电设计

1)初期方案之热电联供

在方案阶段医院方提出在供配电系统中使用热电联供,但经设计院综合评估后得出以下结论:

(1)热电联供提供的电源不可靠且提供的热源不稳定,只能用于非质子区,使用时间短,经济性差并增加了供配电系统的复杂性;

(2)即便使用热电联供,变压器容量也不会减少,投资不会降低;

(3)供电局规定最低用电量不能低于基准电量的 40%,低于此用电量会被罚款;后经研究讨论,采用热电联供性价比不高,最终各方达成共识取消此系统,没有盲目跟风。

2)初期方案之变压器配置

原供配电系统方案设计时,中国科学院上海应用物理研究所要求能源中心提供三台 1 250 kVA 变压器作为质子装置工艺设备的供电电源,其中:

(1)一台提供质子空调和冷却水系统设备用电,容量约为 600 kW,其中水系统 300 kW,空调 200 kW,控制 20 kW。

(2)一台提供质子装置动态电源,容量约为 510 kW。

(3)一台提供质子装置除动态电源以外的电源,容量约为 480 kW。

低压配电系统采用单母线分段,变压器分列运行互为备用的方式。相关的各段母线间设联络开关,任一段母线故障或检修时,母线联络开关合上,由另一段母线供重要负荷。

3)方案调整

后在初步设计过程中与中科院及医院方反复沟通、修改供配电方案,将供质子装置动态电源的一台 1 250 kVA 变压器拆分为两台 630 kVA 变压器,即设质子装置动态电源专用变压器,从物理层面减少对其他敏感电子设备的干扰,尽可能地提高电能质量。而且原来采用一台 1 250 kVA 的供电方案,则项目总变压器数量为 5 台,在两路 10 kV 电源同时供电、分列运行时,造成 10 kV 侧所带负载一大一小(一路 3 250 kVA,一路 4 500 kVA,变压器总装机容量为 7 750 kVA),既对上级电业 10 kV 变压器容量分配造成困难,并且变电站的平面布置时也将造成空间浪费。

4)最终供电方案

最终质子治疗中心变电站变压器总装机容量确定为 7 760 kVA(二路 3 880 kV),控制在 8 000 kVA 以内,采用 10 kV 变电站即可满足医院使用要求而无需设置 35 kV 变电站,从源头上将质子治疗中心变电站所在的能源中心的建筑面积以及变电站设备的投资造价大大压缩,施工周期也可成倍减少。其中质子装置配置四台变压器作为质子装置工艺设备的供电电源,变压器容量为两台 1 250 kVA 和两台 630 kVA;其余公共部位配置两台 2 000 kVA 变压器,防止二者在使用过程中相互干扰并方便院方管理及成本核算。在地上一层设置 800 kW 室外型柴油发电机组作为第三路电源,为消防设施、弱电系统、加速器控制系统、治疗控制系统、旋转治疗室的大型旋转机架及真空泵等特种医疗设备用电分别提供消防应急电源和特别重要负荷应急电源。

5)供配电的设计难点

本工程的难点在于确定质子装置工艺设备供电电源(如:B 铁电源、高能 B 铁、PL1~PL4、注入器等)的供电负荷等级、类别划分以及要求自动恢复供电的时间,在《综合医院建筑设计规范》(GB 51039—2014)、《医疗建筑电气设计规范》(JGJ 312—2013)、《民用建筑电气设计规范》(JGJ 16—2008)等规范及行业标准均无提及。为此在初步设计阶段与中科院反复沟通协商,确定了质子装置工艺设备中的加速器控制系统、治疗控制系统、旋转治疗室的大型旋转机架等的供电电源为一级负荷中特别重要负荷。其也将成为国内以后质子类项目供配电设计时的参照及依据。

医院的供配电设计首要目标是供电的可靠性、稳定性,为此本工程围绕这个目标进行变配电设计,采取了以下措施来保证供电的可靠性、稳定性以及经济性,并满足了当地供电局对《重要电力用户供电电源及自备应急电源配置技术规范》的要求,见表 7-8、图 7-17。

表 7-8　质子治疗中心重要负荷自备应急电源配置表

重要电力用户类别	保安负荷名称	允许停电时间	配置自备应急电源种类	工作方式	后备时间	切换时间	切换方式
网络数据	网络数据中心	ms	UPS＋柴油发电机	在线/冷备	30～120 min	0.5 s＜t≤15 s	在线/ATS
消防	消防泵、消防风机等	＜15 s	柴油发电机	冷备	≥90 min	≤15 s	ATS
	应急照明、疏散照明等	ms	EPS＋柴油发电机	热备/冷备	≥90 min	≤0.5 s	热备/ATS
	消控安保中心	＜15 s	UPS＋柴油发电机	在线/冷备	≥180 min	0.5 s＜t≤15 s	在线/ATS
重要设备	PL1-3、PL1-4、治疗装置使用	＜15 s	柴油发电机	冷备	≥60 min	0.5 s＜t≤15 s	ATS
	公共设施、设备技术厅 3、中控机房	ms	UPS＋柴油发电机	在线/冷备	≥60 min	≤0.5 s	在线/ATS
	抢救、麻醉等	ms	UPS＋柴油发电机	在线/冷备	≥24 h	≤0.5 s	在线/ATS

7.3.2　治疗装置接地设计

质子治疗装置要达到高精度、高稳定、高可靠的运行,接地系统是其中重要的因素之一。

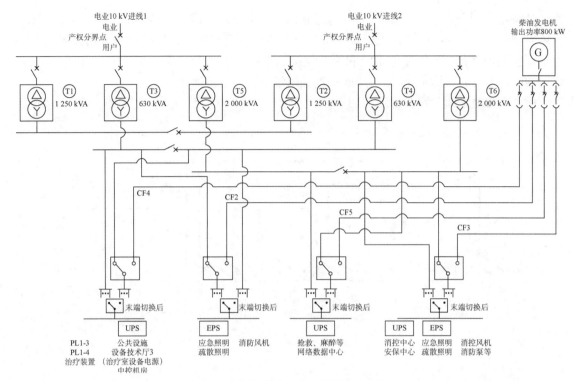

图 7-17 重要负荷自备应急电源配置图

由于质子治疗装置包含有高功率微波系统的运行,因此装置设备接地系统采用上海光源的成功经验,设计平面接地装置、高频多点接地母排的形式,尽量减低地线阻抗。质子治疗装置加速器设备接地系统包括接地装置、接地导体和接地母排组成,其中接地装置在建筑混凝土层之下,接地导体在混凝土或墙体中,接地母排在墙面或地沟中,具体的工艺要求如下:

(1)接地装置是接地系统的基础,由接地体和连接排组成,接地装置布置于主体建筑地面混凝土层之下。利用建筑的桩基作接地体,采用 40 mm×4 mm 热镀锌扁钢作为连接排把质子区每 3 根桩基中取 1 根桩基连接成网,热镀锌扁钢埋设在地面混凝土层以下泥土中,起辅助接地的作用。热镀锌扁钢必须与桩基中的主钢筋焊接,扁钢和扁钢的连接也采用焊接,所有的焊接面长度要求大于 120 mm。接地装置的接地电阻设计值小于 0.2 Ω。

原设计时为用热镀锌扁钢作为连接排把质子区每根桩基连接成网,为不影响施工进度,与施工单位沟通协商后改为质子区每 3 根桩基中取 1 根桩基连接成网。在本建筑结构封顶后,测试接地电阻时却发现电阻值不达标,各方顿时紧张起来,纷纷在想补救措施。第二天警报解除,原来是使用了未经过质检站检测过的接地电阻测试议,后换用经检测过的测试议测试接地电阻完全满足设计要求,这也从另一方面说明隐蔽工程的重要性。

(2)接地导体采用 40 mm×4 mm 热镀锌扁钢,作为地下接地装置连接到室内接地母排的上引线,要求直接与桩基中主钢筋焊接,焊接面长度大于 120 mm,在墙脚或地沟中引出,引出点离地高度小于 200 mm。

(3)室内接地母排与接地导体多点连接,安装在墙上或电缆沟壁上,在墙上安装的离地高度 200 mm,和墙面绝缘。接地母排有 2 种,调制器用接地母排为 100 mm×2 mm 的铜皮,控制机柜和电源用接地母排为 40 mm×5 mm 的铜排。由于接地母排与接地导体的材质不同,连接必须可靠，可以用 40 mm×5 mm 的过渡铜排连接接地母排和接地导体，过渡铜排与接地导体采用焊接，与接地母排采用压接。所有质子治疗装置室及其他医疗设备室均设置独立的安全保护接地系统、工作接地系统和等电位接地系统。工艺冷却水系统中所有金属传感器，阀门的两端等均需采用 40 mm×4 mm 的铜编织带进行等电位连接。

质子区接地平面布置图见图 7-18、图 7-19。

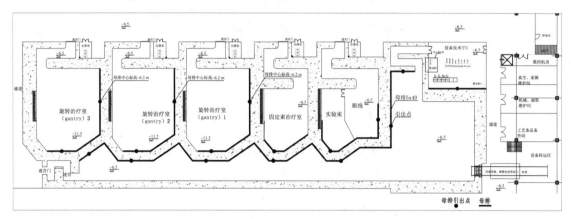

图 7-18   质子区地下一层接地布置图

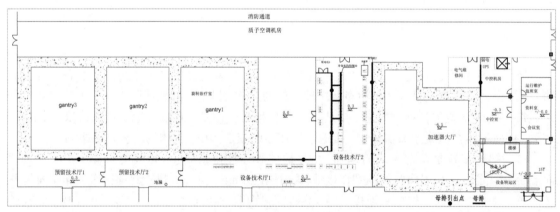

图 7-19   质子区地上一层接地布置图

7.3.3   治疗装置辐射防护

质子治疗系统的核心设施质子加速器，将初级质子加速成高能质子的过程中，其在能量选择及传输过程中都会有质子束流的损失。损失的质子是带电粒子且质量比电子大很多，它在其路径上要经过降能、偏转、碰撞和散射等一系列过程，一路上会辐射出电离辐射；而且在这些过程中，有大量的中子产生并伴随有 γ 射线的发射；质子还会引起路径上的器件活化，这些辐射因加速、扩束的方式而异，特别是过程中产生的中子对工作人员和病人的身体健康危害极大，因此屏蔽工程显得极为重要。为此，将质子重离子治疗区域的底板、防护屏蔽墙及顶板内钢筋（机房内的 6 个面）可靠连结以及局部填充防辐射屏蔽钢板，并与接地网格可靠连接，共同组成法拉第笼，形成三维接地系统以满足辐射防护的要求。

所有配电线路在进入质子区或穿越质子区内不同分区时，均需通过预埋在辐射屏蔽墙内的 S 形穿墙管布线，见图 7-20。

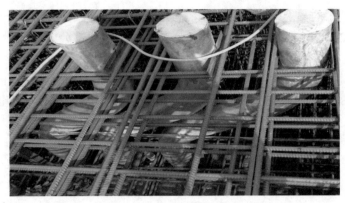

图 7-20　S 形预埋穿墙管

　　根据质子治疗中心特殊的诊疗性质，在质子重离子治疗区域设置由辐射探测器、交换机、控制服务器和显示终端组成的辐射监测系统，用以动态跟踪监测辐射源；医院室外总体内设置环境辐射监测器，以确保医院范围内辐射源无泄露情况。

7.3.4　电能质量保障

　　（1）谐波治理

　　质子装置工艺设备和公共部位的供电电源分别从不同的变压器引来，须防止在使用过程中产生的谐波互相干扰。采用自带消谐器的设备，对具有谐波互补性的装置集中设置，同时适当限制谐波量大的设备工作方式来减小谐波。对大功率的 UPS 装置加装滤波器或隔离变压器，以期减少谐波对电网及设备的影响。在变电所低压侧设置有源滤波装置，可以显著改善负荷与公共电网连接处的电能质量，包括提高功率因数、克服三相不平衡、抑制电压闪变和电压波动及消除电流谐波污染等。待项目竣工后利用能耗分析管理系统测试配电系统的谐波含量，并根据实际情况增设无源吸收谐波装置、有源吸收谐波装置、无源有源复合滤波吸收装置或静止无功发生器（SVG）等设备，进一步消除电网中的高频脉冲尖峰、高频谐波对用电设备的干扰，净化电源电压波形，并消除用电设备产生的随机高次谐波和高频噪声等干扰，实现对谐波的有效治理，减少控制设备的死机、通讯误码，提高设备寿命。

　　（2）电压暂降、暂升

　　雷击和暴雨等恶劣天气影响、意外事故导致的局部市电电缆损坏、大功率电机启动或短路等故障均会引起供电电网的电压暂降或暂升。电压暂降、暂升的发生几率虽然很小，但是危害巨大，电压有效值的异常降低或升高，都会直接损坏用电设备。

　　在上海市质子重离子医院的运行过程中，已多次发生因供电电网发生电压暂降、暂升引起质子治疗装置工艺设备——工艺冷却（变频）泵变频器保护动作并导致工艺冷却泵停机，整个质子治疗装置将会连锁停止运行（部分质子治疗装置设备必须在严格的温度条件下才能正常工作）。而待供电电网电压恢复正常后工艺冷却泵重新运行时，冷却水系统的水压已经下降了，整个质子治疗装置需重做全套检测程序（需数个小时）并通过检测后方可投入运行，极为耗时，会严重影响医院的日常治疗工作。为此，上海市质子重离子医院已决定采用快速电压调节器来解决电压暂降、暂升的问题，现正处于招标阶段。

　　快速电压调节器是一种高性能的、持续在线的电压暂降、暂升解决方式。快速电压调节器的运行原理（图 7-21）是基于一个可逆整流器（能量可以双向流动）和一个逆变器，它能叠加或削去跌落或超出的输入电压,从而保持输出电压不变、稳定并持续(±0.5%)。快速电压调节器时刻检测输入电压,当输入电压暂降时,电网中仍剩有部分电能可供使用,快速电压调节器控制 IGBT 逆变器通过串联的注入变压器在主回路中加入适当的补偿电压,在 1～2 ms 内即对跌落电压做出正向初步校正,然后在随后半个周波之内做出完全校正。当输入电压暂升时,逆变器在主回路上产生一个反向校正电压,在 1～2 ms 内即对暂升电压做出反向初步校正,然后在随后半个周波之内做出完全校正,多余能量反馈回电网。当主回路电流超过限值或者自身设备发生故障时,快速电压调节器会自动切换至旁路模式,快速电压调节器在旁路模式下逆变器不生成、不输出校正电压,市电通过注入变压器次级绕组直接为负载供电,不会引起负载断电。

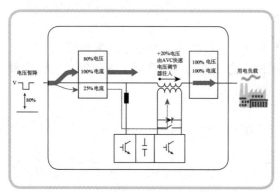 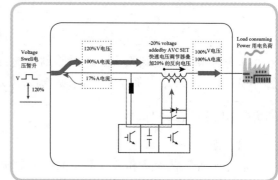

图 7-21　快速电压调节器运行原理图

快速电压调节器串接在供电主回路上的只有其注入变压器的一组线圈,没有半导体装置被放在市电和被保护的负载之间,因此供电安全性极高,是不会"丢掉"负载的,也不会与下游的电容产生谐振。

快速电压调节器优异的调节精度和极其快速的响应速度,使得电源稳定了,因此电子负载或工艺的精确性和可靠性才得以改善或优化。

快速电压调节器还有集成 UPS 的型号,为消除电压暂降、暂升外和短暂的电力中断等电力困扰而设计,极其可靠地保障设备用电,避免停机损失。

但可惜的是由于现阶段能在 3 ms 响应校正完毕的快速电压调节器均为纯进口产品,价格昂贵并且生产厂家也少。质子治疗中心项目组收到上述反馈意见时已经处于土建施工阶段,因而质子治疗中心项目在初步设计阶段概算专业未列此项,且预算有限。因此,在质子治疗中心变电站设备招标时也未能将快速电压调节器列入采购范围内,只能在将来质子治疗中心投入使用后是否会发生与上海市质子重离子医院相同的情况后再定,但这也为解决其他类似项目出现此类问题指明了道路。也在此呼吁广大国内电器行业的厂家们迎头赶上,研发同类产品,能提供更具有性价比的产品来为国内后续质子项目的电能质量保驾护航。

7.3.5　特殊空间火灾报警

1)质子区的特殊空间

质子治疗舱对建筑的要求和常规医院对医疗设备、对建筑平面及高度上的要求有着极大的区别。作为一种满足特殊工艺要求的大空间布局和特殊的空间形体,既设有质子旋转(固定)治疗室、净高 8 m 的质子加速器大厅、净高 4.5 m 的高能束流输运线隧道工艺长廊,还有专门为之提供配套服务的设有大量控制及电器设备的各个设备技术厅和中央控制机房、中央控制室等房间（均布置在建筑地下一层及地上一层质子区内）。

其中加速器大厅安装有离子注入系统（离子源和直线加速器等）、低能输运线、250 MeV质子束同步加速器主环和束流引出段输运线；高能输运线隧道安装有高能质子束流输运分配设备。

加速器大厅和高能输运线设备出入通过设备转运区，设备转运区与加速器大厅相邻，布设在地上一层。

地上一层的设备技术厅主要是安装加速器及治疗室内所需的电气设备及配电柜，原则上电气机柜和设备按最近原则安放，因此地面一层的设备技术厅沿地下一层的加速器束流管道和磁铁等设备的分布沿线布局。通过预埋电缆沟和孔洞，就近连接到相应束流线设备上。技术厅地面架设架空地板，地板下将铺设电缆槽。设备技术厅天花板设计吊顶，留有设备管道夹层，用于设备管道等的布设。地上一层中央控制室是质子治疗装置整个系统运行的控制中心，布置装置操作接口计算机（OPI）以及一些重要的控制电气设备。

2）质子区特殊空间的特殊要求

质子区旋转治疗舱、设备技术厅、中央控制室等处要求火灾的侦测灵敏度必须在烟产生阶段之前即能报警。就是能于火灾第一阶段（极早期阶段，烟产生之前）报警，争取最长的反应时间，将生命及财物损失降到最低点；如果采用火灾第二阶段（有烟产生的阶段）才能报警的烟探测器，等到接到报警信号时，烟已对此类场所造成污染，对精密且昂贵的电气设备造成的损失将无法避免；而在医院这种场所，一旦烟产生后对人员的逃生也会造成阻碍，尤其是行动不便的病人。

3）特殊要求的特殊解决方案

因此普通的点型光电感烟火灾探测器首先被排除在外，本工程在上述区域设置了云雾室型极早期探测器。为什么要采用云雾室型极早期探测器而不采用普通的光散射型极早期探测器呢？

因为云雾室型极早期探测器可以探测到火灾极早期状态（在物质热崩溃点和燃点之间）所产生的小至 0.002 μm 的粒子，其在火灾极早期（即烟产生之前）就可以发出预警。一般采用光散射原理的极早期烟探测器并不对次微米粒子产生反应，它所能探测到的粒子大小是受探测器所使用的探测光源之波长（约 0.1 μm）所限制；然而在火灾极早期阶段，大于 0.1 μm 粒子的存在数量相当于 0.002 次微米大小的粒子数量是相当相当少的。所以，采用光散射原理的极早期烟探测器是无法探测出火灾的早期征兆。

相比于其他技术的极早期空气采样探测器（探测的是在物质达到燃点后所产生的可见及不可见烟），云雾室型极早期探测器的预警时间更早，且不受高气流稀释的影响而造成无法极早期探测到火灾的风险，不会因火灾烟雾随着气流散播而造成医疗设备硬件腐蚀损坏的问题，不受机柜阻挡探测标的物而造成无法探测的困境。

4）特殊解决方案的特殊探测技术

云雾室型极早期探测器采用云雾室技术，云雾室将经由空气采样管路送入云雾室内的被保护区域的空气样本（假设含有高浓度的不可见次微米粒子）透过一简单的精密机械处理，即利用水的表面张力将这些不可见的次微米粒子内含在小水滴中心，而形成一颗颗可见约 20 μm 的细小雾状水滴。通过这庞大的雾状水滴所形成的遮光面及透光率，即可测出数量极为可观的次微米粒子的数量，因而得知极早期火灾的讯息。

由于在正常情况下，空气中只有少量的不可见悬浮粒子（约 20 000 个 /CC）及尘雾粒子（约 5 000～10 000 个 /CC），但因尘雾粒子的体积大，遮光率高，所以容易造成单靠光源探测的探测器误判造成误报。而云雾室将所有粒子放大成相同大小的水滴粒子，所以其探测能力不受体积大小的影响，而以数量多少为判别的标准；非火灾因素的不可见悬浮粒子及尘雾粒子总数量最多不会超过 50 000 个 /CC，所以云雾室型探测器可以将其警告门槛设定在 150 000 个 /CC。如此一来，因尘雾影响而造成误报的状况就不会发生在云雾室型探测器上；另一方面，火灾极早期阶段所产生的粒子数量，却很容易越过门槛而发出警告。

所以，采用云雾室型极早期探测器具有最高的灵敏度、最低的误报率，可以有效避免因灰尘、水雾等因素的影响而造成误报的困扰。不会因为误报而造成医院人员恐慌，而在以往的医院案例中就有误报发生（因质子治疗区域消防排烟与空调通风为共用管道，直通室外的阀门密封不够容易造成灰尘、水雾侵入）。为因高误报率带来的困扰将光电型空气采样探测器灵敏度调低，而灵敏度调低的探测器对危机的反应变得迟钝，又产生了另一个更为致命的危机。所以，采用云雾室型极早期探测器则不需要调低灵敏度，不会有提高火灾风险的疑虑。

云雾室型极早期探测器平面布置图见图 7-22、图 7-23。

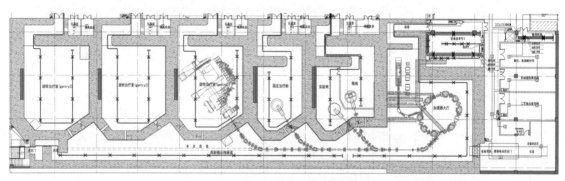

图 7-22　质子区地下一层消防报警平面图

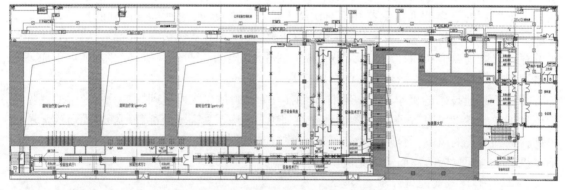

图 7-23　质子区地上一层消防报警平面图

其中地上一层设备技术厅和中央控制室内空气采样系统，主要布设在空调系统回风管道前、高架地板冷气出风口前、设备配电机柜内三个地方，用来防范上述区域发生火灾事故，示意图如图 7-24 所示。

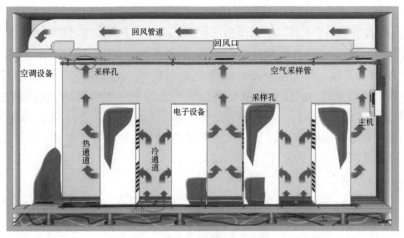

图 7-24 空气采样系统布置示意图

7.3.6 以人为本的智能化设计

1）医院信息管理系统（HIS）

医院信息管理系统（HIS）是包含管理信息系统（MIS）、临床信息系统（CIS）、办公自动化（OA）等为一体的，能够适应医院应用的医院智能化全方位信息管理系统（图 7-25）。系统采用结构化、模块化、万兆主干、千兆桌面的六类综合布线系统作为医院高速信息网络，以提供数据、语音及静态和动态图像传输的便捷通道，力求实现智能管理的最佳性能。医院信息管理系统的有效运行，将提高医院各项工作的效率和质量，促进医学科研、教学；减轻各类事务性工作的劳动强度，使他们腾出更多的精力和时间来服务于病人；改善经营管理，堵塞漏洞，保证病人和医院的经济利益；为医院创造经济效益。完整的医院信息管理系统实现了信息的全过程追踪和动态管理，从而做到简化患者的诊疗过程，优化就诊环境，改变目前排队多、等候时间长、秩序混乱的局面。

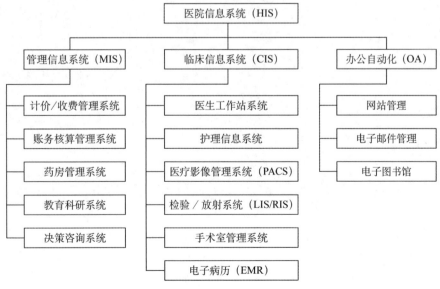

图 7-25 医院信息系统（HIS）架构图

2）智能化系统集成管理系统（IBMS）

利用智能化控制网络服务器、存储设备等网络设备，通过统一的管理软件、通讯协议构建先进的、开放的、可扩展型的全数字化医院智能管理平台，实现信息资源的优化管理、共享；将医院楼宇自动控制系统、火灾报警及消防联动控制系统、视频监控系统、安全防范系统、公共广播系统、通信网络系统、信息导引及发布系统等实现中央集成管理，使医院整体的弱电智能化系统达到功能最优（图7-26）。在提供温馨、舒适的就医和工作环境的前提下，减少管理人员、降低能量消耗、实现安全可靠运行、提高服务的响应速度，使建成后的医院高效、稳定地运营，进一步提高医院的管理水平。

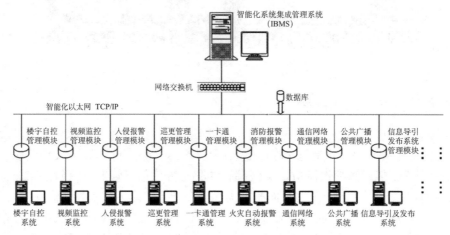

图7-26　智能化系统集成管理系统（IBMS）架构图

3）最终设计规模

综合布线系统总计设置数据终端1 154台、语音终端268台；视频监控系统总计设置摄像机281台；BA控制点位1 439台。

第八章 绿建设计

本质子治疗中心在设计中贯穿绿色与可持续目标,始终围绕医院建筑特点,注重对室内外舒适环境的营造、对医院空气品质的控制与对建筑能耗的降低,从建筑形体、总体布局、立面设计和材料选择等多方面进行设计优化,辅以计算模拟技术确定最佳设计参数,并根据"质子区"特殊功能工艺采用适宜的余热回用等高效空调设备等技术,提高室内舒适度与建筑能效,节约资源。通过本项目的绿色设计,综合节能率达到65%,每年可节约能耗625.800 MWh,节约标准煤187.74 t,减少 CO_2 排放 657.09 t。已获得绿色三星设计标识认证。

8.1 绿色目标与实施原则

根据《上海市绿色建筑发展三年行动计划(2014—2016)》,从2014年下半年起所有新建民用建筑全部按照绿色建筑一星级及以上标准建设。其中,单体建筑面积2万 m^2 以上大型公共建筑和国家机关办公建筑,按照绿色建筑二星级及以上标准建设。

本项目建筑面积超过2万 m^2,至少应满足绿色二星级设计标准。且本项目作为政府投资的医疗项目,也是国内首家质子治疗中心,具有全国影响力,对环境、品质要求均较高。而且作为医院建筑,普遍建筑能耗要高于普通建筑(图8-1),对建筑节能运行的需求更大。因此,最终选择绿色三星级设计评价认证为目标进行设计,以保证安全与舒适性前提下,实现建筑的节能运营,实现适合本项目特征的技术体系,降低增量成本,同时彰显本项目绿色品质并起到宣传效果。

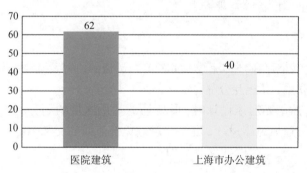

图8-1 单位建筑面积能耗分析图[单位: kgce/($m^2 \cdot a$)]

为实现本项目的绿色目标,绿色咨询秉承以下实施原则:选择适宜、成熟的技术,技术与设计整合为一体,适当突出项目亮点。

8.2 医疗建筑的特征分析

医疗建筑相比于其他建筑,有其独特的功能特点。因而在设计前需要审慎分析其特征,从而在后续设计中,有针对性地提出适合的技术方案。

8.2.1 复杂的功能

医院功能较为复杂专业,不同空间区域有不同的使用要求。在设计时,需要针对不同的功能区域,选择不同的绿色设计方法。

1) 户外环境

医院的户外环境要求有良好的绿化、空气、通风及遮阳等,营造良好氛围。营造舒适的室外环境,提供半室外休憩空间,可供使用者包括医疗工作人员能够在自然环境下多一些接触与沟通,改变医院常有的冰冷气氛;同时,良好的室外环境也为建筑的节能运营提供良好的环境条件。

2) 公共服务区域

门厅、等候厅等公共服务区域对自然通风、采光、热环境均有较高的要求。门厅、等候区域是病人首先接触到的空间,而且也是需要长时间等候停留的区域,病人来到医院本来就有心理负担,因此公共服务区需要营造一个安全、舒适、安心的环境来缓解、释放病人的压力。

3) 检查室、急救、库房等空间

检查室、急救、库房等空间要求室内物理性能如照明、供水、新风等稳定、可调节。应保证稳定的环境条件,并能根据不同使用要求自由调节。

4) 检查室、急救、库房等空间

各实验室、治疗室等空间要求供能不间断,并做好防护。这些是质子治疗中心的核心,对能源依赖性强,要求稳定不间断供能,室内环境需要按医疗专业要求控制;同时这些空间也易产生辐射、空气与水污染,需要注意防护,避免空气交叉感染,废水集中处理,避免与生活用水接触等。

5) 诊室、各科研、办公、会议及内部职工使用空间

诊室、各科研、办公、会议及内部职工使用空间等与办公建筑功能相近,需要满足通风、采光、防眩光和高效空调设备等常规需求。

8.2.2 复杂的流线

医院的一大特点就是存在多种流线,如医护人员流线、病人流线、药品、器械等物流及垃圾排放流线,既相互联系,又相互分隔。

在进行被动式自然采光通风设计时,既要注意适用区域的划分,也要注意各种流线的影响,利用清洁流线进行通风风路设计,也要注意避免各流线的交叉感染。

8.2.3 较高的给排水要求

医院由于其独特的功能,有热水需求,且热水稳定性要求较高。用水器具应以感应式、非接触式控制为好。部分有污染的排水需要单独收集处理。同时由于病人较多,可能存在直饮水需求。

8.2.4 较大的总体能耗

医院建筑能源消耗形式主要为电能、燃气和水,其中电和燃气占总能耗的 95% 左右。平均单位建筑面积能耗为 62 kgce/(m^2·a),单位建筑面积运行费用约为 203 元/(m^2·a),是上海市办公建筑能耗的 1.55 倍,存在巨大的节能潜力。

在医院的日常能耗中,电力消耗最大的主要用于照明、电梯、空调和通风等设备,其用能能耗占总能耗的80%。其次,医院还以天然气等作为主要能源,用于冬季供暖及生活热水等。如图8-2所示。

总用能费用中空调和采暖运行费用约占53%。在总的用气能耗供暖能耗占42%,生活热水及工艺供能占55%。减少空调及生活热水能耗是医院类建筑节能的重点。

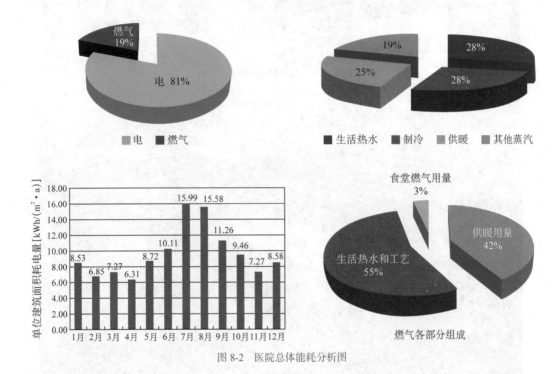

图8-2 医院总体能耗分析图

8.2.5 医院的总体负荷特点

医院建筑夏季和冬季空调时间运行相对办公建筑较长,对于空调系统采用新风热回收技术。考虑到新风污染情况,建议采用板式新风热回收机组。

医院建筑夏季有生活热水需求,夏季供冷的同时可以回收部分空调冷凝热,提供能源综合利用效率。

医院建筑由于工艺要求,一般会有工艺冷却需求,可以针对该特点,对医院余热、废热进行合理利用,提供空调及生活热水用热。

8.3 绿色适宜技术策略

基于医院建筑的特征分析,结合本项目特点,制订适合本项目实施的绿色技术策略:室外生态环境优化与室内外交互设计策略,室内被动式节能技术分区域有限设计策略,高品质环境营造与设备高效稳定运行策略,能源与资源的有效、综合、安全利用策略。如图8-3所示。

8.3.1 室外生态环境优化与室内外交互设计策略

医院的性质容易让人感到沉重与压抑。营造更自然、生态、舒适的建筑环境,并将其引入

灵活隔断	自然通风	太阳能热水系统	营造室外风环境	自然采光
在办公、培训与部分实验室设置可灵活拆卸的玻璃隔断,采用灵活隔断的比例为87.88%	合理设置外窗可开启扇,充分利用下沉庭院与通高中庭在室内合理布局,以形成良好自然通风	设置84片太阳能集热器,共计150 m²,系统提供生活热水量占生活热水消耗总量的比例为71.89%	通过建筑的合理布局与场地大面积复层绿化等设计手法改善室外风环境,各季最高风速均不超过5 m/s	在建筑中部设置通高中庭并于其顶部设采光天窗,以改善建筑进深深处的采光效果

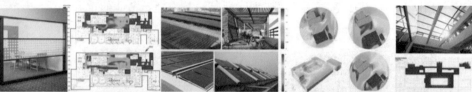

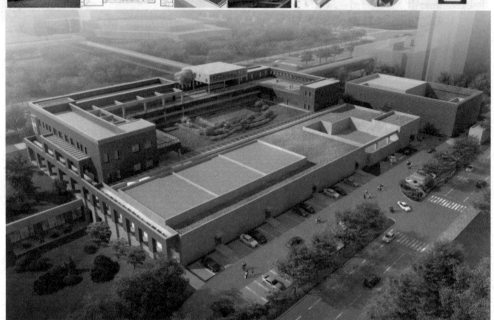

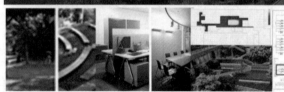

透水地面	照明智能控制	地下采光优化	余热、废热利用	雨水回收
设置绿化面积达7 757 m²,使雨水能充分入渗与调蓄,涵养水土,透水地面占室外地面面积比例达49.96%	设置合理的照明控制系统对照明进行分区设计,按不同的房间用途及需要设置不同的控制方式,以期达到最佳照明效果并节能	场地西南侧设置下沉庭院,建筑中部设置通高中庭并设天窗,可改善地下室自然采光效果节省照明能耗	选用带部分热回收功能的螺杆式冷水机组夏季冷凝热回收用于"质子治疗区"工艺空调再热;采用水源热泵机组冬季回收工艺冷却水热量提供全楼冬季空调采暖	利用项目条件对西北侧屋面雨水进行回收主要用于部分绿化灌溉和道路冲洗

图 8-3 医院绿色适宜技术

到室内,可供使用者包括医疗工作人员能够在更舒适的环境下多一些接触与沟通,改变医院常有的冰冷气氛。

通过建筑布局、体形优化改善室外风环境。通过建筑、绿化、道路等布局形态、方向及形式等设计达到改善场地风环境的目标,使室外有适宜的风速宜于人们室外活动,也便于将自然风引入室内。

参与式场地绿化,室外庭院景观渗透。设置多层次绿化景观与室内形成对景,面向景观设置半开敞空间，为室内带来自然风，与室内空间交融。

结合建筑造型，多层次设置花园式屋顶绿化，使人们方便地进出、室内外互动，丰富绿化层次调节室外微气候的同时，也提供更多休憩场所。

通过绿化、植草砖等透水性地面设置，提高土地的水分涵养能力，缓解热岛效应，调蓄雨水，营造舒适的室外环境。

8.3.2 室内被动式节能技术分区域有限设计策略

自然采光与通风等被动节能技术，可充分利用自然条件解决室内光、热问题，节省能耗，将自然环境引入室内，有利于人的身心健康。但医院里并不是所有区域都适合采用这一技术，因此自然通风采光采取区域划分、局部采用的策略。

大厅、等候区、诊室、办公和科研等区域宜通过合理设计可开启窗的位置、形式与面积组织风路，加强自然通风，充分利用夜间通风。设计中庭、边庭、天窗等，为病患者提供一个开敞明亮的室内环境。设置下沉空间及天窗，将自然光引入地下空间，改善地下室空间环境。

8.3.3 高品质环境营造与设备高效稳定运行策略

医院建筑比一般办公等建筑对声环境、光环境、热环境等的舒适性要求更高，对环境的稳定性要求也更高，要在舒适性与稳定性条件下实现节能运行，就需要设备的高效与节能措施。

医院要注重隔声隔振设计。医院里一方面医患双方均需要一个安静的环境，各种精密仪器也需要避免振动影响；另一方面各种检测设备容易产生噪声，空调设备也需要进行隔振隔声处理，需要小心做好声环境设计。

医院要注重照明设计。对无法自然采光的空间和当自然采光无法满足要求时，采用人工照明设计，通过节能灯具，并采用智能化控制系统，能够根据设置的不同照明策略与使用条件，自动控制室内照度，在保证光照环境满足使用要求的同时节省照明能耗。

医院要注重公共区自呼吸式环境设计。对医院大厅、候诊区等人员密度较高且随时间变化较大的公共活动区域，设置室内空气质量监控系统，并与新风、通风联动，可自动监控室内CO_2浓度，当超标时自动启动新风或通风。

对于诊室、办公、科研等房间，设置可调节末端，使用人员可以根据自身感受，调节空调的温湿度，保证室内的舒适性，同时也减少不必要的浪费。

针对医院空调使用时间较长，冷热负荷较大的特点，可以采用新风热回收技术。为避免空气交叉污染，可采用板式新风热回收机组。

对空调、照明、通风等设备实施自动监控，根据效果监测结果控制设备高效运转。

对建筑各项用能用水进行监测，实时显示，及时发现系统问题，并可进行统计分析优化运行。

综合计算机、信息通信等方面技术，使电力、空调、照明、防灾、防盗及运输等协调工作，实现建筑的智能化监控管理。

8.3.4 能源与资源有效、综合、安全利用策略

根据医院特点，综合采用可再生能源、非传统水源等资源，并在设计时充分考虑材料的有效利用，减少浪费，实现建筑各项资源的高效综合利用。

本项目空调冷热源采用冷凝热回收技术，同时对医院的工艺废热及余热进行合理利用。

冬季利用工艺冷却水作为水源热泵系统的热源，提供医院其他区域冬季空调用热；水源热泵机组夏季采用冷却塔及热回收散热，夏季供冷的同时可回收部分空调冷凝热，提高能源综合利用效率。冬季从工艺冷却水二次水系统提取热量，为冬季空调提供热源，即将质子治疗装置设备散热转换为冬季大楼空调用热；同时该项目空调采用冷凝热回收技术，对生活热水进行预热。

本项目采用太阳能热水系统。医院有热水需求太阳能热水系统已是一项非常成熟的技术，上海市适宜利用太阳能资源，因此利用太阳能热水系统制备热水，并以传统能源为辅助加热，保证热水稳定供应的同时，减少对常规能源的消耗。

本项目对屋顶、场地雨水进行收集，并回用于绿化浇灌、道路冲洗等，减少常规水源消耗。

本项目采用节水灌溉与节水器具。绿化浇灌采用喷灌形式减少灌溉用水；室内采用感应式节水器具，可大大减少用水。

室内装修与建筑土建设计一体化设计，土建设计时考虑室内装修的效果，预留孔洞、预埋件等，装修设计不破坏土建结构，避免二次装修的材料浪费。

8.4　绿色技术亮点

基于以上绿色适宜技术策略的分析，本项目设计了适合本项目的绿色技术亮点：根据"质子区"工艺特点创新性设计余热废热利用技术，针对医院高能耗特点的能源节约与综合利用设计；根据医疗建筑特点的室内外空气品质保障设计，室内外环境交互与卫生安全设计，控制径流、热岛效应与水资源综合利用的海绵设计；材料资源有效、综合、安全利用，实行施工节材优化与绿色施工管理。

8.4.1　根据"质子区"工艺特点创新性设计余热废热利用技术

1）空调冷热源设置

本项目空调冷热源按"质子治疗区"及"非质子治疗区"设置，"质子区"工艺冷却水作为"非质子区"水源热泵机组的热源。水源热泵机组冬季从工艺冷却水提取热量，为大楼冬

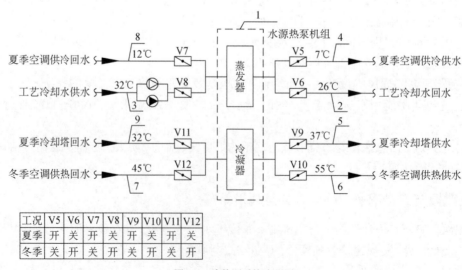

图 8-4　冷热源系统流程图

季空调提供热源，供回水温度为 55/45℃。夏季采用冷却散热，蒸发器侧热水取自工艺冷却水，工艺冷却水供回水温度为 32/26℃，冬季机组供热量为 670 kW。废热利用每年可节约能耗 477 040.0 kWh，冷凝热回收每年可节约能耗 158 697.6 kWh，共计节省电费 68.27 万元。如图 8-4 所示。

2）系统形式

冷凝热回收选用两台带部分热回收功能的螺杆式冷水机组，单台机组制冷量分别为 903 kW，回收的部分冷凝热量用于"质子治疗区"工艺空调夏季再热用热。

非质子区设置水源热泵机组进行余热废热利用。水源热泵机组夏季采用冷却塔散热，冬季从工艺冷却水二次水系统提取热量，为整个大楼（质子及非质子治疗区）空调系统提供部分热源。水源热泵机组冬季冷凝器侧提供空调用热热水，供回水温度为 55/45℃；蒸发器侧冷水取自工艺冷却二次水，工艺冷却水二次水供回水温度为 32/26℃。

8.4.2 针对医院高能耗特点的能源节约与综合利用设计

医疗建筑对室内环境舒适性与稳定性要求更高，故能耗也巨大。针对这一特点采取一系列优化设计：自然采光优化设计，建筑自遮阳与活动外遮阳设计，高性能设备与自动控制，排风热回收技术，可再生能源太阳能热水系统。

1）自然采光设计

对有采光需求的空间进行开窗优化，建筑二层、三层办公及图书阅览部分控制进深不超过 7 m，利于采用外窗进行自然采光；建筑地下一层和一层中部设置中庭空间，顶部设轻钢结构通风采光天窗，以改善中庭及周边空间的自然采光；建筑西南角结合斜坡下沉绿地设置骑楼空间，建筑地下一层内部等候区采用玻璃幕墙，将自然采光引入地下一层。如图 8-5、图 8-6 所示。

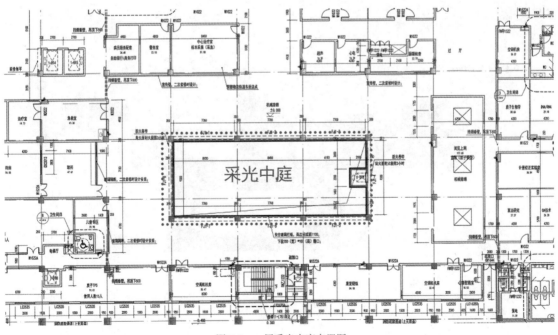

图 8-5 一层采光中庭布置图

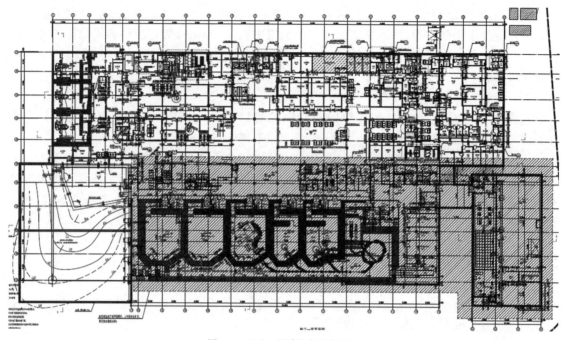

图 8-6　地下一层采光中庭布置图

　　经测算，地上空间主要功能区 84.5% 以上区域满足自然采光要求，可大大节省照明能耗。

　　而对于地下一层，从模拟图中可以看到候诊区域中部的采光中庭有效地引入了外部的自然光，一定程度上地改善了地下一层内部空间的自然采光效果。建筑西南角结合斜坡下沉绿地空间也有效地改善了地下一层西侧等候区的采光环境。分析区域的平均采光系数达到了3.29%，有 71.7% 的区域的采光系数达到了 0.5%，占整个地下室面积的 10.37%。如图 8-7～图8-9 所示。

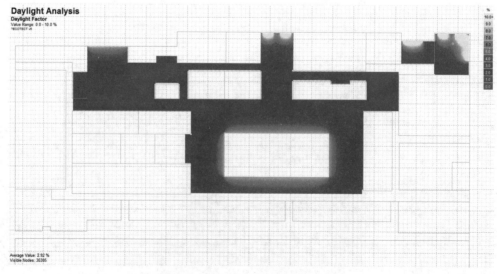

图 8-7　一层候诊大厅平均采光系数 2.92%

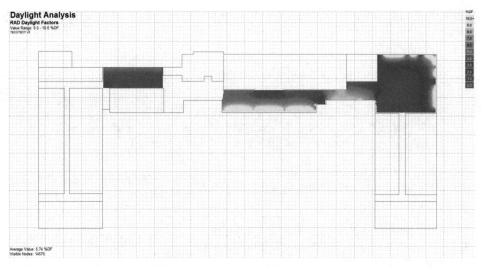

图 8-8 二层大厅室平均采光系数 5.74%

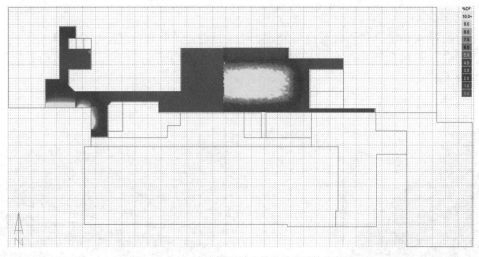

图 8-9 地下一层候诊区域改善后采光系数分布图

2）建筑遮阳设计

（1）遮阳需求分析

首先通过阴影分析（图 8-10）可以得到建筑在夏至日各个立面的日照时间，表 8-1 所示为

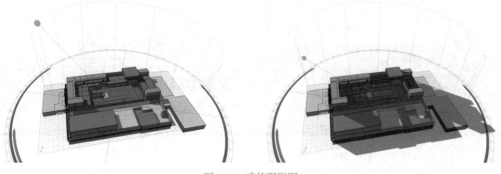

图 8-10 建筑阴影图

东侧和南侧两个立面的日照时间分析结果。可以看到,东南和西南两个立面都需要采取遮阳措施。

表 8-1 各立面夏至日日照时间分析结果

区域	阴影分析	是否需要遮阳
东北侧外窗	夏至日有将近 4.5 h 的直射辐射,主要集中于 6:00 至 10:30,日照时间主要集中于上午	辐射时间主要集中在辐照较弱的上午时刻,可不设置遮阳
东南侧外窗	夏至日有超过 7 h 的直射辐射,主要集中于 7:00 至 14:00 点,日照时间主要集中于上午和正午时刻	需要考虑眩光和太阳辐射得热等的影响,因而需要遮阳
西南外窗	夏至日有将近 8.5 h 的直射辐射,主要集中于 11:30 至 19:00 点,日照时间主要集中于正午和下午时刻	需要考虑太阳辐射得热和眩光的影响,因而需要遮阳

（2）遮阳设计

根据分析结构在建筑西侧底层设置外廊,对底层西立面形成自遮阳（图 8-11）。

在西侧二、三层及南向二、三层分别设置水平出挑构架与铝合金卷帘活动外遮阳（图 8-12～图 8-15）。

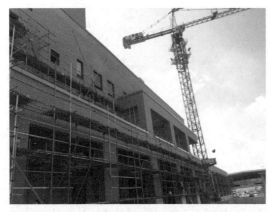

图 8-11 建筑西立面

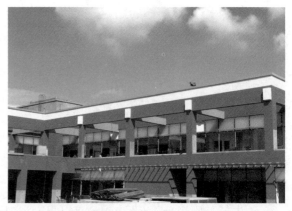

图 8-12 水平遮阳构架

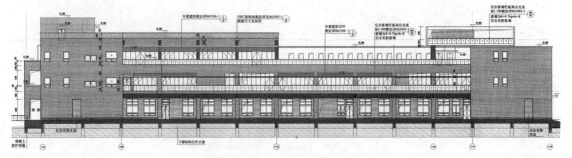

图 8-13 南立面设置卷帘遮阳示意

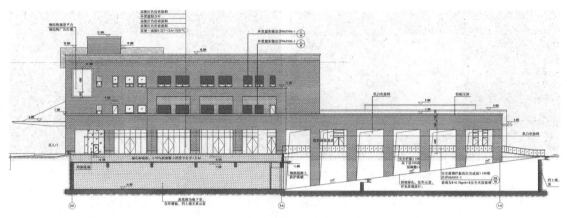

图 8-14　西立面设置卷帘遮阳示意

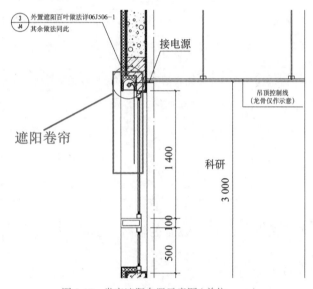

图 8-15　卷帘遮阳布置示意图（单位：mm）

（3）遮阳效果分析

以遮阳立面为研究对象，选取夏季为分析时间段，对比分析东南侧和西南侧外窗不采用卷帘外遮阳和采用卷帘外遮阳两种情况的立面累计辐照值。图 8-16 所示为两个分析立面的外窗在无遮阳和有遮阳两种情况下的累计辐照值分布效果图。

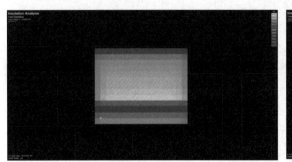

（a）西南立面外窗无遮阳

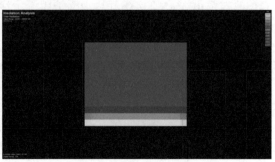

（b）西南立面外窗有遮阳

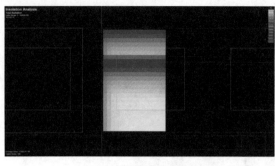 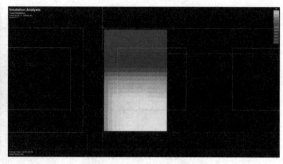

（c）东南立面外窗无遮阳　　　　　　　　　（d）东南立面外窗有遮阳

图 8-16　各个立面累计辐照值分布效果对比图

可知两个立面的外窗在采用遮阳后，立面所接受到的太阳辐射强度明显下降，在夏季能显著地改善其室内热环境。表 8-2 为各个立面外窗在无外遮阳和有外遮阳两种情况下，夏季累计辐照统计对比结果。

表 8-2　各个立面外窗的累计辐照值统计结果对比

立面	累计辐照值（Wh/m^2）		辐射减少量（%）
	无遮阳	有遮阳	
西南立面	161 070.92	59 621.91	62.98
东南立面	173 052.41	142 022.08	17.93

外窗采用遮阳卷帘可减少西立面 62.98% 的辐射量，减少南立面 17.93% 的辐射量，大大减少了建筑负荷。

3）高性能设备与自动控制

（1）高性能设备

建筑冷热源均采用高性能设备。冷热源机组性能系数均比设计时上海市现行标准《公共建筑节能设计标准》（DGJ 08—107—2012）高一个等级。

质子治疗区冷源螺杆式冷水机组，制冷量 885 kW，标准工况 COP5.85。非质子治疗区选用带部分热回收功能的螺杆式冷水机组，制冷量为 903 kW 及一台水源热泵螺杆式冷水机组，制冷量 579 kW，标准工况 COP 分别为 5.85 和 5.865。热源统一设置，选用冷凝式真空燃气热水炉热效率 103%，真空燃气热水锅炉用于生活用热和空调再热热源，锅炉效率 94%。

（2）自动控制系统

采用一套建筑设备管理系统对建筑内的各类机电设备进行监控和管理，主要监控对象为：供水、排水设备，空调设备，供电系统及设备等，通过 BA 系统实现设备的优化运行，舒适性控制、节能管理等功能。如图 8-17、图 8-18 所示。

4）排风热回收设计

在二层培训阅览区新风机组采用轮转式新、排风全热交换机组，回收排风中部分冷量及热量；热回收焓效率不小于 60%。全热交换器设置新风旁通通路，减少过渡季运行阻力。如图 8-19～图 8-21 所示。

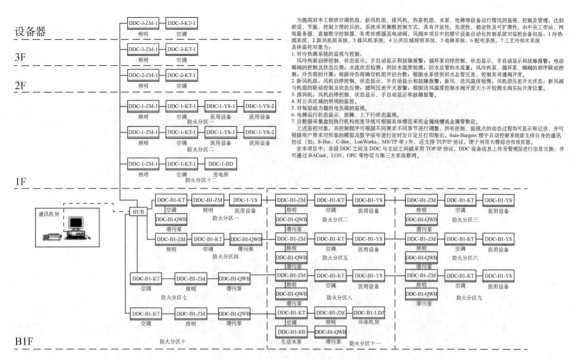

图 8-17　建筑设备监控系统原理图

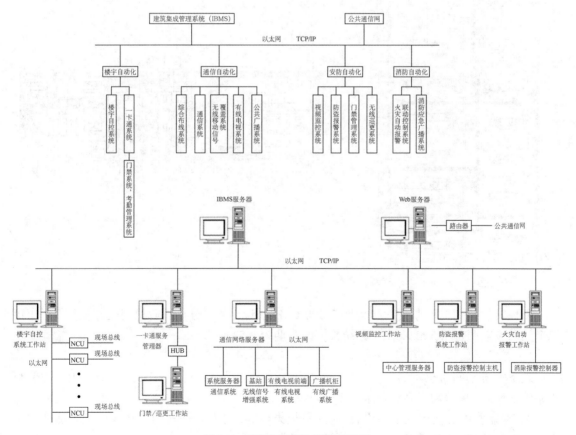

图 8-18　智能化楼宇集成管理系统图

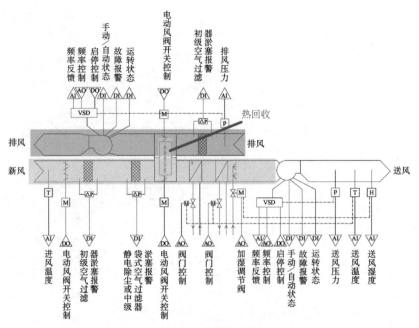

图 8-19　控制原理图

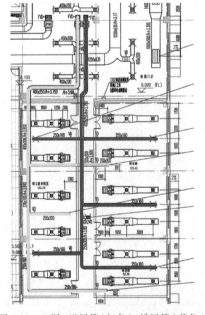

图 8-20　二层:送风管(红色)、排风管(黄色)

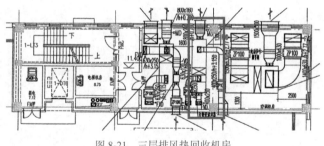

图 8-21　三层排风热回收机房

　　新风转轮机组的回收排风风量为 2 000 CMH。经计算,若热回收机组全年使用,每年可以节约采暖空调费用 5 529.6 元,系统投资回收期为 2.53 a。

　　5)可再生能源利用设计

　　地下室淋浴间有热水需求,供医务人员淋浴使用,设计水温为 60 ℃。热源采用太阳能热水系统,不足时由锅炉房高温热水(85 ℃)提供。

　　在 2# 能源中心楼屋顶上各设置 84 片平板集热器,总有效面积约 150 m²。太阳能热水采用间接加热系统,集热循环采用温差循环。如图 8-22 所示。

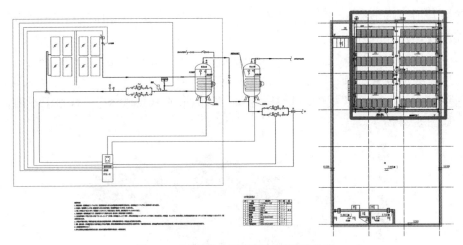

图 8-22 太阳能热水系统图及太阳能集热器

经计算，项目平均日耗热量为 1 507.4 MJ，全年热水用水耗热量为 550 201 MJ；设置太阳能热水系统后，平均日供热量为 541.8 MJ，全年供热量为 197 757 MJ，利用太阳能热水系统提供的生活热水量占生活热水消耗总量的比例为 35.95%。

8.4.3 根据医疗建筑特点的室内外空气品质保障设计

针对医院功能，注重室内外空气品质的设计，防止交叉感染，为病人及医护人员提供一个安全、舒适又节能的高品质环境。通过建筑布局、体形优化改善室外风环境，室内通风有限分区优化设计，公共区自呼吸式环境设计。

1）风环境优化设计

肿瘤质子治疗中心高度不超过 20 m，造型方正。通过建筑、绿化、道路等布局形态、方向

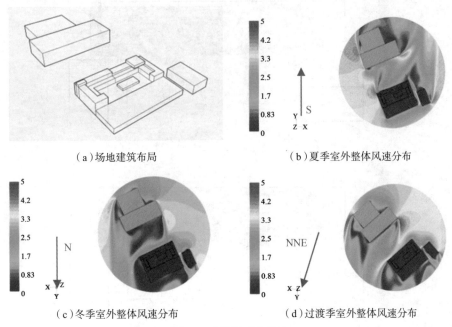

（a）场地建筑布局 （b）夏季室外整体风速分布

（c）冬季室外整体风速分布 （d）过渡季室外整体风速分布

图 8-23 风环境优化设计

及形式等设计改善场地风环境,使室外有适宜的风速宜于人们室外休憩与活动,也便于将自然风引入室内。如图 8-23 所示。

模拟分析显示,各季节场地人行区距地 1.5 m 高处的风速均不超过 5 m/s,冬季、夏季和过渡季最高风速分别为 3.5 m/s,4.0 m/s,4.0 m/s,室外风环境良好。场地风速流场较均匀,未出现死角及明显涡流区域。且夏季、过渡季建筑前后能形成有效风压差,有利于室内自然通风的引入。如图 8-24 所示。

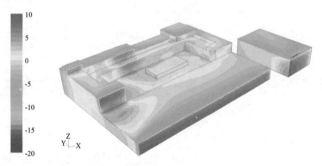

图 8-24　夏季建筑表面风压分析

2）自然通风有限分区设计

对内部空间进行分区有限设计,将易产生污染的治疗区单独控制新排风,对有自然通风需求空间进行开窗、风路等优化。通过下沉庭院、中庭天窗开启设计,改善室内就诊、候诊以及办公、科研自然通风环境,同时避免与治疗工艺区气流交叉。

地下一层(B1层)建筑西南角有下沉式庭院设计,可通过门的开启引进室外风;此外,建筑中部有中庭设计,可以利用中庭顶部开启扇引入室外风到地下一层等候区,改善地下一层的自然通风效果。B1 层过渡季和夏季工况室内风速分布分别如图 8-25、图 8-26 所示。

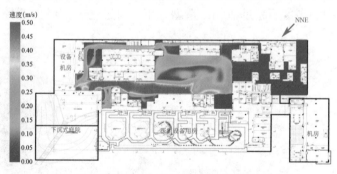

图 8-25　B1 层过渡季工况室内 1.5 m 高度风速分布

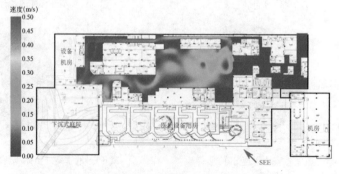

图 8-26　B1 层夏季工况室内 1.5 m 高度风速分布

可以看到由于西南角门的开启可通过下沉式庭院连通室外，以及中庭加强自然通风作用，等候区的室内自然通风效果无论是夏季还是过渡季节均可以满足 2 次 /h 的要求。

地上 1～3 层无论是过渡季节还是夏季，通过门窗的组织室内能够形成较明显的风路，通风效果明显。如图 8-27、图 8-28 所示。

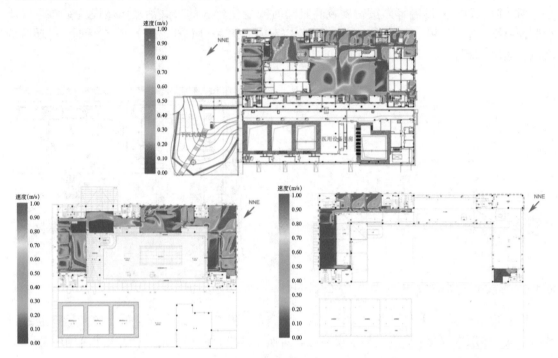

图 8-27　1, 2, 3 层过渡季工况室内 1.5 m 高度风速分布

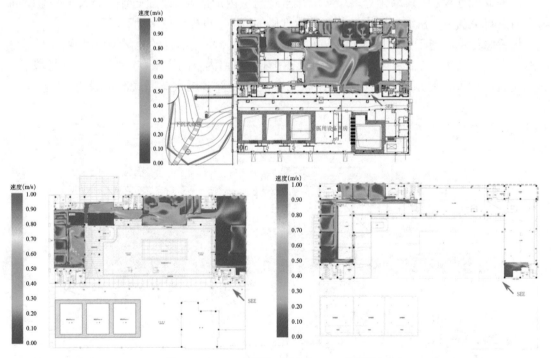

图 8-28　1, 2, 3 层夏季工况室内 1.5 m 高度风速分布

整体上看，过渡季节季节自然通风效果优于夏季工况。地上一层、二层和三层的主要功能房间的自然通风换气次数均满足上海市《绿色建筑评价标准》不小于 2 次 /h 的要求，超过 80% 的房间的通风换气次数超过 10 次 /h。

3）公共区自呼吸式环境设计

对医院大厅、候诊区等人员密度较高且随时间变化较大的公共活动区域设置室内空气质量监控系统，并与新风、通风联动，可自动监控室内 CO_2 浓度（图 8-29）。当超标时，自动启动新风或通风，保证公共区空气品质的同时还节省新风能耗。

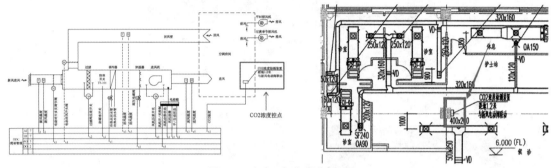

图 8-29　室内二氧化碳浓度监测

8.4.4　室内外环境交互与卫生安全设计

医院建筑需要为病人和医护人员提供一个自然、生态、舒适与安全的建筑环境。通过设置参与式、多层次绿化，形成室外景观渗透。对质子区进行防辐射设计，注重建筑隔声设计。

1）设置参与式、多层次绿化、形成室外景观渗透

设置下沉庭院、屋顶绿化等多层次绿化景观与室内形成对景，面向景观设置半开敞空间，与室内空间交融。丰富绿化层次调节室外微气候的同时，也提供更多休憩场所。

设置绿化草坡与下沉庭院连接，设置大面积乔、灌、草相结合的复层绿化景观设计，使空间融合为一体，为室内带来自然采光与通风，使环境与室内空间交融，改善地下空间环境。

建筑候诊大厅屋顶和质子治疗区屋顶结合建筑设置多层次花园式屋顶绿化，调蓄雨水，

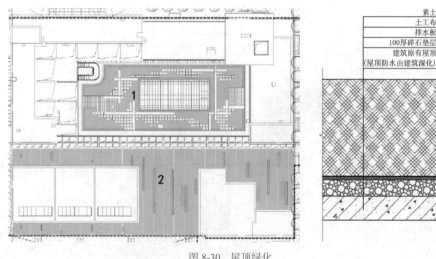

图 8-30　屋顶绿化

调节微气候。屋顶绿化覆土 1.5 m，使雨水能充分入渗与调蓄，以涵养水土，改善区域微气候，也便于室内外互动。植物以矮生百慕大、龟甲冬青、金叶女贞、瓜子黄杨为主。屋顶绿化面积 2 486 m²，占屋顶可绿化面积的 44.4%。如图 8-30 所示。

2）质子区防辐射设计

总体布局时将质子治疗区单独布置，并设置厚重混凝土围护结构防护，同时治疗舱内设置 500 mm 厚屏蔽钢板墙，钢板错缝搭接，做好防辐射措施。如图 8-31 所示。

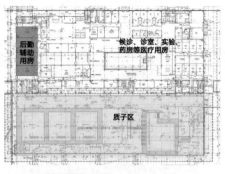

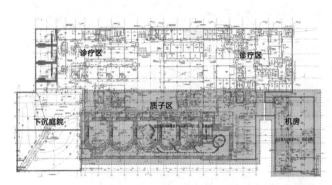

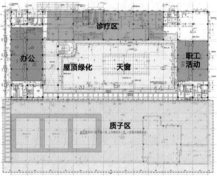

图 8-31　质子区防辐射设计

3）建筑隔声设计

电梯机房及井道应远离如办公室等需要安静的房间布置。建筑功能布局尽可能将产生噪声的设备机房集中布置，办公、会议、培训等对噪声敏感的房间应远离设备用房布置。如图 8-32 所示。

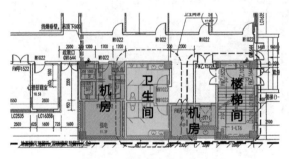

图 8-32　设备机房集中布置

空调设备均选用低噪声产品，空调机房、泵房设于地下以远离噪声敏感空间，并做好吸声减振处理。冷冻机房、空调机房等设备机房根据相关要求作吸声、隔声处理。冷热水机组、冷却塔、风机、空调箱和水泵等运转设备均根据设备要求，设置隔振基础、软接头、弹性支吊架等隔振措施。

建筑主要功能房间和围护结构构件隔声性能符合现行标准规定。选取最不利噪声敏感房间——北侧诊室为分析对象（图 8-33），经计算室内噪声值在关窗状态下为 44.86 dB（A），满足诊室在关窗状态下不大于 45 dB（A）的背景噪声要求。

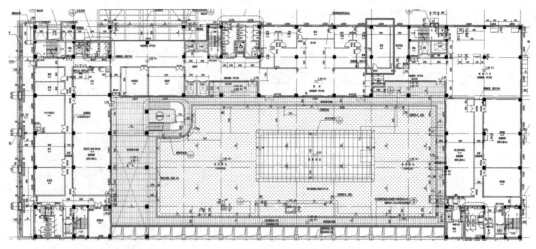

图 8-33　建筑最不利噪声敏感房间

8.4.5　控制径流、热岛效应与水资源综合利用的海绵设计

1）室外透水地面

通过绿化、植草砖等透水性地面设置，提高土地的水分涵养能力，缓解热岛效应，调蓄雨水，控制场地径流，营造舒适的室外环境。

场地设置了大面积乔、灌、草相结合的复层绿化景观设计，实际绿化种植面积 7 757 m²。

地下室顶板上部绿化覆土厚度 1.5 m，使雨水能充分入渗与调蓄，以涵养水土，改善区域微气候，总透水地面占室外地面面积比例达 49.96%。如图 8-34 所示。

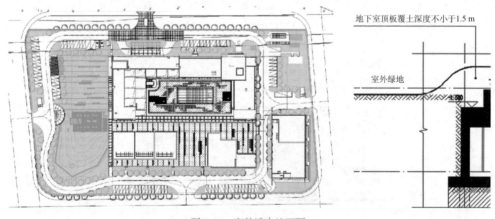

图 8-34　室外透水地面图

2）雨水回收利用

考虑到质子区旋转治疗舱等功能有放射性物质使用，从安全和避免放射污染扩展的角度，质子区屋面雨水不收集。根据屋面找坡特点选择就近对西北侧屋面进行收集。收集的雨水经过初期弃流后进入雨水储水池，在雨水储水池中进行静沉后通过混凝、过滤，达到城市绿化和道路浇洒的要求，回用于绿化浇灌、道路冲洗等，以减少常规水源消耗。

雨水灌溉区域就近布置在地块西南侧，灌溉面积约 2 100 m²。项目全年回用雨水量为 672 m³，项目非传统水源利用率 0.67%。如图 8-35、图 8-36 所示。

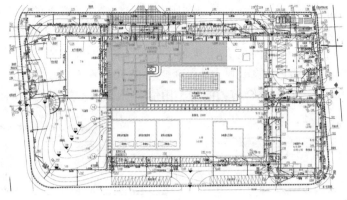

图 8-35 雨水回用区域

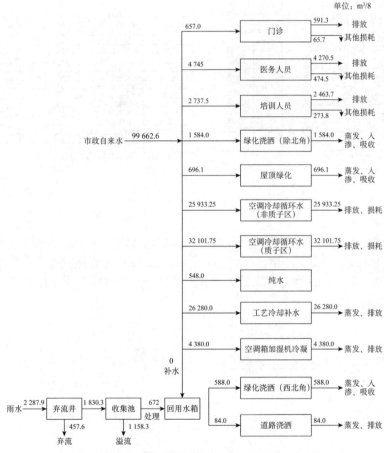

图 8-36 水量平衡图

8.4.6 材料资源有效、综合、安全利用

1）结构节材设计

（1）桩端后注浆技术的应用

地下室共一层，基础埋深 7.4 m，局部基础埋深达 14 m，桩基采用筏板基础。局部深基础采用钻孔灌注桩，以粉砂作为为桩端持力层，并采用桩端后注浆的技术措施确保质量。

桩端后注浆技术的应用，使桩端虚土得到固结挤密，减少了群桩的桩土相对变形，提高了桩周下部侧摩阻力和端阻力使沉降变形减小而均匀，满足了本工程对沉降的严格控制要求。同时，使桩承载力得到提高，在相同条件下优化了桩长、桩数、桩径和桩距。采用桩端后注浆的单桩极限承载力均大于未注浆的承载力，提高幅度在 50% 左右；考虑沉降的效果得到的桩长相对减短幅度在 40%～50%；综合节约混凝土用量 40% 以上。如图 8-37、图 8-38 所示。

B7孔桩承载力计算表

桩类型：	钻孔灌注桩		桩长L=	66	m
±0.000绝对标高：	4.9		室内外高差：	0.3	m
桩顶相对标高：	-9.1		桩端相对标高：	-75.10	m
桩边长或直径(米)：	0.8		桩周长(米)：	2.51	
桩面积Ap(m²)=	0.5027		长细比 L/d=	82.44	<100

土层	土层名称	深度 m	桩侧极限摩阻力 fs kPa	桩端极限端承力fp kPa	本段摩擦力 fsn kN
1	杂填土	0.00	0		0.00
2	褐黄~灰黄色质粘土	0.00	15		0.00
3-1	灰色淤泥质粉粘土	3.53	15		133.08
3-1t	灰色砂质粉土	0.00	15		0.00
3-2	灰色粘质粉土	0.00	30		0.00
5-1-1	灰色粉土	4.00	25		251.33
5-1-2	灰色粉质粘土	9.70	30		731.36
5-3	灰色粉质粘土	9.00	45		1017.88
6-1	暗绿色粉质粘土	0.00	50		0.00
6-2	灰绿草黄色粉质粘土夹	0.00	50		0.00
8-1	色粉质粘土夹粉质粉土	11.00	50		1382.30
8-2	灰色砂质粉土	8.00	75		1507.96
8-3-1	灰质粉质粘土	8.80	65		1437.59
8-3-2	色砂质粉土夹粉质粘土	9.10	70		1600.96
桩长(m)		2.87	85	2900	613.11
桩长(m)		66.00			
总侧摩阻力	Rsk=∑fsn	8675.57	kN		
	Rpk=	1457.70	kN		

图 8-37 B7 孔桩承载力计算

B7桩端后注浆承载力计算表

桩类型：	钻孔灌注桩		桩长L=	66	m
±0.000绝对标高：	4.9		室内外高差：	0.3	m
桩顶相对标高：	-9.1		桩端相对标高：	-75.10	m
桩边长或直径(米)：	0.8		桩周长(米)：	2.51	
桩面积Ap(m²)=	0.5027		长细比 L/d=	82.44	<100

土层	土层名称	深度 m	桩侧极限摩阻力 fs kPa	桩端极限端承力fp kPa	本段摩擦力 fsn kN
1	杂填土	0.00	0		0.00
2	褐黄~灰黄色粉质粘土	0.00	15		0.00
3-1	灰色淤泥质粉粘土	3.53	18		159.69
3-1t	灰色砂质粉土	0.00	18		0.00
3-2	灰色粘质粉土	0.00	36		0.00
5-1-1	灰色粉土	4.00	66		663.50
5-1-2	灰色粉质粘土	9.70	72		1755.27
5-3	灰色粉质粘土	9.00	72		1628.60
6-1	暗绿色粉质粘土	0.00	72		0.00
6-2	灰绿草黄色粉质粘土夹	0.00	90		0.00
8-1	色粉质粘土夹粉质粉土	11.00	76		2156.39
8-2	灰色砂质粉土	8.00	96		1930.19
8-3-1	灰质粉质粘土	8.80	84		1857.81
8-3-2	色砂质粉土夹粉质粘	9.10	90		2058.37
9	灰色粉砂	2.87	108	3480	779.01
桩长(m)		66.00			
总侧摩阻力	Rsk=∑fsn	12988.85	kN		
	Rpk=	1749.24	kN		

图 8-38 B7 孔桩端后注浆承载力计算

（2）井格次梁

地下室结构体系框架采用剪力墙结构，覆土达 1.5 m，且要考虑消防车通行，恒载、活载都很大。因此经优化设计，顶板采用刚度、经济性及结构高度综合较优的井格梁结构，此结构双向受力，承载效率更高，同时也有效降低了结构高度，可使得楼层混凝土用量节约 10% 以上。如图 8-39、表 8-3 所示。

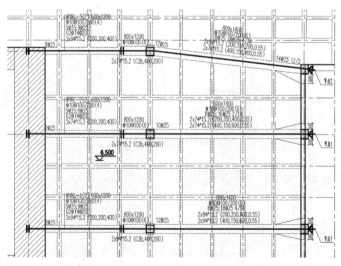

图 8-39 B7 预应力主次梁布置图（局部示意）

表 8-3 楼板体系比较（以有覆土部分为例）

方案	框架梁截面（$b \times h$）	次梁截面（$b \times h$）	板厚度 / 梁板等效厚度	厚度比率
大跨度楼板方案	600×900	—	500	1.25%
单向次梁方案（两个方向框架梁受力不均匀）	600×1 100 600×900	350×850	450	1.1%
双向井格次梁方案	600×900	300×700	400	1.0%

（3）预应力混凝土梁

本工程二层部分柱距均较大，且使用荷载较大。如采用普通钢筋混凝土梁，考虑结构的承载能力极限状态及正常使用极限状态的控制要求，将需要梁截面约为 800 mm×1 800 mm。而采用预应力钢筋混凝土梁，则能使梁截面减小为 800 mm×1 400 mm，减小了混凝土和钢筋用量，增大了建筑净高。本工程采用预应力钢筋混凝土梁，使该部分楼层梁混凝土用量比普通钢筋混凝土梁节省混凝土和钢筋 30% 左右。另外，预应力梁满足了建筑净空要求，相当于降低建筑层高 400 mm，从而降低了建筑总高度，减小了围护面积，提高了建筑的节能效果。

（4）高强度混凝土

项目框架柱均采用 C40 混凝土，梁板采用 C35 混凝土，采用 C30 的混凝土柱截面为 C40 混凝土柱截面的 1.33 倍。因此，采用 C40 混凝土比采用 C30 混凝土节省混凝土用量 33%。

2）土建装修一体化与灵活隔断设计

项目土建与装修一体化设计、施工。在科研、诊室、医院办公等区域采用可拆卸玻璃隔墙，灵活隔断房间面积所占比例达到 87.88%，预留后续布局改变的可能，减少重复建设耗材。如图 8-40～图 8-44 所示。

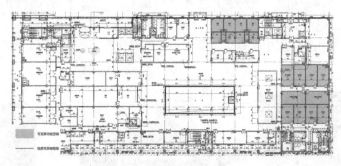

图 8-40 一层灵活隔断空间分布

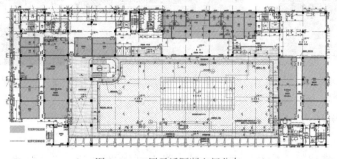

图 8-41 二层灵活隔断空间分布

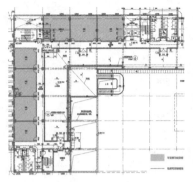

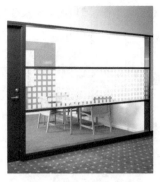

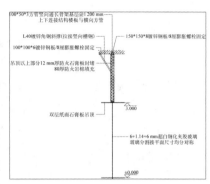

图 8-42　三层灵活隔断空间分布图　　　图 8-43　玻璃隔断图　　　　图 8-44　玻璃隔断剖面图

8.4.7　施工节材优化与绿色施工管理

1）施工方案优化以节省材料

采用集装箱代替彩钢板方案作为办公区及生活区用房（图 8-45），便于后期转运再利用，可节省材料费 22 万余元；根据现场条件将两台塔吊方案改为钢平台与格构柱方案，可施工后全部回收利用，可节约混凝土 24 m³，节省钢平台用材 20 t。

2）绿色施工节能节水节材管理

充分利用前一个项目的茶水棚、防护

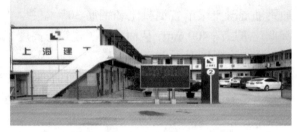

图 8-45　集装箱临房

栏杆、木料加工棚等工具化、定型化的设施；圆柱采用定型圆模板，极大地减少模板拼接损耗；利用废旧模板制作楼梯护角等，充分利用废料。对施工、办公、生活区分别设电表、水表计量，合理安排施工工序，尽可能减少夜间施工。设置循环水泵房将场地内废水、基坑降水汇集，经三级沉淀池后至蓄水箱内，用于模板、道路及土方车辆冲洗，充分利用水资源。如图 8-46～图 8-48 所示。

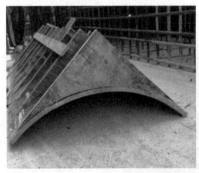

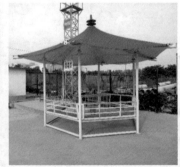

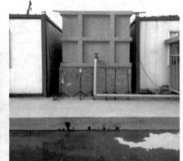

图 8-46　定型模板　　　　图 8-47　工具化茶水棚　　　　图 8-48　循环水泵

8.5　绿色成果及效益

本项目作为医院建筑，在设计中充分融入被动式节能设计，综合自然通风、自然采光、遮阳和地下室自然采光等优化设计,减少建筑运行能耗。同时充分依据项目条件创造性采用冷凝热回收、余热利用技术,使工艺与空调能源互补,配合以太阳能热水系统、自呼吸式监控通风联动系统,合理配置建筑空调系统与末端,减少空调系统运行能耗与生活热水能耗。通过本项目的绿色设计,综合节能率达到 65%,每年可节约能耗 625.800 MWh,节约标准煤 187.74 t,减少 CO_2 排放 657.09 t。

项目获得国家绿色建筑三星级绿色建筑设计标识认证(图 8-49)。场地环境优良,建筑采光、通风与遮阳条件良好,具有较高的室内外环境品质,可使用户受益,改善医院使用者感受,有良好的绿色展示效应。选用的技术适宜合理,同时具有较好的展示度,对绿色建筑的推动起到积极作用,具有良好的社会效益效益和示范性。设计与技术紧密配合,选择贴合项目的适宜技术,使项目技术体系成为一个整体。

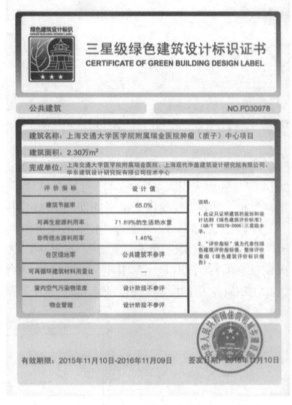

图 8-49　质子治疗中心获得绿建三星设计标识认证

第九章 BIM 设计

9.1 BIM 技术应用的项目背景

为响应上海市政府 58 号文《关于在本市推进建筑信息模型技术应用的指导意见》，项目于 2014 年 7 月率先引入 BIM 技术，首次尝试使用全三维设计出图，辅助进行项目设计、施工及运营维护，力争实现项目全生命周期的 BIM 应用。

项目于 2015 年 12 月通过"上海市建筑信息模型技术应用推广联席办公室"会审，列为首批"上海 BIM 技术应用试点项目"，如图 9-1、表 9-1 所示。作为上海市首批 BIM 应用全生命周期试点项目，同时是国家卫生部、科技部、中科院与上海市政府合作项目，BIM 示范意义重大，对 BIM 应用的内容、深度要求都非普通项目可以比较。

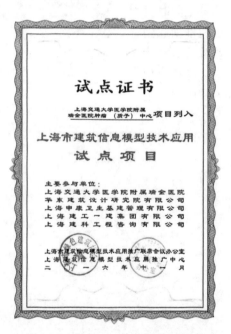

图 9-1 上海市 BIM 技术应用试点证书

表 9-1 项目 BIM 参与方信息表

项目报建编号	1301JD0025
项目名称	上海交通大学医学院附属瑞金医院肿瘤（质子）中心项目
建设地址	上海市嘉定区嘉定新城双丁路 889 号
项目投资	40 283 万元
BIM 开始应用的时间	2014 年 7 月 15 日

续表

工作机制	本项目由独立的 BIM 牵头团队（华东建筑设计研究院有限公司数字化技术研究咨询部）协同中科院上海应用物理研究所、设计单位——上海现代华盖建筑设计研究院有限公司、施工单位——上海建工一建集团有限公司、监理单位——上海建科工程咨询有限公司、在建设方——上海交通大学医学院附属瑞金医院及管理方——上海申康卫生基建管理有限公司的领导下进行工程建设各阶段的 BIM 应用

	建设单位	√	上海交通大学医学院附属瑞金医院
参与 BIM 技术应用的项目参建方（勾选与具体单位名称）	设计单位	√	上海现代华盖建筑设计研究院有限公司
	施工单位	√	上海建工一建集团有限公司
	工程监理单位	√	上海建科工程咨询有限公司
	项目管理单位	√	上海申康卫生基建管理有限公司
	物业管理单位		中科院上海应用物理研究所
	专业分包		上海凯德数值信息科技有限公司 臻启企业管理咨询（上海）有限公司
	其他	√	华东建筑设计研究院有限公司数字化技术研究咨询部 中科院上海应用物理研究所 上海诚杰华建设工程咨询有限公司

9.2 BIM 技术应用前期策划

9.2.1 设计阶段 BIM 技术应用点分析

质子治疗中心项目属于医疗卫生建筑。本项目建设方为上海交通大学医学院附属瑞金医院；设备提供商为中国科学院上海应用物理研究所；代建方为上海申康投资有限公司；设计院为上海现代华盖建筑设计研究院有限公司；各方信息对接滞后，各方需求不能及时对接，需要透明化、集成化管理，最大化满足各方需求。

质子治疗区域由中国科学院上海应用物理研究所提供使用功能的设计和布局要求，质子治疗区域主要包括加速器大厅、高能输运线隧道、两个固定治疗舱（其中一个固定治疗舱为眼线和实验治疗舱）、三个旋转治疗舱（其中两个旋转治疗舱留待后期安装）、中央控制室、加速器设备技术厅、辅助加工中心及设备维护间等用房。这些设备水平在国内属于领先水平，对设计、施工安装要求都较高，采用可视化管理，对后期操作人员更快上手提供可能。建筑功能复杂，子系统多，安装工程量大，要求精度高。要想较好地实现这些要求，可以借助 BIM 模型对设计施工图纸进行各专业管线综合布线方案的优化，优化后的管线排布、走向符合原始设计意图，满足设计功能及技术要求。同时，使各专业管线的空间排布更加合理；空间利用更加充分、合理；各专业管线之间重要的冲突得以消除。

采用 BIM 技术融入项目全寿命周期，针对本项目的特点难点采用相应的 BIM 技术，具体如表 9-2 所示。

表 9-2　项目特难点与 BIM 技术应用点对应

序号	项目特点及难点	BIM 技术应用点
1	医院项目功能繁复、工程建设难度高	全过程三维可视化、由模型生成工程量、4D（进度）模拟、5D（成本）模拟
2	医院设计性能指标要求高、质子治疗装置设计精密度要求高	基于模型的性能化分析 基于 BIM 模型的精确表达
3	医院功能类型众多、设施管线布置复杂、空间构成要求精确	碰撞检测、管线综合、空间分析
4	既有建筑对工程建设的影响颇大、老桩基与新桩位相互干涉	激光三维扫描技术、基于 BIM 模型的新老桩基模拟
5	项目专业种类多、工程建设参与方众多、信息沟通尤为重要	统一的协同云平台便于各方沟通
6	项目设施复杂后期管理难度颇高	基于 BIM 模型的智能运维管理

9.2.2　BIM 实施策略

1）应用目标

本项目 BIM 技术实施应用的主导为业主方，贯穿在全生命周期过程，包括：设计、施工、运维阶段，进行深度 BIM 应用，不仅考量项目单参与方的 BIM 应用能力，而且是对项目全生命周期的各参与方的 BIM 能力的综合考量。

设计阶段，首次开始尝试使用全三维设计出图，形成了初步的 BIM 三维设计出图项目样板，直接利用 BIM 模型输出施工图。同时，结合项目自身特点，针对候诊区进行采光分析、对室外风环境进行了性能化分析并进行了优化。

施工阶段，通过 BIM 模型模拟安装，进行多专业协同、管线综合排布，为后期施工安装保证质量，避免施工现场的安装出现冲突返工。

项目协同方面，通过自主开发平台，初步探索平台多方协作的途径，建立多方多专业 BIM 全三维协同沟通机制。

通过项目的 BIM 技术实施，实现医疗建筑项目全生命周期 BIM 应用试点成功，并总结一套可推广应用的 BIM 标准和流程。同时，结合质子医院项目特点，形成新的项目管理模式。

2）组织架构

本项目由独立的 BIM 牵头团队（华东建筑设计研究院有限数字化技术研究咨询部）协同中科院上海应用物理研究所、设计单位、施工单位、监理单位、建设方及管理方，进行工程建设各阶段的 BIM 应用，保障项目实施全过程各个参与方的及时沟通与协调。

BIM 实施的组织架构如图 9-2 所示。

9.2.3　BIM 实施路线

1）BIM 实施的技术路线

本项目在 BIM 技术实施过程中，以项目协同管理平台作为依托，针对在项目的设计、施工阶段中的不同 BIM 应用点，采用不同的专业软件及手段分部实施，具体实施 BIM 的技术路线如图 9-3 所示。

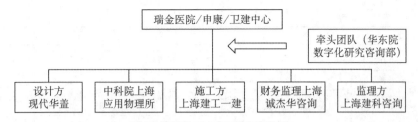

图 9-2　项目 BIM 实施组织架构图

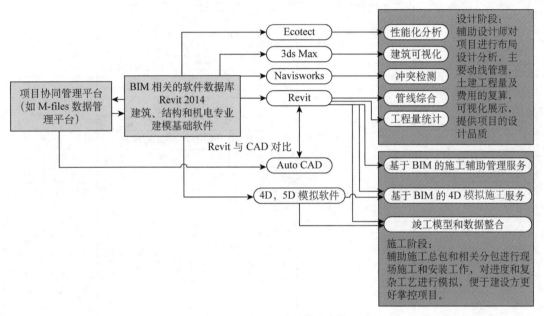

图 9-3　项目 BIM 实施技术路线

２）工作流程

本项目在 BIM 技术实施过程中，以业主方作为 BIM 实施的主导，对项目各参与方进行不同阶段工作职责的细化以及管理，并及时组织多方进行沟通交流，具体项目工作流程如图 9-4 所示。

9.2.4　设计阶段 BIM 实施内容

在项目中通过 BIM 技术手段辅助解决项目建设过程中的难题，改变以往项目建设过程中由于各参与方的工程数据不一致、设计图纸不直观以及设计的错、漏、碰、缺所导致的各种问题。同时把项目中遇到的问题透明化、可视化，提高建设方对项目全过程的管控能力：

（１）通过本项目 BIM 应用咨询服务的实施，将在本项目中的设计、施工、竣工各阶段的 BIM 应用点落到实处。重点解决工地现场实际问题，减少现场签证和变更，节约成本，缩短工期，并将竣工资料录入建筑信息模型，方便竣工验收及后期物业的维护管理，实现 BIM 数据在工程项目全生命周期中的传递应用。

（２）在设计阶段根据业主提供的全套图纸，完成本项目指定空间的建筑及结构的建模，提供建筑及结构的碰撞报告及优化建议；完成本项目指定空间的机电管线系统的建模，提供碰撞报告及优化建议；根据建立的施工图机电模型，辅助完成机电管线综合，减少不同专业间的沟通协调时间，提高效率。

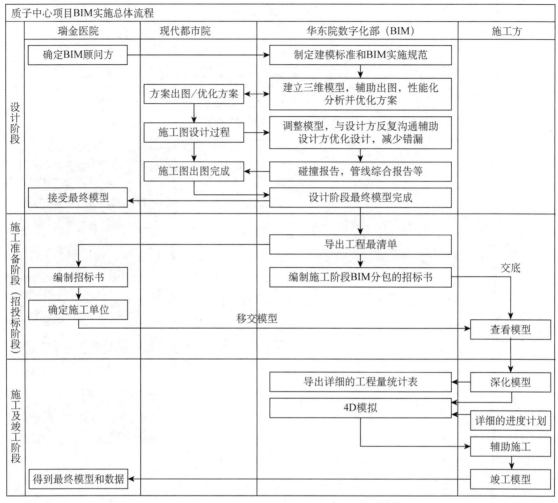

图 9-4 项目工作流程图

9.3 BIM 技术设计阶段应用

质子治疗装置是核技术、计算技术、精密机械、图像处理、自动控制和医用影像等高科技相互交叉和集成的产物，对建筑空间和环境的要求很高，因此其设计方式的复杂度大大超过常规建筑设计。为保证这个项目的顺利实施，并响应上海市政府 58 号文《关于在本市推进建筑信息模型技术应用的指导意见》，项目于 2014 年 7 月率先引入 BIM 技术，首次尝试使用性能分析与全三维设计出图结合，辅助项目在设计阶段的多方面应用。同时结合施工及运营维护相关需求，完善设计阶段 BIM 的数据信息和交付流程与方式，形成以模型为载体的数据对接平台为下游工作开展创造最优环境，力争实现项目全生命周期的 BIM 应用。

9.3.1 BIM 设计流程及标准制订原则

设计阶段作为项目的正式起步阶段，非常需要一个良好的开局让项目顺利地进入正轨。然而质子医院本身的复杂度和现场条件的恶劣都对这个开局提出了很大的挑战。针对 BIM 技术在当时处于概念较新、界面不清、运用简单和配合较浅的问题，经过多次多方交流和探讨，明确 BIM 技术运用必须在设计过程中找准定位、细化标准、明确流程和强化沟通上来促进项目的有序高效推进。

1）找准定位

要辅助设计，就需要和设计一起对项目的现场、设计、施工、设备及管理有一定的了解，寻找到 BIM 可以发挥的空间和时间节点。在前期方案阶段的介入并通过多次的磨合及学习，总结了项目的一些特点并作为项目 BIM 实施初步需要解决的问题：

（1）医院项目功能繁复、工程建设难度高。

（2）医院设计性能指标要求高、质子治疗装置设计精密度要求高。

（3）医院功能类型众多、设施管线布置复杂、空间构成要求精确。

（4）既有建筑对工程建设的影响颇大、老桩基与新桩位相互干涉。

（5）项目专业种类多、工程建设参与方众多，信息沟通尤为重要。

2）细化标准

针对前五项问题开展并细化相关的标准，细化的标准需要全面并保证前后衔接（图 9-5）：首先使用 BIM 技术的哪方面优势或何种表现手段能完成辅助设计；其次传递的数据格式是否支持多方可用支持多方协调沟通；再次需要明确这类方式是否能符合项目整体时间进度的安排。

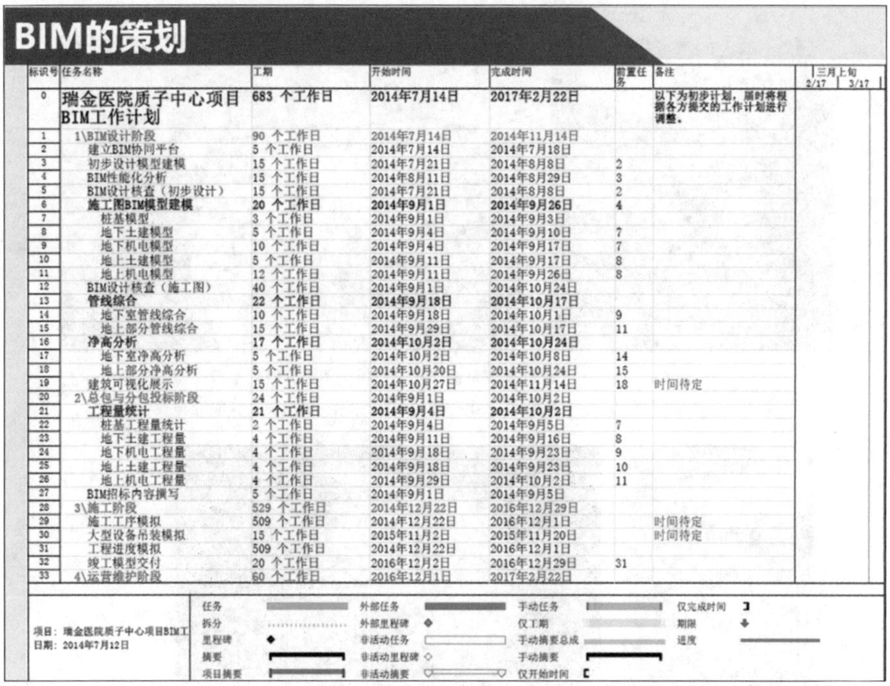
BIM的策划

标识号	任务名称	工期	开始时间	完成时间	前置任务	备注	三月上旬 2/17 3/17
0	瑞金医院质子中心项目BIM工作计划	683 个工作日	2014年7月14日	2017年2月22日		以下为初步计划，届时将根据各方提交的工作计划进行调整。	
1	1\BIM设计阶段	90 个工作日	2014年7月14日	2014年11月14日			
2	建立BIM协同平台	5 个工作日	2014年7月14日	2014年7月18日			
3	初步设计模型建模	15 个工作日	2014年7月21日	2014年8月8日	2		
4	BIM性能化分析	15 个工作日	2014年8月11日	2014年8月29日	3		
5	BIM设计核查（初步设计）	15 个工作日	2014年7月21日	2014年8月8日	2		
6	施工图BIM模型建模	20 个工作日	2014年9月1日	2014年9月26日	4		
7	桩基模型	3 个工作日	2014年9月1日	2014年9月3日			
8	地下土建模型	5 个工作日	2014年9月4日	2014年9月10日	7		
9	地下机电模型	10 个工作日	2014年9月4日	2014年9月17日	7		
10	地上土建模型	5 个工作日	2014年9月11日	2014年9月17日	8		
11	地上机电模型	12 个工作日	2014年9月11日	2014年9月26日	8		
12	BIM设计核查（施工图）	40 个工作日	2014年9月1日	2014年10月24日			
13	管线综合	22 个工作日	2014年9月18日	2014年10月17日			
14	地下室管线综合	10 个工作日	2014年9月18日	2014年10月1日	9		
15	地上部分管线综合	15 个工作日	2014年9月29日	2014年10月17日	11		
16	净高分析	17 个工作日	2014年10月2日	2014年10月24日			
17	地下室净高分析	5 个工作日	2014年10月2日	2014年10月8日	14		
18	地上部分净高分析	5 个工作日	2014年10月20日	2014年10月24日	15		
19	建筑可视化展示	15 个工作日	2014年10月27日	2014年11月14日	18	时间待定	
20	2\总包与分包投标阶段	24 个工作日	2014年9月1日	2014年10月2日			
21	工程量统计	21 个工作日	2014年9月4日	2014年10月2日			
22	桩基工程量统计	2 个工作日	2014年9月4日	2014年9月5日	7		
23	地下土建工程量	4 个工作日	2014年9月11日	2014年9月16日	8		
24	地下机电工程量	4 个工作日	2014年9月18日	2014年9月23日	9		
25	地上土建工程量	4 个工作日	2014年9月18日	2014年9月23日	10		
26	地上机电工程量	4 个工作日	2014年9月29日	2014年10月2日	11		
27	BIM招标内容撰写	5 个工作日	2014年9月1日	2014年9月5日			
28	3\施工阶段	529 个工作日	2014年12月22日	2016年12月29日			
29	施工工序模拟	509 个工作日	2014年12月22日	2016年12月1日		时间待定	
30	大型设备吊装模拟	15 个工作日	2015年11月2日	2015年11月20日		时间待定	
31	工程进度模拟	509 个工作日	2014年12月22日	2016年12月1日			
32	竣工模型交付	20 个工作日	2016年12月2日	2016年12月29日	31		
33	4\运营维护阶段	60 个工作日	2016年12月1日	2017年2月22日			

图 9-5　BIM 策划整体时间进度安排表

3）明确流程

通过标准的细化，对项目的实施有了较为清晰的工作范围和目标，这个时候在流程中给予体现是比较实际可行的。当然，同样需要考虑全面并在过程中不断地完善和调整，使得 BIM 技术在各个环节起到相应的作用。本项目在 BIM 技术实施过程中，以业主方作为 BIM

实施的主导,对项目各参与方进行不同阶段的工作职责的细化以及管理,并及时组织多方进行沟通交流。

4)强化沟通

作为上海市首批 BIM 应用全生命周期试点项目,项目的参与方众多,分属于各个不同的专业领域。同时是卫生部、科技部、中科院与上海市政府合作项目,通过分阶段分专业的图纸进行对接交流,这种传统方式效率相对低下。即便设置了多项的条件与程序,设计人员在这种繁复的工作方式下很容易陷入疲劳状态进而影响项目的质量和进度。因此,将 BIM 技术演化成一个良好的沟通平台是非常有必要的。BIM 模型协调中科院与设计院管线设计,并提供优化设计方案。

9.3.2 BIM 在设计阶段细节运用和分析

1)场地地下障碍物的现状定位及再利用

场地内留存联恒工业(上海)有限公司旧厂房尚未拆除,且原设计图纸部分缺失,现有旧厂房图纸与现场多处不一致。故场地范围内障碍物的合理处置是确保工程桩及围护桩正常施工的关键。

本工程参考原厂房的存档施工图,使用三维扫描仪(图 9-6)对基地旧厂房进行内部三维扫描确定地下桩位等相关信息。通过和设计配合,经调整避让后,最终将清障旧桩数减少至21 根,为业主节省了高额的拔桩和基础加固费用。

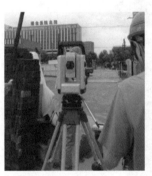
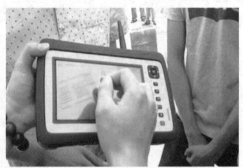

三维激光扫描技术

■ 基地原址旧厂房动迁拆桩遇到问题:原有桩位与图纸对不上
■ 引入三维扫描仪进行现场三维扫描来获取准确现状信息

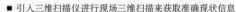
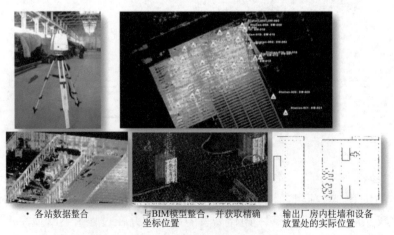

· 各站数据整合　　· 与BIM模型整合,并获取精确　　· 输出厂房内柱墙和设备
　　　　　　　　　　　坐标位置　　　　　　　　　　放置处的实际位置

图 9-6 三维扫描仪成像模型

2）环境虚拟化漫游

发挥三维的多种可视化方式，使得复杂空间理解简化，保证设计沟通顺畅。通过直观的模型预览方式（图9-7）、3D打印机逐层打印出3D模型（图9-8）以及利用虚拟现实显示器实现环境虚拟化漫游（图9-9），以身临其境的感觉来体会质子医疗中心的方方面面，辅助各方理解建筑功能布局，以直观的方式消除各参与方对项目的认知隔阂。

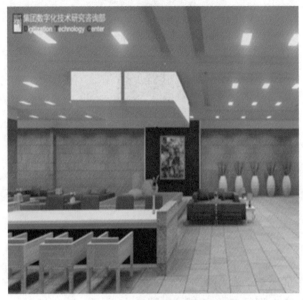

图9-7 直观模型预览方式

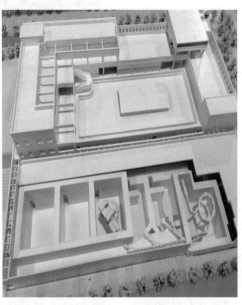

图9-8 3D打印模型

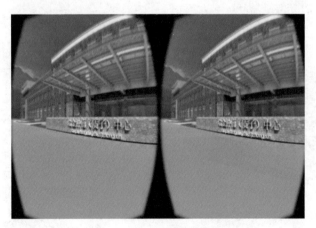

图9-9 VR沉浸式预览方式

3）安全稳定性分析

质子中心内的质子治疗装置是大型的精密治疗仪器，尤其对于多室治疗系统，路线较长。从质子的发生、加速、传输到治疗头，并精确打击患者的肿瘤病灶，确保每个环节的精确和安全，方可实现质子束的治疗优势。中科院上海应用物理研究所作为我国首台国产质子治疗设备的研发单位，对质子中心的建筑环境提出了较高的工艺要求。为了达到质子治疗装置的工艺要求，提供安全可靠的安装空间，实现稳定的运行环境，通过BIM的性能化模拟，配合设计调整特殊的构造设计，确保工艺要求的目标，如图9-10所示。

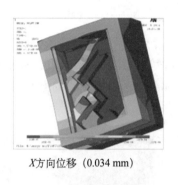
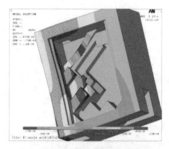

X方向位移（0.034 mm）　　　　　　　Y方向位移（−0.018 mm）

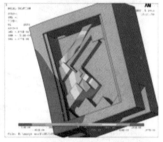
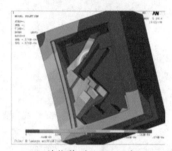

Z方向位移（−0.052 mm）　　　　　　　总位移（0.058 mm）

图 9-10　高精稳定性分析

4）设备与土建关系明确可视

细化质子治疗装置为国内首台自主研发的装置，利用基于 Catia 的 BIM 模型导出质子治疗舱视频动画及图片，全方位展现设备与土建之间的契合关系，如图 9-11 所示，直观地辅助各方理解治疗装置，消除专业隔阂。

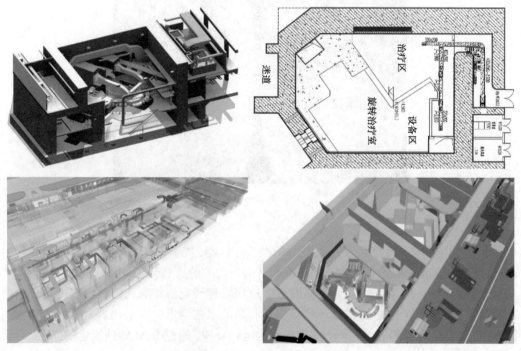

图 9-11　设备与土建关系明确可视

5）绿色节能性能化分析和支持

作为国内首家质子治疗中心，具有全国影响力，质子医院更是建筑能耗较高的建筑，对环境、品质要求较高的同时对建筑节能运行的需求更大。为保证达到绿色三星级设计评价认证，通过 BIM 技术结合绿色相关分析，协助绿建的顺利完成，如图 9-12 与图 9-13 所示。在保证安全与舒适性前提下，实现建筑的节能运营，降低增量成本，彰显项目绿色生态品质。

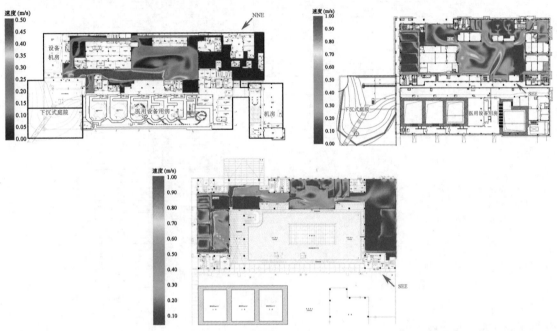

图 9-12　夏季 B1 层、F1 层、F2 层室内风

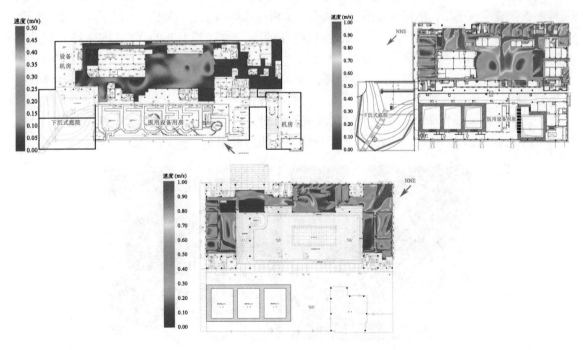

图 9-13　过渡季 B1 层、F1 层、F2 层室内风速

6）精确统计经济指标

利用软件的统计功能，依据 BIM 模型精确地输出项目的经济指标，准确的衡量了项目的经济性能，如图 9-14 所示。

管道明细表

直径	系统类型	系统缩写	类型	内径	外径	长度
350 mm	循环供水		冷冻水供水	350 mm	377 mm	88
400 mm	冷却水回水	LQH	冷冻水回水	400 mm	426 mm	15806
200 mm	冷却水回水		冷冻水回水	203 mm	219 mm	5933
50 mm	冷却水回水	LQH	冷冻水回水	53 mm	60 mm	81
32 mm	冷却水回水	LQH	冷冻水回水	35 mm	42 mm	88
400 mm	冷却水供水	LQG	冷冻水供水	400 mm	426 mm	26622
350 mm	冷却水供水	LQG	冷冻水供水	350 mm	377 mm	3410
250 mm	冷却水供水	LQG	冷冻水供水	255 mm	273 mm	9045
200 mm	冷却水供水	LQG	冷冻水供水	203 mm	219 mm	17891
150 mm	冷却水供水	LQG	冷冻水供水	150 mm	159 mm	730
125 mm	冷却水供水		冷冻水供水	128 mm	141 mm	250
400 mm	冷冻水回水	LH	冷冻水回水	400 mm	426 mm	22574
250 mm	冷冻水回水	LH	冷冻水回水	255 mm	273 mm	22043
200 mm	冷冻水回水	LH	冷冻水回水	203 mm	219 mm	12795
400 mm	冷冻水供水	LG	冷冻水供水	400 mm	426 mm	20600
350 mm	冷冻水供水	LG	冷冻水供水	350 mm	377 mm	17971
250 mm	冷冻水供水	LG	冷冻水供水	255 mm	273 mm	29567
200 mm	冷冻水供水	LG	冷冻水供水	203 mm	219 mm	19424
150 mm	冷冻水供水	LG	冷冻水供水	150 mm	159 mm	906
125 mm	冷冻水供水	LG	冷冻水供水	128 mm	141 mm	849
100 mm	冷冻水供水	LG	冷冻水供水	102 mm	114 mm	710
50 mm	冷冻水供水	LG	冷冻水供水	53 mm	60 mm	6178
40 mm	冷冻水供水	LG	冷冻水供水	41 mm	48 mm	7137
32 mm	冷冻水供水	LG	冷冻水供水	35 mm	42 mm	11572
25 mm	冷冻水供水	LG	冷冻水供水	27 mm	33 mm	4400

管件明细表

尺寸	系统类型	系统缩写	合计
400 mm-400 mm-400 mm	冷冻水回水	LH	1
400 mm-400 mm-400 mm	冷却水供水	LQG	3
400 mm-400 mm-350 mm	冷冻水供水	LG	5
400 mm-400 mm-200 mm	冷冻水供水	LG	3
400 mm-400 mm-200 mm	冷却水回水	LQG	3
400 mm-400 mm-200 mm	冷却水供水	LQG	7
400 mm-400 mm	冷冻水回水	LQH	3
400 mm-400 mm	冷却水回水	LH	4
400 mm-400 mm	冷冻水供水	LG	3
400 mm-400 mm-350 mm	冷冻水供水	LG	2
400 mm	冷冻水供水	LG	2
400 mm	冷冻水回水	LH	1
400 mm	冷冻水供水	LG	1
350 mm-350 mm-350 mm	冷冻水供水	LG	2
350 mm-350 mm-250 mm	冷冻水供水	LG	6
350 mm-350 mm-200 mm	冷却水供水	LG	4
350 mm-350 mm-40 mm	冷冻水供水	LG	1
350 mm-350 mm	冷冻水供水	LQG	7
350 mm-350 mm	循环供水		
350 mm	冷冻水供水	LG	4
250 mm-250 mm	冷却水回水	LH	7
250 mm-200 mm	冷冻水回水	LQG	3
250 mm-150 mm	冷却水供水	LG	3
250 mm-150 mm	冷冻水供水	LG	3
250 mm-125 mm	冷冻水供水	LG	3
200 mm-200 mm-200 mm	冷冻水回水	LH	3
200 mm-200 mm-200 mm	冷却水供水	LQG	3
200 mm-200 mm-200 mm	冷却水供水	LQH	3
200 mm-200 mm	冷冻水供水	LG	12
200 mm-200 mm	冷冻水回水	LH	5
200 mm-200 mm	冷却水供水	LQG	6
200 mm-200 mm	冷却水供水	LQG	2
200 mm-150 mm	冷却水供水	LQG	2
200 mm-125 mm	冷却水供水	LQG	2
200 mm-100 mm	冷冻水供水	LG	2
100 mm-50 mm	冷冻水供水	LG	2
50 mm-50 mm-50 mm	冷冻水供水	LG	1
50 mm-50 mm	冷冻水供水	LG	3
50 mm-32 mm	冷却水回水	LQH	1
40 mm-40 mm-32 mm	冷冻水供水	LG	1
40 mm-40 mm	冷冻水供水	LG	3
40 mm-32 mm	冷冻水供水	LG	3

图 9-14　精确统计经济指标

7）机电管线优化设计

利用对项目的机电管线实施建模，建立的机电管线模型在解决错漏碰缺等问题的基础上，对重点区域进行推敲，在充分考虑设计规范、安装检修等因素后，为机电深化留下了较大操作空间。借助 BIM 模型对设计施工图纸进行各专业管线综合布线方案的优化（图 9-15），优化后的管线排布、走向符合原始设计意图，满足设计功能及技术要求。同时，使各专业管线的空间排布更加合理；空间利用更加充分、合理；各专业管线之间重要的冲突得以消除，减少建设管理方在施工阶段为解决上述问题而投入的时间和精力。质子区地下能源区到质子区走道，及质子区密道处管线复杂，BIM 小组对此区域采用剖面加三维表达，协助机电安装公司对此等区域的施工交底，缩短施工周期，避免出现延期的违约费用。

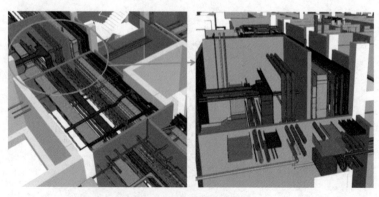

图 9-15　机电管线优化设计

8）优化出图

基于 BIM 模型，采用 ECVS（元素 / 构件 /S/ 视图 / 图纸）的方式组织设计，辅助出具设计图纸，实现 BIM 三维协同设计。采取 "Revit-PDF 出图＋二次开发插件出图" 的三维出图模式。具体技术路线如图 9-16 所示。

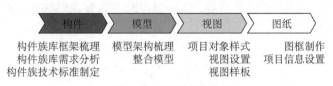

构件	模型	视图	图纸
构件族库框架梳理 构件族库需求分析 构件族技术标准制定	模型架构梳理 整合模型	项目对象样式 视图设置 视图样板	图框制作 项目信息设置

图 9-16　出图技术路线

9）按照施工图设计要求设定族元素平立面出图表达

按照施工图设计要求，结合国标、上海市 BIM 标准模型深度搭建 BIM 施工图设计模型。BIM 牵头团队制订各阶段信息传递流程及原则，以建立全生命周期的三维协同，让 BIM 施工图模型在后续阶段得以传递深化。按施工图设计设定项目对象样式，设定线宽线型，并根据视图设定形成标准的施工图设计视图样板。制作图框，并将图框参数与项目信息关联，直接使用 BIM 模型输出施工图，如图 9-17 所示。

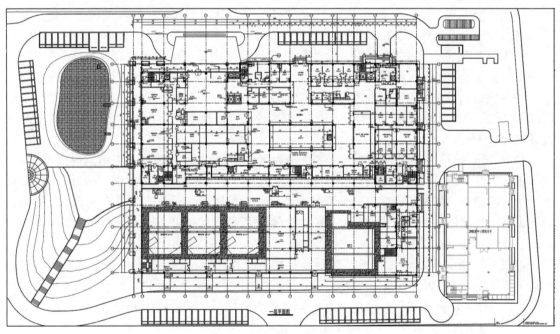

图 9-17　BIM 模型输出施工图

9.3.3　模型移交的技术对接

模型移交看似是一个简单的交接过程，其实不然。要让设计阶段的 BIM 模型能够准确无误的移交到下一个阶段乃至运维阶段并得以有效使用，需要一系列的动作和方式，基于对上下游工作熟悉并且在策划阶段制订的一系列标准、规范来保证在模型移交时进行有系统的交接。

1）创建沟通顺畅的交互平台

搭建并运用基于混合云技术的虚拟化项目管理平台——现代管理云平台（XD-BIM 工程

平台），对项目全生命周期进行管理、整合各阶段模型、图纸，各参与方都在项目管理平台上进行 BIM 数据交互，保证工作沟通的即时性和高效性、模型数据的可传承性及一致性，整合各阶段图纸、模型和照片，统一协调各参与方。

后阶段的 BIM 模型使用者和管理者很早就参与其中，对于项目的了解和现有模型的情况有足够的适应期并能及时提供相关意见，这种循序渐进的方式很好地化解了分阶段运用时的矛盾集中爆发的情况。

2）确立高效沟通机制

项目的进程中单纯依靠软件平台依然是不足的，只有形成有效的沟通机制才能够更积极主动的推动项目的顺利开展，本项目上确定的部分沟通机制：

（1）每两周一次 BIM 协调会，共计 30 余次，协调解决问题 300 余项；

（2）模型在收到图纸及变更后 3 d 内完成建模，5 d 内提出碰撞及其他问题报告；

（3）模型及应用需在实际施工前 1 个月完成，特殊情况必须在 2 周前完成；

（4）施工数据根据不同内容，分为 1 d、1 周、1 月收集，并以 T + 3 的周期调整施工日志；

（5）模型与施工单位对接时有足够的对接期，设计需要对后期模型调整及最终情况负责到底。

3）建立可以对接后端使用的方法和数据对接格式

阶段不同工作的重心会有所变化，二者工作的顺利交接需要设计阶段的模型在建立时需要双向考虑和跨界延伸，并在后期有足够的拆分。

管线综合在设计阶段提前优化：设计阶段 BIM 模型需要完成主要管线的碰撞、建筑空间的净空分析工作，在优化调整碰撞情况时注意符合原始设计意图，满足设计功能及技术要求下使各专业管线的空间排布更加合理，空间利用更加充分，各专业管线之间重要的冲突得以消除，机电安装方及早地进入并提供安装及检修经验可以使得项目在后期安装施工时节约大量的时间，避免返工。

算量和施工模拟要求设计阶段细节拆分：为保证 3D 模型直接输出工程量清单报表，实现对成本的提前预控同时关联进度文件形成 4D 模型，同样需要将模型进行进一步拆分，丰富材质及细节构造以便顺利输入施工资源的各种数据，对整个施工过程进行动态追踪，为后期实现施工进度和场地布置的关联形成动态的 4D 现场管理（计划进度和实际进度的对比，协助项目部进行现场施工管理）。

通过开发基于 Allplan 的插件实现钢筋自动生成及算量（图 9-18）：能直接读取图纸自动转换生成三维钢筋，根据规范图集生成三维钢筋，并进行钢筋干涉检测，在复杂的治疗舱节点处，有效避免了钢筋碰撞。通过排除干涉修改生成的钢筋自动得到钢筋量，通过适应后端的软件运用，既解决了设计担心的问题，也满足施工的需要。

4）BIM 三维设计出图实践

BIM 三维协同设计出图，采用 ECVS（构件/建模/视图/图纸）的方式组织设计，按照施工图设计要求建立 BIM 族元素，使 BIM 设计师和 BIM 工程师在设计建筑时能直观地看到建筑设计的成果，方便改进与优化（图 9-19、图 9-20）。

9.3.4　BIM 技术设计阶段应用经验总结

本项目 BIM 技术实施应用的主导为业主方，贯穿在全生命周期过程，包括：设计、施工、运维阶段，进行深度 BIM 应用，不仅考量项目单参与方的 BIM 应用能力，而且是对项目全生

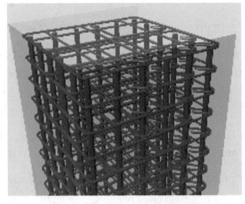

开发基于Allplan的插件实现钢筋自动生成及算量

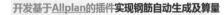

- 36.0m桩配筋
- 混凝土型号：C30
- 单桩混凝土量：11.95m³
- 单桩钢筋总长：832m
- 单桩钢筋量：0.211m³
- 总桩数：552

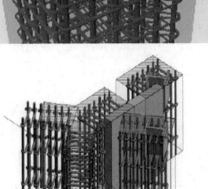

现浇混凝土梁工程量清单表

项目名称	项目编码	项目特征	体积
矩形梁	010503002001	C35-200*400	8.97 m²
矩形梁	010503002002	C35-200*650	5.51 m²
矩形梁	010503002003	C35-200*800	6.58 m²
矩形梁	010503002004	C35-300*600	3.45 m²
矩形梁	010503002005	C35-300*650	427.37 m²
矩形梁	010503002006	C35-300*700	123.27 m²
矩形梁	010503002007	C35-300*800	75.90 m²
矩形梁	010503002008	C35-400*800	393.23 m²
矩形梁	010503002009	C35-400*1000	4.67 m²
矩形梁	010503002010	C35-500*800	5.90 m²
矩形梁	010503002011	C35-500*1500	4.88 m²
矩形梁	010503002012	C35-600*800	84.50 m²
矩形梁	010503002013	C35-600*900	85.08 m²
矩形梁	010503002014	C35-600*2900	86.62 m²
矩形梁	010503002015	C35-700*1500	7.71 m²
矩形梁	010503002016	C35-800*800	5.33 m²

图 9-18　钢筋模型算量导出

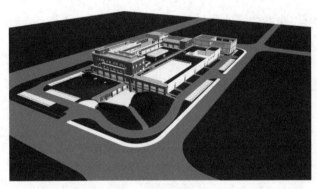

图 9-19　三维模型

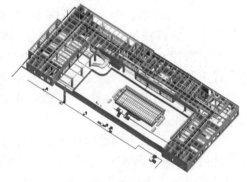

图 9-20　1# 楼三层机电模型

命周期的各参与方的 BIM 能力的综合考量。形成以下经验：

（1）平台及协同初步探索

通过自主开发平台，探索了平台多方协作的途径，及时发现在多方平台协同中存在的问题和障碍，为后续优化平台、使平台更加充分发挥沟通协作的作用积累使用经验。本项目建立了多方多专业 BIM 全三维协同沟通机制，并形成有效的沟通机制，有效提高了项目沟通效率。

（2）BIM 三维设计算量结合实践

尝试在 BIM 工具辅助设计过程中，探索 BIM 成本算量的技术解决路线。并结合国标工程量清单体系，探索了设计与成本工程量对接的技术路线。

（3）BIM 三维设计出图初步探索

通过前期项目三维＋二维设计的积累，在本项目中，首次开始尝试使用全三维设计出图，通过出图初步探索实践，深化了 ECVS 出图技术思路，总结了大量 BIM 三维设计出图技术点。通过本项目的 BIM 技术实施，形成了初步的 BIM 三维设计出图项目样板，为以后的 BIM 三维设计出图奠定了基础。

（4）大幅提高施工质量

BIM 最直观的特点在于三维可视化，利用 BIM 的三维技术在前期进行碰撞检查、施工模拟、可视化交底，减少在建筑施工阶段可能存在的错误损失和返工的可能性。本工程中通过施工模拟发现质子区结构存在高差，埋件位移。通过碰撞检查发现机电碰撞部位多达 1 000 多处等。在早期施工准备阶段就发现后期真正施工阶段会出现的各种问题，及时进行前置处理，确保了工程施工质量。

（5）进一步完善的可能性和关注点

BIM 技术还属于较新的技术，在质子医院的设计辅助过程中针对医疗设备及医疗基数发展迅速，设计需求把握较难的问题上可以发挥更好的作用。在设计辅助中更应该注重医疗路径优化、疏散设计优化、医院舒适度优化等方面，提供更好的医疗环境。

通过项目的 BIM 技术实施，实现医疗建筑项目全生命周期 BIM 应用试点成功，并总结一套可推广应用的 BIM 标准和流程。同时，结合质子医院项目特点，形成新的项目管理模式。项目也因此列入上海市试点项目。

9.4　BIM 技术应用总结

基于 BIM 在医院新建项目中的三维模拟和设备管线碰撞优化、数字化仿真技术应用、空间和进度的可视化展示等方面的优势和价值，通过建立工程 3D 模型、结合动态工程筹划及造价辅助等 BIM 先进管理手段，能够更好地开展质子治疗中心项目的项目管理工作，达到项目设定的安全、质量、进度和投资等各项管理最终最佳目标，以数字化、信息化和可视化的方式，实现基于 BIM 的建设项目管理，提升项目精细化管理水平。

（1）经济效益

通过 BIM 技术构建的建筑模型提供各类信息，协助决策者做出准确的判断，特别在项目设计初期，减少因方案变更产生的追加成本；通过碰撞检查、成本统计和进度模拟，实现进度控制的同时有效控制工程造价。通过 BIM 技术加强的精细化管理过程，能实现较快、较好地投入产出比，产生较大的经济效益。

（2）技术积累

项目为政府投资新建的质子医疗中心，由上海申康卫基建管理有限公司作为代建方管理，由中科院应用物理所参与质子治疗舱部分的土建、机电设计。质子治疗舱的特殊性使得该医院项目的多方协调与其他项目略有差异，需要二维和三维的频繁互动，基于三维模型的优势有利于多方协同。

"1＋1＋1"团队模式，BIM 牵头团队、土建设计单位及质子医疗装置设计团队相互独立又互相优化协调，团队工作亦是互相学习的过程；不同专业资质的工程师针对不同需要在其专业领域内发挥重要的作用，让专业的人做专业的事。

第十章 装饰、景观设计

规划和建筑设计提供了基本的使用空间尺度,定义了合理的动线计划和功能分区。室内装饰设计和室外景观设计的任务主要是为使用者提供更为友好的使用界面。尊重使用体验的友好的界面设计,能为使用者提供人性化的关怀。

10.1 装饰设计

10.1.1 装饰设计的基本原则

质子治疗中心主要的服务对象为肿瘤患者,室内设计主要围绕如何为肿瘤病人提供更加人性化的治疗空间界面而开展。基本的原则主要为:采用暖色背景,采用地毯、木纹等宜人的材料,采用圆角装饰外包,灯光选用暖光,材料方便清洗更换,家具避免棱角等。

10.1.2 主要室内空间的设计特点

1) 入口门厅

大楼的主入口设置在建筑北面靠西一侧,与一路之隔的瑞金北院主入口遥相呼应。入口顶部设有出挑 14 m 多的钢结构玻璃雨棚,宽敞大方,为病患提供避雨的半室外空间。入口门厅面积约 250 m²,高度 3.5 m 左右,尺度适宜,契合了质子治疗中心的功能定位。

病患通过门斗,进入入口门厅,正面为背景墙面。向左为大楼的主电梯厅,设有两部医梯和两部客梯,可通往质子中心地下室和二三层功能空间。左面还设有通道,直达质子中心核心中庭,通过中庭

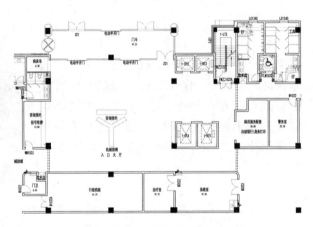

图 10-1 入口大厅平面

可到达一层的各主要功能空间。门厅右侧设置收费挂号吧台,靠近入口处还设有储藏室,为病人提供轮椅、雨具等便利服务的收纳空间,如图 10-1 所示。

入口装饰方案设计几经修改,主要讨论焦点在于入口大厅的功能摆设。初稿方案在大厅的中心位置设置了室内水景和休闲座椅,并将咨询台摆设在入口一侧,方便迎接病患;背景墙则考虑将艺术画作为正面背景。材料上以仿石材的玻化砖作为主要面饰材料,配以深色木质,总体希望达到宾至如归的效果,如图 10-2 所示。

之后,入口大厅方案从病人的角度出发进行修改。照顾到实际病患的隐私需求,将人工咨询台后移至背景墙前,在大厅中心设置 Y 字形自助咨询服务台。同时采用适当的设计手法,柔化空间感受,比如:铺设地毯,家具、灯饰等考虑圆角曲线等元素,如图 10-3 所示。

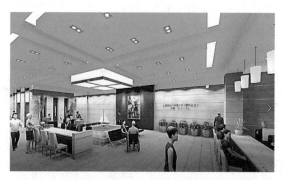

图 10-2　入口大厅室内方案初稿

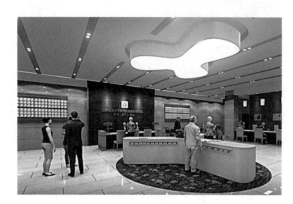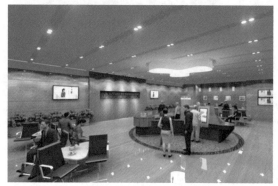

图 10-3　入口大厅方案第二稿

为了在面积空间有限的入口大厅内达到更为简洁的服务目标，最终取消了自助服务咨询台的设置，仅在靠近背景墙处设置人工咨询台。在门厅中心位置设置四组等候座椅，并铺设地毯。同时对吊顶进行了分层的优化设计。总体色调更为温馨，如图 10-4 所示。

2）中庭

中庭是质子中心的核心空间，连通地下一层和地面一层，顶面采用玻璃顶棚，并设

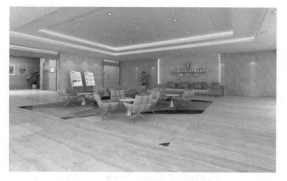

图 10-4　入口大厅室内方案定稿

活动遮阳卷帘，自然光线可从顶面直达地下一层，极大地改善了一层及地下空间的自然采光。一层围绕中庭主要是宽大的走道，连通各个功能分区，宽大的走道上分区域设置等候休闲沙发。地下室中庭则相应点缀些室内绿化，并适当分组设置等候休闲沙发。

中庭平面长宽比例 1∶3，较为狭长，靠东一侧设置观光电梯一部，为室内空间增加了垂直动态元素。为了南北联系方便，后期在施工期间，在南北长边之间增设天桥，相应调整了两长边的等候沙发设置。

中庭总体色彩基调为暖色。八根柱子采用浅木色复合板外包装饰，周边实墙面采用橘色内墙涂料，地面采用仿地毯花纹 PVC 块材。沙发休闲座椅等活动家具拟采用白色、橘色、浅咖等搭配。标志、植栽等点缀绿色，墙上适当挂配装饰画，总体色感温暖，色调统一而不失变化，如图 10-5 所示。

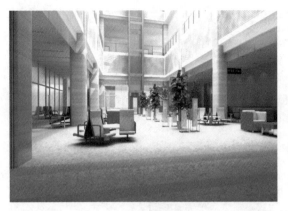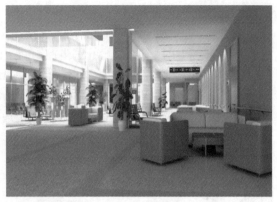

图 10-5　中庭室内方案

3）Pt 区及其治疗舱

Pt 区及其治疗舱是质子中心的核心治疗空间，是肿瘤病人进行质子治疗的场所。患者从地下一层中庭等候区的南侧经过引导进入 Pt 区。通过内部的更衣等候后，进入治疗区公共走道。公共走道两侧布置了医生和物理师的治疗控制和工作交流空间，走道南侧设置了 5 个治疗舱的迷道入口，病人通过迷道口的连锁控制移门后，再进入治疗舱进行摆位治疗。西侧两个旋转治疗舱一期暂不安装，采用临时门给予暂时封堵，仅对东侧的三个固定束治疗舱和一个旋转束治疗舱进行安装和装饰设计。

一期的治疗舱由一个旋转束治疗舱、一个固定束治疗舱、一个眼束治疗舱及一个实验束治疗舱组成。特殊的工艺对治疗舱装饰设计提出了更高的要求，同时，装饰设计还需体现出先进科技对病人的人性化关怀。

在眼束治疗舱的装饰设计中，墙体面饰材料采用木色和灰色复合板为主要搭配；地面采用深咖色橡胶地板；顶面结合设备的深色固定件外露，配以石膏板整体吊顶；灯光照明以点状暗藏筒灯为主，营造平易温馨的肿瘤治疗环境。为了化解有限治疗空间内机械设备对人的压迫感，在一侧墙面设计了整面落地式灯箱，布置自然风景的亮光背景，舒缓病人心境，如图10-6 所示。

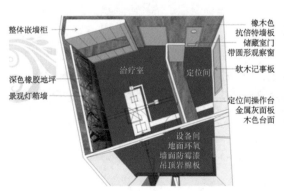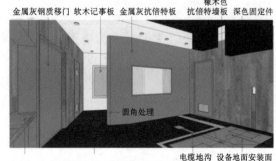

图 10-6　固定治疗舱室内方案

Pt区内装饰设计的另一个重点是公共走道的设计。公共走道是治疗师和物理师的主要工作空间，也是进入质子治疗舱的前厅。走道连接并排的5个治疗舱，长度较长。设计采用分段的设计手法，利用每个治疗舱的医生控制间或门口的控制面板，进行有韵律的分割，打破空间的狭长感。各治疗舱入口通过色彩、标识、装饰等给予区别，增加识别性和趣味感。公共走道上治疗舱入口移门也进行了不同样式的设计，既照顾到内外的通透，也尝试让其成为Pt区公共走道上的一个重要装饰元素。Pt区公共走道的设计如图10-7所示。

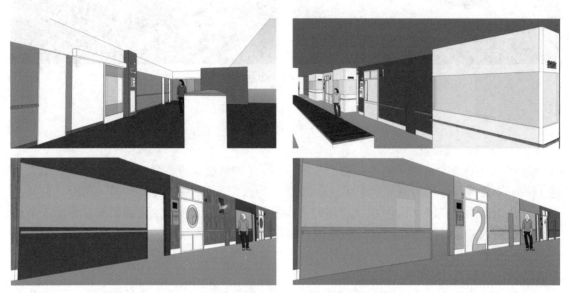

图10-7 不同方案的Pt区公共走道设计

Pt区的装饰设计尤其是治疗舱内的装饰设计与治疗设备的工艺紧密联系，因为瑞金质子中心的质子设备为首台国产质子治疗装置，并没有现成的经验可以遵循和借鉴，是在不断的讨论和修正过程中逐渐完善、成型。因质子治疗设备的安装调试时间较长，且与机电的采购和安装结合紧密，最终治疗舱内的装饰设计由质子设备研发单位另行委托新的工业设计团队，结合质子设备工艺设计完成。

10.2 景观设计

10.2.1 景观设计的基本原则

景观设计的主要目标是为质子中心的病患以及医生、物理师等工作人员提供舒缓身心、赏心悦目的自然环境。基本的设计原则主要有：充分利用动态水景成为室外环境的视觉焦点，采用温暖的地面材质增加使用者步行驻足的温馨感受，落叶乔木和常绿乔灌木搭配营造四季景观，花卉和草本搭配带来时间变化的身心体验。

10.2.2 主要室外景观的设计特点

1）下沉庭院

在质子中心主体建筑西侧，结合临主要干道"合作路"的集中绿地，设置了下沉庭院，通过绿化景观直达地下一层休息区。下沉庭院的设置不仅有效解决了部分地下大型医疗设备的吊装路径，为地下室带来了宝贵的自然采光和通风，同时，也给质子中心的室外空间环境带来了别开生面的立体景观和富有趣味的休闲场所。

下沉庭院朝向南边，四季阳光充足，室外风环境良好。庭院中心从地下室一半左右高度，结合休闲平台处，设置浅浅的跌水，利用收集的雨水，结合场地坡度层层跌落至地下一层标高，动态的水景让人心情舒缓，成为质子中心室外休闲的良好场地。地下一层的病人等候区与下沉庭院空间相通，在等候区向外望去，视野内景色优美。在病人等候空间的落地玻璃外是骑楼空间，景观铺地由骑楼地面直达跌水岸边。铺地采用冰裂纹仿石板地面，局部临水处配以防腐木地面，为人提供了丰富的室外、半室外的交流和会面场所。

地面上围绕下沉庭院的院区路面自然弯曲，沿路种植以银杏树为主的高大落叶乔木，成为下沉庭院优美动人的一道景观边界。围绕下沉庭院道路路缘边的草地先向上形成草坡，到达 1 m 左右高度后再向地下一层找坡，避免了地面过多雨水排入庭院，同时也遮蔽了路面的机动车影。一条人行小路从地面道路边缘广场处蜿蜒向下，顺着斜坡覆土上的高低植被，沿着潺潺的跌水，到达下沉庭院的水岸边，如图 10-8 所示。

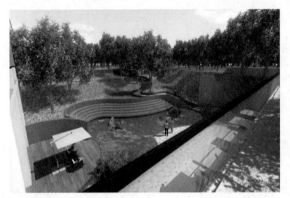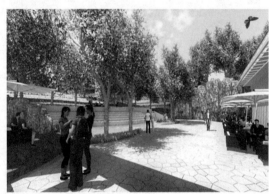

图 10-8　下沉式庭院的景观设计

2）屋顶花园

屋顶花园是质子中心的另一富有特点的室外景观。质子中心地面仅三层，一层占地面积较大，采用层层退台的方式进行设计。屋面尤其是二层留有大面积的室外露台空间。设计在二层室外露台采用结构降板，留出 1.5 m 的覆土高度，围绕中庭玻璃顶棚进行屋顶景观的设计。

屋顶花园朝南，四季阳光充足，二、三层建筑平面程 "U" 字形环绕，景观条件优越。中庭玻璃顶面基本位于屋顶花园的中间，玻璃采用三层夹胶＋中空安全玻璃，由南向北找坡，设有水幕，潺潺流水面向北侧室内的病人等候空间。中庭屋面北段长边设通长出水管，均匀设置出水孔，确保水幕厚度均匀；南边设有收水槽，将水导入屋顶暗藏于覆土内的水箱，再由水泵送至北段出水管循环利用。

围绕中庭的两条长边，种植落叶乔木，其余植被则以草坪（百慕大）为主，灌木呈线型穿插其中，同时起到遮挡部分空调室外设备的作用。东西两侧设有成片的室外防腐木地面，为室外休闲会谈提供场地。屋顶花园周圈还设有环形石材步行道路，贯穿通往花园的各个室内出入口，如图 10-9 所示。

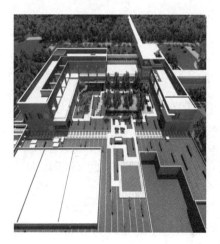 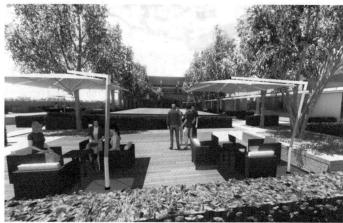

图 10-9　屋顶花园的景观设计

第三部分
施工与管理篇

第十一章　施工概述

上海建工一建集团为质子治疗中心施工总承包单位。本部分内容主要介绍土建、安装、装饰工程的施工难特点，总结施工工法特色及实践经验。

11.1　工程背景

作为国际肿瘤治疗领域中最为领先的技术之一，质子和重离子技术正在大踏步走进中国。长期以来，只有德国、日本、美国等少数发达国家拥有这一技术。引进质子重离子技术不仅是上海工程，更是国家战略。

2014 年 6 月，由上海建工一建集团承建的上海浦东质子重离子医院正式进入临床试验阶段并且取得不错成效，但核心技术均由发达国家控制过多依赖国外进口设备，造成治疗成本高昂。为实现质子治疗装置国产化，降低治疗成本，进一步满足患者需求，造福于民，在上海市政府统一指挥下由上海联和投资有限公司、中国科学院上海应用物理研究所、瑞金医院联合开展了首台国产质子治疗装置研制工作。

2014 年 12 月，由上海建工一建集团承建的质子治疗中心正式开工，该中心将成为我国首台国产化质子治疗装置，集科研、教学、医疗为一体，将为我国质子治疗装置的产业化奠定坚实基础。

11.2　施工中的难点和特点

本工程质子区旋转治疗舱质子治疗系统是目前世界上最先进、也是最昂贵的超大型尖端医疗设备，建立质子治疗中心投资巨大，技术要求极高，主要体现于以下三个方面。

11.2.1　土建施工难点

1）深基坑施工控制要求高

基坑首先放坡开挖整体卸载 2.5 m，然后采用二级放坡形式开挖到 7 m 左右，先施工质子区周边区域，最后施工深坑区（质子区），开挖深度为 13.7 m，分区分层施工难度大；围护外围采用双轴搅拌桩以及因基坑需整体卸载，边坡稳定和施工降水要求高。

2）混凝土屏蔽辐射超厚墙体裂缝控制难度大

为满足防辐射要求，放射区的设计底板、墙体和顶板超厚，空间超高。本工程旋转治疗舱顶板厚度为 2 m，质子区旋转治疗舱墙板厚度最厚处 2.8 m，墙板高度为 17 m。

3）结构平整度、精度要求高

质子区超深基坑、楼地面升降板较多且集多功能房间为一体的地下室结构，由加速器大厅、输运线隧道、固定治疗舱及旋转治疗舱等功能区组成。各功能区有必须保证高精度的净距及净高要求，且内部空间布局复杂、遮挡严重等因素，对确保结构的测量精度造成不利影响。因本工程引入我国首套国产化质子治疗设备，质子将通过同步加速器至最大光速的 60%，被加速质子传送到旋转式照射器内，旋转式照射器可 360°旋转从任意方向照射，质子线直接攻击癌细胞 DNA，因此对设备安装要求精度高、对质子区平整度要求高。主要包括加速器大厅地面、输运线隧道地面采用细石混凝土配筋面层，表面平整度允许偏差不超 5 mm/2 m；设备安装区地面采用细石混凝土配筋面层，表面平整度允许偏差不超过 3 mm/2 m；加速器大厅地面、输运线隧道地面、固定治疗舱及眼线和实验治疗舱地面基础地面总体平整度允许偏差不超过 10 mm。

4）埋件精度要求高（劲性柱、辐射钢板墙）

因旋转照射器 360°旋转照射，旋转机架（Gantry）安装精度要求高，旋转 0～180°，C/D 梁支撑预埋钢板的变形要求为 0.05 mm；安装地脚螺钉基础表面要求水平度 ≤ 5 mm；主要 C/D 梁预埋钢板的平面度偏差小于 ±0.5 mm，平行度、垂直度偏差小于 ±3 mm，位置尺寸误差小于 ±5 mm；屏蔽钢板墙拼缝不得大于 5 mm，每层钢板拼缝之间必须错缝，错缝间距必须大于 50 mm。

5）屏蔽辐射异形套管施工难度大

内预埋管量多、面广、埋设定位精度设计控制指标高，按照屏蔽辐射的要求，管线走向都设计为有一定弯曲度的异形。且由于质子区屏蔽辐射墙体超厚和套管异形，无法采用后开洞方式补救，套管的预埋必须一次成功，对预留预埋的深化设计和施工质量控制都提出极高要求。

11.2.2 机电施工难点

质子治疗中心是一个使用核技术、计算机、数字影像、数据处理、精密机械、自动控制、医学诊断和临床治疗等高科技多学科交叉的医用系统实体，整个治疗装置是一套精密的器械系统，必须在各种机电系统的密切配合下才能发挥应有的作用。因此，对建筑的接口提出了严格的要求，主要内容有电源供电、水冷系统、空调通风系统、压缩空气系统、屏蔽防护系统、照明、火警、安全联锁及活性物处理等，其对机电的配合有特殊的要求，给机电的施工带来了很大的难度，在施工中要严格按质子设备的要求进行相应的配合和施工。

能源中心为质子伺服系统的心脏，它集合了冷热源机房、自动喷水灭火系统及消火栓系统机房、生活水机房、换热机房、变配电机房和工艺设备机房为一体。各系统的协同运行，为质子示范装置的正常、安全运行提供有效保障。

质子区的各个设备间、机房间及治疗室对需采用恒温恒湿空调系统控制，同时为确保系统的可靠，需进行两套冷源系统的切换，对空调系统的施工和调试有着严格的要求。

质子区和非质子区功能各异，其采取的安全措施各不相同，有自动火灾报警系统、消火栓灭火系统、水喷淋灭火系统、气体灭火系统和空气采样系统等，如何协调控制各个系统也是个难题。

11.2.3　装饰施工难点

　　室内装饰施工，往往需要与机电安装施工紧密配合，两者唇齿相依，密不可分。本工程中，由于楼层底部和地面的管道众多，因此合理地布置装饰基层龙骨、设备、设备管线，是装饰施工中的一大难点；此外，在建筑布局上，本工程房间类型和功用多，空间布局复杂，在进入装饰阶段后，对于各房间墙、顶、地六面体饰面的做法梳理及管理尤为重要。

　　针对以上施工难点，做好工程的总体方案部署，特别是计划管理、进度过程控制、计划保障。本工程的总体部署，不单是确定技术路线和技术方案，还包括工期安排、各专业深化、设计出图安排、场地安排、材料设备招投标、采购安排、各专业进场后的施工安排和搭接、系统调试和合成以及外配套外总体安排等，是一个涉及面广、过程精细的系统工程，通过细化工程界面，借助 BIM 系统，模拟试验，施工部署等多种措施保障工程顺利进行。

第十二章　施工部署与总体策划

本工程在管理体制上，实施等项目经理责任制，以项目法进行施工管理，对本工程行使计划、组织、指挥、协调、实施、监督六项基本职能，且在公司系统内选择能打硬仗的、并有施工过大型建筑及创优质工程业绩的项目部和施工队伍组成作业层，承担本项目施工任务，具体的项目组织结构如图 12-1 所示。本部分主要介绍针对施工难点进行的施工总体流程部署。

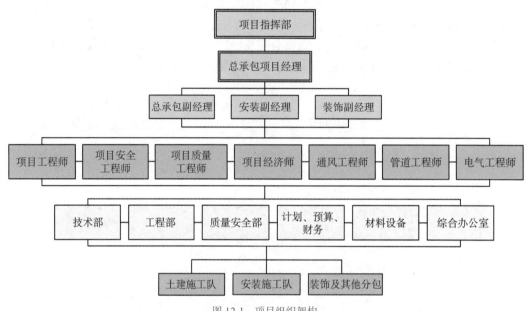

图 12-1　项目组织架构

12.1　施工组织管理

总承包管理流程与项目施工的全过程一致，涵盖项目的开工准备、工程施工、竣工验收与保修等三个阶段。其中工程施工的过程控制是总承包管理的重点，包括项目的目标体系管理、资源管理和辅助系统管理，其中的造价成本管理跨越目标和资源，需要进行统筹管理，在满足工程资金需求的前提下达到节约成本，实现承包商的经济利益。

1）合同管理

在有条件的情况下，应当采用国际惯例文本或国内合同示范文本，并由合同当事人在此基础上进行修订补充。

做好对各分包的合同管理工作，督促各分包商认真履行其分包合同范围内的工作，确保各分包商施工的工期、质量和安全达到合同要求，从而保证整个工程的顺利施工。

建立健全工程项目合同管理制度，形成一套对分包合同及加工购销合同等的合同管理实施细则。

业主所有由其签署的有关专业分包合同都须注明：所有施工或供货单位都必须服从施工

总承包单位在工程计划、工程质量、文明施工等各个方面和环节进行的统一管理、统一控制、统一协调。

2）进度管理

现场组织机构将建立完善的进度计划分级管理体系，按照合理的工序和施工流水段划分，制订包含各专业的综合进度计划，安排好劳动力、作业面、施工机具等相关因素。应用先进、成熟的计划管理软件，对实际进度与计划进度作即时比较分析，及时纠正偏差，控制整体进度计划的实施。

3）工程技术管理

总承包工程技术部门须熟悉设计图纸，确定施工界面，审查施工组织设计，编制施工临时设施及施工区域场布总图，监理审核，业主审批。还需要制订工程技术管理流程。

4）工程质量管理

首先要建立质量管理组织体系，按 ISO9002 要求编制《项目质量保证计划》。其次，根据本企业贯标文件，建立一套适合于本工程的质量贯标体系。制订质量管理监督工作程序，保证专业专职配备到位（专业划分、专职划分、阶段划分、工序及分项、子目划分）。再次，应推行全面质量管理，通过 PDCA 循环，不断克服质量薄弱环节，攻克工程难题，推动工程质量的提高。

5）设备材料管理

编制材料、设备进场（厂）计划及采购申请汇总表。并本着为业主服务的思想，根据业主要求参与甲供设备、材料供货谈判，审核材料设备清单（包括规格、型号、数量和质量），审核设备材料供货的时间、地点，协调供货单位与施工单位的工作联系，协调供货期限与施工工期的衔接。其次，制订设备保管制度，保证专材专用并不擅自撤离场内。最后，需要做好施工阶段材料、设备的保护工作并随时检验。

6）安全管理

首先需要建立安全保卫管理网络。其次要建立安全员岗位责任制，各分包商要设立专职安全员，同时要求在施工生产最基层、不脱离生产岗位的施工人员中设立兼职安全员。真正把安全监控职能渗透到生产全部过程的每个方位，及时发现并消除隐患。

7）成本控制管理

（1）项目施工成本控制

成本是项目施工过程中各种耗费的总和，贯穿于项目管理活动的全过程和各个方面，从项目中标签约开始到施工准备、现场施工、竣工验收，直至缺陷保修，每个环节都离不开成本管理与控制。本工程建设过程的成本控制，其重要性在于这项工作是保证工程顺利进行，使业主投资按期得到合理回报的重要保证。

（2）成本控制目的

确保业主利益不受侵害，工程质量、工期等满足合同要求，合理地使用人力、物力、财力，合理降低建设过程中的成本。从而实现预定的成本目标，使有限的建设资金发挥出最大的优势，确保项目顺利进行。

12.2　施工部署

通过施工前期施工管理与策划，特别是计划管理、进度过程控制、计划保障以及合同成本控制安排各个阶段施工部署，下面介绍一下每个阶段施工部署情况。

1）基坑围护施工部署

围护共分为三个阶段（表 12-1）：第一阶段外圈 8 台双轴搅拌桩和集水井三台双轴搅拌桩机同时开始施工；第二阶段质子区一台三轴搅拌桩机、一台双轴搅拌桩机和一台钻孔灌注桩机开始施工；第三阶段一台压密注浆机和一台高压旋喷桩机开始施工。

表 12-1　围护施工阶段施工部署

阶段	机械名称	用途	机械配备	根数	每日施工数	工期
第一阶段	双轴搅拌桩机	外围加固	8	4 010	8	63 d
	双轴搅拌桩机	集水井坑底加固	3	3 985	24	56 d
第二阶段	三轴搅拌桩机	质子区加固	1	185	13	15 d
	双轴搅拌桩机	质子区加固	1	366	24	16 d
	钻孔灌注桩机	质子区加固	2	256	4	32 d
第三阶段	压密注浆机	质子区加固	1			15 d
	高压旋喷桩	质子区加固	1			

2）大型机械施工部署

（1）塔吊布置

综合考虑本工程超大基坑特点及上部结构设计特点，质子中心楼及能源中心楼共投入 2 台 ST6015 型 60 m 臂长塔吊。塔吊基础采用钻孔灌注桩内插格构柱，平台为钢平台的形式，符合绿色工地要求。塔吊在挖土施工前安装完毕，质子中心楼及能源中心楼主体结构验收后一个月拆除。如图 12-2 所示。

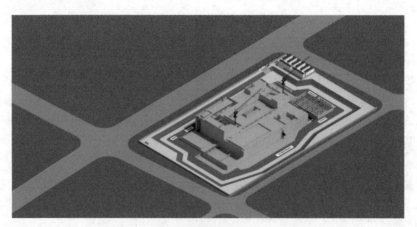

图 12-2　大型机械部署

（2）垂直运输机械布置

质子中心楼配置 2 台，能源中心楼配置 1 台，共 3 台施工货梯，所有垂直运输机械均分别根据上部结构施工要求分批安装并投入使用。

3）降水施工部署

考虑围护结构对地下水已有一定的隔水效果，但基坑开挖面积非常大，含水层厚度较大，经计算，基坑内布置 90 口深井，采用深井降水。降水井配置真空泵，每台真空泵拖带 3 口降水井进行疏干降水，保证降水效果，同时适量用作后期的抗浮泄水孔。外围配置 23 套轻型井点降水，卸载后拔除处理。

坑内管井采用 6 台 M200-Ⅰ型工程钻机设备进行成井施工，保证 14 d 预降水时间。

4）土方及地下室结构施工部署

综合考虑本工程基坑特点，同时结合围护设计方案的建议和要求，拟采用分区分块、结合结构后浇带的方式进行土方开挖和地下室结构施工。分为 7 个区、分 8 阶段进行，顺序如下：

普遍区域 1 区及质子中心区→普遍区域 2 区→普遍区域 3 区→普遍区域 4 区→普遍区域 5 区→能源中心→质子中心区一道支撑底板处→质子中心区。如图 12-3 所示。

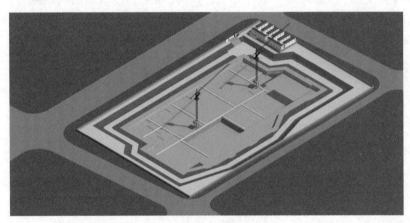

图 12-3　土方开挖分区

支撑及底板随各区土方开挖顺序完成后，同步施工完成。

地下室结构施工充分利用周边场地作为施工材料周转及加工场地，通过各区布置的塔吊运至施工作业区。

各区底板完成后进行型钢换撑安装施工，利用 2 台塔吊进行吊装，塔吊无法覆盖区域利用 25 t 汽车吊辅助进行安装。

5）上部结构施工部署

质子中心楼上部结构施工阶段，在地下结构完成后，顺序展开普遍区域及能源中心施工，待质子中心楼、能源中心楼及普遍区域完成后进行主体结构验收。

质子中心楼及能源中心楼上部结构采用 2 台塔吊（ST6015）。质子中心楼采用 2 台货用施工电梯作为垂直运输机械配合施工，能源中心楼采用 1 台货用施工电梯作为垂直运输机械配合施工。

所建构筑物均未超过 50 m，质子中心楼高度为 20 m，故各单体均采用钢管扣件落地脚手架。

二结构墙体砌筑工程原则在混凝土结构达到强度拆除模板后即进行，混凝土结构封顶后一个月结束。二结构施工完毕后进行主体结构验收。

6）安装工程施工部署

设备管线安装施工前，协调各专业分包单位进行综合图深化设计。

机电、设备、弱电及消防等安装工程实行穿插流水作业，并注意相互之间配合协调，同时注意搞好成品保护工作。

装饰和安装阶段，当人货电梯或井架拆除后，在征得业主同意的前提下，可利用室内服务电梯解决运输问题。

7）装饰工程施工部署

本工程为医院项目，涉及室内医用特殊装饰施工，需按照医疗特性进行施工部署。

装饰工程在二结构施工完毕结构验收后进行。

各类机房、变配电室等内装饰施工进度必须优先满足安装进度要求，紧密配合、服务好安装工作的施工需要，保证安装施工顺利进行。

8）室外总体施工部署

待主体结构验收完成，脚手架拆除后，进行室外总体施工；由于场地面积较大，可以穿插进行，特别是绿化工程，考虑到其季节性要求比较高，根据植树季节的特点穿插进行。

室外总体管线工程、道路工程、绿化工程，一旦有工作面，创造条件局部先施工，做到分区、分段、有条不紊地进行流水施工，确保场容场貌整洁文明。

第十三章 基础与土方施工

质子区质子医疗设备的正常高效稳定运行需依赖所有部件的精确定位,小变形可以通过调整设备来补偿。但是当变形超过临界值时,设备将不可避免地重新进行校准,否则将影响设备的正常服务周期,给医院带来不可预估的损失。因此,设备对建筑的沉降变形有着严格的要求。

13.1 结构沉降控制解决

本工程通过非常规超深,高密度钻孔桩布置来解决这方面难题,而对该区域桩基施工质量控制提出了极高要求。

1）成孔垂直度

本工程桩基由于成孔深度深,对成孔的垂直度控制要求相应提高。若成孔垂直度偏差较大,将影响单桩承载力的不均和布桩方案的差异。因此,本工程先在设备选型上严格选用底盘较为稳定的 GPS-20 钻机,在成孔时采用控制钻速、减压钻进的施工工艺。采用双环三翼保径钻头,既保证钻具扭力,又能提高钻头工作的稳定性和钻孔垂直精度;其次在成孔过程中加强控制,随时检查钻机塔架头部滑轮、转盘中心和孔位中心三点在同一垂直线上,保证钻头在吊紧的状态下减压钻进。每接一根钻杆同时检查机架平整度,并及时调整其水平。

钻机必须稳定固定,保证成孔过程中不走位、不倾斜。

2）孔壁稳定性

孔壁稳定性的控制将直接影响到桩基的质量。由于本工程的特点,对孔壁稳定性提出了更高的要求。施工过程中合理配制泥浆,严格按照土层条件的不同选用不同性能的泥浆护壁。在泥土层中成孔时,泥浆比重控制在 1.1～1.2;在砂土层、淤泥质及易坍塌的土层中成孔时,泥浆比重适当提高,控制在 1.2～1.3。泥浆黏度控制在 18～22 s,含砂率≤4%。在施工过程中严格控制泥浆质量是控制桩基质量的关机技术之一,针对部分特殊地质条件下的土层成孔时采用膨胀土人造泥浆,以确保每根桩的成孔质量。

3）沉渣厚度

本工程由于钻孔灌注桩成孔深度深,清孔时间长,而且地层中⑧$_2$、⑧$_{3-1}$、⑨层为含砂层,因此泥浆中含砂率的控制将至关重要,这也是控制成孔泥浆密度、孔底成渣厚度的关键。同时,医疗设备的系统性能对建筑的整体沉降要求特别高,所以对成渣厚度的控制需要采用针对成渣厚度的控制参数,由规范要求的 10 cm 提高至 5 cm。二次清孔时,采用清孔时间短、携渣能力强的气举反循环工艺。同时针对部分区域砂层较厚的情况,在成孔工序中采用除砂工艺,以保证泥浆含砂率控制在 4% 范围内。

4）成桩施工组织

由于质子区桩密度高,故采用多台钻机同时施工时,确保相邻钻机距离不能过近,以免相互干扰。原则是,在混凝土刚灌注完毕的灌注桩旁成孔时,其安全的施工距离不小于 4 倍桩径,或最小间距时间不小于 36 h。

5）桩端后注浆

桩端后注浆工艺效果的稳定将直接影响到钻孔灌注桩的承载力和后期沉降量，需要特别重视。首先要从加强施工现场监督开始，每个环节有专人负责，实行旁站式管理。其次要保证注浆管与钢筋笼的牢固，注浆管埋入土层 40～50 cm。在注浆管底部安装单向阀，并保持完好状态，以保证注浆的成功率。同时，在钻孔灌注桩混凝土浇筑后 7～8 h 内须做清水开塞，开塞压力 0.8～1.2 MPa，开塞后应即停止注水。清水开塞的时机把握至关重要，过早会对桩身混凝土产生破坏作用，过晚则成功率低。最后，要严格按照设计要求，注浆作业宜在成桩 2 d 后开始，采用压力注浆泵，注浆压力为 1.2～4 MPa，注浆速度为 32～47 L/min。压力偏高时，速度宜取低值；压力偏低时，速度宜取高值。通过注浆管向桩端注入水泥浆液，以达到加固桩端成渣及改良桩周泥皮，提高桩端土体强度的目的，从而将沉降变形降低到最小。

6）注浆施工质量控制

为保证注浆质量要控制好几个要素：注水时间、注水压力、注浆压力、水灰比和注入水泥量。

在整个注浆的过程中，本工程采用压强和注浆量的双项控制。即当压强没有到达 3 MPa，而水泥用量达到设计要求的 4 t 时则停止注浆；当水泥用量没有达到 4 t，而注浆压力已达到 3 MPa 时也停止注浆。

13.2 质子区测控精度控制

质子区超深基坑、楼地面升降板较多且集多功能房间为一体的地下室结构，由加速器大厅、输运线隧道、固定治疗舱及旋转治疗舱等功能区组成。各功能区有必须保证高精度的净距及净高要求。质子舱内部空间布局复杂、埋件精度要求高，预留孔位置繁杂，对测量精度都有极高要求。

1）测量工作安排

着重从以下几个方面做好测量工作，以满足设计要求：建立高级别、永久性的测量基准控制网；直接对所有结构细部点进行高精度定位；采用最高精度的自动化测量技术；选用合理的测量方法；进行严格的结构复核。

2）测量仪器选型

针对质子区的测量要求，选用测角精度 0.5″ 级，测距精度 0.6 mm＋1 ppm 的专业型全站仪为本工程测量仪器。如表 13-1 所示。

表 13-1 测量仪器参数

序号	仪器名称	品牌	型号	精度	单位	数量	产地
1	超高精度全站仪	徕卡	TS30	0.5″，0.6 mm±1 ppm	台	1	瑞士
2	专业全站仪	徕卡	TCR1201	1″，1 mm±1.5 ppm	台	1	瑞士
3	精密水准仪	徕卡	DNA03	DS05 级	台	1	瑞士
4	经纬仪	徕卡	T2	0.8″	台	1	瑞士

3）测量控制点布点形式及安全保护

测量控制点是控制网的组成要素，一般而言最少需三个控制点组成一个三角控制网，各控制点之间两两通视共同组成网形。临近质子区的控制点设置深埋钻孔桩形式，坐标和标高合用，施工阶段和完工后同时兼顾使用。另外两个控制点采用混凝土桩形式，主要为施工阶段使用。

控制网临近质子区的点位采用深埋形式。由于本场区约 65.0 m 以下至 80.0 m 范围内分布的是第⑨层灰色粉砂，是状态密实的中等偏低压缩性土，对于本工程测量和沉降要求严格的情况下，是质子区建筑定位深埋点的理想持力层和良好下卧层。且质子区工程灌注桩埋深约 78 m，因此深埋点埋置深度选取地下 78 m 的同一地质层。混凝土形式的控制点，底部规格不小于 0.6 m×0.6 m，桩顶标高为场地设计标高下 0.3 m，顶部预埋 100 mm×100 mm×6 mm 钢板，控制桩四周用钢管做 1 500 mm×1 500 mm 的防护栏和醒目的标记，确保桩点不被压盖、碾扎、扰动。

4）平面测量控制网的布置

建立平面控制网的作用是为工程提供定位各个建筑单体的依据，必须具备稳定性、精确性及长久性的特点，并且还要具备如果点位遭破坏后可以自我修复的能力，是整个工程特别是质子区做到高精度测量的关键之一。

在现场的合理位置，避开施工期的材料堆场和重型机械区域，在将来使用阶段不影响通视条件的绿化地带建立两个深埋点 PM1、PM2，共同组成控制网。PM1 和 PM2 互相通视，并设置备份点 PM3，如任意某点受到破坏均可依靠另外两个点进行恢复坐标。PM1 和 PM3 之间由于场地条件约束无法通视，故 PM2 如受破坏可采用最小二乘法恢复点坐标。外业工作完成后，对各点进行平差计算确定最终点位坐标值。如图 13-1 所示。

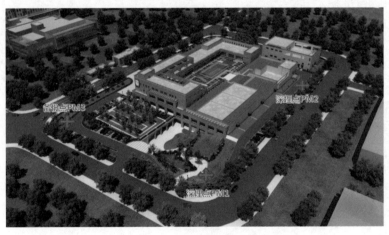

图 13-1　平面测量控制网

5）质子区平面测量

质子区定位重点主要为确保结构净距的准确，包括平面位移和标高位移的控制。鉴于该区域混凝土结构较为特殊，其存在以下特点：一是整个空间相对封闭；二是内部通视条件相对较差。因此设置在结构底板养护阶段，墙体模板尚未搭建时进行上述位置的定位。定位仪器采用徕卡 TS30 专业型全站仪，定位方式采用极坐标法，改变传统测量流程中先控制轴线再到细部轴线的定位模式，而是对重要的细部点直接定位，如此可以大大降低测量过程中的精度损失。前期准备：在底板面上 NB1、NB2 和 NB3 位置设置不锈钢板，钢板厚度不小于 5 mm，以膨胀螺栓形式在四个角固定于混凝土表面。如不影响设备安装也可以预埋钢板形式设置。

13.3 深基坑"坑中坑"施工控制

基坑首先放坡开挖整体卸载 2.5 m，然后采用二级放坡形式开挖到 7 m 左右，先施工质子区周边区域，最后施工深坑区（质子区）开挖深度为 13.7 m。施工难度大，需分段施工；围护外围采用双轴搅拌桩以及因基坑需整体卸载，施工降水要求高。

围护分为三个阶段：第一阶段外围双轴搅拌桩施工布置 8 台桩机、集水井坑底加固布置 3 台双轴搅拌桩机；第二阶段在施工外围围护时，可顺序开展质子区内双轴搅拌桩、三轴搅拌桩和钻孔灌注桩的施工；第三阶段在施工质子区内双轴搅拌桩、三轴搅拌桩和钻孔灌注桩开始后，可顺序开展质子区内压密注浆和高压旋喷桩的施工。

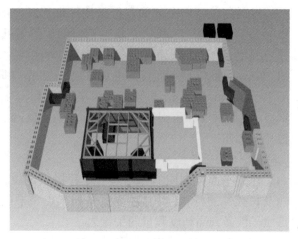

图 13-2　围护桩模型

13.3.1 围护灌注桩施工

1）施工概况与准备

根据提供的规划红线与边轴关系定出施工桩位基准轴线，会同监理组织验收，并做好基准点的保护措施，直至竣工验收。

在进行场地的平整硬化，进而引进由城市规划部门提供的坐标点和水准基点进行高程及桩位的测设工作，在不受桩基施工影响处设置桩基轴线的定位点和水准点，确定桩位。成孔前，会同有关部门进行复核测量基线、水准基点及桩位，确保准确无误。

根据桩位控制轴线的基准点，按设计图所示尺寸逐一放桩位，桩位之间尺寸应仔细复核以防出错。

定好桩位后，先在桩位控制圆外侧弹出桩位十字线以便控制桩位。测量放样的仪器设备必须经过检验合格后方能使用。

本工程开工后先施工支撑立柱钻孔灌注桩，在三轴搅拌桩施工完成后约 7 d 后，开始施工围护桩。

根据总施工进度的情况，本工程桩基施工配备 3 台 GPS-10 型钻机。

2）施工工艺和质量要求

钻孔灌注桩按设计要求和有关标准"钻孔灌注桩施工规程"的有关规定执行，采用正循环回转钻进成孔。如图 13-3 所示。

支护桩施工前若设计有要求可进行场外试成孔以确定支护桩施工参数，通过试成孔确定适合本地土层特点的钻孔灌注桩施工参数，确保后续支护桩大面积施工顺利进行。

钻孔灌注桩采取间隔跳打方式施工，跳桩距离不能小于 4 倍的桩径或者相邻两根桩的施

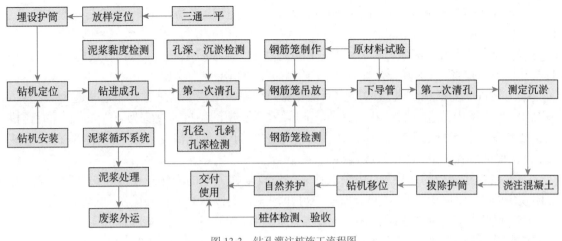

图 13-3　钻孔灌注桩施工流程图

工间隔不能小于 36 h。由于本工程围护桩顶标高较低，要求开桩的素混凝土尽量浇筑至孔顶，以确保相邻桩位置和桩体质量。

成桩施工中采用原土造浆护壁。

3）钻机就位

钻机就位后，底座必须用水平尺打好水平，达到平整、稳固，以确保钻进中不发生倾斜和移动；转盘中心与桩位中心的允许偏差不大于 10 mm，转盘在四个方向上的平整度误差小于 1/300，施工过程中用精密水准仪测量控制水平误差。

钻机钻进开孔时，为防止桩径超径，应轻压慢转，达到地坪以下 4 m 时再加速；在易缩颈的黏土层中钻进时，要配合复钻；粉砂中钻进，应中压慢转，并加大泵量；在有倾斜状的软硬土层交接处，应吊住钻杆，严格控制进尺速度，防止桩孔倾斜。在发生斜孔、弯孔、缩孔和塌孔或沿护筒周围冒浆以及地面沉陷、遇到坚硬物（如混凝土块）等情况时，应立即停止钻进，针对不同情况采取相应措施后方可继续施工。

上述方法通过大量工程实践证明是行之有效的，优点在于回转阻力较小，钻进平稳，且有一定的导向能力和钻进效率。

4）成孔施工

表 13-2　成孔质量标准表

序　号	项　目	标　准
1	桩径允许偏差	$0 \sim +30$ mm
2	垂直度允许偏差	< 1/200
3	孔深允许偏差	$0 \sim +30$ mm
4	桩位允许偏差	< 100 mm
5	清孔后泥浆指标	≤ 1.15
6	孔底沉淤	≤ 50 mm

（1）在工程桩两侧铺设枕木，钻机就位后，钻机底座应平衡、坚固，滑轮与钻盘中心孔、护筒的中心，应在同一铅垂线上。

（2）钻具下放前，应做好检查工作；钻进过程中，应注意第一、二根钻杆的进尺，保证钻具与孔的中心垂直；同时需要吊紧钻具，均匀钻进，须指定专人操作。

（3）钻进中需要根据地层的变化而变化钻进参数，在整个钻进过程中应指定专人操作。在黏土、粉土层中钻进速度宜为 $40 \sim 70$ r/min，在砂土层的钻进速度宜为 40 r/min。同时还根据钻机负荷、地层的变化、钻孔的深度和含砂量的大小等具体情况，及时采用相应的钻进速度，从而保证成孔质量，防止钻孔偏斜。

（4）在容易缩径的地层中，应采取钻完一段再复扫一遍的方法。在提拔钻具时，发现有受阻现象的孔段，应指定专人进行纠正。复扫的工作，必须认真对待和操作、处理。

（5）钻进中泥浆的控制：在黏土、亚黏土地层中，泥浆的比重一般控制在 $1.1 \sim 1.3$；在砂层和松散易塌的地层中，泥浆的比重一般控制在 $1.2 \sim 1.25$，黏度 $18 \sim 26$ s。

（6）加接钻杆应先将钻具稍提离孔底，待泥浆循环 $2 \sim 3$ min 后再拧卸加接钻杆。

（7）成孔开始前应充分做好准备工作，成孔施工应一次不间断地完成，不得无故停钻。成孔完毕至灌注混凝土的间隔时间不应大于 24 h。

（8）成孔施工中在相邻混凝土刚灌注完毕的邻桩旁成孔施工，其安全距离不宜小于 4 d，或最少时间间隔不应少于 36 h。

成孔质量的控制标准如表 13-2 所示。

13.3.2 三轴水泥搅拌桩施工

1）施工范围

围绕质子区一圈。质子深坑一区和质子深坑二区搭接加固采用 &850 mm@600 mm 三轴搅拌桩（套打搭接法），桩长 11.8 m；质子深坑一区其他区域加固采用 &850 mm@600 mm 三轴搅拌桩（套打搭接法），桩长 13.6 m。

2）主要工作量

三轴水泥搅拌桩主要工作量如表 13-3 所示。

表 13-3　三轴水泥搅拌桩统计表

区域	桩数（组）	桩长（m）	加固方量（m³）	备注
质子深坑一、二区交界处	28	11.8	494	东侧
质子深坑一区其他区域	130	13.6	2 643	西南和北侧

3）施工前准备

（1）设备进场：由于本场地地势开阔，三轴设备进场后选择地势较为平坦的地方进行安装。安装完成停在坚固的地坪上，等待设备的检测和后续的施工。

（2）接受甲方"三通一平"交底，施工用电电缆按甲方指定的变电房铺设到施工现场，并将各设备的电路、管路接通，施工前设备调试完毕。

（3）根据甲方现场安全交底及施工现场管线交底，查明施工场地的地下管线，对在用的地下管线做好明显标记，并注意保护。目前现场西北角的管线沟离两轴施工区域较近。

（4）工程放样。根据施工图在现场确定三轴搅拌桩的轴线和桩位，做好标记并请监理现场复核。复核合格后方可施工。

（5）根据放样的轴线进行沟槽开挖工作，以便于搅拌桩正常施工后泥浆的排放与外运。

（6）待水泥筒仓就位后完毕，马上进水泥，并做好原材料复试。

（7）提供甲方需要的一切（包括机械设备、材料等）资料。

（8）对所有参加施工作业的人员进行技术、质量及安全的交底工作。

（9）施工进场和施工过程中，必须按照设备情况合理地利用场地，提高功效。本工程施工时，场地要求及设备尺寸主要如表 13-4 所示。

表 13-4　设备尺寸参数

项目	场地要求	说　明
三轴搅拌桩机	长 16 m× 宽 9.5 m	桩机尺寸，不包括施工区尺寸
泥浆堆场	150 m²	水泥浆临时制作堆放场地
设备堆场	100 m²	堆放注浆泵、空压机、贮浆桶、拌浆桶等设备
拌浆场地	25 m²	水泥堆场

4）施工工艺流程

（1）施工场地平整：应首先进行施工区域内的场地平整工作，施工场地路面以能行走桩机为准。

（2）测量放线：根据甲方提供的坐标基准点，按照设计图纸进行放样定位及高程引测工作，同时做好永久及临时标志。及时做好测量放样复核单，并提请监理复核验收，确认无误后方可施工。

（3）开挖沟槽：在三轴搅拌桩施工过程中会涌出大量的泥浆，为了保证桩机的安全移位及施工现场的整洁，需要使用挖机在搅拌桩桩位上预先开挖沟槽。沟槽宽 1.2～1.4 m，深 1.0～1.5 m。正式施工时，在距离桩机一定位置的区域设置一个临时泥浆池，把三轴搅拌桩施工过程中产生的泥浆置于其内，待累积一定数量后及时外运。

（4）桩机就位：桩机移位由当班机长统一指挥，移动前必须仔细观察现场情况，移位要做到安全、平稳。桩机定位后，由当班机长负责对桩位进行复核，偏差不得大于 50 mm。

（5）桩机垂直度校正：利用在桩机上的水平仪调整桩机四个方向的水平度。同时，施工前应在钻杆上做好深度标记，控制搅拌桩桩长不得小于设计桩长。

（6）水泥浆液拌制：水泥浆液拌制应严格按照施工技术交底进行拌制，并做好浆液拌制纪录，严格控制水灰比，对不合格的浆液作废浆处理，不允许作施工用。

（7）桩机钻杆下沉与提升：按照搅拌桩施工工艺要求，开启空压机、注浆泵；钻杆下钻至设计底标高处，关闭空压机，搅拌停留 30 s 左右开始提升钻杆。当钻杆提升出设计顶标高后，停止喷浆，将钻杆提升出地面。钻杆提升完毕时，设计水泥浆液全部注完。该组搅拌桩施工结束，移至下一孔重复以上步骤继续施工，直到施工结束。

5）质量保证措施

（1）在施工过程中使用过程质量控制表对整个施工过程、每一道工序实施过程控制，做到每一道工序责任落实到人。

（2）在给全体职工进行详尽的技术交底后，为所有职工及民工按照各自岗位制作操作规程卡，使每一人明确各自的任务及操作要求。

（3）施工前先进行试成桩确定搅拌下沉和提升速度、水泥浆液水灰比等工艺参数及成桩工艺。

（4）准确定位，施工过程中桩位误差必须小于 50 mm。

（5）在钻杆上做好标记，控制搅拌桩桩长不得小于设计桩长。

（6）利用桩机上的水平仪把钻杆垂直度误差控制在 1/200 内。

（7）浆液配比必须严格控制，安排专人负责抽查浆液质量，不合格的浆液作废浆处理。

（8）施工时因故停浆，将搅拌桩机下沉至停浆点以下 0.5 m 处，待恢复供浆后，再送浆提升。

（9）搅拌桩搭接施工的间隔时间不宜大于 24 h；超过 24 h，搭接施工时应放慢搅拌速度。

（10）按要求做好搅拌桩施工过程记录、各项技术参数和工程以外情况等。

（11）周密安排施工计划，尽量避免多次设备搬迁、移位，减少搅拌桩成桩时间间隔，尽量避免施工冷缝的产生。

（12）采用水泥试块，浆液试块强度应取刚搅拌完成而尚未凝固的搅拌桩浆液制作试块；每台班应抽检 1 根桩，每根桩不应少于 2 个取样点，每个取样点应制作 3 件试块。试块应及时标准养护 28 d 后进行无侧限抗压强度试验。

6）安全生产与文明施工

（1）对现场施工人员的安全、文明施工的宣传教育，提高其安全文明施工及自身保护意识。

（2）现场应由专人负责清扫，不任意排污。加强现场泥水管理，指定专人负责及时开挖和回填各种排浆沟，杜绝泥水外溢，保持场地干燥、平整。事先筑好临时施工便道和排水沟，保证阴雨天气各种重型机械设备能正常作业。清除杂物路障，保持道路畅通、平整。

（3）安全用电，工地内电线应理顺，不得乱拉乱挂。统一使用标准安全电箱，教育职工自觉遵守安全用电制度和持证上岗制，防止用电事故发生。

（4）严格按照安全生产的有关条例进行施工作业，正确操作使用机械设备。对机械操作人员进行施工前培训，组织其熟悉设备性能、操作要点。

（5）专人负责现场安全值班，加强设备材料保管。水泥加强防雨防潮，保护水泥质量，减少水泥浪费。

（6）施工现场必须做到安全生产，生产不忘安全。进入施工现场必须正确戴好安全帽；施工现场要设有围栏、隔离墙；加强消防管理，按规定布置消防器材，杜绝火灾事故。

7）主要机具设备

主要机具设备如表 13-5 所示。

表 13-5　机具设备参数表

序号	设备名称	规格型号	数量	备注
1	搅拌桩机	JB160	1 台	1×230 kW
2	自动拌浆系统	Z-20	1 套	1×60 kW

序号	设备名称	规格型号	数量	备注
3	贮浆桶	SS-400	1 只	1×1.5 kW
4	泥浆泵	BW250	2 台	2×25 kW
5	空压机	6 m³	1 台	1×45 kW
6	挖土机	0.4 m³	1 台	

8）施工进度计划

本工程搅拌桩施工进度计划：按照现有的工程量，从施工开始到结束累计需要 8 d。

13.3.3　高压旋喷桩施工

1）高压旋喷桩施工流程

根据本工程设计和施工的要求，采用三重管高压旋喷桩工艺，用 25 MPa 以上的高压水泥浆切割土体。为保证切割效果，用气压不小于 0.7 MPa 的压缩空气对水泥浆进行保护，同时，利用压缩空气气举作用对切割破碎的土体进行置换和对水泥浆液进行搅拌使之均匀。

2）高压旋喷施工前的准备

（1）按施工平面图要求做好加固位置的清理准备工作，桩机移动范围内及时覆土压实，并保持场内外道路清洁。

（2）工程放样。根据施工图纸在现场确定搅拌桩和旋喷桩的轴线和孔位，做好标记并请监理现场复核，复核合格后方可施工。

（3）根据放样的轴线进行沟槽开挖工作，以便与以后正常施工后泥浆的排放与外运。

（4）按施工要求布置好供水、供电、排水和排浆设施。

（5）做好设备安装及调试工作，确保机械在开工后能正常运转。

（6）做好原材料复试工作。

（7）对所有参加施工作业的人员进行技术、质量及安全的交底工作。

3）高压旋喷桩施工工艺

（1）定位

现场技术人员按施工图及现场实际情况放样，并做好明确标志，放样偏差≤5 cm。

（2）桩位成孔

旋喷注浆前必须利用引孔设备处理地表面，引孔至原土层。成孔时钻机机架垫平，钻具垂直地面，成孔垂直度≤1.0%。

（3）喷浆作业

旋喷机架就位，喷管处于自然悬吊状态时喷管中心对准孔心，偏差不大于 50 mm，保证下管及提升、旋喷注浆的顺利。

下喷管前先检查喷嘴及喷浆口是否完好畅通，再作喷浆试验，当浆压符合设计要求时方可下管。

喷管下至较设计深度多 10 cm，开始拌送水泥浆，然后开高压气、达到设计参数，孔口冒浆正常后（2～4 min），开始旋喷提升。

喷注中如遇故障等情况，喷管须下降 10 cm 才能开始继续喷注，以保证旋喷加固体的竖向连续性。

喷注作业时做好已喷邻桩的补浆回灌，保证加固体固结后的桩顶标高。

施工中及时做好废浆处理。

4）高压旋喷桩施工技术措施

（1）设计要求

高压旋喷桩桩径 800 mm，相邻桩搭接 200 mm，桩间距 600 mm，排间距 600 mm，水泥掺入量为 450 kg/m³。在施工的过程，根据现场桩、格构柱、井点位置实际情况可做调整。加固 28 d 后，无侧限抗压强度不小于 1.0 MPa。

（2）障碍物清理

施工前先将样槽内障碍物清理干净。三轴止水区域有两处碰原场房方桩，施工该区域旋喷桩可避开方桩施工。

（3）定位

因旋喷桩加固与围护桩的相对位置比其绝对坐标位置更为重要，放样时由现场测量人员根据围护钻孔桩结合旋喷桩桩位布置图进行测量放样，确定旋喷桩桩位。桩位放样误差小于 5 cm，并报总包及监理检验复核。

（4）制作浆液

旋喷桩浆液的固化剂选用 P.O 42.5 普通硅酸盐水泥，水泥浆液的水灰比应根据土体加固强度的需要选为 0.8:1。浆液配比应通过试验确定，并将试验报告报总包方审查批准和备案。水泥浆拌制系统配有可靠的计量的搅拌桶；喷浆系统配备压力计和转速表等检测装置；在喷浆过程中对提升速度有控制装置，对浆液流量、喷浆压力、喷嘴提升速度等进行标定。

（5）桩机垂直度

钻机安放应保证足够的平整度和垂直度，钻杆倾斜度不得大于 1%，钻孔孔位与设计位置的偏差不得大于 50 mm。

（6）成孔

旋喷桩位放好并经复核合格后，直接用引孔钻机成孔，钻头直径为 150 mm。成孔深度大于设计深度 0.5 m，成孔时用水平尺检查钻机机架垂直度。桩机垫平垫稳，钻进中不得发生倾斜和移动，垂直度偏差小于 1/100（用水平尺检查钻机机架水平度来控制）。确保桩间距和邻桩桩体搭接。

成桩过程中钻杆的旋转和提升必须连续不中断，拆卸钻杆再次续喷时，注浆管搭接长度不得小于 100 mm，即必须下注浆管到原旋喷处以下 100 mm，重复搅拌均匀。

（7）旋喷注浆作业

下喷管前先检查和调试水嘴、气嘴及喷浆口是否完好畅通。下喷管必须垂直对准孔心，保证喷管提升和旋转。当喷管下至设计深度以下 10 cm 左右开始拌送水泥浆，然后开启高压水泥浆液及压缩空气，待送浆 60 s 后且孔口冒浆正常时方可旋喷提升。

喷浆前应在总包专职人员的旁站监督下进行；水泥浆宜在旋喷前 1 h 内搅拌，旋喷过程中冒浆量应控制在 10%～25%；相邻两桩施工间隔时间应不大于 24 h，间距应不大于 2 m；在高压喷射注浆过程中出现异常情况时，应及时会同总包查明原因并采取措施进行补救，排除故障后复喷高度不得小于 500 mm。

（8）回灌

因旋喷桩成桩后桩顶可能有一个收缩过程，喷射灌浆完毕后，应继续向孔内灌注水泥浆液，直到液面不再下沉为止，保证桩体顶标高。

5）高压旋喷桩质量保证措施

高压旋喷桩质量保证体系见表13-6。

表13-6 高压旋喷桩质量保证体系

序号	质量项目	标准	保证质量优良措施	实施部门	主要负责、质检
1	材料	符合标准	检验质量、数量、测试复验		材料员、质检员
2	桩位中心偏差	50 mm	准确测定轴线、桩位		测量员
			调整钻机水平、固定钻机	成孔班	班长
			轨道平整、旋喷管对准中心	井口	班长
3	钻孔垂直度	≤1%	调整钻机水平、按规程操作	成孔班	班长
4	旋喷参数检查	符合要求	水嘴、气嘴口径，水气压力符合要求，送浆量正常，管道密封性良好	旋喷班	班长
5	旋喷桩桩底深度	+100 mm	准确测量地面、井口标高		测量员
			准确核定下杆深度		技术员
			沿钻孔中心稳步下杆至桩底调整旋摆装置正常运转，浆水、气旋喷到位后提升	旋喷班	班长
6	施工技术参数	符合施工技术要求	高压水、压缩空气、水泥浆的压力、流速、流量和水灰比严格按技术要求操作	旋喷班	班长、技术员、质检员
7	桩分段搭接	≥100 mm	喷浆管分节时保证节间搭接	旋喷班	班长、技术员
8	障碍处理	每次停喷处理障碍后，都要求桩体搭接≥50 cm	旋喷过程中，遇特殊情况如机械设备故障，水、气、浆提升速度、旋转速度等不能达到技术要求时，应立即停止旋喷，排除故障，直至达技术要求后，重新旋喷，并保证搭接长度	旋喷班	班长、机修、电工、技术员
9	桩顶标高	+300 mm	为防止浆液凝固收缩影响桩顶标高，应继续旋喷（冒浆回灌，二次注浆）30 cm以上	旋喷班	班长、质检员
10	试验和原始记录	符合要求	按要求及时做好各种试验、试块和取样工作，对原始记录要求认真、准确、齐全		技术员、质检员

6）质量检测方法

旋喷桩施工结束28 d后，请有检测资质的检测单位在现场进行钻孔取芯检测。要求检测桩的数量为已完成总加固面积的1%，至少检测3个点，旋喷桩检测结果要满足28 d q_u ≥1.0 MPa。检测点的位置与业主和监理商定确定。

7）质量检验标准

质量检测标准见表13-7。

表 13-7 高压旋喷桩质量检验标准

项	序	检查项目	允许偏差或允许值		检查方法
			单位	数值	
主控项目	1	水泥及外掺剂质量	符合出场要求		查看产品合格证书或抽样送检
	2	水泥用量	450 kg/m³		查看流量表及水泥浆水灰比
	3	桩体强度或完整性	1.0 MP		1% 为一组的钻孔取芯试压
	4	桩基承载力	设计要求		按规定方法
一般项目	1	钻孔位置	mm	≤ 50	用钢卷尺量
	2	钻孔垂直度		≤ 1.5%	经纬仪测钻杆或实测
	3	孔深	mm	±200	用钢卷尺量
	4	注浆压力	按设定参数指标		查看压力表
	5	桩体搭接	mm	> 200	用钢卷尺量
	6	桩体直径	mm	≤ 50	开挖后用钢卷尺量
	7	桩身中心允许偏差		≤ 0.2D	开挖后桩顶下 500 mm 处用钢卷尺量，D 为直径

13.3.4 双轴搅拌桩施工

1）双轴搅拌桩概况

直径 700 mm 的双轴搅拌桩采用普通硅酸盐水泥（42.5 级），水泥浆的水灰比为 0.55，水泥掺量为 13%，桩与桩之间搭接间距不小于 200 mm。本施工工艺采用"二喷三搅"工艺，即：预搅拌下沉→喷浆提升→重复搅拌下沉→喷浆提升→重复搅拌下沉→重复搅拌提升直至孔口→关闭搅拌机、清洗→移至下一根桩、重复以上工序。下沉速度不宜大于 1.0 m/min，提升速度不宜大于 0.5 m/min 或钻头每转一圈提升（或下沉）10 mm～15 mm。

2）施工顺序及计划

施工顺序为：1 号→2 号→3 号→4 号→5 号→6 号→7 号→8 号。计划投入 7～8 台设备对外围的重力坝进行施工，坑内计划投入 2～3 台设备以满足本工程的施工要求。详细计划见围护施工进度计划。

3）施工技术措施

（1）施工准备

凿除深层搅拌桩施工区域的硬地坪，以确保工程施工的正常进行。

平整垫实桩机，铺设轨道和枕木，必须做到施工时桩机不下陷，确保安全施工。

做好进场设备的维修保养，做到相应配套、性能最好、应用方便及器具齐全。

（2）施工方法

① 测量放样、样槽开挖。

根据现场水准点、轴线放出桩位轴线，打好钢筋定位桩，并请监理或总包复核，妥善保护。

② 就位对中。

搅拌桩采用双钻头施工，桩与桩的搭接不小于20 cm，相邻桩施工时间间隔不得超过10 h。深层搅拌桩移到指定桩位对中，中心偏差不得大于4 cm，并确保安装稳固。

③ 预备下沉。

搅拌机预备下沉时，应空载运转，并开动机械冷却循环系统，待正常后方可放松钢丝绳，使搅拌机沿导向架搅拌下沉。速度由电气控制装置的电流监测表控制，工作电流不得大于额定值。

④ 固化剂浆液。

按照设计，搅拌桩采用42.5#普通水泥作固化剂，水泥掺量按设计要求，固化剂浆液要严格按预定的配合比拌制，制备好的浆液不得离析，不得停置时间过长，超过2 h的浆液应降低标号使用。

⑤ 第一次喷浆搅拌提升。

搅拌桩注浆采用提升搅拌头二次完成，第一次为水泥用量的70%，第二次为30%。施工时借设备自重，以0.38～0.75 m/min的匀速沉至设计标高后，再以不大于0.50 m/min的均匀速度提起搅拌头。与此同时开启压浆泵，待浆液到达喷浆口，搅拌头一边搅拌提升，一边喷浆，使灰浆与土体拌和。搅拌头压浆提升到设计的顶面高度时，要求集料斗中水泥正好排空。

⑥ 重复搅拌下沉。

深层搅拌桩喷浆提升到设计标高后，关闭灰浆泵。为使软土和浆液搅拌均匀，搅拌头再次下沉。

⑦ 第二次喷浆搅拌提升。

搅拌头第二次下沉到设计深度以后，开启注浆泵，进行第二次喷浆提升、搅拌。搅拌头提升到设计标高时，关闭注浆泵，这时集料斗中的浆液应正好排空。

4）质量检测方法

搅拌桩施工结束28 d后，请有检测资质的检测单位在现场进行钻孔取芯检测，取芯数量不少于总桩数的0.5%，至少检测3个点，每点3件试块。搅拌桩检测结果要满足28 d $q_u \geqslant 0.8$ MPa。检测点的位置与业主和监理商定确定。

13.3.5 压密注浆施工

1）注浆材料

浆液由水泥、水组成，水泥采用42.5#普通硅酸盐水泥，水和水泥比例为0.55∶1。

2）注浆量控制

根据设计要求，注浆量初定为100 kg/m³。根据现场施工情况再定，注浆控制在0.1～0.3 MPa之间。

3）施工工艺流程

本工程压密注浆都为桩间压密注浆：浆孔定位→埋管→浆液拌制→分段压浆→分段拔管→注浆结束（清洗浆管）。

4）施工方法

（1）注浆孔布置

根据设计要求布置孔位，定位放线力求准确。

（2）沉管

沉管采用沉管机振动下沉法，用1寸（1寸＝3.33 cm）钢管沉入土中至设计要求的标高，钢管一般分段长度为 $1 \sim 1.5$ m，两端头设置丝牙，每根钢管用接头连接。沉管时应特别注意浆管的垂直度。

（3）浆液拌制

当下沉到第一节浆管后，即可配制浆液，在配制浆液时，必须严格控制好水灰比。

（4）注浆

连接注浆管及注浆设备系统进行注浆。在注浆过程中，控制注浆压力 $0.1 \sim 0.3$ MPa，当达到压力要求时应上拨浆 50 cm，再进行注浆。然后重复以上沉管、注浆工序，直至达到设计标高为止。

（5）清洗

将拨出的注浆管压入清水进行清洗。

5）质量保证措施

（1）项目部应设专职质检员，将质量工作落实到每道工序，负责质量检查工作。

（2）加强施工工艺管理，严格按图纸、施工操作规程施工，保证工艺过程的先进性、合理性和相对的稳定性。

（3）注浆前应充分做好准备工作，包括机械器具、仪器、管路、注浆材料、水和电等的检查及必要的试验。其中，压力表和流量测定器应是必备的仪器，注浆一经开始应连续进行，不得无故中断；做好注浆施工记录。

（4）材料要求

① 注浆水泥宜采用 42.5# 普硅水泥，一般出厂日期不得超过二个月，受潮结块不得使用。水泥的各项技术指标应符合现行国家标准，并应附有出厂试验单及现场检验报告。

② 注浆用水应是自来水、河水或其他清洁水，不宜选用 pH 值小于 4 的酸性水和工业废水。

③ 浆液必须经搅拌机充分搅拌均匀后才能开始压浆，并应在压浆过程中不停地缓慢搅拌，搅拌时间应小于浆液初凝时间，浆体在泵送前应经过筛网过滤。

（5）孔位放样误差小于 5 cm，钻孔深度误差小于 10 cm，垂直度误差不大于 1%。

（6）注浆浆液配比严格控制，重量误差小于 5%，并在拌浆现场挂配方牌。

（7）注浆浆液的水灰比控制在 $0.5 \sim 0.6$，注浆量一般为 $7 \sim 10$ L/min（每沉管一次注浆量约为 0.07 m^3），注浆压力控制为 $0.1 \sim 0.3$ MPa，浆液初凝时间为 $1 \sim 2$ h，并根据现场实际情况与设计、监理协商决定。

（8）保证注浆泵上的压力表正常读数，以便在注浆时能随时观察注浆压力，控制压力在允许范围内。

（9）每孔、每次注浆应记录注浆孔位、注浆开始时间、注浆量、注浆压力和注浆结束时间等施工参数。

（10）施工时应根据控制要求进行自检、互检、专检及抽检，并做好检查记录。

（11）按规定做好水泥复试工作，并安排好现场的水泥库房（采用油布上下覆盖），确保进场水泥不受潮、不损失，确保施工质量。

13.3.6　基坑降水施工

1）场区工程地质与水文地质条件

（1）水文地质条件

浅部土层分布有潜水，主要补给来源为大气降水和地表径流，勘察期间量测的地下水潜水水位埋深 2.00～2.10 m，平均水位埋深为 2.08 m。

本场地拟建能源中心处局部分布有第③$_2$层黏质粉性土（仅 B8 和 B11 孔有揭露），可能具有一定的承压性，基坑围护设计及施工应注意其不良影响。

（2）工程地质

拟建场区地基土属上海市滨海平原地貌类型，各土层的空间展布比较稳定。

本场地局部有③$_2$层粉质黏土层，可能存在微承压水的不良影响。

上海地区典型的软弱土第④层淤泥质黏土缺失，对基坑开挖较为有利。

本场地⑥$_1$层暗绿色粉质黏土，土性较好，但该层受古河道切割影响，局部缺失，层面起伏较大，层厚不一，因埋深较深，对基坑开挖影响较小。

勘察中场地东侧有一处暗浜，暗浜处填土较厚，最深约 3.8 m，暗浜处②层土缺失。

场地北侧与双丁路之间有一明浜，宽度为 19 m，距离本工程基坑北侧边线最近处 9 m。勘察资料表明，场地内潜水水位与明浜水位变化可能存在一定的水力联系。

2）降水目的及降水方案编制依据

（1）降水目的

根据本工程的基坑开挖及基础底板结构施工的要求，本次降水的目的主要为：

加固基坑内和坑底下的土体，提高坑内土体抗力，从而减少坑底隆起和围护结构的变形量，防止坑外地表过量沉降。

减少坑内土体含水量，方便挖掘机和工人在坑内施工作业。

在基础底板施工完毕到结构施工至 ±0.000 期间，坑能布置的部分疏干井功能转化为降压井，继续进行降水，以防坑底水压力过大导致基础底板浮起。

（2）指导思路

针对岩土勘察报告显示的轻微液化地层，及时消除液化，保证基坑开挖顺利进行。

针对含水层渗透性好、降水快、回水也快的特点，采取多布、密布、合理布的原则，使降压结果达到预定效果。

3）基坑降水方案设计

基坑开挖前，需及时疏干开挖范围内土层的地下水，降低围护范围内基坑中的地下水位，保证基坑干开挖施工的顺利进行。一般疏干井布置数量按基坑面积和单井有效抽水面积的经验值来确定，而经验值是根据场地潜水含水层的特性及基坑的平面形状来确定。

根据计算并结合基坑附近区域的工程实践经验，确定轻型井点 23 套。支管间距为 1.2 m，按每套带动 42 m 距离，用 23 套设备。同时，基坑用明排水辅助，以确保施工场地内无积水。基坑周围设水位观察井，时刻注意周围的沉降情况，做好沉降监测。如图 13-4 所示。

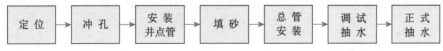

图 13-4　降水施工流程图

4）基坑降水注意问题

排水：本工程涉及的降排水问题是个十分庞大的系统工程，从浅至深有大气降水带来的场地明排水、浅部土层的潜水等。应采取措施确保长期有效、有系统、有组织的降排来控制本基坑工程场地内的地下水位，确保基坑工程的顺利实施和安全。

本工程基坑周边环境复杂，整个基坑降水过程中需严格控制水位下降的速度，如果水位下降太快将对整个基坑的变形带来不利影响。且本工程土质具有渗透系数大的特点，综合各方面因素本次基坑降水优先采用深井井点自然渗透降水的措施，以确保基坑及周边建筑物安全。

预抽水时间至少在三周以上，一般约为 20 d。

在施工现场配备足够的真空泵，通过观测基坑内设置的水位观测井，一旦发现自然渗透降水速率达不到预期的基坑挖土水位降深要求，立即安装真空泵进行真空强降水。

真空疏干的设计要求：采用真空泵抽气、抽水的方法降低潜水位，要求潜水泵的抽水能力大于单井的最大出水量，真空管路的真空度大于 -0.06 MPa。

降水施工方案，需要经相关各方认可后在监理的现场监督下实施。管井布置应避免穿越地下结构墙板、梁和柱子，同时应避开支撑等，不影响基坑的施工。

5）井点保护

疏干井在成井结束后，进入抽水运营期，期间由于时间或挖土等原因造成的对个别疏干井的破坏，需及时排除故障，确保疏干井的降水功效。

对由于沉淀过多影响疏干井出水的情况，现场需要及时清除井中沉淀，恢复疏干井的正常运营。清除方法根据沉淀淤积情况而定，基本方法是采用空压机加水清洗的办法。

坑内挖土时，挖机等不要直接碰撞坑内井管，井周边的土不得用挖机操作，可以人工扦土，并要有专人指挥。

对每口井设置醒目标志，并且对可能受车辆行走的电缆线以及管路部位加以防护，并且抽水人员加强对现场的巡视力度。

6）深井构造与设计要求

井口：井口应高于地面以上 0.30 m，以防止地表污水渗入井内；井壁四周一般采用黏土或黏性土封孔，其深度不小于 2.00 m。

井壁管：井壁管采用钢管焊接，井壁管直径为 273 mm，井壁厚度为 3 mm。

过滤器（滤水管）：过滤器采用钢管缠丝过滤器，孔隙率不小于 15%，过滤器应刷洗干净，缝隙均匀，所有滤水管外均包一层 30～40 目的尼龙网，滤水管的直径与井壁管的直径相同。

扶正器：为了保证井管不靠在井壁上和保证填砾厚度，在滤水管上下部各加一组扶正器 4 块，保证环状填砾间隙厚度大于 163 mm。

沉淀管：沉淀管主要起到过滤器不致因井内沉砂堵塞而影响进水的作用，沉淀管接在滤水管底部，直径与滤水管相同，长度为 1.00 m，沉淀管底口采用铁板焊接封死。

填滤料（中粗砂）：疏干井从井底向上至地表以下 3.00 m 均回填中粗砂；观测井的滤水管部位回填磨圆度较好的滤砂（中粗砂），填入部位从井底向上至过滤器顶部以上 2.0 m。

填黏性土封孔：在滤砂的回填面以上采用优质黏土填至地表并夯实，并做好井口管外的封闭工作。

7）成孔成井施工工艺

深井成孔施工机械设备选用 GPS-10 型工程钻机及其配套设备。采用正循环回转钻进泥浆护壁的成孔工艺及下井壁管、滤水管，回填填滤、黏性土等成井工艺。其工艺流程如下。

（1）测放井位：根据降水井点平面布置图测放井位，当布设的井点受地面障碍物或施工条件的影响时，现场可作适当调整。

（2）埋设护口管：护口管底口应插入原状土层中，管外应用黏性土和草辫子封严，防止施工时管外返浆，护口管上部应高出地面 0.10～0.30 m。

（3）安装钻机：机台应安装稳固水平，大钩对准孔中心，大钩、转盘与孔的中心三点成一线。

（4）钻进成孔疏干井、观测井的开孔孔径均为 $\Phi650$ mm，一径到底。钻进开孔时应吊紧大钩钢丝绳，轻压慢转，以保证开孔钻进的垂直度。成孔施工采用孔内自然造浆，钻进过程中泥浆密度控制在 1.10～1.15，当提升钻具或停工时，孔内必须压满泥浆，以防止孔壁坍塌。

（5）清孔换浆：钻孔钻至设计标高后，在提钻前将钻杆提至离孔底 0.50 m，进行冲孔清除孔内杂物。同时将孔内的泥浆密度逐步调至 1.10，孔底沉淤＜30 cm，返出的泥浆内不含泥块为止。

（6）下井管：管子进场后，应检查过滤器的缝隙是否符合设计要求。下管前必须测量孔深，孔深符合设计要求后，开始下井管。下管时在滤水管上下两端各设一套扶正器（找正器），以保证滤水管能居中。井管焊接要牢固、垂直，下到设计深度后，井口固定居中。

（7）填滤料（中粗砂）：填滤料前在井管内下入钻杆至离孔底 0.30～0.50 m，井管上口应加闷头密封后，从钻杆内泵送泥浆进行边冲孔边逐步稀释泥浆，使孔内的泥浆从滤水管内向外由井管与孔壁的环状间隙内返浆，使孔内的泥浆密度逐步稀释到 1.10。然后开小泵量按前述井的构造设计要求填入滤料，并随填随测填滤料的高度，直至滤料下入预定位置为止。

（8）井口填黏性土封闭：为防止泥浆及地表污水从管外流入井内，在地表以下回填不小于 3.00 m 厚的黏性土封孔。

（9）洗井：在提出钻杆前利用井管内的钻杆接上空压机先进行空压机抽水，待井能出水后提出钻杆再用活塞洗井。活塞必须从滤水管下部向上拉，将水拉出孔口，对出水量很少的井可将活塞在过滤器部位上下窜动，冲击孔壁泥皮，此时应向井内边注水边拉活塞。当活塞拉出的水基本不含泥砂后，再用空压机抽水洗井，吹出管底沉淤，直到水清不含砂为止。

（10）安泵试抽：成井施工结束后，在疏干井内及时下入潜水泵与接真空管、排设排水管道、地面真空泵安装及电缆等，电缆与管道系统在设置时应注意避免在抽水过程中不被挖土机、吊车等碾压、碰撞损坏，因此，现场要在这些设备上进行标识。抽水与排水系统安装完毕，即可开始试抽水。先采用真空泵与潜水泵交替抽水，真空抽水时管路系统内的真空度不宜小于－0.06 MPa，以确保真空抽水的效果。

（11）排水：洗井及降水运行时应用管道将水排至场地四周的明沟内，经三级沉淀池沉淀后再排入场外市政管道中。

（12）轻型井点施工技术措施

① 冲水管冲井点孔之前，由挖掘机先行开挖埋设井点管的沟槽。

② 井点降水设备进场，在埋设井点管之前，必须逐根检查井点管及集水总管，发现损坏，立即更换，保证滤网完整无缺。井管埋设之前，用布头或麻丝塞住管口，以免埋设时杂物掉入管内。

③ 井孔冲成后，应立即拔除冲管，插入井点管，并在井点管与孔壁之间填砂滤层，以防孔壁塌土，砂宜用粗砂。

④ 每根井点管埋设后，应及时检验渗水性能。井点管与孔壁之间填砂滤层时，井口应有泥浆冒出，或向管内灌水时，能很快下渗方为合格。

⑤ 井点系统安装完毕后，必须及时试抽，并全面检查管路接头质量、井点出水状况和抽水机械运转情况等，如发现漏气和死井，应立即处理。

⑥ 开始抽水后，一般不应停抽，时抽时止。滤网易堵塞，也易抽出土粒，正常抽水应细

水长流，出水澄清。

13.3.7 基坑土方开挖、支撑及垫层施工

1）概况

普遍区域围护周边长度为 552 m，基坑面积为 17 038 m²。基坑一般区域，底板顶标高为 -7.800 m，质子区域局部深坑基坑开挖深度为 9～13.7 m。电梯井、集水井等局部深坑落深 1.7～2.0 m。总挖土量约为 13.509 万 m³。

2）土方开挖工期安排及挖土机械配备

质子中心楼基坑开挖方案：根据围护支撑情况基坑分 3 层开挖，土方开挖按"时空效应"原理，"限时、分段、均匀、对称"地进行土方开挖和设置支撑。同时遵循"分层、分块、尽早形成支撑或底板"的原则尽量减少基坑无支撑的暴露时间，严格控制基坑变形。第一层土方开挖至普遍区域底板底标高，随挖随浇垫层，尽快进行底板施工。质子区第二层土开挖至支撑和围檩底部，迅速形成支撑和围檩。质子区第三层土方需待围檩、支撑强度达到设计要求后开挖支撑下部土方至质区底板底标高。

基坑挖土方案：采用 1：1 放坡开挖，操作面预留 500 mm 宽。（注：开挖第三层土方采用长臂挖机，每台长臂挖机配备两台小挖机配合将支撑下方的土翻驳至取土点。）

土方开挖必须满足降水 14 d 的要求后方可进行开挖，质子区第二层土待支撑养护完成后开始。土方开挖各区方量统计及机械布置如表 13-8 所示。

表 13-8　土方开挖各区方量统计及机械布置

分区	土方量（m³）	挖机（台）	挖土天数（d）
1 区及质子区	53 000	4	11
2 区	12 000	2	3
3 区	22 800	3	5
4 区	14 800	2	4
5 区	12 165	2	15
能源中心区	11 325	2	4
质子	9 000	2	3

3）挖土施工步骤

（1）土方开挖第一阶段：围护外围至放坡边线，普遍开挖至 -3.00 m 按设计 1：2 放坡处理。开挖从东侧往南侧方向进行，土方开挖后立即进行压顶板及施工便道施工。

（2）土方开挖第二阶段：普通区域进行二级放坡开挖，1：2 放坡。主要开挖布设与能源中心南侧的施工坡道，放坡为 1：10，为后期质子区开挖做准备。

（3）开挖第三阶段：本次开挖范围为普通 1 区及质子区，开挖深度为 -7.600～-0.500 m，局部位置开挖至围檩底，进行围檩施工。开挖由南往北进行，先进行普通 1 区开挖，开挖完成后进行配筋硬化地坪施工，为后续质子区深坑做准备。

（4）土方开挖第四阶段：西南角普遍区域 2 区土方开挖至－7.60 m，由南向北，铺设一段临时道路用于出土。

（5）土方开挖第五阶段：按照普 3、普 4 顺序依次进行开挖，相应的区域开挖完成后进行后续底板施工。

（6）土方开挖第六阶段：普通 1～4 区底板施工完成后开挖质子区支撑范围土方，开挖标高为－7.600～－10.000 m。

（7）土方开挖第七阶段：质子区支撑施工时进行普通 5 区土方开挖。

（8）土方开挖第八阶段：质子区支撑满足设计强度要求后开始开挖支撑以下部分土方。

第十四章　主体结构施工

本工程旋转治疗舱顶板厚度为 2 m，质子区旋转治疗舱墙板厚度最厚处 2.8 m，墙板高度为 17 m。放射区的设计底板、墙体和顶板超厚，空间超高。本章主要介绍主体结构施工阶段为满足屏蔽辐射要求采取施工控制措施。

14.1　墙板厚、空间超高大体积混凝土施工控制

14.1.1　模拟实验

质子区混凝土施工技术：本工程质子区内混凝土材料为满足辐射屏蔽要求，容重必须满足 2 350 kg/m³。针对此要求，项目部汇同材料公司、搅拌站等相关单位进行专项研究，通过模拟实验的方式确定混凝土容重是否满足要求。如图 14-1、图 14-2 所示。

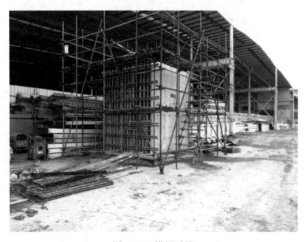

图 14-1　模拟试块

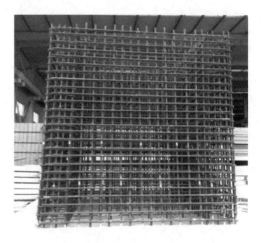

图 14-2　钢筋绑扎

1）模拟试验概况

（1）试件尺寸：长 3 m，宽 2.8 m，高 4 m。

（2）基础尺寸：长 4 m，宽 3.8 m，高度 0.3 m。

（3）混凝土强度等级为 C30，混凝土容重 2.35 t/m³。

（4）混凝土内掺入混合型膨胀纤维抗裂防水剂 SY-K，掺量为胶凝材料的 8%。

（5）埋件：500 mm×500 mm×14 mm。预留管：3 根 S 形埋管。

2）试验目的

（1）确定混凝土配合比。

（2）检测混凝土容重（取芯检测），以本次试验确定的混凝土容重作为质子区防辐射混凝土容重的代表值，满足设计要求的混凝土容重不小于 2.35 t/m³ 的要求。

（3）测试大体积混凝土的养护方式，确定拆模时间。

（4）确定模板安装方案。

（5）确定埋件、预留管加固方案。

（6）检测混凝土强度。

3）混凝土测温

（1）测温依据

根据本工程的《结构施工图设计总说明（二）》中的要求："混凝土的内外的温差控制与监测观察手段应符合现行国家标准《大体积混凝土施工规范》进行，建议在本工程上使用了电子测温的监控方法。"

（2）测温目的

为了确保大体积屏蔽体混凝土的质量，防止内外温差超限而产生温度裂缝及收缩裂缝，在工程构件施工前进行模拟试验。通过模拟试验所监测的温度数据与天气情况、拆模时间、养护措施等进行综合的分析，可得知：这些因素对温差产生的影响，为实际的施工方案的制订提供参考依据。通过监测到的混凝土入模温度和最高温度，获得水泥水化热的温升情况，为混凝土配合比的确定提供参考依据。

大体积混凝土内不同部位温升情况对养护的影响。

确定混凝土入模后的养护方式，拆模时间。

（3）测温仪器

测温系统采用"大体积混凝土温度远程监测系统"，其核心模块型号为：LTM8663。该系统采用全数字式方式对大体积混凝土水化热过程中温度变化状况进行监测，掌握混凝土的温差波动情况。该系统在大体积混凝土温差超限时，能够及时提供图形、声音等多媒体报警方式，以提醒工作人员及时采取相应的保温措施。如图14-3所示。

测温原件采用美国达拉斯公司生产的数字式温度传感器，该传感器具有 $-55℃\sim+125℃$ 的测量范围，$0.1℃$ 的测温分辨率，基本测量精度 $\pm0.3℃$。

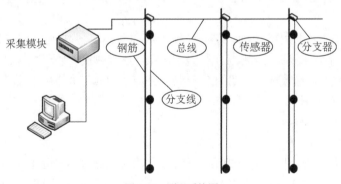

图14-3　测温系统图

（4）测点编号约定

测点编号是由单位混凝土编号、测轴编号、单根测轴上的测点号组成。单位混凝土编号一般按单位混凝土浇捣先后从数字"1"开始依次编号，测轴编号用英文字母表示，单根测轴上的测点号是指同一测轴由下而上从数字"1"开始依次对传感器测点的编号。如：一个工程有两个大体积混凝土要分别测温，那么第二个测温的单位混凝土第三根测轴上的最底下的测点的编号则为"2C1"。

（5）测点布置

大体积混凝土试件内部设温度测点 56 个（距 1C 测轴旁 10 cm 处备份一根测轴），另设环境温度测点 1 个，共设 57 个温度测点。

（6）初始温度

降低混凝土浇捣时的初始温度，是减少内表温差的方法之一。混凝土浇捣前，应掌握近期的气象情况，选择近期温度相对较低的时段施工。在炎热的天气条件下，混凝土原材料应避免太阳直晒，采用遮盖、洒水等方法降低其温度。

（7）混凝土养护注意事项

在大风大雨等不利天气时，宜在插筋上面披上防风防水材料。当内表温差大于 23℃时，模板外围应包裹保温材料。模板的拆除，除了满足强度要求外，也应满足温度的要求，当环境温度与侧表层的温差小于 20℃，并且侧表层的温度与中心的温度之差小于 20℃时，拆除 1A 测轴的模板；如 24 h 后相应的温差仍小于 25℃的，可拆除全部模板。

采用覆盖养护的方式，模板采用加厚九夹板，确保其保温性能。拆除一侧模板，继续监视混凝土的温度差，与未拆除的一侧进行温度对比，当 24 h 温差小于 25℃时，拆除其余一侧模板。

（8）温差计算

墙板温差一般取侧表层的测点与同一水平面的中心测点之间差值的绝对值。

（9）测温时间规定

自混凝土浇捣开始，测温系统将进行实时测试。测温频率（GB 506666—2011）：第一天至第四天，每 4 h 一次；第五天至第七天，每 8 h 一次；第七天至测温结束，每 12 h 一次。工作人员每天上午向项目部提交温度数据日报表。当拆除一侧模板后与未拆除模板一侧 24 h 温差小于 25℃时测温结束。

（10）测温配置

测温单位将负责测温工作全过程，即从设计、采购、布点、布线、测温至数据整理和资料总结。

在施工交底和混凝土浇捣现场，施工管理人员须向施工操作人员重点提出，在混凝土浇筑过程中，下料时不得直接冲击测温元件及其引出线；振捣混凝土时，振捣器不得触及测温元件及引出线。在混凝土测温养护期间对测温线路应予以重点保护，线路上应有明显的标识，并经常提醒工人注意避开。

4）模板施工方案

（1）模板加固

模板面板采用普通胶合板。内龙骨采用截面尺寸为 88 mm×88 mm 木方，间距 150 mm，外龙骨采用双钢管 48 mm×3.0 mm。对拉螺栓布置 8 道，在断面内水平间距 300 + 450 + 450 + 500 + 500 + 600 + 600 + 500 mm，断面跨度方向间距 450 mm，直径 16 mm。面板厚度 18 mm，剪切强度 1.4 N/mm²，抗弯强度 15 N/mm²，弹性模量 6 000 N/mm²。木方剪切强度 1.3 N/mm²，抗弯强度 15 N/mm²，弹性模量 9 000 N/mm²。

（2）拆模时间控制

本工程通过测温措施，确定拆模时间。本次模拟首次拆模将按照测温要求内外温差符合要求后进行一侧的模板拆除，并观察拆模后的温度变化情况。因大气温度变化原因，故分 2 次拆模。通过 2 次不同时间的拆模情况，确定最终的拆模时间。

（3）模板施工质量控制

模板工程质量标准如表 14-1 所示。

表 14-1　质量标准

项目	允许偏差（mm）
轴线位置	5
底模表面标高	5
截面尺寸	+4，-5
垂直度偏差（层）	6
相邻两板表面高差	2
表面平整度	5
预留洞位置	10

（4）模板工程质量保证措施

拆模后，必须清除模板表面垃圾，并刷一度脱模剂。使用过程中，损坏的模板必须经修整达到要求后方可在工程中使用。

保持模板体系足够的强度、刚度，并且垂直平整、标高正确。每次浇混凝土前，必须对模板质量进行技术复核，合格后方可进入下道工序。

平台模板前后左右对齐，相邻模板高低差不得超过 2 mm，拼缝宽度不得大于 3 mm。缝宽过大时贴一层胶带纸，防止漏浆。

在翻样图上明确对预留洞孔进行编号，安装时必须用钢的支梁牢固地安装，位置、尺寸、大小及标高经复核无误后方可封模。

模板必须经技术员及木工翻样复核通过后方可浇混凝土；浇混凝土时，设置专门的看模小组巡视模板情况，发现问题及时抢修。

（5）模板安全施工控制

支架立杆下的地基必须进行加固处理，并垫上统长的木板，增大受力面积，防止支架沉降。

支模、拆模时必须搭设正规的脚手架，不得使用腐烂、裂、暗伤的木质或铁木脚手扳，亦不得使用 2″×4″ 木条或板当作立人板。

拆模时至少二人同时进行，其中一人监护，另一人小心地拆下模板，堆放在楼层上。拆模必须一次拆清，不得留下无撑模板。

离地 2 m 以上撑、拆模板时，不能用斜撑与平撑代替作为扶梯上下，以防撑头脱落，断裂跌下伤人。在拆除较重模板时，应先把模板扒开，系好绳索，轻拆轻放，防止拆下的模板冲断脚手板。拆模时严禁乱抛模板。

高空作业时材料堆方应稳妥、可靠，使用时工具随时装入袋内，防止坠落伤人，严禁向高空操作人员抛送工具、物件。

使用的榔头等工具、木柄要装牢，操作时手要握紧，以防工具脱柄或脱手伤人。

（6）钢筋施工控制

结构钢筋连接方式：直径大于 22 mm，采用 A 级直螺纹套筒连接，直径小于等于 22 mm，则采用绑扎搭接。

暴露于土及大气之中的混凝土构件，其中板、墙为 20 mm，梁、柱为 30 mm。

不暴露于大气或不与土壤接触的混凝土构件：板、墙 15 mm，梁 25 mm，柱 30 mm。

柱钢筋在施工前，均必须要求在柱周围搭设脚手架，所有操作人员均必须在脚手架上进行施工，以确保钢筋施工时的人员安全。

柱箍筋接头（弯钩叠放处）应交错布置在四角纵向钢筋交叉点应扎牢，箍筋平直部分从纵向柱钢筋交叉点可间隔扎平，绑扎箍筋时绑扣相互间应成八字形。

钢筋施工时，应结合安装工程交替进行，为安装工程创造良好的工作条件，以利安装方面的埋管、埋件、留洞和留孔顺利进行，确保安装质量。

所有钢筋工程包括埋件，必须开具隐蔽工程验收，由质监人员自检合格后报请监理工程师验收认可后方可进入下道工序施工。

当混凝土达到取芯条件后，对模拟试块进行取芯检测，检测位置详见附图所示。

后期通过对取芯检测的结果进行分析、对比、总结，测试结果作为质子区防辐射混凝土容重的代表值报告提交各方，以此确定质子区混凝土施工配合比。

本次测试完成后通过总结分析，在施工过程中可能遇到的问题如何去有效地施工，确定施工中混凝土的具体配合比及养护方式方法，采用的保温材料是否能达到施工要求。与本次试验的目的进行对比，是否到达本次的试验目的，为后期混凝土等施工提供可靠的数据支持及施工依据。

14.1.2　混凝土浇筑分阶段控制

本工程质子区旋转治疗舱顶质子治疗系统是目前世界上最先进、也是最昂贵的超大型尖端医疗设备，建立质子治疗中心投资巨大，技术要求极高。为满足防辐射要求，放射区的设计底板、墙体和顶板超厚，空间超高；本工程旋转治疗舱顶板厚度为 2 m，净高 17 m；质子区旋转治疗舱墙板厚度最厚处 2.8 m，墙板高度为 17 m，墙板混凝土浇筑分段施工。

质子区施工流程：质子深坑二区底板浇筑；质子区实验舱（0.300 m）地下一层结构施工；质子区加速顶板 2.800 结构；质子区中控室 6.500 结构施工；质子深坑一区大底板浇筑质子区一区（−11.500 m ～−8.9 m）大底板浇筑；旋转治疗舱（−8.900 m ～−6.500 m）第一节钢筋模板混凝土施工；旋转治疗舱（−6.500 m ～−3.500 m）第二节钢筋模板混凝土施工。旋转治疗舱（−6.500 m ～−3.500 m）第三节钢筋模板混凝土施工，进行钢板墙吊装；旋转治疗舱（−3.500 m ～ 0.300 m）第四节钢筋模板混凝土施工；旋转治疗舱（−0.300 m ～ 4.000 m）第五节钢筋模板混凝土施工；质子深坑一区封顶（4.000 m ～7.500 m）；质子设备房封顶至 6.5 m。如图 14-4、图 14-5 所示。

14.2　屏蔽钢板墙精度控制

本工程为满足防辐射要求，放射区的设计底板、墙体和顶板超厚，空间超高。钢结构屏蔽钢板墙位于质子区旋转室及固定治疗舱，共分为五个区域。由于屏蔽钢板墙需满足辐射要求及质量重，对精度及质量要求高；屏蔽钢板墙材质为 Q235b 长度 B 分别为 6 m，7 m，8 m，厚

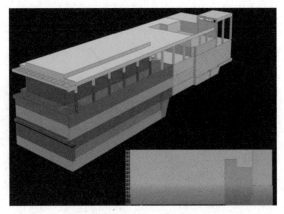
图 14-4　分段浇筑模拟

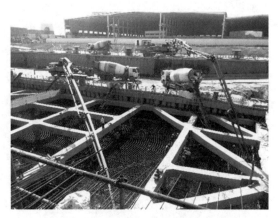
图 14-5　现场混凝土浇筑示意图

度 T 为 0.5 m，高度 H 为 3 m，单块屏蔽钢板整板最大尺寸 3 000 mm×8 000 mm×50 mm，最小尺寸 3 000 mm×6 000 mm×50 mm，单块钢板墙重量最小达 70.65 t。

14.2.1　屏蔽钢板加工

工厂均采购板厚、板宽为正公差原材料，并在工厂进行每块钢板的正公差下料。单块钢板下料完成后，根据设计图纸对钢板厚度、宽度、长度的加工要求，将钢板的各个尺寸进行刨边、机床精加工，确保尺寸满足设计要求。

屏蔽钢板加工时，为保证钢板总长度不发生负公差，单块钢板总长度统一比设计尺寸加长 20 mm，加长部分钢板现场安装后均预埋在预留的剪力墙混凝土后浇缝内，不影响现场安装及最终外观尺寸。

对于板面存在弯曲、起拱的钢板，在加工厂对原材料火焰烘烤后利用大型矫正机进行钢板面平整度矫正，确保单张钢板平整度控制在 1 mm。

预埋件板面螺纹孔均采用机床精密加工，确保螺纹孔的间距、孔径、螺纹和螺纹孔深度均满足设计要求；为保证预埋件埋设的精度，单个预埋件均需设置独立的固定支架，支架所有杆件直接与预埋件下方已浇筑完成的混凝土结构预埋固定。

14.2.2　吊装方案模拟

利用 BIM 模拟，提前规划进出场路线及吊装方案，屏蔽钢板选用 100 t 汽车吊安装，配直径 20 钢丝绳 2 根，3～5 t 卸扣 2 个，提前规划吊装进出场路线。如图 14-6 所示。

每层钢板墙分若干块进行安装，钢板比重为 7.85 g/cm³，通过计算吊装最重钢板重量为 2.94 t，根据现场实际对吊装角度，确定吊机型号及方法。如图 14-7 所示。

14.2.3　屏蔽钢板拼装及运输

严格按照规范要求进行模板板块的运输与吊装，联系厂家，对原有的成品保护进行加强，并合理设置现场的堆积和吊装方式。

屏蔽钢板单块整板尺寸为 3 000 mm×6 000 mm×50 mm，3 000 mm×7 000 mm×50 mm，3 000 mm×8 000 mm×50 mm，按设计要求，每块屏蔽钢板均在工程分割成若干快小尺寸钢板现场拼装。分割后单块钢板最大尺寸为 3 000 mm×2 500 mm×50 mm，最小尺寸 3 000 mm×520 mm×50 mm，每块屏蔽钢板顶部焊接 2 块耳板，用于钢板吊装时穿钢丝绳卡扣。

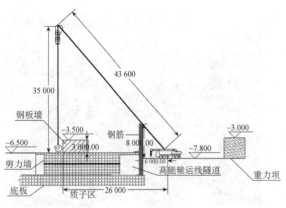

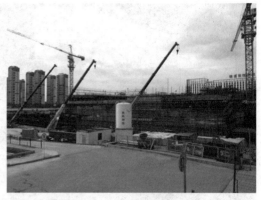

图 14-6　吊装模拟图

图 14-7　吊装现场实际图

14.2.4　屏蔽钢板精度严格控制、预埋件精确定位

　　每处屏蔽钢板安装位置底部及与顶部均设置钢板固定用预埋件,待屏蔽钢板安装后,底部与埋件板焊接固定;顶部在预埋板面焊接水平角钢与屏蔽钢板顶部进行拉结固定,以此保证屏蔽钢板的安装精度,同时也防止屏蔽钢板安装后发生倾倒。

　　每块屏蔽钢板吊装至安装位置后,均采用事先设置的顶紧支架对竖向钢板正面及侧面进行顶紧,确定钢板安装紧密后,对钢板底部、顶部进行焊接固定,确保钢板固定牢固后松钩。如图 14-8、图 14-9 所示。

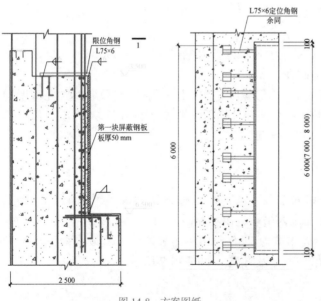

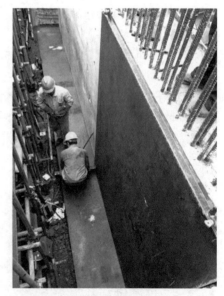

图 14-8　方案图纸

图 14-9　现场定位图

14.3　高大支模体系施工

14.3.1　高排架体系概述

　　本工程需要搭设排架位置质子区旋转治疗室、固定治疗舱、加速器大厅、速流通道、直线

加速器、设备转运区。质子区高排架搭设具体位置为 1-6 至 1-17 轴交 1-A 至 1-D，2-A 至 2-F 轴交 1-1 至 1-3，质子区旋转治疗舱净高 17 m。

14.3.2　高排架方案实施控制

本工程针对旋转舱墙、顶板高、厚的特点，在集团、公司领导协同指导下进行优化方案，通过对不同排架支撑体系的研究对比分析，最终采用顶托加双钢管形式；通过计算立杆间距 0.5 m，步距为 1.5 m。如图 14-10、图 14-11 所示。

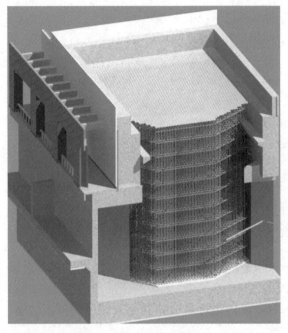

图 14-10　方案模拟图纸

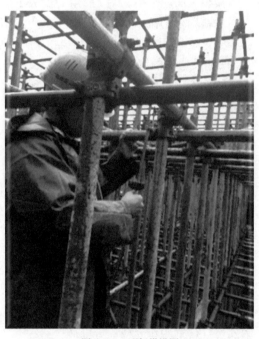

图 14-11　现场搭设图

1）排架搭设稳定性措施

（1）基础要求

排架立杆下布设 50 mm×80 mm 模板方块或木方，通过模板方块作用于底板或楼板。

（2）立杆、水平杆要求

梁板模板高支撑架根据设计荷载采用单立杆，立杆纵横间距按图施工。

排架设置纵横向扫地杆，高度 200 mm。

排架采用等步距设置。

（3）剪刀撑及加固要求

沿支架四周外立面应满足立面满设剪刀撑，中间每隔 6 000 mm 设置一道纵向剪刀撑，剪刀撑杆件的底端应与地面顶紧，夹角为 45°～60°。

在剪刀撑扫地杆处开始每 3 步水平杆处设置水平剪刀撑加强层，水平剪刀撑跨度不大于 6 000 mm，夹角为 45°～60°。

剪刀撑的接长采用搭接，搭接长度不小于 1 000 mm，且不得少于 2 个扣件连接。

（4）安全网设置

搭设过程中及时设置安全网，旋转舱搭设两道，−6.500 m 标高位置铺设平台板，0.000 标高位置搭设白网。

（5）顶托设置

顶托伸出长度不超过 200 mm，壁厚不小于 3.2 mm。

2）排架搭设稳定性措施

（1）材料要求

本工程排架模板均采用九夹板，应具有足够的强度和刚度，能有效地承受新浇混凝土的重量和侧压力，以及施工过程中所产生的各类荷载。

模板表面应平整，缺棱掉角的模板不能使用。

木料均采用松木，不得采用严重弯曲、断裂的木料用于模板工程。

支撑模板用的排架用材为 $\Phi48×3.2$ 钢管，使用前应进行验收，钢管上有孔洞、毛刺、裂缝、凹陷及弯曲的钢管严禁使用。

扣件不得有裂纹、变形和螺栓出现滑丝等缺陷，其螺栓拧紧扭力矩达 65 N·m 时，不得发生破坏。

对拉螺栓采用一级钢车制，抗拉力必须达到材料质量要求。

模板在加工成型前，规格及尺寸必须经严格控制和计算。

（2）排架质量控制

立杆顶部与水平杆相连必须采用单扣件，每个操作工人都配备扭力扳手，需用扭力扳手扭紧，且各扣件受力一致，总包派专人进行检查扣件的受力情况。

排架搭设采用超水平法来控制其标高，标高点位确定后，采用统拉麻线来控制整体标高。总包需派专人进行确定标高及复核工作。

确保立杆的垂直偏差和横杆的水平偏差小于规范的要求；在同一条直线上的立杆垂直误差不能一根左、一根右（需用长线通拉）。

严格控制实际施工荷载不超过设计荷载，对出现的超过最大荷载要有相应的控制措施，钢筋等材料不能在支架上方堆放。

模板及其支撑应有足够的强度、刚度和稳定性，并不致发生不允许的下沉及变形；浇筑过程中，派人检查支架和支承情况，发现下沉、松动和变形情况及时解决。

在完成第一层架体的搭设后应对立杆垂直度进行初校，以后逐层搭设均进行垂直度校正。

立杆在同一水平面内的对接接长数量不得大于中数量的 1/3，接长点应在层距端部 1/3 距离范围内。接长杆应均匀分布，严禁相邻立杆同步接长。

排架搭设完毕后，应组织验收，验收合格后方能投入使用。

排架搭设后到拆除前的全过程中，立杆底部不得松动，严禁随意拆除任何杆件或松动扣件；严格控制排架的施工荷载。

（3）模板质量控制

满足工程结构各部分形状尺寸和相互位置的正确。

模板应满足构造简单，拆装方便，便于钢筋的绑扎、安装及混凝土的浇筑、养护等要求。

安装位置、标高、限位要绝对正确。

模板的接缝要严密，用双面胶带拼缝，不应漏浆。

木料要刨直扎挺。

固定在模板上的预埋件和预留洞均不得遗漏，安装必须牢固，位置正确。

模板安装后应仔细检查各部分构件是否牢固，在浇捣混凝土过程中要经常检查，如发现变形、松动等现象，要及时修整加固。

模板安装前必须刷脱模剂，以便拆模及增加模板使用寿命。对油质类等影响结构或妨碍装饰工程施工的隔离剂不宜采用，严禁隔离剂玷污钢筋与混凝土接槎处。

柱、梁交接处模板接缝要严密、平整、方正和垂直一致。

模板下底砂浆封口要严密、牢固、严禁漏浆，以防"烂脚"，但不得嵌进模板内。

为确保钢筋的混凝土保护层，本工程采用硬塑料圆形垫块。

（4）模板拆除的要求

严格按照《混凝土结构工程施工质量验收规范》"模板拆除"的规定实施，梁、平台底模必须达到100%的设计强度后方可拆除。

拆模程序一般是后支的先拆，先拆除非承重部分，后拆除承重部分；拆除时不要用力过猛过急，拆下来的木料要及时运走、整理。

梁、板模板拆除必须根据试块抗压报告而定，拆模须项目工程师认可；严禁野蛮施工，以免损伤混凝土及模板，使结构出现裂缝；拆除的模板应统一堆放，对于缺角、损边的旧模板不得继续翻用，可裁小后使用。

（5）技术安全措施

模板支架立杆搭设后严格按照《建筑施工扣件式钢管脚手架安全技术规范》中6.8"模板支架"要求。搭设完毕后验收，合格后才能进行下一道工序。

进入施工现场人员必须戴好安全帽，高空作业人员必须佩戴安全带，并应系牢。

经医生检查认为不适宜高空作业的人员，不得进行高空作业。

工作前应先检查使用的工具是否牢固，扳手等工具必须用绳链系挂在身上，钉子必须放在工具袋内，以免掉落伤人。工作时要思想集中，防止钉子扎脚和空中滑落。

遇六级以上的大风时，应暂停室外的高空作业。

二人抬运模板时要互相配合，协同工作。传递模板、工具应用运输工具或绳子系牢后升降，不得乱抛。组合钢模板装拆时，上下应有人接应。钢模板及配件应随装拆随运送，严禁从高处掷下。高空拆模时，应有专人指挥，并在下面标出工作区，用绳子和红白旗加以围栏，暂停人员过往。

不得在脚手架上堆放大批模板等材料。支撑、牵杠等不得搭在脚手架上。

支模过程中，如需中途停歇，应将支撑、搭头、柱头板等钉牢。拆模间歇时，应将已活动的模板、牵杠、支撑等运走或妥善堆放，防止因踏空、扶空而坠落。

模板上有预留洞者，应在安装后将洞口盖好；混凝土板上的预留洞，应在模板拆除后即将洞口盖好。

拆除模板一般用长撬棒，人不许站在正在拆除的模板上。在拆除楼板模板时，要注意整块模板掉落。

高空作业要搭设脚手架或操作台，上、下要使用梯子，不许站在墙上工作；不许站在大梁底模上行走。操作人员严禁穿硬底鞋及有跟鞋作业。

装拆模板时，作业人员要站在安全地点进行操作，防止上下在同一垂直面工作；操作人员要主动避让吊物，增强自我保护和相互保护的安全意识。

拆模必须一次性拆清，不得留下无撑模板。拆下的模板要及时清理，堆放整齐。

脚手板搁置必须牢固平整，不得有空头板，以防踏空坠落。混凝土板上的预留孔应用夹板封闭，以免操作人员从孔中坠落。

排架、模板施工区域设置警戒区域，派专人看护，严禁非施工人员入内。当上部施工阶段，人员严禁入内。

钢筋帮扎、支模必须按规定的作业程序进行，模板未固定前不得进行下一道工序。严禁在连接件和支撑件上攀登上下，并严禁在上下同一垂直面上装、拆模板或帮扎钢筋。

施工作业层与外脚手架之间必须用安全网进行隔离。

工作时要思想集中，防止钉子扎脚和空中滑落。

作业高度超过 2 m，必须佩戴安全保险带，并应系牢。在相邻排架上加设立杆及水平杆用于系安全带。立杆高度 1 200 mm，间距 1 800 mm，水平杆高度不大于 1 000 mm。

装配模板时，作业人员要站立在安全地点进行操作，防止上下在同一垂直立面工作操作人员要主动避让吊物，增强自我保护和互相保护的安全意识。

平台板由外脚手架一侧向中间进行铺设。

支设模板时，应有稳定的立足点。模板上有预留洞时，应在安装前将洞盖没。

支模过程中，如需中途停歇或走动，应将钢管、支撑、搭头和柱头板等钉牢或扣牢，防止因踏空、移动、扶空而坠落。

装配模板时严禁用木料作立人板。

高空作业人员严禁穿硬底鞋或有跟鞋作业。

排架施工人员必须经过专业技术培训及专业考试合格，持证上岗。

14.4 质子区预埋件质量管控措施

本工程埋件精度要求高（劲性柱、辐射钢板墙）：因旋转照射器 360°旋转照射，旋转机架（Gantry）安装精度要求高，旋转 0 ~ 180°，C/D 梁支撑预埋钢板的变形要求：0.05 mm；安装地脚螺钉基础表面要求水平度 ≤ 5 mm；主要 C/D 梁预埋钢板的平面度 ±0.5 mm，平行度、垂直度 ±3 mm，位置尺寸误差小于 ±5 mm；屏蔽钢板墙拼缝不得大于 5 mm，每层钢板拼缝之间必须错缝，错缝间距必须大于 50 mm。

14.4.1 预埋构件吊装

1）预埋套管

预埋套管单件最大重量约 0.6 t，选用 25 t 汽车吊吊装。汽车吊停放于质子中心南侧剪力墙外 8 m 位置，停放位置距离套管预埋区域 16.1 m，臂长 24.4 m，旋转半径 18 m 的 25 t 汽车吊起重量 1.8 t，满足预埋套管吊装要求。

2）预埋防辐射屏蔽钢板

屏蔽钢板单块整板尺寸为 3 000 mm×6 000 mm×50 mm、3 000 mm×7 000 mm×50 mm、3 000 mm×8 000 mm× 50 mm，应设计要求，每块屏蔽钢板均在工程分割成若干块小尺寸钢板现场拼装。分割后单块钢板最大尺寸为 3 000 mm×2 500 mm×50 mm，重量约 3 t，选用 100 t 汽车吊吊装。汽车吊停放于质子中心南侧剪力墙外 8 m 位置，停放位置距离屏蔽钢板安装区域约 28 m，臂长 46 m，旋转半径 30 m 的 100 t 汽车吊起重量 9.4 t，满足屏蔽钢板吊装要求。如图 14-12、图 14-13 所示。

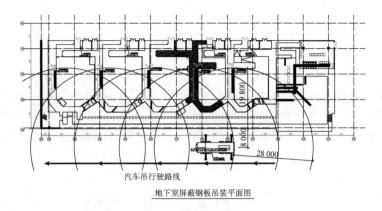

汽车吊行驶路线

地下室屏蔽钢板吊装平面图

图 14-12 汽车吊车停放位置

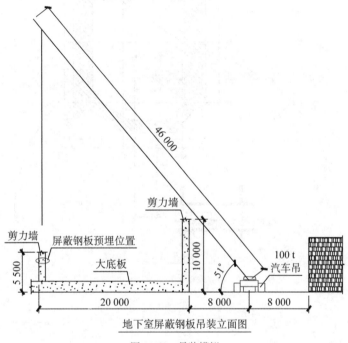

地下室屏蔽钢板吊装立面图

图 14-13 吊装模拟

3）轨道钢梁

轨道钢梁在地下室顶板混凝土浇筑完成后进行安装，因此钢梁在地下室底板混凝土浇筑完成后必须事先吊运到安装位置底板上。轨道梁选用现场 ST6015 型塔吊吊运，钢梁安装位置距离 ST6015 塔吊约 55 m，单根轨道梁重量 0.9 t，ST6015 型塔吊臂长 60 m，55 m 旋转半径内最大起重量 1.68 t，满足钢梁吊运要求。

4）劲性钢柱

劲性钢柱选用 100 t 汽车吊吊装，钢柱总长度 9.85 m，总重量约 11 t。钢柱分 2 段吊装，分段后单根长度约 5 m，重量 6 t。100 t 汽车吊停放于质子中心南侧剪力墙外 6 m 位置，停放位置距离劲性钢柱安装区域 23 m，臂长 36.8 m，旋转半径 30 m 的 100 t 汽车吊起重量 8.5 t，满足劲性钢柱吊装要求。如图 14-14 所示。

14.4.2 预埋构件安装

1）预埋套管安装

预埋套管选用 25 t 汽车吊安装，预埋套管安装位于质子中心剪力墙内，套管在标高－6.5 m 位置剪力墙混凝土浇筑完成，待混凝土强度达到要求后便可预埋。套管预埋时高度位于已浇筑完成的剪力墙上方，呈悬空状态，因此套管预埋时需采用竖向支撑对套管进行支撑固定。支撑选用 L50×4 角钢支架或钢筋支架，所有预埋套管及钢板箱均需采用支架支撑固定预埋。如图 14-15 所示。

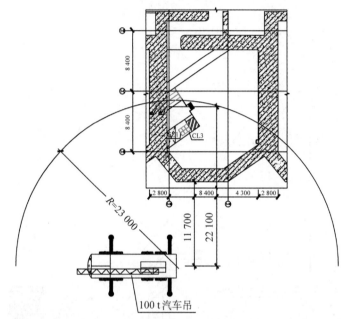

图 14-14 劲性钢柱吊装示意图（单位：mm）

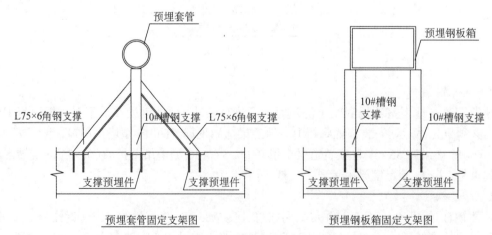

预埋套管固定支架图　　　　预埋钢板箱固定支架图

图 14-15 预埋套管及钢板固定支架图

2）防辐射屏蔽钢板安装

屏蔽钢板选用 100 吨汽车吊安装，配直径 20 钢丝绳 2 根，3～5 t 卸扣 2 个。屏蔽钢板单块整板尺寸为 3 000 mm×6 000 mm×50 mm、3 000 mm×7 000 mm×50 mm、3 000 mm×
8 000 mm×50 mm，按设计要求，每块屏蔽钢板均在工程分割成若干快小尺寸钢板现场拼装。
分割后单快钢板最大尺寸为 3 000 mm×2 500 mm×50 mm，最小尺寸 3 000 mm×520 mm×50 mm，
每块屏蔽钢板顶部焊接 2 块耳板，用于钢板吊装时穿钢丝绳卡扣；屏蔽钢板在剪力墙混凝土浇
筑至标高－3.500 m，混凝土强度达到 80% 模板拆除后开始吊装。屏蔽钢板安装完成后竖向立
于剪力墙预留洞内，竖向高度 3 m，因此在屏蔽钢板底部及顶部剪力墙内需事先设置预埋件，
待屏蔽钢板安装后，底部与埋件板焊接固定。顶部在预埋板面焊接水平角钢与屏蔽钢板顶部
进行拉结固定，以此保证屏蔽钢板的安装精度，同时也防止屏蔽钢板安装后发生倾倒。每块
屏蔽钢板吊装至安装位置后，均采用事先设置的顶紧支架对竖向钢板正面及侧面进行顶紧，
确定钢板安装紧密后，对钢板底部、顶部进行焊接固定，确保钢板固定牢固后松钩。

　　3）轨道钢梁安装

　　轨道钢梁在地下室顶板混凝土浇筑完成后进行安装，因此钢梁在地下室底板混凝土浇
筑完成后必须事先利用现场 ST6015 塔吊吊运到安装位置底板上放置；轨道钢梁安装采用手
拉（或电动）葫芦人工安装，钢梁安装位置剪力墙混凝土浇筑时，事先在钢梁安装高度上方
约 1 000 mm 高度放置预埋件，用于设置钢梁吊装葫芦；钢梁安装位置两侧需搭设操作脚手
架用于施工人员上下，操作架搭设高度至葫芦预埋件件位置。施工人员在操作架上利用葫芦将
钢梁慢慢提升至安装高度，使钢梁靠上事先焊接好的预埋件连接板上，穿上螺栓固定，确保钢
梁安装牢固后卸掉葫芦。

　　钢柱总长度 9.85 m，总重量约 11 t，钢柱分 2 段吊装。分段后单根长度约 5 m，重量 6 t，
选用的 100 t 汽车吊停放于质子中心南侧剪力墙外 6 m 位置吊装，配直径 25 钢丝绳 2 根，5 t
卸扣 2 个。

　　钢柱吊点的设置需考虑吊装简便，稳定可靠。故考虑在第一节钢柱柱顶设置 4 块吊装耳
板作为吊点，同时该吊装耳板又可作为上、下两节钢柱对接临时固定连接板。

　　第一节钢柱吊装时，起吊的高度要超过事先预埋地脚螺栓的高度。吊装过程中，作业人
员逆向拉缆风绳，防止钢柱碰撞或摇摆。吊车把钢柱摆到基础正上方后缓慢下放，接近地面

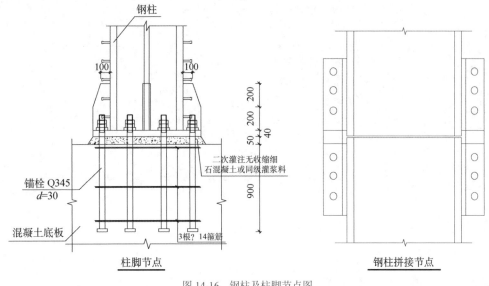

图 14-16　钢柱及柱脚节点图

时停止,由作业人员扶助钢柱后对准地脚螺栓缓慢下放。快落到柱底时,同时要对准基础的轴线和钢柱的轴线,使其基本重合后落位,戴上地脚螺栓垫片和一个地脚螺帽,用缆风绳把钢柱固定牢固并拉紧,确保安全后松钩。

钢柱找正包括定位轴线找正和垂直度找正。定位轴线找正主要采用撬棍找正法;垂直度找正用两台经纬仪从柱的纵横两个轴向同时观测,下部柱用斜垫板调整,用缆风绳结合手拉葫芦调整。找正完成后戴紧地脚螺帽,防止电焊破坏地脚螺栓的丝口,把垫片和柱底板焊接在一起。

钢柱垂直度控制在 2 mm 之内,用两台经纬仪从两个方向对其进行测量,若钢柱有偏差,用手拉葫芦进行细微调节后将地脚螺栓拧紧,地脚垫块与柱底板围焊。

图 14-16 为钢柱及柱脚节点。

4)预埋件安装

预埋件主要集中在地下室 1-10 ~ 1-11 轴线交 1-B ~ 1-D 轴线治疗舱内,预埋件最大尺寸 1 600 mm×1 900 mm×80 mm,单重约 2.2 t。选用 70 t 汽车吊停放于质子中心南侧剪力墙外 6 m 位置吊装,配直径 20 钢丝绳 2 根,3 t 卸扣 2 个。预埋件安装位置距离汽车吊停放位置约 23 m,70 t 汽车吊臂长 42 m,旋转半径 26 m 的最大起重量 2.3 t,满足预埋件吊装要求。本工程预埋件预埋精度要求较高,为保证预埋件的预埋精度,所有预埋件均需设置独立的支撑固定。

第十五章　建筑设备安装施工

质子治疗中心既有常规医疗建筑的一些功能，又有质子治疗专用的功能，因此与之相配套的机电设备和系统，有常规医院具有的机电设备和系统，还有一些设备和系统是其他医疗建筑所不具备的。本章节根据质子治疗中心的特点，重点阐述其特有的设备和系统，对一些医疗建筑共有的设备和系统，本章节不作重点展开。本章节主要阐述的内容有：质子治疗中心设备安装过程策划、异型束流套管的制作及其预理、能源中心重点机房安装、冷源系统调试、消防系统、污水处理系统、辐射监测系统、电气系统、暖通系统和给排水系统。

15.1　质子治疗中心设备安装过程策划

质子治疗中心由于其使用功能的特殊性，配备的机电设备和系统与常规的建筑有较大的区别，因此在机电设备安装的过程中，也有其与众不同的地方。在施工前，针对质子治疗中心的特点，对施工重点和难点进行分析，制订相应的施工方案，并对施工质量控制进行策划是十分必要的。

15.1.1　施工重点难点分析与对策

1）束流套管安装策划

质子技术的治疗原理是用质子加速器将质子加速到光速的 70%，再通过一系列保证装置后定向射入人体癌细胞内，定点"爆破"癌细胞。系统设计要求充分考虑辐射泄漏，不仅围护结构采用加厚的混凝土（局部厚度达 2.8 m），而且要求穿越其区域的管道一律采用"S"形弯管，杜绝辐射泄漏的隐患。"S"形套管面多量广，预制精度高、定位困难。

本项目拟采用工厂化制作的方式，即所有"S"形弯管统一按图纸要求，有针对性地进行精密加工，然后在施工现场进行预理以及做好测试要求，施工过程中采用精密仪器来测量定位以及测试达到技术要求。

2）BIM 技术应用策划

机电主机房设置在能源中心，绝大部分管线都要从狭窄的廊道通过才能到达治疗区，给管线施工带来困难。通过 BIM 技术，结合质子专用设备的管线进行机电管线综合，合理排布管线，设置综合支架，制订详细的施工方案，确定各类管线的施工顺序，确保管线一次成型。

本项目采用 BIM 技术来进行现场施工综合一体化，通过 BIM 技术在质子医院中的应用希望达到：

（1）缩短项目工期

利用 BIM 技术，可以通过加强团队合作、改善传统的项目管理模式，实现场外预制、缩短订货至交货之间的空白时间等方式大大缩短工期。

（2）更加可靠与准确的项目预算

基于 BIM 模型的工料计算相比基于平面图纸的预算更加准确，且节省了大量时间。

（3）提高生产效率、节约成本

利用 BIM 技术可大大加强各参与方的协作与信息交流的有效性，使决策的做出可以在短时间完成，减少了复工与返工的次数，且便于新型生产方式的兴起。如，场外预制、BIM 参数模型作为施工文件等，显著提高了生产效率，节约了成本。

（4）高性能的项目结果

BIM 技术所输出的可视化效果可以为业主校核是否满足要求提供平台，且利用 BIM 技术可实现耗能与可持续发展设计与分析，为提高建筑物、构筑物等的性能提供了技术手段。

（5）有助于项目的创新性与先进性

BIM 技术可以实现对传统项目管理模式的优化，如一体化项目管理模式下各参与方早期参与设计，群策群力的模式有利于吸取先进技术与经验，实现项目创新性与先进性。

（6）方便设备管理与维护

在 BIM 竣工模型中，添加设备的各类信息，作为设备管理与维护的数据库，给设备后期的维护提供了良好的支撑。

3）接地系统安装策划

质子区域的治疗设备，如直线加速器和旋转加速器等对浪涌保护要求极其严格。故本项目防雷接地电阻要求小于 0.2 Ω（南汇质子重离子医院防雷接地电阻要求小于 0.5 Ω）；CT 室、加速器控制室设置法拉第笼；利用加速器区域的混凝土墙板内钢筋联结形成网格不大于 5 m×5 m 的接地网格，机房 6 个面均需要设置接地网，形成三维接地系统；质子重离子放疗区设置 2 根预放电避雷针，作为区域防雷措施。

15.1.2　施工方案编制

针对质子医疗设备安装工程中的难特点、特殊施工工艺及易出现质量通病的施工流程，编制专项施工方案。本工程在施工过程中先后编制了项目安装施工组织总设计、质子区预留预埋专项施工方案、机电设备吊装与运输方案、机电系统调试方案、与质子区工艺设备联调方案、质子区防雷接地专项施工方案、配合质子治疗系统提前进场移交方案等，在后面的章节中，结合系统施工的描述，对重要的方案做进一步的阐述。

15.1.3　施工质量控制的策划

为了确保质子治疗建筑机电安装施工的质量，必须从施工准备阶段、施工实施阶段和交工验收阶段进行全过程的施工质量控制的策划。

1）施工准备阶段的质量控制

（1）图纸的自审和会审

通过图纸的自审和会审，使项目部有关人员了解工程特点、设计意图、工程质量要求以及关键部位的技术要求，尤其是质子区相关图纸的特殊要求，必须吃透，吃准。

图纸会审上要实施解决的设计问题，由项目工程师做好会议纪要，得到建设、设计和监理单位的认可，并充分考虑中科院工艺医疗设备的特殊需求，及时有效地进行书面资料的分享与分析，形成会议纪要，并按规定做到保存和分发。

项目技术人员要将图纸会审纪要中图纸修改的内容在原图上进行修改，及时办理设计图纸修改变更、工程指令等技术文件，并由资料员及时分发有关部门和人员。

（2）工程文件的编制和报审

针对本工程中各质量控制点要求，项目部组织技术人员编制项目质量计划、施工组织设计、专业施工方案等工程文件，并呈业主及监理审批后实施。

（3）施工组织设计的审核

加强对施工组织设计中的施工方案及施工进度的审核，严格审核其施工工艺和顺序，确保项目施工质量。

（4）施工技术的交底

在分部、分项及检验批工程施工前，技术人员按系统编制施工方案，对施工班组进行技术交底，使每位施工人员都明确工程内容、施工方法、顺序、质量标准及安全要求等，落实国家强制性规范条文，指导实际施工。形成交底记录，建立并保存书面交底记录且有交底人及被交底人的签字。

（5）机械设备的确保

在施工前，编制相应的设备进场计划，在设备进场前，对设备进行检查，确保进场机械和主要机具正常运行。

（6）计量器具的检测

编制计量器具使用计划，在计量器具使用前，应进行计量器具的检验，确保各种计量器具计量精度符合要求，保证施工过程正常使用。

2）施工阶段的质量控制

（1）加强施工工艺质量的控制，工艺流程对质量的要求，工艺加工对施工操作技术的要求，做到施工工艺质量控制标准化、规范化、制度化。

（2）对影响工序质量的因素加强控制，对工艺本身有特殊要求的部位，设置质量控制点，通过对质量控制点的质量监控，确保工序质量。

（3）利用质量动态意见书及时纠正作业人员在施工过程中不符合强制性规范条文规定及施工验收规范规定的行为，确保工程功能的完善和安全可靠。

（4）施工全过程中，施工人员应严格按施工方案要求施工，严格遵循相应规范、标准、施工工艺和操作规程要求施工，并及时做好施工记录。强化自检、互检、专检的三检制，对特殊工种人员应按规定持证上岗。

（5）施工全过程中，应加强工程项目管理，抓好施工现场的安全、质量、技术、进度和协调配合等方面的管理，及时发现问题，及时反馈信息，及时协同解决。

（6）过程检验和试验

强化质保体系，加强质量重要环节的控制和停止点检查。控制点处必须专人控制；停止点处必须经检查合格后，才能进入下道工序。严格按照公司制订的工艺计量和质量计量规定，进行工艺检测和质量检测，并及时做好检测记录。

严格按照现行的《建筑安装工程施工及验收规范》和其他有关的技术规程与规范的规定进行施工。每道工序完成后，班组作业人员先按照标准、规范进行自检。自检合格后通知质量检查员进行专检。专检合格后，质量检查员在检验和试验记录表上签字，方能转入下道工序。

尤其在涉及质子区相关设备和管线的隐蔽工程等主要过程，在工程隐蔽前，质量检查员检查认可后，还应请业主代表、监理单位检查认可，并会签"隐蔽工程检查记录"。对检验批工程检验，要求验收后及时做好醒目标记和记录，对需落实整改的部分，整改后再验收。

（7）不合格品的纠正和预防

从质子治疗中心建设的"百年大计"角度考虑，在施工过程中，项目质检员一旦发现涉及质子区相关系统的功能应用上有任何不合格品，应立即发出限期整改通知，并采取纠正和预防措施。处理过的不合格品，检验人员应再次进行检验，合格后签字确认。防止不合格品流入下道工序和交工验收。

（8）最终检验和验收

按承包合同规定范围，完成了全部工程实物量，并经试验，达到工完、料尽、场地清，具备验收基本条件。对各项质量记录收集、汇总、编目，完成竣工图纸的编制和整理，完成各项交工验收资料。

对系统进行逐项检验和评定；工程具备竣工验收条件后，应在竣工验收前五天填写《竣工报告》报业主单位审核签证后，并与业主及监理商定具体交付验收日程和形式。

由项目部成立交工验收领导小组，组织各专业技术人员，会同业主代表、现场监理对本工程进行最终检验和验收。竣工验收通过后，及时办妥《交工（中间）验收证书》的签证手续；同时向业主发出《安装工程征求质量意见书》，将产品移交业主管理。

3）交工验收阶段的质量控制

加强关于质子区设备及涉及工艺管线的提前工序验交手续完善工作，杜绝由于上道工序不合格而转入下道工序所造成的质量缺陷，为质子设备提前进场安装创造良好的有利的条件；施工项目交工验收阶段的质量控制点要严格按质量标准进行，同时做好竣工资料整理。

15.2 异型束流套管的制作及其预埋

质子治疗区域采用超厚混凝土与外界进行辐射隔离，如何确保治疗区域与外界之间机电系统的沟通，如何精确制作和安装异形束流套管成为质子治疗中心首先要解决的难题。

由于质子治疗系统是目前世界上最先进、也是最昂贵的超大型尖端医疗设备，建立质子治疗中心投资巨大，技术要求也极高。为防止治疗用质子放射对外界的影响，治疗设备一般采用超厚混凝土进行保护。

常规的套管预埋，一般是直线型的套管。而作为防止辐射非常重要的一环，质子治疗设备的所有管线不能直接水平或垂直进入，故不能采用传统的直线型的套管，必须通过穿有一定弯曲度的异形套管进出。由于混凝土超厚，套管的预埋必须一次成功，一旦施工完成，将无法返工，无法修复。因此在钢筋密布的超厚混凝土墙中，要保证成排异形穿墙套管安装质量，其施工工艺难度是非常大的。

15.2.1 施工准备

1）施工技术准备

在施工前，电气施工人员熟悉设计施工图与相关施工技术说明、验收规范要求和安装技术要求说明书等技术文件。请业主、总包、设计等进行针对质子区预埋施工的专项交底。在预埋配合施工前，电气施工员根据施工组织设计方案的要求，向施工班组进行安全、技术和产品保护等方面的交底，内容包括套管吊装、固定、接地及与土建交叉配合，同时形成施工交底记录。

2）材料准备

由于异形套管制作复杂，加工精度要求高，因此不能在施工现场自行制作，必须选择有能力的专业生产厂家按要求进行工厂化制作。根据设计院施工蓝图，统计异型套管的数量、规格及技术参数，绘制工厂加工图。选择制作能力强的加工工厂，将统计好的数据和加工图提供给工厂，对加工厂进行详细的技术交底。工厂异形套管（图15-1），根据施工进度将异形套管运抵项目现场（图15-2），验收合格方可投入施工。

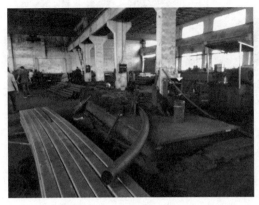
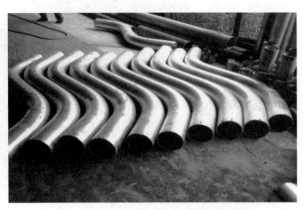

图15-1　工厂预制过程　　　　　　　　　　　图15-2　"S"形套管成品运抵现场

15.2.2　试验块预埋

为了确保工程整体质量达标，项目现场采用试验块的做法来进行模拟试验（图15-3），土建检验混凝土的特性是否满足设计要求，机电专业确定施工工序是否合理可行和异型套管预埋能否成功（图15-4）。

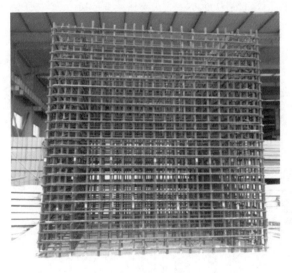
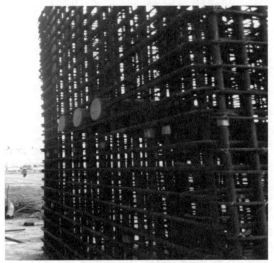

图15-3　土建试验块　　　　　　　　　　　图15-4　试验块套管安装

15.2.3　异形套管安装

1）BIM技术模拟

采用BIM技术对成排的异形束流管进行建模，通过模拟，解决成排束流管相互之间的位置关系（图15-5），并设置三维的支架系统（图15-6），对异形束流管和支架系统进行预制。

根据成排异形束流管的模型，由专业的生产厂家进行异形束流管的预制，解决现场大口径束流管弯曲和预制精度的难题。对成排异形束流管穿越区域的钢筋进行三维建模，与异形

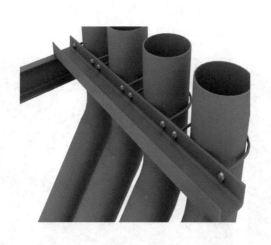

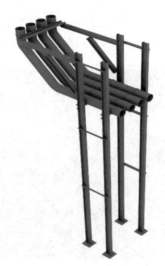

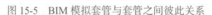

图 15-5　BIM 模拟套管与套管之间彼此关系　　　　图 15-6　套管三维支架系统

束流管合成组合模型。对成排异形束流管与钢筋交叉的部位进行调整，根据调整后的三维模型，进行钢筋的预制。通过三维合成模型，模拟施工顺序，指导现场施工。

　　2）现场安装

　　因异形钢套管形状不规则、自重大，现场人力无法搬运，可以借助施工塔吊配合将预埋所需的套管吊运到作业区。

　　异形钢套管分为"S""L"形两种，如图 15-7 ～图 15-10 所示。

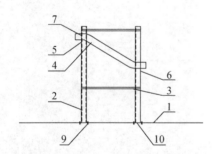

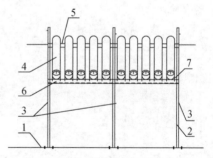

图 15-7　"S"形套管固定示意（侧向）　　　　图 15-8　"S"形套管固定示意（正向）

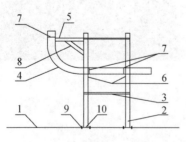

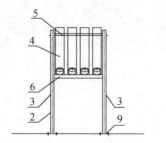

图 15-9　"L"形套管固定示意（侧向）　　　　图 15-10　"L"形套管固定示意（正向）

　　在土建完成面上通过膨胀螺栓和钢板将立杆和数根并排设置的异形套管固定，立杆两两一组，每组立杆间由上至下固设数根横向加强杆，相邻两组立杆的上端之间水平固接有固定支架，两组立杆之间还固接有位于异形套管尾端下方的水平托杆，异形套管的顶端和尾端分别通过U形卡固定在固定支架或水平托杆上。

根据成排束流管的长度,确定采用固定支架和水平托杆的长度。按每根异形束流管的间隔尺寸,在固定支架和水平托杆上开设用于U形卡固定的孔,配合结构施工,在绑扎钢筋的过程中将固定支架和水平托杆安装在超厚混凝土内。然后,逐根将预制好的异形束流管的顶端与尾端对应安装在固定支架及水平托杆上,并用U形卡进行管道固定。

在全部异形束流管安装完毕后,如图15-11、图15-12继续进行钢筋安装,最后进行混凝土的浇捣。

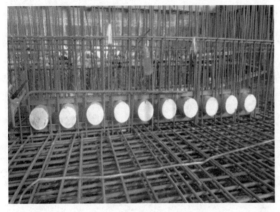

图15-11 现场套管固定效果(1)

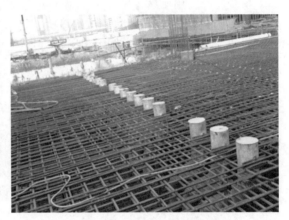

图15-12 现场套管固定效果(2)

15.2.4 质量保证措施及核验

按现场实际情况制订的施工工序进行安装施工,成排安装的套管不利于支架的制作及混凝土的浇筑,故采用成组套管安装。先固定3~4根套管为组,再进行安装与钢筋绑扎,以保证套管施工顺序以及施工质量。

运用3D扫描仪客观真实地反映现场的实际工况,通过绘制BIM模型反映二维图纸中的束流套管在建筑结构中的位置。通过对现场的位置进行修正,从而使套管安装和固定位置更加精准。

在混凝土浇筑前依据图纸、统计表格等反复检查,保证施工质量一次合格。

15.3 能源中心重点机房安装

能源中心是质子治疗设备能源的集中供应点,大量的设备安装在能源中心,确保能源中心功能完备、系统完善是质子治疗中心机电安装施工的重中之重。因此,对能源中心的施工和策划就显得尤为重要。在能源中心的施工中,要重点抓好设备的吊装及设备管线的安装。

15.3.1 安装工程策划与准备

1)工程策划

能源中心为本工程伺服系统的心脏,它集合了冷热源机房、自动喷水灭火系统及消火栓系统机房、生活水机房、换热机房、变配电机房和工艺设备机房为一体,共同组成了本工程质子治疗示范装置的伺服系统,为质子示范装置的正常安全运行提供有效保障。因此能源中心的设备安装工程，是项目建设安装工程非常重要的一环。

针对机房施工工程量大、工期紧的特点，通过项目部各专业管理人员分析各专业系统的实际情况和经多次讨论，对工程施工部署进行认真策划，为在确保项目工程目标前提下履行好合同工期，最终确定工程由操作技术好、劳务管理素质高、综合能力强的劳务队伍承担施工。通过施工质量和工期竞争来激励施工者，同时采取样板段先行的方式，在监理、业主工程师的确认下，规范化标准化施工流程，既保证了质量，又加快了施工进度。

项目部通过对合同的学习，结合本工程特点，认为本工程设计新颖、技术先进、结构合理、系统复杂。由于设计单位是按系统进行设计的，各系统设计自成一体，一般都不设计综合平面图，因此在施工中会发生结构障碍、互相碰撞、走向不一致问题。在机电系统施工过程中，各机电系统由于各方面的原因，会在施工的顺序、系统之间管线的进度、工序、协调等方面发生一定的矛盾。因此在各机电系统的施工中，要规范施工顺序、深化和优化施工图纸，消除施工矛盾、确保质量、确保工期。结合本工程的特点，安装工程必须积极认真做各项施工准备工作，配合好结构施工预理、预留工作，争取使总包尽快为安装施工创造施工条件和作业面，使安装早期投入水、电、风管线的施工。深化机房施工管线布置图，使机房管线感观合理、整齐，保证项目的质量达到预定的目标。在工程过程中，抓好工程（感观和功能性）质量来保证系统调试顺利进行。在工程调试前，必须落实各项调试方案编制，通过抓好组织落实、人员落实和器材落实，使调试工作按程序有条不紊地进行和完成。

2）人力准备

施工生产中起决定作用的因素是人，所以施工力量的集结和特殊工种的培训工作是施工准备工作的重要任务。

调派有质子中心相关建设经验的专业人员，组织并成立了强干的项目经理部来管理现场及施工。审慎选择施工劳务队伍，同时加强对劳务分包队伍的资质审核，确保工人持证齐全有效，为现场准备强有力的施工团队。

3）技术准备

工程项目的水、电、风必须在施工前对图纸进行会审，在搞清原理的情况下，向施工班组进行交底工作，各分项工程必须严格按照国家规范和企业所制订的各专业安装施工工艺标准进行。对质子区的工艺图纸进行多次会审，及时召开技术技术交底专题会，保证设计意图能准确反映到一线施工面。

对施工中所需的定额、资料、各种产品样本和安装图集等必须准备到位。在充分理解图纸和完成设计交底、认真做好各专业施工分析的基础上，编制施工图预算。组织有经验的施工技术人员，制订施工方案。根据施工进度计划，编制加工品、材料、设备和机具进场的时间及顺序。对设备及产品的保护，制订详细的措施和奖惩办法。

4）物资准备

针对本工程工程量大，质子区工程难度大，普通区和质子区专用系统多，各工种交叉配合频繁，施工场地材料堆放空间相对不足等因素，在每个环节施工前，要有一个充分的时间来备料、运料，确保下一环节施工的顺利进行。对于甲供材料或需招标的材料，施工单位要尽可能快地完成进料计划，及时提供完成甲方招标采购。安装前 10 d 提出要料计划，送建设单位审核；建设单位应在尽可能短的时间内对送审材料进行审核和批准，以保证工程的如期完成。

为了规范进料审批及进料后的检验手续，针对乙供材料，乙方应提供该材料的价格、质保书及合格证明等资料交付甲方，经审批后进料。材料进入现场，及时组织施工人员、监理进行检验，做好记录和标识，对于不合格产品坚决予以更换或清退。对于所有涉及质子区的材料设备资料必须单独存档一份备查，确保对任何材料做到有据可查。

15.3.2 设备进场

材料设备是一切施工工作开展的必要条件之一，及时编制相关材料设备的进场计划，在施工开始之前组织进场，由于质子区需提前安装完成，为质子区设备提前进场安装创造条件，编制的各类材料设备进场计划表如表 15-1～表 15-3 所示。

表 15-1　给排水系统材料设备进场计划表

序	设备名称	数量	单位	计划进场日期	采购周期
1	各类水泵	1	批	2016 年 3 月	60 d
2	各类热交换器	1	批	2016 年 3 月	60 d
3	各类消防产品	1	批	2015 年 11 月	90 d
4	各类水箱	1	批	2016 年 3 月	60 d
5	各类卫生洁具	1	批	2016 年 7 月	40 d
6	各类阀门	1	批	2015 年 10 月	60 d

表 15-2　电气系统材料设备进场计划表

序	设备名称	数量	单位	计划进场日期	采购周期
1	各类配电柜	1	批	2016 年 1 月	60 d
2	双电源切换箱	1	批	2016 年 1 月	60 d
3	动力配电箱	1	批	2016 年 1 月	60 d
4	照明配电箱	1	批	2016 年 1 月	60 d
5	密集母线	1	批	2015 年 10 月	60 d
6	各种规格电缆	1	批	2016 年 3 月	40 d
7	各类桥架	1	批	2015 年 10 月	30 d
8	各类线槽	1	批	2015 年 10 月	30 d
9	各类灯具	1	批	2016 年 7 月	40 d

表 15-3　暖通系统材料设备进场计划表

序	设备名称	数量	单位	计划进场日期	采购周期
1	排风扇	1	批	2016 年 6 月	60 d
2	水泵	6	台	2016 年 3 月	60 d
3	空调箱	1	批	2016 年 4 月	60 d

续表

序	设备名称	数量	单位	计划进场日期	采购周期
4	风机盘管	1	批	2015 年 10 月	60 d
5	防排烟风机	1	批	2016 年 3 月	60 d
6	风机	1	批	2016 年 3 月	60 d
7	直冷式恒温湿空调	1	套	2016 年 3 月	60 d
8	新风机	1	批	2016 年 4 月	60 d

15.3.3 设备吊装

1）吊装组织机构设置

（1）吊装作业组织架构

为了确保项目的设备调装工作顺利安全地进行，根据项目设备情况，组织专业的施工吊装组织机构，吊装组织架构如图 15-13 所示。由项目经理为总负责人，各专业相互协调配合，编制专项吊装方案，并组织实施。

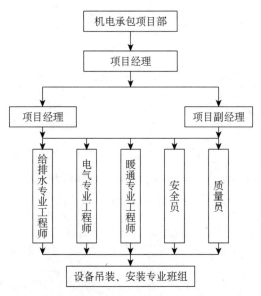

图 15-13　吊装作业组织架构图

（2）根据吊装的组织架构，明确架构中每一名成员的职责，详见表 15-4。

表 15-4　人员职责表

序号	人员	主　要　职　责
1	项目经理	（1）协调督促项目技术人员进行技术攻关及编制吊装方案，组织项目人员进行实施。 （2）协调解决吊装过程中与总包单位、其他专业分包的关系，监督项目人员按照批准的方案进行实施。 （3）协调解决吊装过程中所需的各种资源。 （4）督促检查吊装及运输过程中的安全措施是否到位，并进行实施

续表

序号	人员	主 要 职 责
2	项目副经理	（1）协助项目经理做好吊装过程中的各项管理工作。 （2）协调管理吊装过程中的各种施工资源，保证吊装过程的正常实施
3	项目技术负责人	（1）主持解决设备吊装运输过程中的各种技术问题。 （2）组织编写大型设备运输专项方案。 （3）关注行业发展动态，与设计、监理及业主进行沟通及时将各种新技术、新材料转化应用于本工程，为本工程的顺利实施做好技术保障。 （4）编写吊装过程中的应急预案
4	质量员安全员	（1）检查吊装过程中的安全措施到位情况。 （2）组织完成对吊装作业人员进行安全技术专项教育。 （3）吊装平台搭设完成后，组织专门机构对平台的安全性能进行检测
5	各专业工程师	（1）协助项目工程师编制吊装专项方案，进行负责吊装作业技术交底。 （2）应急预案实施准备和响应。 （3）参与不合格品及不符合事项的处置。 （4）参与相关信息分析，协助项目工程师制订和实施纠正和预防措施。 （5）负责设备吊装、安装的协调，有权制止各种违章、违规作业，及时沟通有关信息

2）吊装设备概况

本工程需吊装的地下室设备有冷水机组锅炉、板式换热器等；屋面有冷却塔、组合式空调机组等；另外还有柴油发电机需吊装就位。

经过施工图纸分析，拟定地下室设备从冷冻机房吊装孔吊入，如图 15-14、图 15-15 所示，然后拖运就位；屋面设备可以采用塔吊直接吊装就位，如图 15-16 所示；柴油发电机采用汽车吊卸车后，再拖运就位。

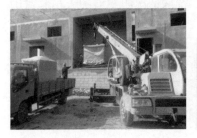
图 15-14　锅炉吊装

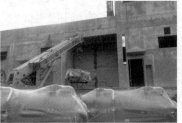
图 15-15　冷水机组吊装

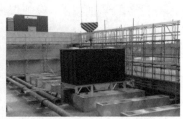
图 15-16　冷却塔吊装

15.3.4　施工过程管理

能源中心安装工程总体的效果取决于质量、安全和进度三个主要的方面。为了能够为质子示范装置进场安装创造有利条件，"心脏"的安装进度无疑是重中之重，其进度的快慢将直接影响工程工期的顺利完成。所以，建立一整套进度管理措施是本工程顺利竣工的有力保障，具体措施如下。

1）采用计划控制法管理

即根据总包协调会所确定的总计划中的安装进度，工程项目经理及时调整施工进度计划，并编制安装施工进度表，且将严格控制计划进度作为管理点，以施工节点为控制环点，不断与计划比较改进，向预定计划靠拢。

2）召开工程例会制度

每周定期召开内部施工员和材料员的工程例会，协调和解决安装施工中存在的问题，制订合理的施工办法，同时解决材料供应、劳动力调配、施工机具供应等的问题。

3）加强质量管理

加强安装管理和质量管理工作，经常对施工人员进行安全和质量方面教育，发现问题及时纠正，避免出现返工、返修和窝工，防止重大伤亡事故的发生，做到交任务同时交技术、交质量、交安全。

4）采用预制加工措施

根据图纸尺寸和建筑物实际的尺寸形式，认真绘制加工图，分批分类，充分利用空档时间进行预制加工。如：本工程同类型的支架量大，故采用集中制作的办法。

5）加强材料计划管理

施工用料要加强计划性管理，根据本工程的特殊情况，经常与甲方沟通，提前做好材料设备的核价，做好材料周计划，确保供应的及时性，减少浪费现象的出现，提高工时利用率。

6）合理使用机具和仪器

督促班组配备适用的设备机具，并做好机具的维修保养工作。合理利用各类计量器具，正确把握计量检测点、计量器具在检测允许使用期限内损坏应及时送检维修。

7）合理编制劳动力计划

据施工进度计划，编制劳动力配合计划表，合理安排和使用劳动力。根据以往施工经验，工程在毛坯、装修和调试的劳动力投放总量比例分别为 20%～25%，60%～65%，15%。做到人尽其能、工尽其时，努力提高劳动力生产率，缩短施工工期。

8）推广新技术运用

在施工中，尽可能根据项目特点采用新的技术、新的工艺，广泛发动职工献计献策，保证工程质量。施工前必须了解设备的各项技术要求和安装参数，特殊情况组织有关人员学习国内外设备的调试技术，以确保设备使用功能、质量和工期。

15.3.5　主要设备施工工艺

1）冷冻机组安装施工工艺

（1）冷冻机组安装工艺流程

冷冻机组安装工艺流程如图 15-17 所示。

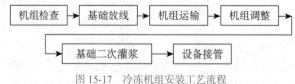

图 15-17　冷冻机组安装工艺流程

（2）技术要求

① 机组检查。

先进行开箱检查，开箱检查应有建设单位人员及供应商参加，根据随机装箱单和设备清单，逐一核对名称、规格、数量，清点全部随机技术文件、质量检验合格证书，并做好验收和交接记录。

再进行外观检查,查看各盲板有无松动;机组上的仪表及包装是否完好;保证机组气密性的阀是否关牢,机组上的管路、线路是否损坏和变形。

② 基础放线。

根据平面布置图及深化图纸划出机组的纵中心线,基础上划出四个底座纵、横中心线。

③ 机组运输就位。

根据吊装口的位置和设备的平面布置确定设备吊装的方案,确定运输路线和就位顺序。

④ 机组调整。

机组找平可根据设备的具体外形选定测量基准面,用水平仪测量,拧住地板上的螺栓进行调整,机组纵向、横向的水平偏差均不大于1/1 000。特别注意保证机组的纵向(轴向)水平度。

⑤ 基础二次灌浆。

机组找正找平后,然后进行二次灌浆。将基础上的杂物、尘土及油垢冲洗干净,保持基础面湿润,但表面麻面凹坑内不应有积水。灌浆不能间断,所用水泥标号比地基高一号,并须一次完成。灌浆时应随时捣实,灌浆敷设的模板与预埋垫板的距离为80~100 mm。灌浆后注意养护。

⑥ 设备接管。

管道应单独设支、吊架进行支撑,机组设备不承受管道、管件以及阀门的重量。

(3)安装效果

质子区空调冷水机组毛坯安装效果和质子区空调冷水机组完工效果如图15-18、图15-19所示。

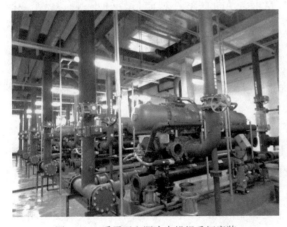

图 15-18 质子区空调冷水机组毛坯安装

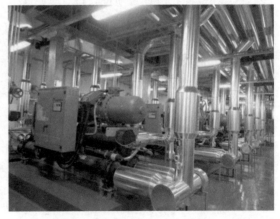

图 15-19 质子区空调冷水机组

2)水泵安装施工工艺

(1)安装工艺流程

水泵的安装工艺流程如图15-20所示。

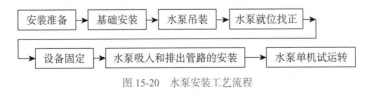

图 15-20 水泵安装工艺流程

（2）安装要求

① 安装准备。

A. 熟悉掌握设备用房设备、管道安装图纸、设备安装和使用说明书等技术文件。设备运输、安装、试运行专项施工方案编制完善，并通过了审批。

B. 检验土建施工时预留的孔洞、沟槽及种类预埋铁件的位置、尺寸、数量是否符合安装要求，基础尺寸是否符合厂家技术文件的规定。

C. 施工前熟悉施工现场设备布置平面图，了解现场设备安装位置和方向。材料和设备在安装前，应按设计要求核验规格、型号、配管的接口位置和质量，符合要求方可使用。

D. 拖运前查看设备的地点、外形尺寸和单件重量，了解拖运路线，考虑能否顺利通过。如需清理、平整、加固时，必须事先做好准备。

E. 合理安排管路的走向，绘制管路及设备安装草图。设备就位后，根据设备所在的准确位置设备接口开始进行准确测量，在草图上注明。

F. 水泵单机试运转前应将水泵控制柜（箱）安装完毕，用电符合要求，通电试验无误。

② 设备基础。

A. 根据设备用房平面图和基础图放安装基准线，多台设备应一次放出基准线。主要设备必须预留出检修通道；距墙、顶及设备之间应有合理的检修间距。

B. 设备基础必须按实际到场的设备尺寸以及设备基础图尺寸要求进行施工，设备基础的高度除应符合设备稳装的要求外，还应根据连接设备的进出水管道的标高、附属装置的使用要求来确定。

C. 设备就位前应对设备基础进行预检，合格后方可进行安装。基础混凝土强度、坐标、标高、尺寸和螺栓孔位置必须符合设计或厂家技术要求，表面平整外观质量较好不得有蜂窝、麻面、裂纹、孔洞及露筋等缺陷。

D. 采用基础减震的应把地面清理干净，按设计要求放置减震器，把基础吊装平稳搁置在减震器上。减震器压缩量应一致，并找直找正。

E. 在设备基础上画上设备的纵横基础线，做出安装位置的记号。成排设备中心线或内边线应在同一条直线上。

③ 水泵吊装。

水泵整机可用人抬或架设三角架用倒链吊装的方式在基础上就位。吊装时将地脚螺栓穿入底座螺栓孔内，带上螺母并留出减震器的量，使水泵随底座一起初步就位在基础上。

④ 水泵就位找正。

调整底座位置，直到和基础上划定的纵横中心线相吻合；在底座的四个角下方放上斜垫铁，用以进行水平度的调整；把水平尺放在水泵底座的加工面上从纵横两个方向上检查水泵是否水平，不水平时在底座下轻轻打入斜垫铁找平。

⑤ 设备固定

垫好垫铁焊接牢固并把地脚螺栓焊接在预埋铁板上。预留了螺栓洞的应用水或皮风箱将基础上全部地脚螺栓埋设孔内的杂物清出；填满比基础混凝土强度大一号的细石混凝土并捣实，使得地脚螺栓最终于基础连为一体。

⑥ 水泵吸入和排出管路的安装。

A. 吸入和排出管路的直径不应小于泵入口和出口的直径；当采用变径时，变径管的长度不应小于大小管径差的 5～7 倍。

B. 出水管上应加设柔性连接管、压力表、止回阀，且同一个泵房内同种设备的安装应统一、协调。安装压力表时应加设缓冲装置并应设置在减震区域外，压力表位于软接头与止回阀之间；压力表和缓冲装置之间应安装旋塞；压力表量程应为工作压力的 $1.5 \sim 2.5$ 倍。

C. 吸水管上的控制阀应在水泵固定于基础之上之后再进行安装，吸水管上应加设柔性连接管。

D. 吸入管路应非常严密，宜短，且应尽量减少弯头；吸入管路内不应有窝气的地方。

E. 所有与设备连接的管道均应设置独立、牢固的固定支架，且应靠近管道与设备接口，有减振要求的设备应做到不影响减震效果。

F. 设备机房内管道的支架安装应参照各自所属系统进行，管道转向处应适当加强，必要部位应设置固定支架。顶板上的卡架不宜采用膨胀螺栓进行安装、固定。

⑦ 水泵单机试运转。

水泵安装完毕后投入使用前，应进行单机试运转。

（3）安装效果

质子区空调循环水泵毛坯安装效果和质子区空调循环水泵完工效果如图 15-21、图 15-22所示。

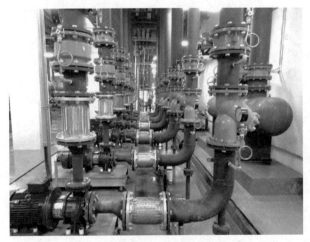
图 15-21　质子区空调循环水泵毛坯安装

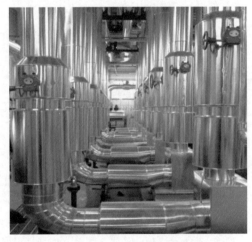
图 15-22　质子区空调循环水泵

3）风机安装工艺

本工程风机数量较多，包括进风机、加压、送风、排烟、管道、混流、防暴柜式风机及补风机等各类风机。

（1）安装工艺流程

风机的安装工艺流程如图 15-23 所示。

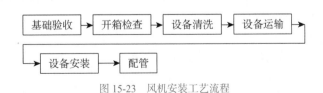
图 15-23　风机安装工艺流程

227

（2）技术要求

① 基础验收。

A.根据设计图纸、产品样本或风机实物对设备基础的外形尺寸、位置、标高及预留孔洞等进行检查，检查是否符合要求。

B.风机安装前应在基础表面铲出麻面，以便二次浇注的混凝土或水泥砂浆面层与基础紧密结合。

② 开箱检查。

A.检查风机是否符合设计要求的型号、规格，其质量证明文件、技术文件是否齐全。

B.检查风机外露部分各加工面及转子是否发生明显的变形或严重锈蚀、碰伤等，如有上述情况应会同有关单位研究处理。进、排气口应有盖板严密遮盖，防止尘土和杂物进入。

C.风机的叶轮有左旋转和右旋转两种形式，即从电机一端正视，叶轮按顺时针方向旋转的称之为右旋转风机，按逆时针旋转的称之为左旋转风机，风机的出口位置以机壳的出口角度表示。叶轮旋转方向应符合设备技术文件的规定。

D.风机安装所使用的减震器等部件应有出厂合格证或质量鉴定文件。

③ 设备清洗。

A.散装风机安装前，应将轴承、传动部位及调节机构进行拆卸、清洗，装配后使其传动、调节灵活。润滑、密封管路应进行除锈、清洗处理。

B.风机轴承充填的润滑剂，其黏度应符合设计要求，不应使用变质或含有杂物的润滑剂。

C.离心风机的拆卸、清洗时，应将机壳和轴承箱拆开并将转子卸下清洗，但电动机直联传动的风机可不拆卸清洗。轴流风机的拆卸、清洗时应检查叶片根部是否损伤，紧固螺母是否松动。

④ 设备运输。

A.大型风机设备搬运应配有起重工，设专人指挥，使用的工具及绳索必须符合安全要求。

B.整体安装的风机，搬运和吊装时的绳索，不得捆缚在转子和机壳或轴承盖的吊环上。

C.现场组装的风机，绳索的捆缚不得损伤机件表面和转子与齿轮轴两端中心孔、轴瓦的推力面和推力盘的端面，机壳水平中分面的连接螺栓孔、转子轴颈和轴封处均不应作为捆缚部位。

D.不应将转子和齿轮轴直接放在地上滚动或移动。

⑤ 设备安装。

A.风机吊装。离心风机选用采取消声减震措施的风机箱，按风机重量选用弹簧减震吊架；风机进出口风管为帆布软管。

B.风机落地安装。通风机落地安装采用混凝土基础，基础与风机底座之间采用弹簧减震垫，各组减振器承受的荷载压缩量应均匀，不偏心。

⑥ 配管。

风机与风管采用柔性短管连接，防排烟系统柔性短管材料为不燃材料。

（3）安装效果

屋顶风机安装效果如图 15-24 所示。

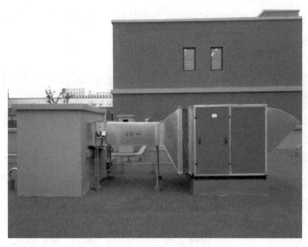

图 15-24 风机安装效果图

15.4 质子治疗系统冷源系统调试

质子治疗设备最核心的部件之一是质子束的产生、加速、传输控制装置,质子束的质子对温度的要求相当高,因此对冷却质子系统的工艺冷却水的温度控制提出了相当高的要求。一个可靠、稳定、安全的冷源系统为质子装置的正常工作起着积极重要的作用,通过冷源系统调试,才能确保冷源系统按要求发挥作用。

15.4.1 冷源系统设备单机调试

1)水泵单机调试

(1)开机前检查

① 检查水泵和其附属系统的部件应齐全,各紧固连接部位不得松动。

② 检查水泵的叶轮旋转方向应正确,用手盘动叶轮时应轻便、灵活、正常,不得有卡、碰现象和异常的振动及声响;联轴器已对中调校。

③ 水泵与附属管路系统上的阀门启闭状态要符合设计要求,水泵运转前应将入口阀全开,出口阀全闭,待水泵启动后再将出口阀打开。

(2)启动运行

① 启动时先"点动",观察水泵电机旋转方向是否正确,如不符合工作要求,调换电机相序。

② 水泵启动时应用钳形电流表测量电动机的启动电流,待水泵正常运转后,再测量电动机的运转电流,检查其电机运行功率值应符合设备技术文件的规定。

③ 水泵在连续运行 2 h 后,应用数字温度计测量其轴承的温度,滑动轴承外壳最高温度不得超过 70℃,滚动轴承不得超过 75℃。

④ 水泵运行结束,应将阀门关闭,切断电源开关,并按调试运行表格逐一填写。

2)冷却塔单机调试

(1)开机前检查

① 清扫冷却塔内的杂物和尘垢,防止冷却水管或冷凝器等堵塞。

② 根据设备的技术要求，现场密切配合厂家保证外部设备可靠有效工作。

③ 检查自动补水阀的动作状态应灵活准确。

（2）启动运行

① 冷却塔风机与冷却水系统循环试运行不少于 2 h，运行时冷却塔本体稳固、无异常振动，用声级计测量其噪声应符合设备技术文件的规定。

② 调整到进塔水量适当，使喷水量和吸水量达到平衡的状态。

③ 冷却塔风机的运行可参考风机试运行的规定。

④ 冷却塔布水器应灵活适当，调整进塔水量使喷水量和吸水量达到平衡状态，无明显的飘水、溢水。出水口有、无抽空现象，喷水均匀，不得出现溢流。

⑤ 冷却塔在试运转过程中，随管道内残留的以及随空气带入的泥沙尘土会沉积到集水池底部，因此试运转工作结束后，应清洗集水池。

3）冷水机组单机调试

① 由生产厂家进行单机调试，安装单位调试人员进行配合。

② 根据设备的技术要求，现场密切配合厂家保证外部设备可靠有效工作。

③ 制冷机起动时外部设备起动顺序如下：空调末端开启→电动阀打开→冷冻泵运转→制冷机开启。

④ 制冷机组关闭顺序：关闭制冷机→冷冻泵停止→电动阀关闭→空调末端闭关。

⑤ 各设备的开启和关闭时间按制冷机厂商的要求配合整定。

⑥ 在主机运行过程中，按起停顺序认真检查设备工作状态，并应填表记录。

15.4.2　冷源系统联动调试

1）冷源系统的组成

冷源系统有冷冻机组、冷却塔、冷冻水泵、冷却水泵、换热器和集分水器等组成。

2）冷冻系统非质子区与质子区冷热源切换调试

本项目机电系统复杂，共用系统较多。其中按设计系统划分为建安设备系统与工艺设备系统两大块，其中建安设备系统又分为"质子区治疗"与"非质子治疗区"两个区域。按照工艺要求，本工程"质子治疗区"与"非质子治疗区"分别独立设置冷源，其中"质子治疗区"工艺空调及工艺冷却水共用冷源。按照中科院物理所提供要求，"质子治疗区"工艺空调系统及工艺冷却水水系统必须采用优先保证的策略，设置两台"非质子治疗区"所用的冷水机组可通过系统切换，如图 15-25 所示，提供"质子治疗区"冷源所用，以满足工艺提出的备用要求。

为了保证工艺运行环境的需要，设计了部分共用系统以减少过程管线对环境的影响和降低辐射散发的可能性。调试重点将侧重系统本身的正常运行和共用系统之间的有效切换，同时注重切换后系统整体的稳定性、效果测定等。空调系统是机电系统调试的一块重点内容，分为冷热源系统、冷却系统、通风与空调系统及共用系统切换等，其中共用系统主要针对与质子治疗示范装置直接接触的工艺设备系统的备用保障系统。调试时模拟系统紧急状态和平时保养两种状态，检查质子区与非质子区冷热源切换，整个空调系统是否正常运行。

（1）切换原则

根据设计要求"非质子治疗区"冷源所用冷水机组，其中 4 号、5 号两台在"质子区"冷水机组 1～3 号出现故障或检修时，可以通过系统切换提供"质子区"冷源所用，满足工艺提出的备用要求。

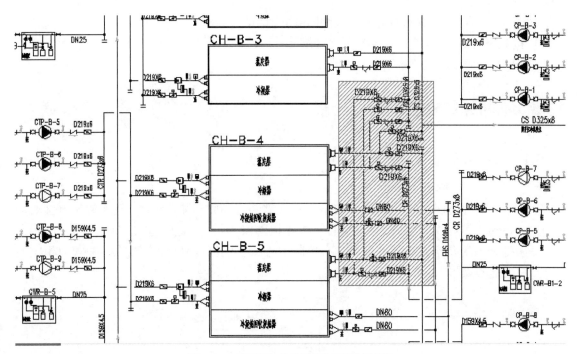

图 15-25　质子区与非质子区冷源切换原理图

（2）切换方法

① 故障机器侧操作。

A. 确认故障的质子区冷水机组编号；

B. 关闭机组电源；

C. 按先后关闭冷水机组对应的冷冻水泵、冷却水泵、冷却塔风机；

D. 关闭故障机器冷却水、冷水侧供回水管路阀门。

② 备用侧操作（按复杂情况：假设备用冷水机组正在工作）。

A. 选择非质子区机组作为此次备用的机组编号；

B. 关闭机组电源；

C. 按先后关闭冷水机组对应的冷冻水泵、冷却水泵、冷却塔风机，然后关闭此机组冷水侧供回水管的电动阀；

D. 打开冷水侧相应备用管路供回水电动阀门；

E. 按先后启动备用机组对应的冷却水泵、冷却塔风机、冷冻水泵；

F. 开启备用机组完成切换。

（3）切换过程模拟

假设质子区冷水机组 3 号故障，计划将正在使用的非质子区 4 号机组切换至质子区备用。

A. 关闭 3 号机组电源；

B. 关闭冷冻水泵 CP-B-3、冷却水泵 CTP-B-3、冷却塔 CT-3，然后关闭 3 号机冷水供回侧电动阀门；

C. 确定 4 号机组作为备用机组，关闭 4 号机组电源；

D. 关闭冷冻水泵 CP-B-5、冷却水泵 CTP-B-5、冷却塔 CT-4，然后关闭 4 号机冷水供回侧电动阀门；

E. 打开 4 号机备用管路对应的冷水供回侧电动阀门；

F. 按顺序启动冷却水泵 CTP-B-5、冷却塔 CT-4、冷冻水泵 CP-B-5；

G. 开启 4 号机组完成切换。

15.5 消防系统安装工程

15.5.1 火灾自动报警系统基本要点

1）火灾自动报警系统原理

质子治疗中心的火灾自动报警系统由火灾报警装置和联动装置组成，报警装置由自动报警元件、手动报警元件等组成，联动装置有声光报警器、消防应急广播、应急照明系统、防火卷帘、防排烟系统及空调系统等组成。有控制中心的主机负责解释报警信号，并联动相应的装置，系统框图如图 15-26 所示。

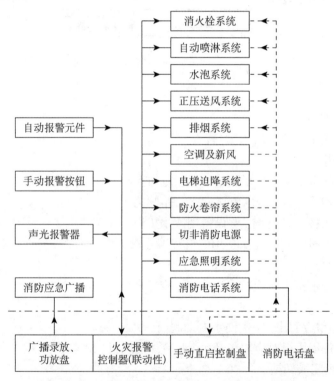

图 15-26 消防工程火灾自动报警及联动控制系统框图

2）火灾自动报警系统设置

本工程消防控制中心设在质子治疗中心大楼一层，内设火灾报警控制器、联动控制盘、显示器、打印机、紧急广播设备、消防直通对讲电话设备及电源设备等设备。火灾报警控制器通过通讯总线与消防控制中心联网，以便纳入消防控制中心统一管理。火灾自动报警系统保护等级为一级，火灾控制器采用全面保护方式设置。火灾探测器设置原则为：发电机房、厨房等处设置感温控制器，厨房、煤气表间设置可燃气体探测器；其他场所设置感烟探测器；在每个防火分区设火灾报警按钮,从任何位置到手动报警按钮的步行距离不超过30 m;在各层楼梯间及消防电梯前室设置火灾声光报警显示装置。

15.5.2　质子治疗舱特殊空间消防系统安装

质子治疗中心根据国家相关的消防规范设置了消防系统,针对质子治疗区,由于其功能的特殊性,该区域的消防系统有别于一般的医疗建筑。特别是质子治疗舱,采用了空气采样烟雾报警系统系统。具体的要求和系统如下。

1）质子区重要设备机房的消防设置原则

从质子区重要设备机房的功能性考虑,此部分区域内采用预作用喷淋系统,与喷淋系统合用一套泵组,湿式报警阀前分开。一旦发生火灾,安装在保护区域内的感温感烟探测器发出火灾报警信号,火灾报警控制器或消防控制中心接到报警信号后发出指令打开预作用报警阀上的电磁阀,使预作用阀开启,压力水流进入系统侧管网,变成湿式喷水系统。同时,水力警铃发出报警,压力动作反馈给消防控制中心显示管路已经充水,并启动消防泵。此时管道上安装的闭式喷头尚未释放不会喷水,人尚可主动经主管人员指挥采取适当的措施灭火,避免喷头动作,水渍造成损失。如果火灾继续发展无法控制,致使喷头的玻璃球破裂喷水,水泵自动启动。

2）质子治疗舱的消防设置原则

质子治疗舱内,考虑到设备非常贵重,不适合做水灭火系统,同时考虑到治疗是1个人疏散不易及病员的安全,故此部分区域内不设置水或气体灭火系统保护。在质子治疗舱门口设置消火栓系统保护,参照"上海质子重离子医院"对此部分区域加强消防报警保护,采用"极早期空气采样烟雾报警系统"保护,提前发现早期火灾的可能性,做到早预测早防护。

3）极早期空气采样烟雾报警系统安装流程

（1）取样管选材

选取材料必须配有国家建材质量检测中心的检测报告,其检测报告中注明阻燃指标,以便证明其是难燃自熄材质。本工程采样管选用ABS。

（2）取样管安装

① 标准采样管是在被保护区内安装外径为25 mm的ABS管。

② 为确保通过空气采样系统气流状况通畅,吸气泵排出的气体的气压应与被探测区域的气压相等或略低。

③ 取样管上取样孔采用$\Phi 2.5 \sim \Phi 4.0$ mm,取样孔之间距$1 \sim 4$ m。一般将每根取样管分成三段。如单管长70 m,前20 m中取样孔为$\Phi 2.5$ mm。中间30 m取样孔为$\Phi 3.00$ mm,后20 m取样孔为$\Phi 3.5$ mm。依次将取样孔变大,最末端塞为4个$\Phi 4$孔,每个取样孔上贴上指示标签。

④ 取样管上直角弯应尽量避免小弧度。

⑤ 取样管路总长度最好小于200 m(4根×50 m、3根×70 m、2根×100 m),而每路取样管上取样孔的数量最好不超过25个。当只用一根管路时,长度不要超过100 m。

⑥ 每根管直角弯小于10个。

⑦ 实际应用中,每根管路的长度应尽量接近,这样可使空气取样系统内部气流容易平衡。

⑧ 每个取样孔的间距(即保护半径)最大不应超过8 m,管和管之间不大于8 m,最小不应少于1 m。

（3）设备安装完毕后放烟调试

机器在通电 20 min 后，可以进行放烟实验。

① 在每一根管子的末端放烟，机器应在小于等于 120 s 做出反应，这样就可以证明管路的气流是畅通的。

② 在采样管中间释放浓度相对较小的烟雾，机器可在小于 120 s 做出反应。

③ 测试阻燃烟。用 -220 V 调压器将电压输出调到 0 V，插上 30 W 电烙铁，电烙铁发热体部分绕上 Φ1.5 mm 塑胶电线（非阻燃）。将电烙铁放置距取样孔 10 cm 处，缓慢升压到能闻到糊味及少许烟，维持 2 ~ 3 min，此时机器应出现警觉，如烟雾加大则上升到行动级、火警 1 级、火警 2 级。

15.5.3　系统联动调试

1）报警功能介绍

（1）报警功能

当火灾发生时，由感温探测器、感烟探测器、手动报警按钮（人工操作）、消火栓按钮（人工操作）、感温探测器、水流指示器和压力开关（通过输入模块）将其中一种或几种报警信号传输给控制主机，控制主机对该报警点信号进行综合判断处理，做出正确的火灾判断并确定火灾位置，并执行相应的连锁动作。

（2）联动功能

① 非质子区的联动功能。

火灾发生后，控制主机发出相应的连锁指令，连锁对应关系如下：

A. 开启相应的排烟风机、排烟阀、正压送风机和正压送风口，当 70°或 280°金属易熔片动作，连锁相应风机，防火关闭。

B. 切断相应层的非消防电源，开启相关楼层的应急照明灯及疏散指示灯。

C. 全部电梯紧急降至首层。

D. 消防事故广播：火灾确认后，在消防中心能将背景音乐广播系统强切至火灾事故广播状态。

E. 消防专用电话：在消防控制中心设火灾报警电话主机，并各装 119 专用火警外线电话，随时可与各分机之间双向通话。

F. 水流指示器，压力开关动作，启动相应的喷淋泵。

G. 重要的消防控制设备，如消火栓泵、喷淋泵、防排烟风机采用多线制直接控制，即使控制主机故障亦不影响操作灭火设备的启停。

② 火灾发生后对质子设备的联动。

考虑到质子设备贵重，不能随意并入普通消防联动系统内，不能随意切断其电源供应。故采用早期预测及报警提示相结合的方式，及时有效地预测和报警，质子区在接到相关报警通知信号时，启动相应方案以配合消防状态下的各项措施。

2）消防系统设备调试及系统联调

（1）调试前准备

① 火灾自动报警系统的调试，应在建筑物内部装修和系统施工安装结束后进行；

② 系统调试前应具备规范规定的文件及调试必需的其他文件。

③ 调试前应认真检查各系统、各回路线路，对于错线、开路、虚焊和短路应及时进行纠正。

④ 检查外围安装的设备是否齐全，若缺少应补齐，并查验安装设备是否与图纸设计的规格、型号相符。

⑤ 调试负责人必须由有资格的专业技术人员担任，所有调试人员应职责明确，并应按着调试程序逐项进行。

⑥ 调试前按国家现行标准，规范要求检查系统的施工安装质量。对施工安装中出现的问题，应会同有关单位协商解决，并有文字记录。

⑦ 调试前应按设计要求检查验明设备的型号、规格、数量和备品备件等。

⑧ 系统检查：

A.在导线接入控制器之前，首先使用万用表交流档检查每对导线之间以及每根导线对地是否有强电电压。

B.用万用表检查每对层线的两根线之间以及每对导线与其他导线之间是否存在短路或接近短路现象；万用表 MΩ 档测量每对导线对地的绝缘电阻，阻值应大于 20 MΩ。

D.控制器通电之前，测量交流电压，检查其是否在规定范围内。检查接线端子有无松动，电缆是否插牢，带插座的集成电路是否松动。

D.不接任何外部负载，将控制器开机自检，检查面板上所有指示灯、显示器、音响器件和打印机（如配置）工作状况；检查控制器总线输出电压是否在 27 V 左右。

E.按规范要求检查系统线路，对于错线、开路、虚焊和短路等应及时进行处理。

（2）设备单机调试

具备上述条件后，可对探测器、手动报警按钮等全部外围设备、报警控制主机、广播主机和消防电话主机等逐个进行单机通电检查，全部正常后方可进行报警系统内调试。

（3）报警联动系统设备调试

当单机通电完成后，将模块连接的外控设备解除，进行报警系统整体调试。对报警主机主要进行下列功能检查：

① 火灾报警器自检功能；消音复位功能；故障报警功能；火警优先功能；主备电自动切换功能；备用电源欠压、过压保护功能。

② 自动状态各连锁关系调试，动作应正常无误，必要时反馈信号可人工模拟。

（4）火灾报警系统联调

首先编制系统调试方案，依照方案，将系统划分为几部分，有步骤地进行调试，按照从局部到全系统的顺序进行。

火灾报警系统联调应在整个工程各个系统全部投运后方可进行。火灾报警系统联调应由总承包单位及业主代表组织，各有关单位共同参加完成。联调前应具备如下条件：

① 火灾报警系统设备调试完成。

② 各连锁控制对象独立系统调试完成，各子系统正常运转。

③ 模拟各主要部位火灾等信号，按照编制的逻辑顺序模拟。

④ 在调试过程中应按照公安部颁发的《火灾自动报警系统安装规范》，深入检查各部件和设备安装是否符合规范要求。在各种设备系统连接与试运转过程中，应由有关厂家参加协调，进行统一调试，发现问题及时解决，并做好详细的统调记录。

⑤ 报警系统的调试，应分别对各种探测器、集中（区域）报警控制器、火灾报警装置和消防控制设备等逐个进行单机通电检查，正常后方可进行系统的调试。

⑥ 火灾自动报警系统通电后，应按现行国家标准《火灾报警控制器通用技术条件》的有

关规定及要求，对报警控制器进行下列功能检查：

A. 火灾报警自检功能；

B. 消音、复位功能；

C. 故障报警功能；

D. 火灾优先功能；

E. 报警记忆功能；

F. 电源自动切换和备用电源的自动充电功能；

G. 备用电源的欠压和过压报警功能。

⑦ 检查火灾自动报警系统的主电源和备用电源，其容量应分别符合现行有关国家标准、规范的要求，在备用电源连续充放电三次后，主电源和备用电源应能自动切换。

⑧ 电动防火门、防火卷帘的抽验，应按实际数量的 10%～20% 抽验联动控制功能，其控制功能、信号均应正常。

⑨ 通风空调和防排烟设备（包括风机和阀门）的抽验，应按实际安装数量 10%～20% 抽验联动控制功能、信号均应正常。

⑩ 消防电梯的检验应进行 1～2 次人工控制和自动控制功能检验，其控制功能、信号均应正常。

⑪ 火灾事故广播设备的检验，应按实际安装数量的 10%～20% 进行下列功能检验：

A. 消防控制室选层广播；

B. 共用的扬声器强行切换试验；

C. 备用扩音机控制功能试验；

D. 上述控制功能应正常，语音应清楚。

⑫ 消防通讯设备的检验，应符合下列要求：

A. 消防控制室与设备间所设的对讲电话进行 1～3 次通话试验；

B. 电话插孔按实际安装数量的 5%～10% 进行通话试验；

C. 消防控制室的外线电话与"119台"进行 1～3 次通话试验；

D. 上述功能应正常，语音应清楚。

⑬ 应采用专用的检查仪器对探测器逐个进行试验，其动作应准确无误。

⑭ 应分别用主电源和备用电源供电，检查火灾自动报警系统的各项控制功能和联动功能；配合消火栓、屋顶水箱、送排烟系统及消防电梯等各个专业进行总体试运转。

⑮ 火灾自动报警系统应在连续运行 120 h 无故障后，按国家现行标准、规范规定填写调试报告。

15.6 污水处理系统安装工程

15.6.1 难特点分析与研究

1）概况介绍

本工程污水中含有较多成分复杂、污染浓度较高的污染物质，污水中除含有大量病菌、病毒和寄生虫外，还含有许多有机的和无机的污染物，如各种药物、消毒剂、解剖遗弃物等污染物，成分较为复杂，直接排放对周边环境和水体会造成较大的危害。为贯彻国家有关规定，保护受纳水体,营造一个优美的环境,设置污水处理站,确保处理后的出水达标排放。

2）方案研究

（1）污水处理总体标准

本项目清污分流、雨污水分流,医务人员生活污水、门诊医疗污水（其中放射性废水单独收集预处理后,再进入本污水处理设施,制纯水浓水（含反冲洗水）、锅炉排水、生活垃圾（医废）暂存点冲洗废水等其他污废水一并收集进入污水处理装置,总处理水量为 48 m^3/d,污水处理达到《医疗机构水污染物排放标准》（GB 18466—2005）表 2 标准,再经消毒后纳入市政污水管网进入安亭污水处理厂集中处理。

本项目废水污染物成分较多,含有 COD、BOD、氨氮及致病细菌等。因此,在方案选择、设备选型上,既要注重技术的先进性,同时又考虑技术的成熟性和实用性,使废水处理达标排放。

（2）污水处理站的策划

污水处理站为地下全封闭结构,处理站臭气经收集并经活性炭处理和消毒后通过中心楼顶 18 m 高排气筒排放,符合《恶臭污染物排放物标准》（GB 14554—1993）中的要求。

污泥处理符合《医疗机构水污染物排放标准》（GB 18466—2005）表 4 标准;污水处理站污泥、栅渣等危险废物必须按照国家及本市法律法规要求委托有资质单位处理。

污水处理设备进行减震、隔声、消声等降噪措施,确保边界噪声达到《工业企业厂界环境噪声排放标准》（GB 12348—2008）2 类标准。开放并提供污水处理控制系统的网络接口。

（3）污水处理后的排放策划

污水处理接出管位置设于污水处理设施右上角,管径 DN200,管底绝对标高 3.30 m,排至指定方向的室外窨井。

基地所有污、废水均经处理后,通过室外排水监测井检测符合相关部门的要求后,再排入城市污水管网。地下室污、废水排入地下污水集水坑由潜污泵提升排至室外污水管网。

3）工艺方案选择

医疗污水处理工艺的选择应根据水环境质量要求、来水水质情况、用地面积、工程规模、可供利用的技术发展状态、经济状况和管理运行要求等诸方面的因素综合考虑。每种工艺都有各自的特点和适用范围,有的工艺适用于进水水质高的,有的适用于出水水质要求高的,有的适用于设计规模大的,有的要求具有较高的管理控制水平。对于某一具体工程,工艺方案的选择,应通过详细的技术经济比较,才能做到技术先进、经济合理,达到经济效益和社会效益最优。

通过医疗废水处理的调研,尤其是对已投入运转的医疗废水进行调查和研究总结,在此基础上再优化选择医疗污水处理工程,本中心指导思想是:

① 技术先进,稳妥可靠,对水质、水量变化适应能力强,出水达标排放,污泥易于处理,处理构筑物具有挖潜、提高处理程度的灵活性。

② 技术经济最优,低能耗、低运行费、低基建费和占地少的医疗污水处理站。

③ 操作管理方便,设备可靠,易于维修。

④ 重视环境,控制噪声,防护臭气。站区景观上与环境协调,创造文明生产条件。

15.6.2 系统工作

1）处理工艺简述

医疗污水通过污水管网进入医疗污水处理站进行处理。机械格栅清除污水中含有的大颗粒固体物或漂浮物，保证后续处理装置稳定运行，最大限度地保护调节池内的提升泵。

在调节池内进行水质和水量充分均匀的污水通过潜水排污泵提升至缺氧池，采用缺氧池对污水进行处理，依据需要控制空气供给量，使处理池体内为缺氧环境或为好氧环境，灵活应变，保证处理效果。在缺氧条件下，有机污染物水解酸化，将其中大分子、难降解的有机污染物转化为小分子、易降解的污染物，为后续好氧反应创造良好条件。好氧条件下，增加好氧处理停留时间，保证处理效果。

缺氧池出水自流入接触氧化池，接触氧化池控制其有机负荷及溶解氧浓度，使有机污染物经缺氧反应后在此经过填料上生长的各类生物菌群反应，最终转化为二氧化碳和水，得到彻底氧化去除。部分含氮有机物和氨氮在此经填料上的硝化细菌作用，经各步反应，氧化成硝态氮。

采用竖流式沉淀池，主要进行固液分离，澄清接触氧化池出水（含有较多脱落的生物膜和不溶解物质）。为此，沉淀池的设计采用合理的设计参数，从而确保了澄清效果。沉淀污水和生物膜定期排至污泥池。

沉淀池出水自流入消毒池，在消毒池内通过投加次氯酸钠进行消毒，消毒后出水进入清水池，达标后排至污水管网。

污泥池用于贮存脱落的生物膜和污泥，经过污泥消化系统消化后大大缩减了污泥体积，上清液回流至调节池。剩余污泥经污泥泵提升入污泥脱水机脱水处置后，泥饼定期外运处置。污泥属危险品，应由具有专业资质的公司处理。

污水处理工艺流程如图 15-27 所示。

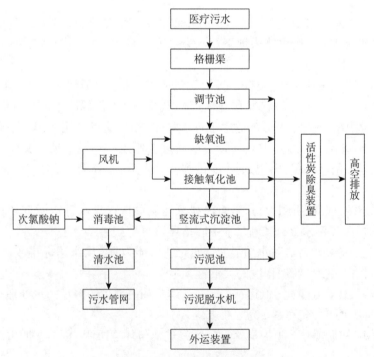

图 15-27　污水处理工艺流程

2）处理工艺特点

整套污水系统实行手动 / 自动两种控制方式，易于操作，管理方便。具有如下特点。

① 工艺成熟、稳定可靠，技术性能高。

② 出水水质好且稳定、动力消耗低。

③ 工艺流程简洁，运行周期灵活可变，耐冲击负荷性能强。

④ 能实现同时硝化／反硝化以去除污水中有机物及氨氮，并能实现过渡生物氧化，处理效率高，出水水质好。

⑤ 噪声源主要来自机电设备，风机采用低噪声回转式风机，并采取有效的消声、隔声、减震等措施，噪声能控制在城市区域环境噪声标准的二类标准［白天≤60 dB（a），夜间≤50 dB（a）］。

15.6.3 效果评价

1）外部条件影响

本套污水处理系统对外部的影响是完全符合国家的法律法规的要求的，所产生的噪声对周围环境不会产生危害。具体情况如下：

（1）污水处理站远离办公区，附近无其他公共设施，从卫生角度看，符合环境保护要求。

（2）池体采用密封结构，并设带通风口的检修孔。处理站区产生臭气的主要来源为生化处理部分，臭气类别主要是氨和硫化氢气体，臭气经活性炭除臭装置处理后高空排放，可以有效解决臭气问题。

（3）在站区平面布置上加宽绿化带的布置，四周种植无落叶灌木作为隔离带。

（4）通过以上措施可以使污水处理站保有良好的环境。

（5）污水处理站主要噪声污染源为风机和水泵，设计方案中风机单独设置在地表风机房内。另外，选择的风机为回转式风机，且为优质产品，产生的噪声较小，其产生的噪声对周围不产生影响。

（6）污水处理站水泵功率较小，无噪声影响；机械格栅传动所产生的噪声很小，不对周围产生影响。

（7）水泵、电机等易产生噪声的设备，设置隔震垫，减少噪声。

2）运行成本分析

（1）设备运行电耗

本套污水处理系统的主要用电设备有各类水泵、风机、搅拌机、压滤机、机械格栅及除臭装置等，各类设备的选型合理，设备能耗较小，其实际运行的电耗如表15-5所示。

表15-5 污水处理设备电耗表

序号	设备名称	设备型号	数量	单台功率	日实际运行电耗（kWh）	备注
1	机械格栅	XGC–500	1	0.75	1.5	
2	污水提升泵	40PU2.25	2	0.25	6	1用1备
3	潜水搅拌机	QJB220/960–0.37/S	1	0.37	8.88	
4	风机	HC–40S	2	0.75	18	1用1备

序号	设备名称	设备型号	数量	单台功率	日实际运行电耗（kWh）	备注
5	污泥螺杆泵	XG035B01Z	2	0.75	0.75	1用1备
6	厢式压滤机	XASJ5/530–UK	1	0.75	0.75	
7	PAM 加药装置搅拌机	0.37 kW	1	0.37	0.37	
8	PAM 加药装置计量泵	GM0050	2	0.25	0.25	1用1备
9	消毒装置搅拌机	0.37 kW	2	0.37	0.37	
10	消毒装置计量泵	GM0010	4	0.25	6	
11	活性炭除臭装置	$Q = 50 \text{ m}^3/\text{h}$	1	0.37	8.88	
12	合计				51.75	

按电费 0.6 元 /kWh 计算，$L_1 = 51.75 \times 0.6/48 = 0.65$ 元 /t 污水。

（2）设备维护和人工费及药剂费

人工费（兼职）：$1 \times 24\,000 = 24\,000$ 元 /a；

设备维护费：计 5 000 元 /a；

药剂费：约 0.1 元 /t；

$L_2 = (24\,000 + 5\,000)/(48 \times 365) + 0.1 = 1.76$ 元 /t。

（3）总运行费用

$L = L_1 + L_2 = 0.65 + 1.76 = 2.41$ 元 /t 污水。

15.7 电气系统安装工程

本工程属于一类建筑，按一级负荷要求供电。其中加速器控制系统、治疗控制系统、旋转治疗室的大型旋转机架及真空泵等特种医疗设备用电为一级负荷中特别重要负荷；消防用电设备、计算机网络设备、医疗信息管理系统、核磁共振、介入治疗用 CT 及 X 线机扫描室用电为一级负荷；一般诊断用医疗设备电力、客梯、肢体伤残康复病房照明用电和排污泵电力按二级负荷供电；其余一般照明及动力负荷为三级负荷。由于质子中心建筑防雷接地的要求特别高，故电气施工过程中特别要加强防雷接地系统的施工。

15.7.1 防雷接地施工要点

质子区域的治疗设备，如直线加速器和旋转加速器等对浪涌保护要求极其严格。本项目防雷接地电阻要求小于 0.2 Ω，CT 室、加速器控制室设置法拉第笼，利用加速器区域的混凝土墙板内钢筋联结形成网格不大于 5 m×5 m 的接地网格；机房 6 个面均需要设置接地网，形成三维接地系统；质子放疗区设置 2 根预放电避雷针，作为区域防雷措施。

1）基础接地施工工艺

（1）基础接地施工方法：利用建筑物桩基、建筑物基础地梁上的上下两层钢筋中的两根主筋通长焊接形成的基础接地网。

（2）基础接地施工要点

① 桩基钢筋与基础钢筋焊接。

桩基钢筋与基础钢筋焊接施工要点：对照施工图纸确保在每处防雷引下线点，桩基钢筋均与基础地梁钢筋做可靠焊接，要求两根桩基钢筋与基础地筋的两根主筋焊接；桩基与基础钢筋必须采用 2 根 $\geqslant\varPhi16$ 钢筋作为焊接材质。要求双面施焊，焊接长度 $\geqslant120$ mm，焊接饱满，无遗漏。柱基钢筋与承台钢筋连接如图 15-28、图 15-29 所示，质子区桩接地电阻实测如图 15-30 所示。

② 桩基钢筋与防雷引下线焊接。

桩基钢筋与防雷引下线焊接施工要点：对照施工图纸确保每处防雷引下线均与桩基钢筋做可靠焊接，每处防雷引下线要求两根桩基钢筋与防雷引下线两根主筋焊接；桩基钢筋与防雷引下线必须采用 2 根 $\geqslant\varPhi16$ 钢筋作为焊接材质。要求焊接长度 $\geqslant120$ mm，双面施焊，焊接饱满，无遗漏。质子区底板防雷接地施工效果如图 15-31 所示。

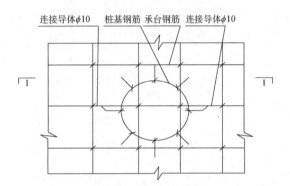

图 15-28　柱基钢筋与承台钢筋连接图

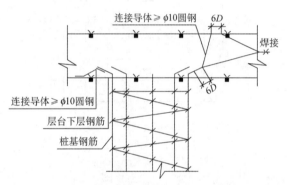

图 15-29　柱基钢筋与承台钢筋连接剖面图

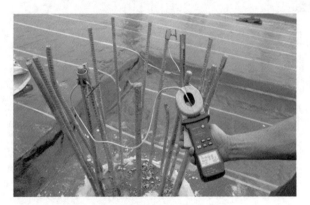

图 15-30　质子区桩接地电阻实测

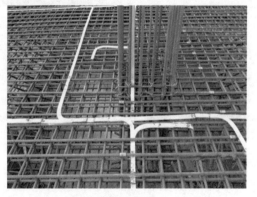

图 15-31　质子区底板防雷接地施工效果

2）屋面防雷施工工艺

（1）屋面防雷施工方法

在屋顶女儿墙上安装－25×4 热镀锌扁钢作为避雷带，屋顶避雷带连接线采用－25×4 热镀锌扁钢在屋面刚性防水层内敷设，其网格不大于 10 m×10 m 或 12 m×8 m。屋面的所有金属构件，如卫星天线基座、金属通风管、屋顶风机、金属屋面和金属屋架等均要与避雷带可靠焊接，屋面避雷带与防雷引下线做可靠联结。

（2）屋面防雷安装示意图

明装避雷带支架制作、安装要点。

屋面避雷带安装施工要点：明装避雷带支架水平间距宜为 1 m，转弯处为 0.25～0.3 m；支架间距均匀，并应在一条水平线上。避雷带安装顺直、美观，转弯处相同弧度弯曲，固定可靠。每个支撑件能承受大于 49 N 的垂直拉力；双面施焊，搭接长度为 ≥ 2.5 倍扁钢宽度，焊缝饱满、无遗漏；焊接完毕后及时清除药皮，并及时在焊缝处第一道涂刷防锈漆、第二道涂刷银粉漆。明装避雷带支架制作、安装详见图 15-32～图 15-35 所示。

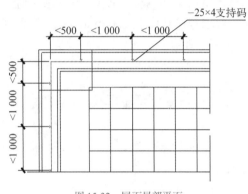

图 15-32 屋面局部平面

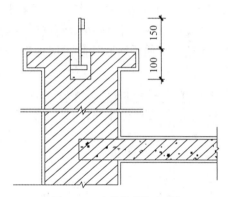

图 15-33 女儿墙明装壁雷带

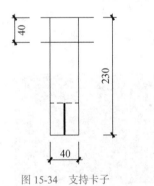

图 15-34 支持卡子　　图 15-35 避雷带与引下线焊接图

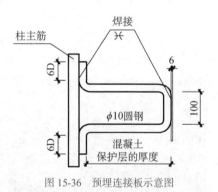

图 15-36 预埋连接板示意图

3）等电位、局部等电位连接施工工艺

① 本工程采用总等电位连接，总等电位端子箱通过结构柱上预留接地端子与基础接地装置连接。各楼层强、弱电间均设置楼层等电位端子板，并分别与接地干线及楼板主钢筋作等电位连接。预埋连接板如图 15-36 所示。

② 局部等电位施工要点：局部等电位连接应包括卫生间内金属给排水管道金属浴盆和建筑物钢筋网。地面内钢筋网与等电位连接线联通，当墙是混凝土墙时，墙内钢筋网也宜与等电位连接线连通。卫生间内等电位端子板的设备位置应方便检修，LEB 线均采用 BVR-4 mm^2 暗敷设在墙内或地面内。

4）引下线施工工艺

引下线施工要点：利用钢筋柱内两根 $\Phi 16$ 以上主筋通长焊接作为引下线，引下线间距不大于 18 m，引下线连接如图 15-37、图 15-38 所示。引下线上端与避雷带焊接，如图 15-39 所示，下端与建造物基础地梁及柱基内的两根主筋焊接。在建造物四个角被用作防雷引下线的结构柱距室外地坪 0.5 m 以上处预埋接地连接板（-60×6，$L = 100$）作为接地电阻测试点，如图 15-40 所示。要求采用 $\geqslant \Phi 16$ 钢筋跨接，跨接长度不小于 6D，双面施焊，焊缝饱满、无遗漏。焊接完毕后及时清除药皮。

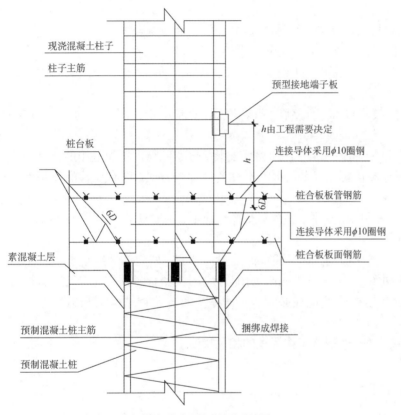

图 15-37　引下线与基础地梁及桩基连接图

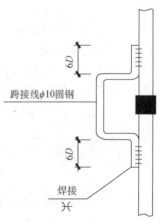

图 15-38　引下线跨接示意图

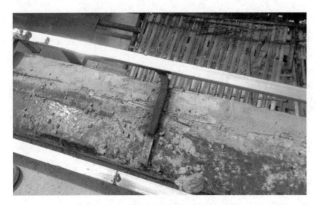

图 15-39　屋面压顶与接地扁铁连接

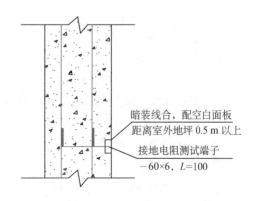

图 15-40　接地电阻测试端子做法

15.7.2 强电施工工艺要点

（1）本工程为质子治疗中心建筑，电气暗敷管多，在配管配线时应采取相应方法，特别注意以下几点：

① 按规范规定设过路箱，过路箱处的吊顶应设检修孔。

② 经过建筑物变形缝时，管线（包括电缆及桥架）必须在变形缝处作补偿处理。

③ 了解土建进度和施工方法，采取对应的措施，密切配合土建预埋，在浇捣混凝土之前，反复核对、复验。浇捣混凝土时要有专人看护，以防松动和移位。既保证工程进度，又确保配管质量。

④ 按规范做好管路的接地跨接，跨接所用材料截面和接触面应符合规定。

（2）配电箱内开关、电器质量是保证安全可靠供电的主要因素之一。

① 与制造厂签订合同时要强调配电箱（柜）内开关、电器的质量，运到工地必须进行质量检验。

② 产品应符合现行国家技术标准，有铭牌、有合格证，还应有施工图设计的编号、产品技术文件齐全。

③ 安装前土建已具备条件，屋顶无渗漏、门窗已安装完毕，可能损坏配电箱的装饰工作应结束。地坪已完成，地坪标高已标出，无积水。不具备以上条件时，应有妥善的产品保护措施。

④ 安装用紧固件应用镀锌制品，水平、垂直偏差符合规定，接地应牢固、可靠，测量绝缘时应注意保证不损坏弱电电器。

（3）电气配管不准用电、气焊切割，管子的弯曲处没有折皱、凹穴和裂缝现象。管子进箱盒采用管母固定，管口露处箱盒应小于 5 mm，明配管应用锁紧根母固定，露处锁紧根母的丝扣为 2～4 扣。配管所有连接的接地线必须牢固可靠，使管路在结构上和电气上均连成一体。

（4）插座、开关、灯具接线时，要按施工图要求的相色接线。

15.8 暖通系统安装工程

15.8.1 暖通系统概况

1）空调系统概况

按照工艺要求，本工程"质子治疗区"与"非质子治疗区"分别独立设置冷源，其中"质子治疗区"工艺空调及工艺冷却水共用冷源。按照本工程的用热热负荷及参数特点，考虑使用设备的互备性等因素，"质子治疗区"与"非质子治疗区"热源统一设计。

（1）门厅、候诊大厅等大空间区域采用全空气系统，单风道低速送风。

（2）诊室、办公、会议室等采用风机盘管加新风系统。

（3）夏季新风处理至室内露点工况，保证末端风机盘管处于准干工况运行，尽可能减少细菌滋长，防止交叉感染。

（4）地下室加速器扫描及设备间考虑 24 h 使用，采用双冷源的空气处理机组，机组自带冷热源，同时增设冷、热水盘管，接入大楼集中空调系统。

2）防排烟系统概况

为满足防辐射及保护要求，质子区消防排烟及补风系统与工艺空调系统合用，消防及平时运行工况通过电动阀门切换。地下一层大于 50 m² 的旋转治疗舱、固定治疗舱及实验束室均设计机械排烟系统。

（1）消防补风管道及消防补风口与工艺空调共用，旋转治疗室消防补风口另设。

（2）旋转治疗舱排烟风管与空调送风管道共用，排烟口与空调送风口共用，排烟风机另设。

（3）固定治疗舱及实验束室合用排烟系统，排烟风管与工艺空调回风管道共用，排烟风口与空调回风口共用。与空调系统合用管道的消防系统，消防状态阀门切换使用，排烟风机及消防补风机均单独设置。质子区旋转加速器大厅消防、空调合用风管如图 15-41 所示。

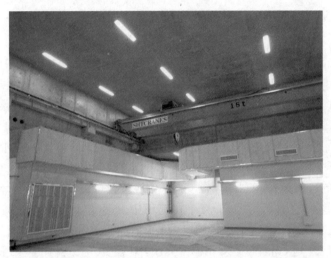

图 15-41　质子区旋转加速器大厅消防、空调合用风管安装效果

15.8.2　暖通系统施工工序

暖通系统施工分为风系统施工和水系统施工，先进行预制加工，再进行系统安装，同时进行设备安装，再进行试压防腐和保温处理，最后进行系统调试和交工验收。施工工艺流程如图 15-42 所示。

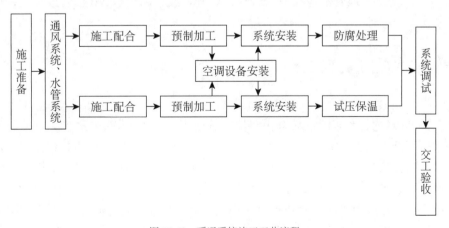

图 15-42　暖通系统施工工艺流程

15.8.3 暖通系统施工工艺要点

（1）绘制加工草图，根据所使用材料规格和咬口类型来确定每件风管的尺寸，本着尽量减少裁边和拼接的原则，风管接口必须使用联合角咬口，铁皮拼接采用平口咬，且拼接缝不得垂直于气流方向。

（2）对穿越建筑墙体的风管，必须注意其长度，至少要比墙体总厚度大 100 mm，以确保安装时法兰口不在墙内。

（3）绘出各系统的系统图和各管件的加工详图，以便按图加工后编号。

（4）风管开始与系统安装后，应进行校正核实，送排回风管标高与设计标准相符，根据相邻工种需求进行分段安装。

（5）支、吊架的形式应根据设计规范，风管截面应根据需求进行具体选择，必须符合国家有关规范、规定。

（6）风管试压、保温在吊顶前做完，静压箱、风口散流器、百叶回风口配合吊顶施工，中、高效过滤器在系统中吹扫检查合格后再安装。

（7）设备安装应按照设计要求设置减震垫，地面要平整，承受的荷载压缩量应均匀、不偏心，安装后应采取机组保护措施。

（8）吊装设备平稳牢固，位置正确；吊杆不应摆动太大，杆与托架相连应用上下螺母加弹簧垫片，做到坚固、平稳。

（9）设备附属的自控设备和观测仪器安装后，应按设计资料与设备技术文件执行。

（10）设备安装必须按设计规范施工，在施工中安装与土建有差异时，及时提出修改建议，共同协商、及时解决；按核定书进行施工，完工后由有关部门验收。

（11）绝缘保温管道、部件及设备根据规范规定执行，表面应平整，不得有脱落现象；拼缝应采用加固式双层粘贴保温层，采用铝箔胶带粘贴，不得胀裂和脱落，封闭完整、良好。

（12）空调系统安装后的试运转和系统试验调整，根据所制订的各工种之间的衔接配合的技术措施具体要求，确保工程的整体进度。

（13）管道施工前应将管内杂物清除干净，施工时严防杂物焊渣落入。

（14）凝结水管应顺坡安装，切勿倒坡，其坡度不小于 0.8%。

（15）非保温水管、风管穿越墙或楼板应加设套管或金属护板，其套管或金属护板外的空隙应填封密实。

15.9 给排水系统安装工程

消防水源由市政管网提供，从双丁路上和合作路上各引一路 DN200 给水管接入基地，并在基地内 DN300 环通；生活用水从合作路接入管上引一路 DN100 供水管。市政引入基地的给水管网水压不低于 0.16 MPa。地下室～一层及室外由室外市政水压直接供水。采用变频供水系统，供给二层及二层以上各用水点。能源中心地下一层给水泵房内设不锈钢装配式蓄水池一座 5 m³；设给水变频加压泵 2 台，互为备用；给水变频泵有远传压力表将管网压力信号反馈至变频柜，联合屋顶消防水箱液位控制水泵的运行。能源中心消防泵房内设消防＋空调补给水池 150 m³，其中冷却补给水量 40 m³，设给水变频加压泵组 2 套分别供给非质子区空调、质子区空调＋工艺的冷却塔。

15.9.1　施工工序表

给排水系统的施工工序主要有现场测绘、绘制加工图、管道预制、支吊架制作、管道安装、设备安装、系统试压防腐和调试等工序,具体的施工工艺流程如图 15-43 所示。

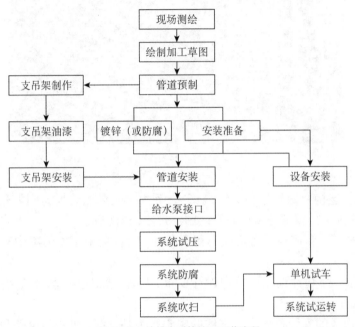

图 15-43　给排水系统施工工艺流程

15.9.2　给排水系统施工工艺要点

（1）施工前技术人员必须认真熟悉图纸和有关技术资料,结合国际及现行国内有关标准,对给排水、消防、热水系统的工作介质、流程、压力和温度等技术参数和使用的材料、设备的型号了解清楚,做到心中有数。

（2）与总包及有关人员做好技术交底,施工技术人员必须制订出各系统的施工作业指导书,编制施工质量要求和施工安全措施。施工前对班组施工人员关于本工程执行的有关国家、国内标准规范,包括业主、顾问、监理的各种超规范要求作详细的施工技术交底,并做好技术交底记录。

（3）对本工程中所需给排水、消防管道的材料是否符合标准和要求,应做好有关认可手续,管道的安装应符合下列顺序:先立管(竖)井后横管(主水平管),先地下后地上,分层、分段、分系统的进行。

（4）施工技术人员须统筹兼顾,确保各系统的总管合理布局,确保工程质量,并考虑便于维修和保养。

（5）管道和设备安装前安装必须清除管内和设备内的污垢、氧化物等杂物,在下道工序施工前应及时封闭管口,以免杂物灌入影响整个系统的完工。质子区排水管道预埋保护如图 15-44 所示。

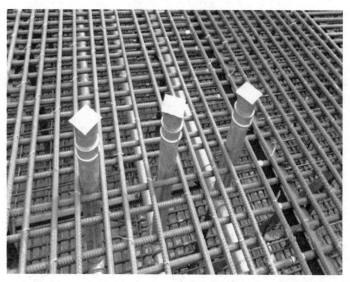

图 15-44　质子区排水管道预埋保护

（6）管道螺纹连接要做到丝扣螺纹端正、不乱扣、光滑无毛刺、不掉丝、松紧程度适当，镀锌钢管丝扣连接后，外露部分试压后必须刷红丹漆，以防腐蚀。

（7）管道与管道、管道与设备之间不得强行对口，以免由于压力集中造成设备或管道的损坏。

（8）法兰连接时，垫片选用要符合设计要求，垫片表面应清理干净，垫片与法兰应保持同心。

（9）水泵等设备的安装首先应以本体的中心线为基准线，垫铁的设备和隔振器的安装要求应符合工程设计和安装规范。

（10）经过镀锌处理后的管道，在拼装时不允许镀锌管施行焊接破坏镀锌层，以免影响质量。

（11）本工程所有卫生间卫生洁具安装，要求搬运时要轻拿轻放，以免损坏；安装完毕后相应做好产品保护，以免水泥砂浆沾污。

（12）试压要求：

① 试压前应对管道系统进行完整性检查，核对管子、配件、阀门支架等安装是否符合施工图及规范要求。

② 试压前对不参与试压的设备、仪表等用盲板加以隔离，待试压完毕后予以恢复。

③ 试压前在管道最高处设放空阀，在最低处设放空管；放空管不得随意排水，应接入就近排水点。

④ 因本工程系统位差大，考虑静压作用，最低处的压力不得超过管道附件及阀门的承受能力。

⑤ 各系统试压工作应在环境温度在 0℃以上进行，否则应有防冻措施。

⑥ 试压时要注意主管的最低处必须有牢固的支撑，各层的支架也要事先固定。

⑦ 压力表精度不低于 1.5 级，仪表的满刻度值为最大被测压力的 1.5～2 倍。

⑧ 试压过程中，如发现压力表指针突然下降、响声异常或明显变形等，立即停止升压，查明原因；如有泄漏不得带压修理，待缺陷消除后再重新试压。

15.10　与质子治疗系统的接口配合

质子治疗中心建筑由质子区和非质子区组成，非质子区一般由建筑施工单位进行施工，质子区由质子治疗设备的提供单位进行施工，质子区的公共配套由建筑施工单位完成。质子区的各类能源的供应由非质子区引来，而质子区的各类物质的排放则通过非质子区至专用机房处理后排放，因此在质子区与非质子区直接存在错综复杂的相互关系。在非质子区的施工中应与质子治疗设备紧密沟通，确保质子治疗设备的需求得到相应的满足。

15.10.1　质子治疗系统及接口概述

1）质子治疗系统概况

质子区由加速器大厅、高能输运线隧道、两个固定治疗舱、眼线和实验治疗舱、三个旋转治疗舱、中央控制室、加速器设备技术厅，水、电、风机房，辅助加工中心，设备维护间、科研实验室、培训教室等组成。加速器大厅安装有直线注入器、低能输运线、250 MeV质子同步加速器、束流引出输运线；高能输运线隧道安装有高能质子束流输运分配设备；旋转治疗舱安装有旋转机架（gantry）和束流输运设备、治疗头以及治疗定位设备和治疗床等；固定治疗舱、眼线和实验治疗舱安装有束流输运设备、治疗头以及治疗定位设备和治疗床等。

2）质子区对机电系统接口要求

由于质子治疗装置设备对供电、温度、冷却等的较高控制要求，质子装置项目建设包括了部分质子治疗装置设备运行区域的工艺设施，包括质子装置设备的供电、冷却水、空调通风、纯水站、压缩空气以及这些设备的控制系统。以上系统与工艺设施共同构成质子区能源保障配套设施（能源中心）。质子装置项目具体建设的各子系统内容以及与公用能源中心的主要接口如下：

（1）质子装置工艺供电系统与建安供电系统接口。
（2）工艺空调系统与舒适性空调系统接口。
（3）冷却水及纯水系统与普通给水系统接口。
（4）给排水系统与衰减池接口。
（5）质子区工艺压缩空气系统与建安压缩空气系统接口。
（6）质子区工艺装置集中控制系统与大楼整体控制系统接口。

15.10.2　质子治疗系统概况与接口要求

质子治疗中心建筑是一个综合性的建筑，主要分为质子治疗区和非质子治疗区。整个质子治疗中心的电源和水源由市政引来，分别引入质子区和非质子区。质子区的冷热源由能源中心的冷水机组和锅炉产生，质子区产生的废水和废弃物经过处理后排入市政和大气。

与质子区相关的系统还有压缩空气、氧气、安全防护（PPS）、辐射监测、屏蔽、防雷接地、消防和通讯等，除常规的给排水、暖通、电气、消防及弱电等由建筑施工单位完成外，其他的专业系统需专业单位配合治疗设备安装单位完成。

在质子治疗设备安装期间，建筑施工单位需提前为质子设备安装单位提供质子舱可开启通道、质子设备吊装机械、质子设备堆场和质子设备运输道路等条件。质子治疗中心建筑质子区与外部的接口如图15-45所示。

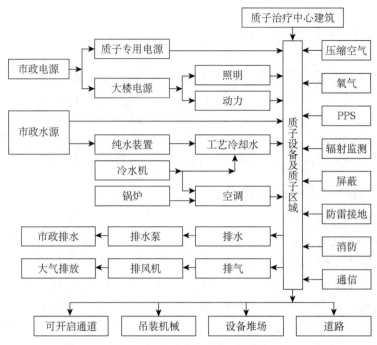

图 15-45　质子治疗建筑质子区外部接口图

15.10.3　质子治疗装置安装配合

机电系统施工过程中，应与质子治疗装置的提供者进行详细的沟通，并根据相应的要求进行施工配合。

1）质子治疗设备安装必要条件

质子治疗设备的安装对环境要求非常苛刻，必须在外部相关条件符合要求的情况下才具备进场安装的条件，如环境温湿度满足基本恒定，波动符合要求，周围环境施工震动必须控制在极小的范围，电力供应必须非常稳定且不间断电源必须在线提供有效保障。为此，在装置进场前需要所有协调空调系统、通风系统、照明、环境监测和周边施工震动等所有方面配合装置进场。若有任何一方面不满足要求，均会导致设备推迟甚至无法进场安装。

2）与质子治疗设备配合内容

为了达到要求，项目在建设之初就充分考虑，紧紧围绕质子装置进场安装的必要条件组织开展各项配套施工工作。具体体现在以下几方面：

（1）建筑装修基本满足装置安装的条件。

（2）质子装置工艺空调专用冷热源达到设计工况运行条件。

（3）供配电及不间断电源和备用发电设备稳定运行。

（4）工艺设备运行满足设计工况。

（5）项目管理符合安全、常态化运行要求。

（6）环境监测系统不间断全天候在线监测。

（7）应急预案制订完成。

15.10.4　质子装置调束配合

　　质子装置安装完成后进入各项调试阶段，作为调试阶段一个非常重要的节点定义为"出束"，即装置打出质子束。调束阶段相关配合将逐步精细、精确、精准化，要求所有伺服系统必须全部稳定运行，不允许超范围偏差。尤其不允许环境参数出现偏差，供配电系统失稳，这阶段对管理方面提出了更高的要求。

　　根据调试进程需要，这个阶段调试的配合侧重点调整为：

　　（1）涉及辐射区域管理。

　　（2）伺服系统的不间断运行。

　　（3）停机间隔故障排除。

　　（4）外部接口协同。

第十六章　绿色施工

绿色施工是指工程建设中，在保证质量、安全等基本要求的前提下，通过科学管理和技术进步，最大限度地节约资源与减少对环境负面影响的施工活动，实现四节一环保（节能、节地、节水、节材和环境保护）。实施绿色施工，依据因地制宜的原则，贯彻执行国家、行业和地方相关的技术经济政策。应对施工策划、材料采购、现场施工和工程验收等各阶段进行控制，加强对整个施工过程的管理和监督。

绿色施工是建筑全寿命周期中的一个重要阶段。实施绿色施工，应进行总体方案优化。在规划、设计阶段，应充分考虑绿色施工的总体要求，为绿色施工提供基础条件。

绿色施工总体框架由施工管理、环境保护、节材与材料资源利用、节水与水资源利用、节能与能源利用和节地与施工用地保护六个方面组成。这六个方面涵盖了绿色施工的基本指标，同时包含了施工策划、材料采购、现场施工及工程验收等各阶段的指标的子集。如图 16-1 所示。

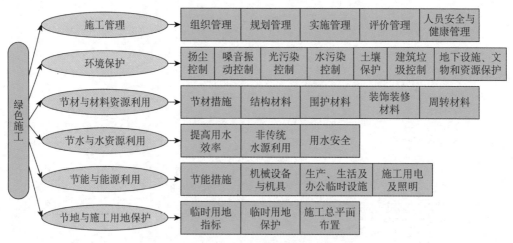

图 16-1　绿色施工总体框架

16.1　绿色施工管理

16.1.1　绿色施工管理组织机构

执行绿色施工控制的过程中，将由总承包项目经理统一管理。依据项目施工法的原则，组建以项目经理为绿色施工第一责任人的绿色施工管理体系，其成员包括项目副经理、项目工程师及相关管理人员，如图 16-2 所示。

16.1.2　绿色施工管理策划

1）绿色施工管理目标

充分体现"绿色施工"理念，坚持办公区域庭院化，临建设施标准化，现场布置规范化，

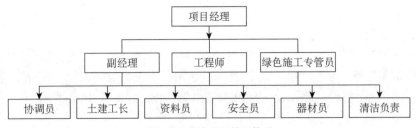

图 16-2　绿色施工管理体系

施工管理科学化。积极维护市容市貌，密切配合交通部门做好交通疏导工作，杜绝环境污染，美化施工周边环境，节约可用资源。针对绿色施工是整个施工阶段的延续这个特点，项目部确定了绿色施工的总体思路如下：目标确定→制订方案→实施控制→对比检查→评估分析。项目部通过以上五个步骤来做到绿色施工的全过程、全方位、全参与的"四节一环保"。

（1）环境保护

① 污水排放控制指标。

为了避免对周围水土造成污染，施工现场污水达到国家标准《污水综合排放标准》中的要求方可排放。

② 空气扬尘控制指标。

为了减少扬尘对周围空气质量等环境造成不利影响，本项目将扬尘严格控制在空气扬尘控制指标范围内。空气扬尘控制指标内容为：土方施工时作业区目测扬尘高度小于 1.5 m，外运土方不污染场外道路；结构及装修施工时，作业区目测扬尘高度小于 0.5 m；施工现场外作业区达到目测无扬尘。

③ 现场施工噪声排放控制指标。

为了防止施工现场噪声影响周围居民作息，本工程对现场施工噪声制订了一系列指标，现场施工噪声排放不超过表 16-1 指标规定。

表 16-1　现场施工噪声排放控制指标

施工阶段	主要噪声源	噪声限值（dB）	
		昼间	夜间
土石方	推土机、挖掘机、装载机等	70	55
打桩	各种打桩机等	70	55
结构	混凝土搅拌机、振捣棒、电锯等	70	55
装修	吊车、升降机等	70	55

④ 建筑垃圾及其他固体废弃物控制指标

对于碎石类、土石方类建筑垃圾，可采用地基填埋、铺路等方式提高再利用率，确保再利用率达到 30% 以上，力争 50%。所有建筑材料包装物回收率要达到 100%，有毒有害废物分类率达到 100%。

⑤ 光污染控制指标。

为了避免光源影响到周围环境，夜间尽可能不施工；对现场照明灯方向进行控制，无向外界释放的光污染。

（2）节材与材料资源利用

根据公司下达项目节能降耗指标，项目部制订了"确保节约型工地，争创绿色施工工程"的目标。并根据本工程的实际特点、情况制订了万元产值能源消耗、水资源消耗、材料消耗及绿色施工等各项指标，材料耗损率比定额耗损率降低 30%，详见表 16-2 所示。

表 16-2　2015 年万元产值消耗、万元产值用水量

年度	单位	万元产值能耗（t 标准煤 / 万元）	万元产值用水量（t/ 万元）
2015	瑞金医院项目	0.021 2	4.0

（3）节水与水资源利用

本项目针对降低水资源消耗，制订了以下指标：生活用水节水器具配置比率达到 100%，万元产值用水量指标控制在 4 m³，循环水利用率大于 4%。

（4）节能与能源利用

为了降低能源损耗，本项目严禁使用淘汰的施工设备、机具和产品；万元产值耗能源指标控制 0.021 2 t 标准煤；公共区域内照明、节能照明灯具的比率 100%，最大照度不超过基本照度的 20%。

（5）节地与施工用地保护

在土地资源紧缺的大环境下，本项目禁止使用黏土砖；平面布置尽量减少临时用地面积，临时设施占地面积有效利用率不低于 90%，其中办公用房、宿舍满足 4 m²/ 人的使用要求。场内绿化面积不低于临时用地面积的 5%，临时设施重复利用率达到 70%。

2）绿色施工管理制度

在建筑住宅的施工过程中，必须制订有效管理制度和奖惩制度，对每个员工实行严格考核，以提高施工过程的安全性，避免意外安全事故发生，使施工成本得到有效控制，为绿色建筑住宅施工质量不断提高提供可靠保障。为此，本项目制订了以下管理制度：

（1）组建绿色施工管理体系，分工明确、责任到人，并实行定期考核制度（暂定每月一次）。做好相关考核记录。

（2）定期（暂定每季度一次）对经理部全体员工进行绿色施工培训，使其了解实行绿色施工的重大意义及相关措施，并做好相关培训记录。

（3）施工现场平面布置必须依照"少占用场地、不损坏或少损坏原有植被、不污染水源、方便运输及减少二次倒运"的原则，施工现场平面布置必须经绿色施工管理体系全体成员认可后方可实施。

（4）凡涉及扬尘的施工项目，如：土方、粉状材料装卸、打磨作业面及现场清理等，必须制订防扬尘措施，其施工过程中必须有相关管理人员旁站监督。

（5）凡涉及产生噪声的施工作业，如：剔凿、切割、振捣等，必须制订相关防噪声措施，必要时可采取限制作业时间、控制作业面以及设置隔音屏障等措施。

（6）施工现场实行计量用水制度，现场必须设污水处理及污水沉淀池，现场污水排放必须符合《污水综合排放标准》。

（7）工程项目施工过程中，必须坚持"以人为本，把员工身体健康放在首位"的原则。

（8）统筹安排施工材料采购计划，优先采购运距在 500 km 以内生产的施工材料。

3）绿色施工目标责任分解

（1）项目经理：负责各分包单位之间的统筹与协调，全面落实绿色施工的管理工作，建立项目责任制，确定目标和指标，负责资源提供。

（2）项目工程师：编制绿色施工方案，制订项目绿色施工技术措施，执行绿色施工导则和标准。

（3）项目副经理：组织相关人员按绿色施工责任要求进行实施，并进行自查讲评、落实改进措施。

（4）经济师：编制施工预算和指标测算，按月工作量报表统计，进行施工预算与实耗量对比分析。

（5）材料主管：对进场材料验收和数量核对，建立原材料进场和耗用台账，逐月和分阶段统计消耗数量，与合约部门预算对比，以掌握材料消耗情况。

（6）施工员：熟悉图纸和规范要求，组织施工生产，落实工程进度计划和绿色施工措施，负责向施工班组交底。

（7）质量员：执行规程规范和质量标准，动态跟踪施工质量，负责质量故障成本统计。

（8）安全员：确保安全文明施工，落实施工现场安全文明设施工具化、定型化、标准化的推广，做好环境保护。

（9）绿色施工管理员：负责绿色施工具体管理和绿色施工档案管理工作。

16.2 绿色施工技术措施

16.2.1 城市生态环境保护措施

1）环境保护目标

根据《中华人民共和国环境保护法》及国家和地方相关的法律法规，本项目立足于"以人为本"的基本理念，保障人体健康，保护施工现场周边生活环境和生态环境，防止污染和其他公害，制订施工现场环保措施。

环境保护目标：在工程施工期间，对噪声、扬尘、污水排放、废气排放、运输遗洒、光污染和固体废弃物的各项环保指标均达到国家和上海市有关法规要求。

2）建筑施工企业适用的环境标准

环境标准是我国环境法规体系中的一个重要组成部分，也是环境法制管理的技术基础和重要依据。环境标准包括环境质量标准、污染物排放标准、基础标准和方法标准等，其中环境质量标准和污染物排放标准为强制性标准，违反强制性环境标准，必须承当相应的法律责任。建筑施工企业适用的环境标准主要有：

（1）污水综合排放标准（GB 8978—2002）；

（2）环境空气质量标准（GB 3095—2012）；

（3）大气污染物综合排放标准（GB 16297—2012）；

（4）建筑施工场界噪声限制（GB 12523—2011）；

（5）城市区域环境振动标准（GB 10070—88）；

（6）污水排入城市下水道水质标准（CJ 3082—2010）。

3）环境管理因素分析

施工现场环境因素分析范围：正常的作业活动和非正常的作业活动；所有进入作业现场的人员活动（含各分包方）；作业现场各类设施、设备；办公区、生活区、有害作业部位、辅助生产和生活卫生设施等。

评价重要环境因素的依据：有关的法律、法规和其他要求；发生频次、环境影响的规模、环境影响的程度；有关方要求和社区关注程度。

本工程涉及的环境因素主要有：污水排放、粉尘排放、噪声排放、运输遗洒、光污染等。环境因素清单如表16-3所示。

表 16-3　环境因素清单

序号	环境因素	造成原因	环境影响
1	生产生活污水排放	生活废水、砂浆搅拌、冲洗车辆、试验等	污染水体
2	化学危险品的泄露	油漆、汽油、乙炔气、施工用化学材料	污染土地，易发生中毒
3	有毒有害废气物的排放	燃油机械、机械保养维修的废油、施工用的废塑料、废油漆、废电焊条等	污染水体
4	粉尘排放	土方工程砂和水泥等的搬运、砂浆搅拌、磨光机打磨等	污染大气环境，影响人们的身体健康
5	噪声排放	施工机械、混凝土振捣、脚手架安装和拆除、模板的拆除、洞口的及混凝土的剔凿等施工活动、运输车辆等	影响人体健康、办公、居民的休息
6	运输遗洒	混凝土、渣土、垃圾、材料等的运输	污染路面，给人们的生活带来影响
7	光污染	施工现场的照明、电焊机等的使用	影响人们正常生活

4）环境保护管理细则

针对环境保护管理，本项目制订了以下细则：

（1）核实、确定施工范围内的环境敏感点、施工过程的重大环境因素，明确各施工阶段应遵循的环保法律、法规和标准要求。

（2）制订培训、考核，定期对环境管理人员进行环保专业知识培训，对各层次工作人员进行必要的环保知识培训，对关键岗位员工进行岗位操作规程、能力和环境知识的专门培训，新工进场和人员转岗都要进行相关的环保培训和教育。

（3）根据工地具体情况和环保要求，制订控制噪声、预防扬尘和大气污染工作方案和工地排水和废水处理措施；固体废弃物处理、处置措施；保护城市绿化的具体工作内容；管线迁移和防护措施。

（4）按要求做好施工现场开工前的环保准备工作，对开工前必须完成的环保工作列出明细表、明确要求，逐项完成。

（5）指定专人负责施工活动的环境保护工作，将环保工作和责任落实到岗位，落实到人；在日常施工中随时检查，出现问题及时纠正。

（6）每周对环保工作进行一次例行检查并记录检查结果，内容包括：施工概况、污染情况、污染种类、强度和环境影响等；污染防治措施的落实情况、可行性和效果分析；存在问题和拟采取的纠正措施。

（7）制订突发事件应急预案，每年进行一次应急预案的实践演练，一旦发生事故或紧急状态时，立即启动应急系统，确保将损失减少到最小程度。

（8）在事故或紧急状态发生后，组织有关人员及时对事故或紧急状态发生原因进行分析，编写事故或紧急状态分析报告，并根据分析报告制订减少和预防环境影响的措施，报送业主批准后组织实施。同时根据事故或紧急状态发生后内、外部条件的变化，对有关的应急预案进行评审、修订。

5）施工相关要求

作业场所要求：作业场所应通风良好，可采用自然通风和局部机械通风；凡有职业性接触毒物的作业场所，必须采取措施限制毒物浓度、以符合国家规定标准；有害作业场所，每天应搞好场内清洁卫生；当作业场所有害毒物的浓度超过国家规定标准时，应立即停止工作并报告上级处理。

有毒有害物质的储存和废弃物的处理要求：各类油漆、颜料和其他有害物质不得与其他材料混放、应放在通风良好的仓库内；挥发性的油料应装入密闭容器内；散发有害蒸气、气体和粉尘的设备应严加密封，必要时应装设通风、吸尘和净化装置；散放粉尘的生产应该采用湿式作业；工地上不得以危害健康的方式销毁或处理废弃物；废料和废水应妥善处理，有毒或有传染性危险的废料应在当地卫生机关的指导下进行处理。

一般卫生保健要求：按规定使用防护用品，加强个人防护；不得在有危险品作业的场所内吸烟；注意劳逸结合，应避免疲劳作业，带病作业以及其他因作业者的身体条件不行、可能危害其健康或受伤害的作业。

工地的饮食卫生要求：严格管理亚硝酸钠，防止误食中毒；保证工地开水供应，设卫生水桶，自备茶缸或采用一次性茶具避免饮水感染；夏季做好防暑降温工作；送午餐的容器、车辆要清洁卫生、防止食物在运输途中受灰尘污染和发生腐烂变质。

焊接作业的卫生保健要求：焊接作业场所应通风良好，可视情况在焊接作业点装设局部排烟装置、采取局部通风或全面换气措施；分散焊接点可设置移动式焊烟除尘器，集中焊接场所可采用机械抽风系统；流动频繁、每次作业时间较短的焊接作业，焊接应选择上风方向进行，以减少焊烟尘危害。

控、防粉尘要求：混凝土搅拌棚，木加工、金属切削加工、锅炉房等产生粉尘的场所，必须装置除尘器或吸尘罩，将尘粒捕捉后送到储仓内或经过净化后排放，以减少对大气的污染；施工和作业现场经常洒水，控制和减少对大气的污染。

控、防噪声要求：现场的噪声白天应严格控制在 70 dB 以内，晚上严格控制在 55 dB 以内；改革工艺和选用低噪声设备，控制和减弱噪声源；采取消声措施，装设消声器；采用隔声措施，把发声的物体和场所封闭起来。

控防毒物要求：检查施工作业中有无对身体有毒有害的物质存在，对可能存在的铅、四乙铅、锰、苯、氰化物、放射线和毒气等毒物危害按有关规定采取防护措施；进行地下设备、管道保温作业前，应先检查并确认无瓦斯、毒气、易燃物和酸类等危险品后，方可操作；检修有毒、易燃、易爆物的容器或设备时，应先严格清洗、经检查合格并打工空气通道后，方可进行操作。

6）土壤的保护

土壤流失是地表径流在坡地上运动造成的。为了减少土壤流失各项防治措施的基本原理是：减少坡面径流量，减缓径流速度，提高土壤吸水能力和坡面抗冲能力，并尽可能抬高侵蚀基准面。在采取防治措施时，应从地表径流形成地段开始，沿径流运动路线，因地制宜，步步设防治理，实行预防和治理相结合，以预防为主；治坡与治沟相结合，以治坡为主；工程措施与生物措施相结合，以生物措施为主。只有采取各种措施综合治理和集中治理，持续治理，才能奏效。

在建筑施工中，所遇到的水土流失非常问题也很多，如：在施工中乱堆弃碴、乱修临建，挤占耕地，造成土地浪费；开挖、堆弃不处理，造成水土流失。我们用生态学原理来防止水土的流失，应用生态工程原理解决建筑施工中的水土流失问题，不但可以获得较好的生态经济效益，还丰富了建筑施工理论和生态工程理论。力求采取综合措施，在施工现场形成对自然资源支取和回馈的自然平衡状态。

（1）流失控制实践计划

① 沉淀池。

专门为清洗混凝土输送泵和运输车辆以及基坑降水等设置沉淀池，基坑周边设置排水沟。在沉积物经过足够时间长的沉淀处理后再排放，最后通过地下临时排水管道排入周边排水管道池。

在场区临近双丁路大门设置洗车区域和三级沉淀池一个，洗车污水随排水沟进入沉淀池后进入蓄水池，经高压循环水箱重复利用。

② 绿化保护。

场区围墙边，对原有植物进行保护，围墙围挡，并在施工阶段进行精心养护。

③ 沉积围墙。

防止场地内水土流失，在整个建设工地用 2.5 m 高的砌块围墙全部封闭，减少场地内水土流失，便于控制场地内的沉积，同时也不影响市容美观。

④ 路面稳定。

场地内的路面统一采用混凝上加固，防止水土流失。

⑤ 临时排水。

本工程施工过程中的生活污水通过排水管道排入化粪池，由环保单位定期清理。暴雨水主要依靠沉淀外排、自然渗透、蒸发的方式排放。

⑥ 扬尘控制。

现场不设混凝土搅拌站，所有商品混凝土均选用质量品质一流的全封闭现代化花园式搅拌站供应。混凝土采用罐车密封运输，卸完混凝土后及时清扫地面，防止扬尘。

场内易扬尘颗粒建筑材料（如袋装水泥等）密闭存放。散状颗粒物材料（如砂子等）进场后临时用密目网或苦布进行覆盖，控制此类一次进场量，边用边进，减少散发面积，用完后清扫干净。

施工期间每天派专人洒水降尘，水的来源一方面为循环水，另一方面为基坑降水抽取的地下水以及市政用水。

冬季混凝土浇筑、防火涂料喷涂等粉尘散布较多的工序施工时，周围立面用苦布或者密目网加阻燃草帘被彩条布的夹芯被封闭，落地料同时回收利用，防止粉尘的扩散污染。刷油漆时注意环境污染，做好通风处理；涂刷时，管道及设备下面应有覆盖，以免造成二次污染。

切割、钻孔的防尘措施：无齿锯切割时在锯的正前方设置遮挡锯末火花的三面式挡板，使锯末在内部沉积后回收。钻孔用水钻进行，在下方设置疏水槽将浆水引至容器内沉淀后处理。

结构施工期间模板内木屑、碎渣的清理采用大型吸尘器吸尘，防止灰尘的扩散。

施工时每次模板拆模后设专人及时清理模板上的混凝土和灰土，模板清理过程中的垃圾及时清运到施工现场指定的垃圾存放地点，保证模板清洁。

施工现场木工棚的地面，要进行洒水防尘，木工操作面要及时清理木屑、锯末，并要求木工棚和作业面保持清洁。

钢筋棚内，加工成型的钢筋要码放整齐，钢筋头放在指定地点，钢筋屑当天清理。

施工现场硬化循环道路，路面干净整洁，基坑周边醒目围挡。密闭垃圾运输车、混凝土罐车、货物运输车辆防尘做到：每天保持车辆表面清洁，装料至货箱盖底并限制超载车辆卸料溜槽处装设防遗撒的活动挡板，车辆出场专用大门口设置车辆冲洗池，车辆清理干净后不带尘土出现场。

在遇到四级以上大风将停止进行土方回填、转运以及其他有可能产生的扬尘的污染的施工。

（2）水土流失控制执行流程

根据以上计划的执行点，制订相应的进度安排，以切实有效地落实。详见表 16-4。

表 16-4　水土流失控制执行流程

步骤	工作内容	备注
1	施工计划批准	
2	在施工前一周举行施工动员会议	
3	标明工作区、绿化带和缓冲区的维护保养	
4	一开始施工就安装沉淀池	
5	采用混凝土路面硬化临时施工出、入口	
6	在项目建筑场地建造临时排水管道	
7	清理场地	
8	清理没用的废弃物	
9	场地初步坡度分级完成后，就开始对建筑物周围场地找坡，接着马上种植或覆盖草根	
10	完成路面和停车场的找坡、平整	
11	完成对建筑的最后找坡	
12	完成地面、表层土临界区的最后平整、找坡，并且完成永久性绿化，景观和覆盖草根	
13	每周将对水土侵蚀和沉积控制作定期检查，每次下雨后，及时检查并修复受损地方	
14	完成施工后，撤出所有临时措施，并在受影响的区域采用植被进行永久的绿化	
15	在完工后 9 个月之前进行评估	

7）污水排放控制措施

为了避免对周围水土造成污染，现场污水严格按《污水综合排放标准》（GB 8978—2002）执行，在工程开工前完成工地排水和废水处理设施的建设，并保证工地排水和污水处理设施在整个施工过程的有效性，做到现场无积水、排水不外溢、不堵塞、水质达标。并制订了以污水排放控制下措施：

（1）雨水控制

雨水管网与污水管网分开使用。现场交通道路和材料堆放场地统一规划排水沟，控制污水流向，设置沉淀池，将污水经沉淀后再排入市政污水管线，严防施工污水直接排入市政污水管线或流出施工区域污染环境。

根据上海地区降雨特点，制订雨季、汛期排水方案，防止雨水因无组织排放而造成堵塞市政下水管网。

现场设置雨水收集系统（沉淀池、蓄水池、水泵），作为洗车、绿化、养护用水、现场消防用水和防扬尘用水。

（2）生活污水控制

厕所污水的排放：办公区设置水冲式厕所，在厕所下方设置化粪池，化粪池应做抗渗处理，并与环卫部门签订协议，定期清理。清洁车每月一次对化粪池进行消毒处理。在特殊施工阶段的个别施工区域设置可移动式环保厕所，每天吊运更换一次。厕所由专业保洁公司进行定期抽运、清洗、消毒。

食堂污水的排放：生活区食堂设置隔油池，食堂产生的含有油污的废水经隔油过滤后再排入市政污水管网。每天清扫、清洗，每周一次清理隔油池。食物残渣桶每天晚间由专门养殖场收走。

食堂、盥洗室、淋浴间的下水管线应设置过滤网，并应与市政污水管线连接，保证排水畅通。

（3）生产污水控制

施工现场试验室产生的养护用水通过现场污水管线，经沉淀排到市政管线，严禁出现在施工现场乱流现象。

施工现场设置排水沟，将生产污水有组织地排到三级沉淀池内。现场场区内以及大门口设置三级沉淀池，清洗混凝土泵车、搅拌车的污水通过排水沟排入沉淀池。施工污水经沉淀后，排入市政污水管网。污水沉淀池要定期清理，随清随运。

施工现场存放的油料和化学溶剂等物品应设有专门的库房，地面应做防渗漏处理。废弃的油料和化学溶剂应集中处理，不得随意倾倒。所有用油设备下方均设置接油盘，将油品回收后再利用，以防止油品污染土地。

（4）污废水的重复利用

现场大门口设置三级沉淀池，清洗混凝土泵车、搅拌车的污水经过沉淀后还可用作现场撒水降尘、混凝土养护等重复利用。可经三级沉淀后循环使用或用于洒水降尘。

8）大气污染防治措施

（1）废气排放

大气污染主要是指一氧化碳（CO）污染、氮氧化物（NO_x）污染、碳氢化合物（HC）污染。其中一氧化碳 80% 是由汽车排出的，其含量与交通量成正比；而碳氢化合物则是因为汽车尾气中没有充分燃烧的烃类物质造成的污染。因此，防治大气污染首先要做到"绿色交通运输"，减少汽车尾气排放。本项目针对废气排放制订了以下措施：

① 绿色交通从我做起。管理者和施工人员尽量乘坐公共交通、班车上下班，私车满员承载进出现场。

② 所有进出现场的运输车辆都要与责任单位签署环保协议，所有车辆必须为排放达标车辆，不达标的车辆禁止进入现场。项目经理部派专人定期检查车辆手续，必要时监督车辆验证。

③ 机械设备由总部的专业公司负责提供，专人负责保养、维修，定期检查，确保使用完好。

④ 生活设施中食堂采用电炉，严禁使用煤和木柴。

（2）烟雾排放防止措施

① 加强对现场的烟尘监测，进行定期检查和不定期抽查，确保烟尘排放度达到规定级别以下。

② 在施工区域设置吸烟点。

③ 禁止采用燃烧的方法剥电缆皮，以免烟气污染环境。

④ 严禁在施工现场焚烧任何废弃物和会产生有毒有害气体、烟尘、臭气的物质，熔融沥青等有毒物质要使用封闭和带有烟气处理装置的设备。

⑤ 电焊机焊锡烟的排放应符合国家要求。在地面焊接时，可设围挡，尽量减少高空焊接作业；小面积进行焊接时，可采用专用通风设备进行排风。

⑥ 使用开槽机、砂轮锯施工时，必须设隔尘罩，防止飞溅物飞扬。

⑦ 施工用的油漆、防腐剂、防火涂料等易污染大气的化学物品统一管理，用后加盖，防止污染大气。

⑧ 粉尘的控制：

严格控制粉尘污染，基础、主体施工期间施工现场不设混凝土搅拌区，采用商品混凝土；装修施工期间，易引起尘雾的细料堆应予以遮盖或适当洒水，工程运料车应设帆布或湿套遮盖；混凝土运输车、泥浆倒运车、渣土外运车等易出现洒漏的车辆，应经常检查，保持不渗漏良好的状态；现场门前区设循环排水沟，施工车辆出车前应进行清洗，避免施工尘土污染市政道路。

施工现场制订洒水降尘制度，配备专用洒水设备并设专人负责在易产生扬尘的季节，采取洒水降尘；道路侧设置喷雾装置，以起到降尘效果；水泥及其他易飞扬的细颗料材料尽量库内存放，露天存放时要严密遮盖，运输和卸运时应防止遗洒尘扬。施工垃圾要及时清运，清运前要适量洒水，减少扬尘；清运时要采用窗口吊运，严禁随意凌空抛扔造成扬尘。

砂浆搅拌要搭设封闭搅拌棚，搅拌机上设置防尘喷淋装置；在使用、运输水泥、白灰和其他易飞扬的细颗料散体材料时，要做到轻拿轻放文明施工，防止人为因素造成扬尘污染。拆除构筑物时要有防尘遮挡，在夏季适量洒水。

清扫施工现场时，要先将路面、地面进行喷洒湿润后再进行清扫，以免清扫时扬尘。当风力超过三级以上时，每天早、中、晚至少各洒水一次，洒水降尘应配备洒水装置并指定专人负责。

（3）建筑材料有害物质排放限量

装饰装修材料应选择经过法定检测单位检测合格的建筑材料，并应按照《民用建筑工程室内环境污染控制规范》《室内装饰装修材料有害物质限量》的要求进行有害物质评定检验，民用建筑工程室内装修严禁采用沥青、煤焦油类防腐、防潮处理剂。

建筑物中使用的材料要使用无污染的环保型产品，非环保型产品不得在工程中应用。材料应符合中国室内空气质量及装饰装修材料相关标准要求，并根据标准要求进行进场检测和抽样复试，合格后方可使用于建筑物中。

9）噪声污染的防治措施

（1）噪声源

施工噪声包括现场施工活动产生的噪声和车辆运输产生的噪声。施工过程将动用混凝土运输车、混凝土输送泵、振捣棒等施工机械，这些施工机械在进行施工作业时产生噪声，成为对临近敏感有较大影响的噪声源。这些噪声源有的是固定源，有的是现场区域的固定源，有的是现场区域的流动源。

本工程一般噪声源如下。

土方阶段：挖掘机、装载机、推土机、运输车辆及破碎钻等。

结构阶段：地泵、汽车泵、振捣器、混凝土罐车、空压机、支拆模板与修理、支拆脚手架、钢筋加工、电刨、电锯、人为喊叫、哨工吹哨、搅拌机、钢结构工程安装及水电加工等。

装修阶段：拆除脚手架、石材切割机、砂浆搅拌机、空压机、电锯、电刨、电钻及磨光机等。

（2）采取降噪措施

为降低对周围环境造成噪声污染，施工过程中向周围生活环境排放的噪声应符合国家和本市规定的环境噪声施工场界排放标准。

① 施工现场合理布局、闹静分开，噪声产生的机械安排在远离居民区一侧，从空间布置上减少噪声影响。

② 所有车辆进入现场后禁止鸣笛，以减少噪声。

③ 建筑物立面设防噪声围档。

④ 强声音设备作业的遮挡：在混凝土输送泵、电锯房外围搭设隔音棚，并不定期请环保部门到现场检测噪声强度。流动混凝土泵必须用隔音布等材料进行临时封闭。

⑤ 合理安排作业时间，将产生噪声较大的工序放在白天进行。混凝土浇筑尽量赶在白天进行。

⑥ 采用低噪声混凝土振捣棒，振捣混凝土时，不得振钢筋和钢模板，并做到快插慢拔。

⑦ 模板、脚手架在支设、拆除和搬运时，必须轻拿轻放，上下、左右有人传递。

⑧ 使用电锤开洞、凿眼时，应使用合格的电锤，及时在钻头上注油或水。

⑨ 合理安排施工进度，当日 22 时至次日 6 时停止超噪声施工。高、中考期间适当调整夜间施工强度。

⑩ 对产生噪声的起重、运输机械设施，现场内禁止鸣笛；对垂直运输机械、各种大型设备、机动车辆加强维护和保养，使机械正常运转，降低噪声污染程度。使用后持电动工具（电锤、手电钻、手砂轮等）切割机时，周围设围档隔音，使用设备性能优良，并合理安排工序不集中使用。

⑪ 提倡文明施工，建立健全控制人为噪声的管理制度。尽量减少人为的大声喧哗，增强全体施工人员防噪声扰民的自觉意识。

⑫ 使用商品混凝土，混凝土构件尽量工厂化，减少现场加工量。

（3）现场施工噪声的监控

施工现场每月进行一次噪声监测，测点设 2 个噪声监测点，其中第三方监测点布置在场地北侧（靠近瑞金医院），设专人定期监测噪声是否超标并及时整改，接受社会监督；在北侧大门处设置 1 个固定监测点，定时检测。

（4）噪声监测方法

测点的确定：主要以离现场边界最近对其影响最大的敏感区域为主要测点方位，并应在测量记录表中画出测点示意图。

测量条件：测量仪器为普通声级计或等效声级计；气象条件应选在无风、无雨的气候时进行。风力为 3 级时，测量时要加防风罩，风力为 5 级时，停止测量。

测量时间：8:00—12:00；14:00—18:00；夜间施工：22:00—次日 6:00。

测量方法：测量时仪器应距地面 1.2 m，设置在慢档。每一测点读 200 个数据，用"噪声计算"软件计算后得出等效声级数值；测量的次数为每月两次。

声级计使用要求：公司所属项目部应配备声级计，并由专人保管使用；声级计为强检器具，必须进行周期检测，检测报告由计量员留存。

10）固体废弃物污染防治措施

（1）建筑垃圾及其他固体废弃物控制指标

碎石类、土石方类建筑垃圾，可采用地基填埋、铺路等方式提高再利用率，确保再利用率大于 30%，力争 50%。所有建筑材料包装物回收率要达到 100%，有毒有害废物分类率达到 100%。

（2）固体废弃物的管理措施

排污申报：工程开工前十五日，项目经理部负责到工程所在地环保管理局进行排污申报登记。

主要废弃物清单：

① 危险固体废弃物。

A. 施工现场危险固体废弃物（包括废化工材料及其包装物、电焊条、废玻璃丝布、废铝箔纸、聚胺酯夹芯板废料、工业棉布、油手套、含油棉纱棉布、油漆刷、废沥青路面及废旧测温计等）；

B. 试验室用废液瓶、化学试件废料；

C. 清洗工具废渣、机械维修保养液废渣；

D. 办公区废复写纸、复印机废墨盒、打印机废墨盒、废硒鼓、废色带、废电池、废磁盘、废计算机、废日光灯管和废涂改液。

② 一般固体废物（可回收、不可回收）。

A. 可回收。

办公垃圾：废报纸、废纸张、废包装箱和木箱。

建筑垃圾：废金属、包装箱、空材料桶、碎玻璃、钢筋头和焊条头。

B. 不可回收。

施工垃圾：瓦砾、老混凝土桩基、混凝土、混凝土试块、废石膏制品和沉淀物。

生活垃圾：食物加工废料。

C. 固体废弃物应分类堆放，并有明显的标识（如有毒有害、可回收、不可回收等）。办公区域设废弃物垃圾箱，将可回收垃圾和不可回收垃圾分类存放。对有可能造成二次污染的废弃物必须单独贮存、设置安全防范措施和醒目标识。现场设置封闭式垃圾房，按照垃圾的性质分为三类：

一类为再利用施工材料，指以其原来形式无须再加工就能当作同样或类似的产品使用。包括有废纸、木地板、木板材、木制品、混凝土预制构件、铁器、砌块、砖石、通风管材、钢筋及钢材等。

二类为可再生施工材料，指受到损坏不能直接使用但经过加工处理后无循环再生的材料。包括有墙体、隔墙、顶棚材料、保温材料及混凝土等。

三类为有毒有害不可回收垃圾，指有毒电池、化学试剂等。

各个产生废弃物的单位、部门应设置废弃物临时置放点，并在临时存放场地配备有标识的废弃物容器，有毒有害废弃物单独分类封闭存放。

D.危险固体废弃物必须分类收集，封闭存放，积攒一定数量后由各单位委托当地有资质的环卫部门统一处理并留存委托书。

E. 对有利用价值的废弃物应综合利用或对外销售；危险废品应由有资质单位进行处理；一般废物及生活垃圾应及时运至指定地点。

（3）减少固体废弃物产生的措施

结合推广利用新技术、新材料、新工艺活动，在选择施工方法和施工工艺时，采用工厂化、定型化的建筑材料，减少边角废料、下脚料的产生。推广采用建筑工业化元素，工程中使用的预拌砂浆、商品混凝土，门、窗以及装饰物采取工厂加工现场安装等措施，减少现场半成品的过程零星加工，以减少材料转运、单件下料的消耗。

采用新型模板体系，严格执行工艺标准，控制胀模、跑浆现象；减少剔凿量，从而减少工程废渣土的产生。砌体、装修作业时，科学制订组砌方式和施工程序，严格执行工艺标准，减少碎砖碴、落地灰的产生。现场临时设施定型化、标准化，重复周转使用，减少因搭拆而产生的工程垃圾。

针对本项目为改造工程，地下埋有原建筑物老桩基，通过与设计院不断沟通深化新桩基布局设计，进一步优化方案，尽量减少老桩基的拔除量，从而减少拔除老桩基的机械台班以及拔除老桩基的废旧混凝土的处理。

（4）固体废弃物处理措施

① 可回收利用的固体废弃物处理措施。

A.废钢筋、铁丝、铁钉、废扣件和废钢管等，可以与相关废品回收公司联系并出售。

B. 废模板、废模板、废纸（纸质包装物）等可以与造纸企业联系，用于造纸所用，或者与食堂、工厂联系用作燃料。

C. 砂、石子可以用于回填用或者用于含石子的混凝土材料用。

D. 废瓷砖、石材等可以用于回填用。

E. 废安全网可以于废品收购公司联系，用于塑料制品的再制造。

F. 施工现场明水、雨水可以通过开挖集水井等收集后，经过滤统一排放到城市排水管道或用于浇灌现场绿化植物和农作物。

G. 扔掉的剩饭、剩菜可以用容器收集后与养殖场联系，用于动物的饲料用。

H. 报废电缆线、玻璃可以与废品处理公司联系，用于其他产品的再生产。

I. 报废电器设备、报废测量器具、塑料等可以与废品处理公司联系，经拆卸分类后用于其他产品的再制造。

② 不可回收利用的无毒无害固体废弃物处理措施。

A.落地灰集中过筛，按一定比例掺入砂浆拌合物中重新利用。

B. 剩余垃圾可以交环保部门后由其统一处理。

C. 泥浆、渣土处理措施：

制订泥浆收集、存储、运输处置方案，现场设泥浆池收集、存储泥浆，废弃泥浆必须采用专用泥浆车外运，防止渗漏遗洒污染。

选择有存储、处理泥浆能力的合作单位制订泥浆处理方案，严禁向水塘、河道、沟渠排放泥浆。

工程渣土的外运和处理必须选择经环保部门核准的、有资质的运输单位，其运输车在运输过程中，必须设有防扬尘、防遗洒措施。

D. 生活垃圾等固体废弃物处理措施：

现场生活垃圾必须集中存放在密封的垃圾箱内。

现场生活垃圾委托专业环卫部门每天定时清理外运，生活垃圾必须运至定点垃圾处理厂集中处理，运输必须采用专用密封垃圾运输车。

③ 可回收有毒、有害、危险废弃物处理措施。

A. 废油漆桶经相关部门处理后可与废品处理公司联系用于产品的再生产。对油漆、稀料、胶、脱模剂和油等包装物，可由厂家回收的尽量由厂家收回。

B. 废柴油、机油可与相关化工企业联系，用于提取其他产品。

C. 生活用废水、食堂的油污水经过滤消毒后排入城市地下污水管道。

D. 厕所污水、粪便经化粪池处理，并与环卫部门签订协议，定期清理。

④ 不可回收有毒、有害、危险废弃物处理措施。

过期油漆、职工生活垃圾、打印机空墨水瓶、安装装饰用废弃化学材料、废电池、废焊条及报废灯泡灯管等有毒有害且不可回收的物品，现场必须设专用容器集中存放，且存放地点必须远离水源、食堂、沐浴室。分类后交与环保部门（专业部门），由他们统一处理。

⑤ 废弃物委托处理。

废弃物处理严格按照废物回收制度执行，废弃物的回收利用率达到80%；所有建筑材料包装物回收率要达到100%，有毒有害废物分类率达到100%。

固体废弃物清运单位必须有准运证，并让其提供废弃物收购、接纳单位资质证明和经营许可证，与其签订《固体废弃物清运环境保护协议》，密封垃圾运输车运至规定的消纳场。其中有毒有害类废弃物，须委托当地环保管理局批准的有害废弃物清运、消纳单位进行处理。复印的准运证、资质证明、经营许可证与"固体废弃物消纳登记表"一并存档。

11）光污染防治措施

本工程光污染源主要有以下几种：施工现场的照明、电焊机等的使用。为了减少光污染，我们针对不同因素制订了以下措施：

（1）光线照射角度的控制。工地周边设置大型罩式镝灯，随施工进度的不同随时调整灯罩返光角度，保证强光线不射出工地外。施工工作面设置的碘钨灯照射方向始终朝向工地内侧。统一施工现场照明灯具的规格，使用之前配备定向灯罩，使夜间照明只照射施工区，照明灯采用节能灯。

（2）闪光对焊机、电焊机等机械作业时，必须设置遮光罩棚。

（3）工作面设置挡光彩条布或者密目网遮挡，防止夜间施工灯光溢出施工场地范围以外，对周围居民造成影响。

12）油料、化学品的控制措施

油料、化学品贮存要设专用库房，采用专用容器贮存，贮存地点要远离火源、水源和生活区。

尽量避免泄露、遗撒：如发生油桶倾倒，操作者应迅速将桶扶起，用盖盖后放置到安全处，将倾洒油漆尽量回收，将油棉丝作为有毒有害废弃物予以处理。

化学品及有毒物质使用前应编制作业指导书，并对操作者进行培训，有毒物质消纳找有资质的单位实行定向回收。

13）职业健康

（1）场地布置及临时设施建设

进办公区通道受现场场地条件所限设置在坠落半径区域内，应搭设防砸蓬。施工现场应设置办公室、宿舍、食堂、厕所、淋浴间、开水房、文体活动室（或农民工夜校培训室）、吸烟室、密闭式垃圾站（或容器）及盥洗设施等临时设施。施工现场临时搭建的建筑物应当符合安全使用要求，施工现场使用的装配式活动房屋应当具有产品合格证书。建设工程竣工一个月内，临建设施应全部拆除。严禁在尚未竣工的建筑物内设置员工集体宿舍。

（2）作业条件及环境安全

施工现场采用加气混凝土空心砌块墙体，高度 2.5 m。在施工现场设置标志牌和企业标识，按规定应有现场平面布置图和安全生产、消防保卫、环境保护及文明施工制度板，公示突发事件应急处置流程图包括领导小组名单、联系电话及常用急救电话等内容。

应采取保护措施，确保与建设工程毗邻的建筑物、构筑物安全和地下管线安全。施工现场高大脚手架、起重机等大型机械设备应与架空输电导线保持安全距离，高压线路应采用绝缘材料进行安全防护。

施工现场出入口、施工起重机械、临时用电设施、脚手架、出入通道口、楼梯口、电梯井口、孔洞口、桥梁口、隧道口、基坑边沿、爆破物及有害危险气体和液体存放处等危险部位，应设置明显的安全警示标志。

在不同的施工阶段及施工季节、气候和周边环境发生变化时，施工现场应采取相应的安全技术措施，达到文明安全施工条件。

（3）职业健康

① 施工现场应在易产生职业病危害的作业岗位和设备、场所设置警示标识或警示说明。

② 定期对从事有毒有害作业人员进行职业健康培训和体检，指导操作人员正确使用职业病防护设备和个人劳动防护用品。

③ 特种作业人员必须持证上岗，按规定着装，并佩戴相应的个人劳动防护用品。对施工过程中接触有毒、有害物质或具有刺激性气味可被人体吸入的粉尘、纤维，以及进行强噪声、强光作业的施工人员，应佩戴相应的防护器具（如护目镜、面罩、耳塞等）。劳动防护用品的配备应符合《劳动防护用品选用规则》（GB 11651—2008）的规定。施工人员配备安全帽、安全带及与所从事工种相匹配的安全鞋、工作服等个人劳动防护用品。

④ 施工现场应采用低噪声设备，推广使用自动化、密闭化施工工艺，降低机械噪声。作业时，操作人员应戴耳塞进行听力保护。

⑤ 在粉尘作业场所，应采取喷淋等设施降低粉尘浓度，操作人员应佩戴防尘口罩；焊接作业时，操作人员应佩戴防护面罩、护目镜及手套等个人防护用品。

⑥ 高温作业时，施工现场配备防暑降温用品，合理安排作息时间。

⑦ 施工现场防水作业、油漆作业要注意通风。

（4）特种作业要求

① 有毒、有害作业。

卷材防水层施工：

A. 开工前，现场施工人员必须向参加操作全体人员进行安全技术交底。要详细、认真地将所用材料的品种、规格、性能和有关设备（包括防火设备），以及操作过程中应注意事项交底清楚。

B. 存放卷材和胶粘剂的仓库或现场要严禁烟火，如需用明火，必须有防火措施，且应设置一定数量的灭火器材和沙袋。

C. 高处作业时应按照"高处作业"安全交底的要求进行操作。人员不得过分集中，必要时系好安全带。

D. 配制、储存、涂刷冷底子油的地点严禁烟火，并不得在附近进行电焊、气焊等作业。

E. 配制速凝剂时，操作人员必须戴口罩和手套。

F. 处理漏水部位，需用手直接接触掺加了促凝剂的砂浆时，要戴胶皮手套或胶皮手指套。

涂料防腐蚀施工安全要求：

A. 施工前应对参加操作的全体人员进行安全教育和详细的安全技术交底，患有慢性皮肤病或有过敏患者均不得参加施工操作。

B. 使用生漆时，操作人员必须穿戴好防护用品，严防生漆与皮肤接触，面部可涂防护油膏（配方为：干油 14 g、凡士林 12 g、硼酸 2 g、淀粉 14 g、滑石粉 21 g，将其调成糊状使用）。

C. 使用毒性刺激性较大的涂料时，现场应注意加强通风，除应穿戴防护用品外，还应适当采取对操作人员轮换、工间休息、下工后冲洗和沐浴等措施。

D. 施工现场应注意防火，严禁吸烟和使用电炉等明火的一些设备和设施。

E. 堆放材料的库房应通风良好，必要时应进行机械通风，同时还应配置足够的消防器材设备。

F. 擦拭过溶剂的棉纱、破布等，应存放在带盖的铁桶内并定期处理。

G. 严禁随地倾倒或向下水道倾倒涂料或溶剂。

H. 当施工喷涂现场自然通风不能满足要求时，必须进行机械通风，以避免中毒引起头痛昏迷的现象发生。

油漆、喷涂施工：

A. 油漆因其易燃或有毒，应存放在专用库房内，不准与其他材料混堆。对挥发性油料必须存放于密闭容器内，必须设专人保管。

B. 油漆涂料库房应有良好的通风，并应设置消防器材，悬挂醒目的"严禁烟火"的标志。库房与其他建筑物应保持一定的安全距离，严禁住人。

C. 使用煤油、汽油、松香水和丙酮等易燃调配油料，应佩戴好防护用品，禁止吸烟。

D. 用钢丝刷、板锉、气动或电动工具清除铁锈、铁麟时，要戴上防护眼镜。在涂刷红丹防锈漆及含颜料的油漆时，要注意防止中毒，操作时要戴口罩。用喷砂除锈，喷嘴接头要牢固，不准对人。喷嘴堵塞时，应停机消除压力后，方可进行修理或更换。

E. 使用天然漆（生漆）时，由于有毒性，操作时要防止中毒。在操作前先用软凡士林（花土林）油膏涂抹两手及面部，用以封闭外露皮肤毛细孔。操作时要佩戴好口罩和手套。若手上沾染漆污时，可用煤油（火水）、豆油擦拭干净，不应用松香水或汽油洗涤，并禁止用已沾漆的手去碰身体别的部位。中毒后应停止工作，可用杉木或香樟木熬煎的温水洗刷患处或去医院治疗。

F. 在喷涂对人体有害的油漆发现不匀时，严禁对着喷嘴察看，可调整出气嘴和出漆嘴之间的距离来解决。最好在施工前用水代替喷漆进行试喷，无问题后再进行施工。

G. 在室内或容器内喷涂时，应隔 2 h 左右到室外换换空气。

H. 喷涂作业人员进行施工时，感觉头痛、心悸和恶心时，应立即停止工作，远离工作地点到通风处换气；如仍不缓解，应去医疗所治疗。

油漆等常见毒物的防护方法：

A. 苯为无色、透明的液体，油漆中用作溶剂，沸点 80℃，极易挥发。苯中毒后会引起头痛、头昏、记忆力减退、无力和失眠等。另外还能引起皮肤干燥瘙痒、发红。热苯还可以引起皮肤水泡，出现胶质性皮炎。预防的方法，应加强自然通风和局部的机械通风，严禁用苯洗手。

B. 铅包括铅白、铅铬绿、红丹、黄丹等含铅化合物，它是一种慢性中毒的化合物，日久方能发觉体弱易倦、食欲不振、体重减轻、脸色苍白、肚痛、头痛及关节痛等。预防的方法是以刷涂施工方法为宜，加强通风等防护措施；饭前洗手，下班淋浴，最好能用其他防锈漆来代替红丹防锈漆。

C. 刺激性气体如氯气，对呼吸道、皮肤和眼睛有损害，应加强个人防护，加强通风和局部机械通风，使作业场所有害气体浓度降低到容许浓度的下限。

D. 汽油为无色透明液体，具有很强的挥发性。若在超过汽油蒸汽容许浓度时的环境中长期工作，会造成神经系统和造血系统受损，皮肤接触后可能产生皮炎、湿疹和皮肤干燥。因此，在高浓度环境工作时，要戴防毒面具或加强机械通风；手上可涂保护性糊剂进行保护；工作结束后，用肥皂水洗净，并用水冲洗干净。

② 高空作业。

A. 高处作业的安全技术措施及其所需料具，必须列入工程的施工组织设计。

B. 单位工程施工负责人应对工程的高处作业安全技术负责，并建立相应的责任制。施工前，应逐级进行安全技术教育及交底，落实所有安全技术措施和人身防护用品，未经落实时不得进行施工。

C. 高处作业中的安全标志、工具、仪表、电气设施和各种设备，必须在施工前加以检查，确认其完好后方能投入使用。

D. 攀登和悬空高处作业人员以及搭设高处作业安全设施的人员，必须经过专业技术培训及专业考试合格，持证上岗，并必须定期进行体格检查。

E. 施工中对高处作业的安全技术设施发现有缺陷和隐患时，必须及时解决；危险人身安全的，必须停止作业。

F. 施工作业场所有可能坠落的物件，应一律先行撤除或加以固定。高处作业中所用的物料，均应堆放平稳，不妨碍通行和装卸。工具应随手放入工具袋；作业中的走道、通道板和登高用具，应随时清扫干净；拆卸下的物件及余料和废料均应及时清理运走，不得随意乱置或向下丢弃。传递物件禁止抛掷。

G. 雨天和雪天进行高处作业时，必须采取可靠的防滑、防寒和防冻措施。凡水、冰、霜均应及时清除。遇有 6 级以上大风、浓雾等恶劣气候，不得进行露天攀登与悬空高处作业；暴风雪及台风暴雨后，应对高处作业安全设施逐一加以检查，发现有松动、变形、损坏或脱落等现象,应立即修理完善。

H. 因作业必需临时拆除或变动安全防护设施时,必须经施工负责人同意,并采取相应的可靠措施,作业后应立即恢复。

I. 防护棚搭设与拆除时,应设警戒区,并应派专人监护。严禁上下同时拆除。

J. 高处作业安全设施的主要受力杆件,力学计算按一般结构力学公式,强度及角度计算按现行有关规范进行,但钢受弯构件的强度计算不考虑塑性影响,构造上应符合现行相应规范的要求。

③ 安全用电。

A. 施工现场的一切电气线路设备安装、维修或拆除必须由持证电工负责,并要定期检查,建立安全技术档案。电工等级应同工程的难易程度和技术复杂性相适应。

B. 施工现场必须采用"三相五线制"供电。由专用变压器中性点直接接地供电的必须采用 TN～S 接零或做保护接地,但不得一部分设备作保护接零,另一部分设备作保护接地。潮湿或条件较差的施工现场的电气设备,必须采用保护接零。

C. 各种电气设备应装专用开关和插销,插销上应具备专用的保护接零(接地)触头。严禁将导电触头误接作接地触头使用。

D. 架空供电线路必须用绝缘导线,以绝缘子支承的专用电杆(水泥杆、木杆),或沿墙架设。电杆的板线(拉线)必须装设拉力绝缘子。严禁供电线路设在树上、脚手架上。

E. 施工现场架空线路应装设在起重臂回转半径以外,如达不到此要求时,必须搭设防护架子,或采用其他防护措施。

F. 禁止使用不合格的保险装置和霉烂电线。一切移动式用电设备的电源线(电缆)全长不得有驳口,外绝缘层应无机械损伤。

G. 外电架空线路与施工中的建筑物或临时设施的水平安全距离,至少应保持如表 16-5 所列数值。如实际情况保持上述安全距离有困难时,则应采取技术措施防护,并征得有关电业部门的同意方可施工。

表 16-5 外电架空线路与施工中的建筑物(临时设施)的最小安全操作水平距离

外电线路电压(kV)	1 以下	1～10	35～110	154～220	330～500
最小安全操作距离(m)	4	6	8	10	15

上述安全距离,必须同时考虑在施工操作时任何机具或材料等物体搬动最小安全操作距离,均应保持不少于上表的数值。如实际情况保持上述安全距离有困难时,则应采取技术措施防护,并征得有关电业部门的同意方可施工。

H. 在输电线路的上空,应尽量避免有缆风绳等设备交叉通过,如果确要通过时,应采取措施,例如搭设档架等以作保护,但必须取得有关电业部门对防护措施的同意和鉴定后才能操作。

I. 开关箱必须严格实行"一机一闸一漏电开关"制,严禁用同一个开关直接控制两台及两台以上用电设备(含插座)。开关箱内禁止存放杂物,门应加锁及应有防雨、防潮措施。

J. 拆除施工现场线路时,必须先切断电源,严禁留有可能带电的导线。

K. 拉闸停电进行电气检修作业时,必须在配电箱门挂上"有人操作,禁止合闸"的标志牌，必要时设专人看守。

（5）卫生防疫

① 施工现场员工膳食、饮水、休息场所应符合卫生标准。

② 宿舍、食堂、浴室和厕所应有通风、照明设施，日常维护应有专人负责（劳务队设置专人负责）。

③ 食堂应有相关部门发放的有效卫生许可证，各类器具规范清洁。炊事员应持有效健康证。

④ 厕所、卫生设施、排水沟及阴暗潮湿地带定期（每周）消毒。

⑤ 生活区应设置密闭式容器，垃圾分类存放，定期灭蝇，及时清运。

⑥ 施工现场应设立医务室，配备保健药箱、常用药品及绷带、止血带、颈托及担架等急救器材。

⑦ 施工人员发生传染病、食物中毒、急性职业中毒时，应及时向发生地的卫生防疫部门和建设主管部门报告，并按照卫生防疫部门的有关规定进行处置。

14）饮食卫生与防病防疫安全

（1）食堂卫生管理制度

① 认真贯彻《食品卫生法》、食堂八项要求及卫生"五四制"，每半年组织一次卫生营养知识学习考试。

② 施工现场设置的临时食堂必须具备食堂卫生许可证、炊事人员身体健康证、卫生知识培训证。建立仪器卫生管理制度，严格执行食品卫生法和有关管理规定。施工现场的食堂的操作间相对固定、封闭，并且具备清洗消毒的条件和杜绝传染疾病的措施。

③ 食堂和操作间内墙应抹灰，屋顶不得吸附灰尘，应有水泥抹面锅台、地面，必须设排风设施。操作间必须有生熟分开的刀、盆、案板等炊具及存放厨柜。库房内应有存放各种佐料和副食品的密闭器皿，有距墙地面大于 20 cm 的粮食存放台。不得使用石棉制品的建筑材料装修食堂。

④ 食堂炊事员上岗必须穿戴洁净的工作服、帽，个人卫生做到"四不"，即操作时不吸烟、不化妆、不戴装饰品和不做有碍卫生的动作。

⑤ 公共食具每餐后要洗净消毒，自备碗筷要用流动水冲洗。

⑥ 食堂内外整洁卫生，炊具干净，无腐烂变质食品；生熟食品分开加工保管；食品有遮盖，应有灭蝇灭鼠灭蟑措施。

⑦ 食堂操作间和仓库不得兼作宿舍使用。

⑧ 食品严格实行验收验售制度，注意食品采购、运输、保管中的卫生，防止污染，保证不买、不做、不卖和不吃腐烂变质食品。

（2）办公室卫生管理制度

施工现场办公区卫生工作应由专人负责，明确责任。办公室内保持整洁，窗明地净，无烟头、纸屑、痰迹。

施工现场办公区应经常保持整洁卫生，垃圾应存放在密闭式容器，定期灭蝇，及时清运。生活垃圾不得混放。门窗、灯具、办公设施和用具清洁无尘土，摆放整齐无灰尘。

公共茶具清洁卫生，及时消毒；室内卫生每日清扫，每周彻底清扫。

冬季取暖用具设施齐全，有验收合格证。

（3）生活区卫生管理制度

施工现场生活区卫生工作应由专人负责，明确责任。宿舍内保持清洁卫生，窗明地净、无积尘、无蛛网、空气新鲜和无虫灾。

生活区宿舍内夏季应采取消暑和灭蚊蝇措施，冬季应有采暖和防煤气中毒措施，并建立验收制度。宿舍内应有必要的生活设施及保证必要的生活空间，室内高度不得低于 2.5 m，通道的宽度不得小于 1 000 mm；应有高于地面 400 mm 的床铺，每人床铺占有面积不小于 2 m^2，床铺被褥干净整洁，生活用品摆放整齐，室内保持通风。

床铺上下整洁卫生，物品放置整齐；地面无积水、污物；餐具、用餐摆放有序。

保持环境卫生，不乱扔废弃物、不乱泼污水；不准随地大小便；爱护卫生人人有责。

坚持卫生值日制度，每周大扫除一次，定期消毒。生活区内必须有盥洗设施和洗浴间。

（4）厕所卫生管理制度

① 施工现场应设水冲式厕所，厕所墙壁屋顶严密，门窗齐全，要有灭蝇措施，并设专人负责，定期保洁。

② 厕所内严禁乱扔烟头、废纸和杂物。

③ 严禁随地大小便，便后及时冲洗干净。

（5）施工现场防病防疫安全

① 严把进场关，对新进场外来施工人员进行强制健康检查，要求外来施工队 100% 办理健康证，在进行健康检查后，方准许分配宿舍及进入现场进行施工作业。

② 对现场职工及外来施工队和分包单位进行防疫防病知识的教育，认真传达企业的要求，并发放宣传资料。

③ 施工现场各办公室内消毒工作由各办公室自行负责，每周至少一天进行三次空气消毒；接待来访者后，再进行一次消毒。

④ 施工现场内办公区、生活区消毒派专人负责进行，每周必须保证至少一天全面消毒两次以上；宿舍及食堂必须做到每天消毒两次，并记录在案。

⑤ 现场公用厕所、公用水池每周至少有一天消毒两次，不得有遗漏、死角。

⑥ 食堂炊事员每天坚持做到健康报告制度，定时向外来施工队负责人员报告自己的健康情况，如有异常现象立即向项目部有关部门报告。

15）科技进步和技术创新措施

限制和淘汰的材料、工艺、方案的应用情况分析如下：

严格执行本市使用新型建设工程材料的相关规定，禁止使用实心黏土砖和多孔黏土砖，减少土地资源的消耗浪费。施工中禁止使用自拌砂浆，严格执行本市使用预拌砂浆的规定，统一使用干粉砂浆，降低材料的消耗，减少环境污染。禁止自行拌制混凝土，无论零星结构还是临时结构，均一律使用商品混凝土。

新技术应用计划及方案优化计划如表 16-6、表 16-7 所示。

表 16-6　新技术应用计划

序号	计划名称	应用目的
1	填充墙采用轻质砌体	杜绝黏土的消耗
2	建筑企业管理信息化技术	提高现场管理水平

序号	计划名称	应用目的
3	自动化办公技术	提高沟通效率
4	外墙防火保温材料	降低成本时提高防火性能
5	钢结构与混凝土组合结构技术	提高施工效率，节约材料
6	建筑节能和环保应用技术	节能、环保
7	利用 BIM 技术策划施工组织	指导施工可行性提高
8	基坑施工封闭降水技术	节水、环保
9	基坑施工降水回收利用技术	节水、环保
10	预制砂浆技术	节材、环保

表 16-7 方案优化计划

序号	方案优化计划名称	优化目的
1	高排架施工方案	使用顶托加双钢管形式，减少排架间距，节约材料损耗
2	大临施工方案	采用可重复使用集装箱，节约材料
3	优化新工程桩排布尽量避开老桩基	减少土体扰动及固体废弃物的产生，节约能源损耗
4	临水、临电方案	采用河浜水沉淀后，作为冲洗设备、冲洗道路使用，节约水资源

16.2.2 节材与绿色建筑材料的利用

1）临时设施的重复利用

施工临时用房采用可以重复使用的集装箱，现场围墙采用加气空心混凝土砌块。在符合总平面布置要求的前提下，充分利用空闲场地做材料堆场，利用可回收再利用的材料进行场地硬化。

2）施工过程中（基础、主体、装修个分项分部阶段）废弃物的减量化和措施

（1）钢筋节材率及废料的减量化和措施

施工现场实行限额领料，统计分析实际施工材料消耗量与预算材料的消耗量，有针对性地制订并实施关键点控制措施，提高节材率；钢筋损耗率不宜高于预算量的 2.5%。

利用电脑放样，提高原材的使用率，即将整个工程的钢筋通过电脑放样进行合理搭配使用。纵向钢筋加工，尽可能采用定尺钢筋；对非定尺纵向钢筋，采用闪光对焊，定尺剪断加工方法。

（2）木方、模板废料的减量化和措施及综合利用

本工程对木方、模板减量化有以下措施：编制专项模板设计方案，绘制节点图，优化模板的下料；模板加工堆放、安拆；模板脱模剂使用，建立严格的管理验收制度；利用废旧模板封闭后浇带，废旧竹胶板作为后浇带盖板；利用配模用模板条作为后浇带模板兼钢筋定位用；利

用边角模板制作构造柱、圈梁、地梁、压顶梁模板用；利用边角料模板作为邻边防护、外架的踢脚板使用；利用废旧模板作为临边洞口的封闭用；短旧木方采用齿接胶粘方法，代替背楞使用。现场设置短旧木方回收和齿接胶粘加工区。

（3）贴面类材料的节材措施

贴面类材料在施工前应进行总体排版策划，减少非整块材的数量。利用电脑排版，尽量减少切砖。

（4）工地实行限额领料

施工现场对所有进场材料建立采购台账、管理台账。根据施工进度优化采购计划，并实行工地限额领料制度，确保材料消耗降至最低。施工用的下脚料随时回收，分类存放，再利用。每月由项目物资部计算材料消耗量、节约率报表，公司总部突击核查材料使用情况，奖罚到人。

3）建筑废弃物的减量化和措施

（1）建立可回收物资清单并制订回收管理办法

施工现场应建立可回收再利用物资清单，制订并实施可回收废料的回收管理办法，具体办法如下：

针对施工现场的各种使用材料的种类，建立可回收再利用的物资清单，并将责任目标分解。

根据每个施工班组所使用的材料，对劳务班组使用材料的回收利用给予一定的奖励措施，并写进劳务承包合同，以提高一线操作人员对回收材料的利用效率。

项目部将回收物资目标分解到项目部管理层的各个岗位，并制订管理制度，督促其积极落实可回收各类物资，且作为正式员工的考核内容之一。如图16-3所示。

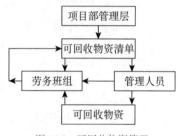

图16-3 可回收物资管理

（2）办公用品、小型五金等的存放管理与回收利用

对打印机墨盒、复印机墨盒、硒鼓、色带、电池及涂改液等办公用品应实现以旧换新，以便于废弃物的回收，并尽可能由厂家回收处置。应建立保持回收处置记录。

可回收再用的一般废弃物须分类收集，并交给废品回收单位。如能重复使用的尽量重复使用（如双面使用废旧纸张、钢筋头再利用等）。

对钻头、刀片、焊条头等一些五金工具应实现以旧换新，同时保留回收记录。

4）钢筋的充分利用

为减少材料损失，增加钢筋的利用率，本项目对较长的废料通过对焊连接使用。利用短的废旧钢筋焊接马凳及吊模部位的支撑马凳，柱钢筋定位框、水沟篦子等；钢筋废料用无齿锯切割，端头涂刷防锈漆，用于混凝土剪力墙截面尺寸定位使用；部分废料通过焊接搭接，用作砌体工程的拉接筋、构造柱、圈梁植筋等；在钢筋加工制作区内，设置专门的钢筋废料加工区。

5）支撑混凝土的回收措施

支撑凿除的混凝土外运场地，由第三方专业公司进行破碎回收，加工成C15等低级配混凝土用于临时道路等铺设。

16.2.3 节水与水资源利用

1）节水与水资源利用目标

生活用水节水器具配置比率达到 100%，万元产值用水量指标控制在 4 m^3。

2）用水计量管理

分包施工单位进场前，应在合同中明确施工用水的消耗量，并需要设置相应水表，接受总包的统一管理。

实行用水计量管理，严格控制施工阶段的用水量。在项目部的办公区、生活区、施工生产区分别装设水表，以达到施工生产区、办公生活区用水分别计量，将用水量控制目标细化，以使各功能区控制水量的使用。

及时收集施工现场的用水资料，并做到与各个施工阶段的有机结合，建立用水节水统计台账，并进行分析、对比，提高节水率。按"能源计量网络图"（图 16-4）每月一次填写台账，每季度考核一次节能效果，与奖罚挂钩。

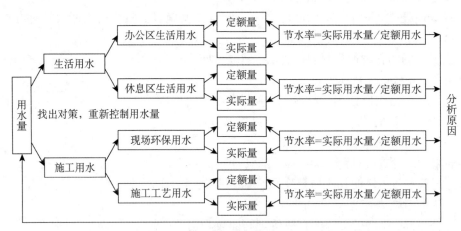

图 16-4　用水量计量网络图示意

建立用水台账及水表记录。按照项目部的用水规定，以月为单位安排专人登记记录每个功能区水表的读数及总水表读数。做好横向对比及纵向对比，明确用水动态变化趋势。

做节水宣传动员。针对用水量较大的施工生产区、办公生活区等用水部门召开专题会议，倡导节约用水，并学习项目部临时用水管理规定。同时在厨房、卫生间、食堂、洗衣房、开水间及施工现场等用水部位张贴节约用水宣传标语，倡导节约用水，实施绿色施工。

3）节水型设备的应用

现场节水型设备的应用主要体现在以下几方面：现场铺设与施工用水、生活用水相匹配的管网。施工现场生产、生活用水使用节水型生活用水器具，在水源处应设置明显的节约用水标识；盥洗池、卫生间采用节水型压力阀门、900 转角水龙头；小便器采用节水型手动冲便器；大便器采用低水量冲洗便器或缓闭冲洗阀等。

4）食堂洗菜水、洗澡水的综合利用

本工程的施工劳动力数量较为集中，因此其食堂、淋浴洗澡用水量非常大，如何做好洗澡用水的循环重复利用是节水的关键点之一。因此，在进行生活区的总平面布置时，综合考虑食堂、淋浴房、厕所与化粪池的布设，使其部分废水流向按如下次序运行：食堂、淋浴房→厕所→化粪池。并流通便池，利用部分洗澡用水冲洗厕所小便池及大便池，已达到水资源重复利用的目的。

5）循环水利用

循环水的利用主要体现在：用河浜水沉淀后进行洗车以及道路冲洗；施工现场设置废水回收设施，对废水进行回收后循环利用；冲车池及洗车池设沉淀池及清水池，对洗车、冲车污水进行重复循环利用。

6）基坑降水及雨水的综合利用

现场设置雨水收集系统，利用场地内三级沉淀池（沉淀池、蓄水池、水泵），拟收集施工区内地表雨水及部分场外地表水，经过沉淀过滤后作为洗车、绿化、养护用水、现场消防用水和防扬尘用水。

在基坑周边设砌体或钢筋混凝土排水沟（截面尺寸 500 mm×700 mm，内侧抹防水砂浆），沟上设钢筋篦子以防杂物进入沟内。排水沟按 5‰坡度经泵流向沉淀池。

将基坑降排水产生的地下水以及下雨时产生的雨水收集到沉淀池内，经沉淀后汇入蓄水池，在蓄水池设抽水泵，经相应的管网送至冲车台和厕所，供冲洗车辆和冲厕用。

7）混凝土养护节水措施

本工程使用了大量的混凝土，因而需要使用大量的水对其进行养护，针对混凝土养护，我们制订了以下节水措施：施工工艺采取节水措施。底板混凝土采用包裹塑料布养护；墙体采用混凝土养护剂或喷水养护，节约施工用水。

16.2.4　节能与能源利用

1）优先使用国家、行业推荐的节能、高效、环保的施工设备和机具

施工临时用房采用集装箱，门窗均采用保温门窗；办公及生活电器设备，多采用有绿色环保标识的电器设备，最好是变频电器；室内照明采用新型节能荧光灯，办公室照明做到人走灯灭；现场公共走道部位采用声控延时开关。施工人员宿舍区设置智能光感应开关控制柜，控制照明的使用时间，杜绝长明灯。

施工中，大型施工设备宜选用变频技术电机类设备、变档技术的动力设备等。机电安装采用节电型机械设备，如逆变式电焊机和能耗低、效率高的手持电动工具等，以利节电。机械设备宜使用节能型油料添加剂，在可能的情况下，考虑回收利用，节约油量；现场机械设备的设置必须与工作内容相匹配，严禁"大马拉小车"现象以及大功率施工机械设备低负载（空负荷）长时间运行。

建立施工机械设备管理制度，开展用电、用油计量，完善设备档案，及时做好以下工作，使机械设备保持低耗、高效的状态：

（1）施工机械设备应建立按时保养、保修、检验制度。

（2）施工机械宜选用高效节能电动机。

（3）220 V/380 V 单相用电设备接入 220 V/380 V 三相系统时，宜使用三相平衡。

（4）合理安排工序，提高各种机械的使用率和满载率。

（5）办公用纸双面使用，以提高利用率；办公书写笔采用黑色（因为用黑色书写的纸可以回收）。

2）规定合理的温、湿度标准和使用时间，提高空调和采暖装置的运行效率

控制办公区域空调使用时间，即：夏天气温超过 30℃；冬天气温低于 5℃时使用空调；控制办公区域空调使用温度，即：夏季室内空调温度设置不得低于 26℃，冬季室内空调温度设置

不得高于 19℃；空调运行期间应关闭门窗；室外照明采用高强度气体放电灯。

3）绿色建筑材料的使用

除业主指定材料外，进口和国产的同一类材料，选择综合性价比较优的国产材料；外省与本地产的同一类材料，选择综合性价比较优的本地材料。所使用的至少 70% 重量的建筑材料和产品是在 500 km 范围内提取、冶炼和制造。使用快速再生材及产品（生长期少于 10 年的植物）。

与设计和业主协商，尽可能多采用节能建筑材料，如：节能墙体材料、节能保温材料、节能防水材料（自黏型防水卷材）、节能门窗等。拒绝使用国家规定淘汰的费能材料与设备。

4）实行用电、用油（汽油、柴油）、用气计量管理

（1）用电计量管理措施

分包施工单位进场前，应在合同中明确施工用电的消耗量，并需要设置相应电表，接受总包的统一管理。

严格控制施工阶段的用电量。必须装设电表，生活区与施工区应分别计量，用电电源处应设置明显的节约用电标识，提高施工人员的节电意识。

施工现场应建立照明运行维护和管理制度，及时收集用电资料，建立用电节电统计台账，提高节电率。施工现场分别设定生产、生活、办公和施工设备的用电控制指标，定期进行计量、核算、对比分析，并有预防与纠正措施。

（2）用油（汽油、柴油）计量管理措施

分包施工单位进场前，应在合同中明确施工用油（汽油、柴油）的消耗量，并需要设置相应表具，接受总包的统一管理。

严格控制施工阶段的用油（汽油、柴油）量，建立用油设备台账。用油场所应设置明显的节约用油标识，提高施工人员的节电意识。

施工现场应建立用油管理制度，及时收集用油资料，建立用油节油统计台账，提高节油率。

（3）用气（煤制气、天然气）计量管理措施

分包施工单位进场前，应在合同中明确施工用气（煤制气、天然气）的消耗量，并需要设置相应表具，接受总包的统一管理。

严格控制施工阶段的用气（煤制气、天然气）量，建立用气设备台账。用气场所应设置明显的节约用气标识，提高施工人员的节气意识。

施工现场应建立照用气管理制度，及时收集用气资料，建立用气节气统计台账，提高节气率。

16.2.5　节地与施工用地保护

1）临时用地指标

禁止使用黏土砖；平面布置尽量减少临时用地面积，充分利用原有建筑物、道路等。临时设施占地面积有效利用率不低于 90%，其中办公用房、宿舍满足 4 m²/ 人的使用要求。场内绿化面积不低于临时用地面积的 5%。

根据施工规模及现场条件等因素合理确定临时设施，如临时加工厂、现场作业棚及材料堆场、办公生活设施等的占地指标。临时设施的占地面积应按用地指标所需的最低面积设计。

要求平面布置合理、紧凑，在满足环境、职业健康与安全及文明施工要求的前提下尽可能减少废弃和死角，临时设施占地面积有效利用率大于 90%。

2）临时用地保护

为了保护临时用地,应该对深基坑施工方案进行优化,减少土方开挖和回填量,最大限度地减少对土地的扰动,保护周边自然生态环境。

红线外临时占地应尽量使用荒地、废地,少占用农田和耕地。工程完工后,及时对红线外占地恢复原地形、地貌,使施工活动对周边环境的影响降至最低。

利用和保护施工用地范围内原有绿植。对于施工周期较长的现场,可按建筑永久绿化的要求,安排场地新建绿化。场内绿化面积不低于临时用地面积的 5%。

3）施工总平面布置

施工总平面布置应做到科学、合理,充分利用原有建筑物、构筑物、道路和管线为施工服务。施工现场搅拌站、仓库、加工厂、作业棚及材料堆场等布置应尽量靠近已有交通线路或即将修建的正式或临时交通线路,以缩短运输距离。

临时办公和生活用房应采用经济、美观、占地面积小和对周边地貌环境影响较小,适合于施工平面布置动态调整的多层轻钢活动板房、钢骨架水泥活动板房、集装箱等标准化装配式结构。生活区与生产区应分开布置,并设置标准的分隔设施。生活区、施工区间隔墙采用可重复利用的钢网围挡。

施工现场道路按照永久道路和临时道路相结合的原则布置。施工现场内形成环形通路,减少道路占用土地。

临时设施布置应注意远近结合,努力减少和避免大量临时建筑拆迁和场地搬迁。

第十七章　室外总体施工

本建筑为多层医院建筑，集门诊、科研、检查和治疗功能于一体。室外雨污水排水管采用HDPE双壁缠绕塑料排水管，管径分别为DN200、DN300、DN400、DN500和DN600五种规格，采用承插连接。道路、人行道、广场下塑料管坞膀采用中粗沙回填管顶以上30 cm，其他采用中粗沙回填至管中，道路上排水管覆土＜700 mm，采用外包10 cm素混凝土保护措施。

园区道路宽度分别为10 m、7 m、5.5 m、4.05 m。本院区道路为沥青混凝土路面。机动车道路做法：（从上到下）40 mm厚中粒式沥青混凝土面层；80 mm厚粗粒式沥青混凝土面层。200 mm厚C25混凝土现浇板，内配 Φ12@200 双层双向钢筋网；混凝土现浇板，板宽度同道路，纵向每6 m设分仓缝，缝宽20 mm，钢筋不得连接；300 mm厚天然级配碎砾石，分两步夯实；分层压实回填层或老土层。

17.1　室外总体施工概况

在本项目室外总体施工中，以回填土施工、质子区南侧道路施工、室外雨污水管施工为重点难点。

1）回填土施工

本工程基坑围护采用一级大放坡＋重力坝形式，导致回填土方量多达7万 m^3，主要分为一级大放坡区域和质子区南侧区域。一级大放坡区域土方回填厚度为2.5 m，回填方量为4.6万 m^3。质子区南侧区域回填土厚度为7.3 m，回填方量为2.4万 m^3。如图17-1、图17-2所示。

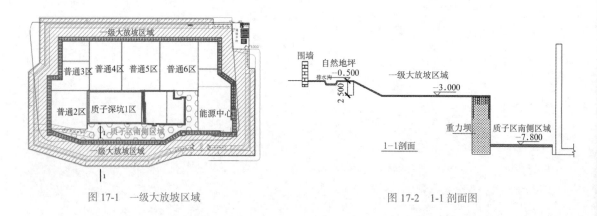

图17-1　一级大放坡区域　　　　　　　　　　图17-2　1-1剖面图

2）质子区南侧道路施工

因后期质子区需进行配合质子设备吊装，质子设备吊装后期需采用500 t汽车吊进行吊装。为满足设备吊装要求，该部位道路需加强处理及增加汽车吊吊装进出场路线。如图17-3、图17-4所示。

3）室外雨污水管

采用HDPE双壁缠绕塑料排水管，管径分别为DN200，DN300，DN400，DN500和DN600

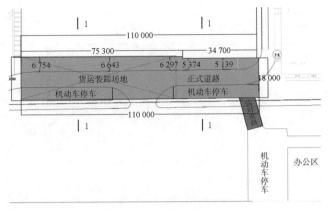

图 17-3 质子区南侧道路施工图

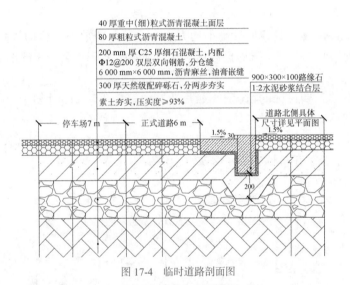

图 17-4 临时道路剖面图

五种规格，采用承插连接。道路、人行道、广场下塑料管坞塝采用中粗沙回填管顶以上 30 cm，其他采用中粗沙回填至管中，道路上排水管覆土 < 700 mm，采用外包 10 cm 素混凝土保护措施。检查井采用成品塑料检查井，DN = 300 时采用 Φ700 成品塑料检查井，DN400 ～ DN600 时采用 Φ1 000 成品塑料检查井。井盖采用铸铁材料，成品塑料检查井施工安装采用国标图集 08SS523，虹吸雨水出户第一个窨井需钢筋混凝土雨水井。当成品塑料检查井碰到多根管道时，采用钢混凝土或砖砌窨井。基地双丁路、合作路设有接纳本工程雨水的市政雨水管道接驳口；合作路设有接纳本工程污水的市政污水管道接驳口。

17.2 回填土施工方案

本工程回填土共分 2 大区域，结合现场实际情况，对不同区域采取不同的质量保证措施。

1）一级大放坡区域

大多为正式道路及绿化带，主要措施为：

（1）分层厚度调整为先后顺序按照 1.5 m，0.5 m，0.5 m，面层 0.5 m 土方待风干后再采用大型挖机（约 40 t）进行压实。如图 17-5 所示。

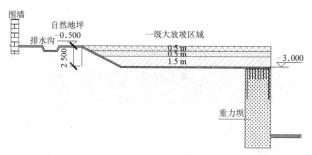

图 17-5　一级大放坡区域回填土施工图

（2）回填土标高抬高 0.3 m，用于弥补回填土的沉降差，确保回填标高。

（3）利用正式道路基础布设钢筋混凝土施工便道，通过大型工程车辆（混凝土搅拌车、土方车等大型车辆）反复、长期的碾压来提高土体密实度。

（4）本工程总体雨污水管道底标高平均为 −2.7 m，一级放坡平台面标高为 −3.0 m，总体雨污水管道施工时，土方开挖至管底标高后利用挖机夯实管道底部 0.3 m 的土方，夯实后再进行雨污水管施工。

（5）在不影响总工期目标的情况下，延后正式道路施工时间，计划于 2016 年 10 月，届时土体自身养护时间达 8 个月。

（6）在道路土方养护的 8 个月期间，按照 30 m 间距设置沉降观测点（图 17-6），了解路面沉降情况，监测频率控制在每周不少于 2 次。

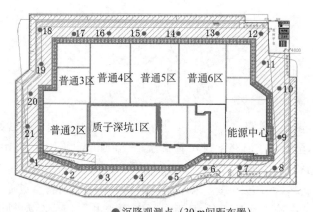

●沉降观测点（30 m间距布置）

图 17-6　沉降观测点位图

2）质子区南侧区域

大多为质子设备吊装场地，主要措施为：

（1）分层厚度调整为 1 m，面层 0.5 m 土方待风干后再进行压实。

（2）回填土回填至 0.000 标高，−3.00 m 以上的土方用作堆载预压，堆载 3 个月后，将 −3.000 m 土方挖出重新按照 0.6m 厚度分层夯实回填。

（3）回填至 0.00 标高后，采用水冲法对土体进行加固。范围内设置若干口小深井降水装置，有效范围为 150 m²/ 口井，现场按照 120 m²/ 口井进行布置。布设完成后对周边土体进行冲水，利用小深井进行抽水，反复操作，每 3 d 冲水 1 次，持续 6 个月。

（4）堆载时间期满，上部土方进行挖出处理，同时对−3.00 m以下土体进行取芯检测（图 17-7），若满足设计要求后再进行后续施工。若不满足要求，采取套桩法进行土体加固，采用直径 200 mm 钢套管挤压入土体内，拔出套管后采用 C20 混凝土立即浇筑完成或石灰桩进行加固。因本工程雨污水管均在−3.00 m 标高以上，故套桩法不影响雨污水管施工。

（5）在堆载预压期间设置沉降观测点，对土体沉降情况进行监测，监测频率控制在每周不少于 2 次。

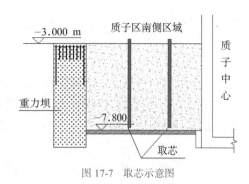

图 17-7　取芯示意图

17.3　室外雨污水施工方案

本工程表层场地已全部混凝土硬化，原地表标高 4.3～4.9 m，呈东高西低走向，地下水位 3.3 m。根据现场要求对总体场地进行平整至绿化要求后（比室外标高低 30 cm，约等于绝对标高 4.000 m），基槽开挖深度较浅，雨污水管道开挖深度在 0.85～2.5 m。考虑到雨污水管道标高相差不大，间距较小，故安排同沟同步开挖，开挖宽度按埋地硬聚氯乙烯排水管道工程技术规程要求，沟槽槽底净宽度按管径加 0.6 m 选用，故本工程的开挖宽度为 1.9～2.5 m（考虑窨井）。考虑到相关情况，本工程采用的沟槽断面形式为直槽，边坡采用木撑板支护。

1）沟槽开挖及排水

沟槽采用放坡开挖，挖土采用机械和人工结合的方法施工。为防止扰动槽底土层，机械挖除控制在距槽底土基标高 20～30 cm 处采用人工挖土、修整槽底。沟槽挖土堆放在沟槽侧边 3 m 外，堆土高度不得超过 1.5 m，以减少沟槽壁的侧压力。为保证槽底土的强度和稳固，施工时不得超挖，也不能扰动；当发生超挖或扰动时，必须按规程进行地基处理。

当基层土质为垃圾或淤泥时，应进行清除，并用砂石料或碎石回填至设计标高，然后再夯实（密实度不小于 90%）。

沟槽排水根据当地水文、气象等资料，管道施工期间为多雨季节，且槽底位于地下水位下，故在沟槽底两侧设置排水明沟，确保沟槽内无水施工，并在检查井位置设置排水井集中排水。

2）基础施工

根据现场土质状况和设计要求，管道采用中粗砂回填管顶以上 30 cm。管道基础支承角 2a 依上海市基础地质条件按软土地基选用 180°。管道基础在接口部位的凹槽，在铺设管道时随铺随挖，凹槽长度按管径大小采用一般为 0.4～0.6 m，凹槽深度宜为 0.05～0.1 m，凹槽宜为管外径的 1.1 倍，在接口完成后即用砂回填密实。

3）管道安装及连接

管道安装采用人工安装。本工程槽深最深约为 3.7 m，采用人工抬管入槽。承插口管安装，其插口插入方向应与水流方向一致，由低点向高点依次安装。

管道接头采用弹性密封圈柔性接头。连接前应先检查胶圈是否配套完好，确认胶圈安放位置及插口应插入承口的深度。接口作业时，应先将承口（或插口）的内外工作面用棉纱清理干净，不得有泥土等杂物。

雨季施工时应采取防止管材漂浮的措施，可先回填到管顶以上一倍管径的高度；当管道安装完毕尚未还土而遭到水泡时，应进行管中、轴线和管底高程的复测和外观检查，如出现位移、漂浮、拔口现象，应返工处理。

4）检查井安装

考虑到本工程的工期要求和上海地区的土质特点，施工时用挖机将成品塑料井吊运至开挖窨井基坑。安装前必须对安装的材料进行检验和试验，合格后方可使用。安装前必须检查基底的尺寸、高程及底板垫层强度是否符合要求。

（1）与垫层相接的井面应先清扫，并用水冲刷干净。

（2）安装前应根据所放井位线，摺底确定法安装。

（3）安装时，井筒、井座应连接到位，不得有水平向通缝，灰缝宽度符合规范标准。

5）闭水试验

本工程中污水管道，回填土前应该采用闭水法进行严密性试验。

试验管段按井距分隔，带井试验。在浇筑管座 2 d 后，便开始闭水。

管道闭水试验水头应符合下列规定：

（1）当试验段上游设计水头不超过管顶内壁时，试验水头应以试验段上游管顶内壁加 2 m 计；

（2）当试验段上游设计水头超过管顶内壁时，试验水头应以试验段上游设计水头加 2 m 计；

（3）当计算出的试验水头小于 10 m，但已超过上游检查井井口时，试验水头应以上游检查井井口高度为准。

试验按《给水排水管道施工及验收规范》（GB 50268—2008）第 10.3 节方法进行，验收标准按《市政排水管渠工程质量检验评定标准》执行。具体做法如下：

（1）管道安装及检查井全部完成后即可进行闭水试验。

（2）闭水试验的水位，应为试验段上游管道内顶以上 2 m；如上游管道内顶水位由于井室限制＜ 2 m（但不得＜ 0.5 m）时，其允许渗水量可按：

$$水位 ＜ 2\ m\ 的允许渗水量 = \sqrt{\frac{H}{2}} \times 标准中相应表格内的允许渗水量$$

式中　H 为上游管内顶至试验水位的高度（单位为 m）。

（3）闭水试验应在管道与检查井灌满水经过 24 h 后再进行。

（4）对渗水量的测量时间≮ 30 min。实测渗水量按下式计算：

$$q = W/(T \cdot L)$$

式中　q——实测渗水量［L/（min·m）］；

　　　W——补水量（L）；

　　　T——观测时间（min）；

　　　L——试验段长度（m）。

允许渗水量：

$D = 1\ 200, 70\ m^3/（d \cdot km）$；$D = 1\ 500, 93\ m^3/（d \cdot km）$。

第十八章 室内装饰工程施工与管理

室内装饰工程作为质子治疗中心项目施工阶段的后期,项目部运用科学的技术措施,合理的现场施工安排,为质子治疗中心项目的建设画上一个完美的句号。

18.1 室内装饰工程概况

18.1.1 室内装饰工程简述

本工程由集门诊、质子治疗与科研、检查等功能于一体的质子治疗中心及其附属用房能源中心组成。

1)质子治疗中心

主体地上三层、地下一层,共四个楼层,总建筑面积为 2.3 万 m^2。功能布局由质子治疗、电子治疗及其配套检查定位用房、核医学检查、门诊医技、科研、培训交流及后勤管理等部分组成。在装饰效果上,采用简洁明了的风格,用简洁的材质组合来实现丰富的视觉。通过用不同色系的颜色,将各功能区进行有效划分,在颜色的选择上选用了柔和的色系,减少对人视觉上的冲击,以达到减轻病人的恐惧感和减少患者入院时的紧张感,营造出轻松、温馨的氛围空间。

质子治疗中心主要使用功能分布如表 18-1 和图 18-1 所示。

表 18-1 质子治疗中心楼层功能分布

楼层	主要使用功能
地下一层	质子放射治疗、核医学检查、公共休息
一层	门诊、科研、常规检查
二层	办公、后勤管理
三层	培训交流

2)能源中心

主体地上二层,地下一层,总建筑面积 3 029 m^2,是质子医院的心脏和动力来源。建筑独立设置在质子中心东侧,地下一层与质子中心联通(设有连接通道),便于设备的维护,地上部分分离。能源中心装饰风格相对简单统一,墙地面多采用白色涂料,地面也多使用灰色高级地坪漆,具有美观耐磨、耐腐蚀、便于清扫的优点,有利于医院的日常设备维护保养及调校。如图 18-2 所示。

各区域内房间根据使用功能性,确定房间的装修终饰面如表 18-2 所示。

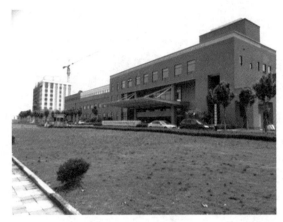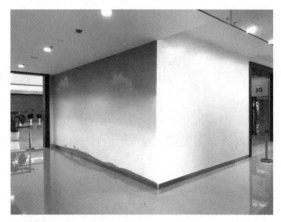

图 18-1　质子治疗中心

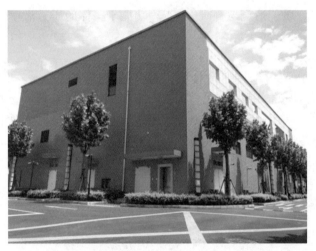

图 18-2　能源中心

表 18-2　质子治疗中心和能源中心内装修终饰面表

房间类型	墙面	顶面	地面	踢脚
管理用房	乳胶漆	石膏板	PVC 地板	拉丝不锈钢
医疗用房				PVC 踢脚线
1 层大堂			玻化砖	—
1 层公共走道			地砖	拉丝不锈钢
B1 层、2 层、3 层公共区域	乳胶漆	石膏板	PVC 地板	拉丝不锈钢
强电、弱电、水间	防霉涂料		地坪漆	地坪漆
空调机房	吸音岩棉板	吸音岩棉板	地坪漆	地坪漆

18.1.2　室内装饰工程的难点及应对措施

1）楼层高度大，管道密集，吊顶施工难度大

由于质子治疗中心项目的管道情况复杂多样、种类繁多，因此该建筑的结构层高在 6 m 左右；而装饰吊顶的高度为 3 m，中间有超过 3 m 的空间，按照施工规范的要求，需要设置反支撑，防止吊顶向上变形。

考虑到吊顶内的复杂情况及施工规范要求，在与设计、业主讨论后决定吊顶内设置检修转换层，并在转换层上设置马道，连通至附近的设备。吊顶内安装的大部分管道及设备安装在转换层上方，便于后期维修保养。如图 18-3 所示。

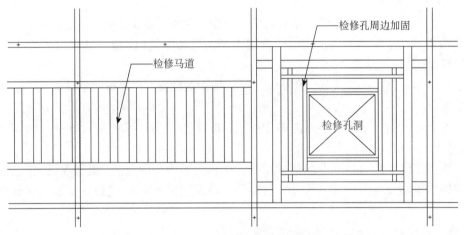

图 18-3　设备检修转换层平面示意图

解决了吊顶反支撑问题后，为了能更合理布置装饰轻钢龙骨基层，与各专业管道统一协调。在机电、通风、给排水等专业的综合管线布置的 BIM 建筑三维空间模型的基础上，结合过往施工经验及规范要求，对装饰吊顶的吊筋、主副龙骨等隐蔽内容做合理布置，以满足水、电、风等专业的管道设备的布置和现场施工的需要。遇到无法排布的区域，与机电安装部协调解决。通过将平面图纸（二维图纸）转换成三维模型（图 18-4）的方式，找出平时容易忽视的地方，在装饰施工的策划和准备

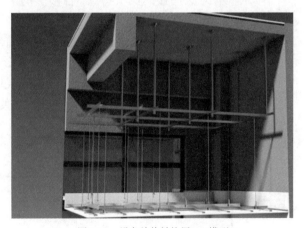

图 18-4　设备检修转换层 3D 模型

阶段就先行查找并解决这些问题，达到避免返工、缩短工期、提高工效的作用。

2）建筑内部空间布局复杂、多专业同步施工，交叉作业多

在进入装饰阶段后，由于项目的特殊性，造成同步施工的单位较多，有大量工作存在交叉作业的情况。为了确保工程的整体质量和安全，做如下安排：

在正式进入装饰阶段前，召集所有本工程的施工单位（不仅限于强电、弱电、通风、消防、电梯）召开全专业协调会，明确各单位各自的施工界面，防止因施工界面不清引起的等、窝、

返工现象。

在施工过程中,每周定期召开工程协调会,将施工现场遇到的问题在会议上进行统一的协调解决。根据不同阶段各专业单位施工进度,统筹安排各楼层场地使用平面布置。对每个进场施工单位的材料机械仓库、临时配电箱、材料堆放点等按统一的原则设置,并统一绘制临时设施图,统筹安排动态的管理场地使用。

合理规划各单位材料进场时间。堆放占用施工平面多的材料,根据施工现场的进度情况、需求量制订运送进场时段、线路,保障供应及时有效。材料安排在施工使用前的 2~4 d。在中庭玻璃顶棚安装前,将地下一层使用的大件材料借塔吊先通过中庭区域送至施工区域,避峰进场。

3)质子区地面管线多,架空地板铺设难度大

质子区的设备技术厅,是质子治疗设备、机柜、管线大量集中的区域,不仅仅是吊顶里,地面上也布置有大量管线。大量的地面管线上再铺设架空地板,极易造成地板支架与管道相互碰撞和难以避让。

为了架空地板施工一次成活,确保未来运营维护的便捷,在排布架空地板前,综合考虑以下两个方面:

(1)综合设计意见、施工平面图(机电设备布置)、设备厂家的意见等多方因素,确定架空地板的技术规格和承重要求;

(2)结合二维平面图和三维 BIM 模型确定地面安装管道的走向,根据现场实际空间尺寸,用以确定架空地板支架的位置及大小(主要是与地面连接部分),使得支架有效避让管道,避免返工。

4)建筑房间数量、类型众多,装饰效果不一

本工程有着医用楼的典型特点,各楼层的房间数量较多,单质子治疗中心地下一层就拥有 150 多间房间。

根据设计图纸,对建筑内所有的房间进行梳理,根据房间使用功能、装饰饰面找出其中的规律,并根据规律开始归类整理。将归类后形成的文件向施工班组进行交底,明确做法。制作了房间用料表(图 18-5)张贴每个房间、区域内,表中明确墙、顶、地六面体的终饰饰面、地面完成面高度、吊顶完成面高度等信息,使得每个进入该区域的人员能立刻知道饰面做法。

楼层:地下一层　　　房间名:模型库房

使用部位	材料名称	物料及颜色	标高(高度)
地面	PVC 地板	RB—01	±0.000
墙面	乳胶漆	PT—01	/
天花	吸音岩棉板	ARB—03	+3.000
踢脚	拉丝不锈钢	MT—01	高 100 mm

图 18-5　房间用料表

18.2 室内装饰工程技术管理

兵马未动,粮草先行。技术管理对于整个项目而言,就是粮草,技术管理是整个项目管理的重点之一。在装饰施工中,涉及建筑的最终效果,对于设计图纸的优化及安装综合点位的优化工作尤为重要。

18.2.1 图纸的现场优化

1)优化图纸管理

在收到设计图纸后,由项目经理组织技术施工部门结合现场实际情况,对图纸、资料进行反复研究,根据以往的施工经验,整理出设计不合理的地方,编制成图纸问题清单,会同业主及设计院协商调整。

(1)编制优化图纸问题清单,召开图纸深化协调会议,并做好设计交底;

(2)根据优化图纸问题清单,结合现场施工进度,编制图纸优化计划表,使图纸优化工作不影响现场施工;

(3)与业主、设计院配合制订深化图纸的审阅流程,实现优化图纸的流程标准化(图18-6),其中黑色线路为回复意见,红色线路为提交意见线路;

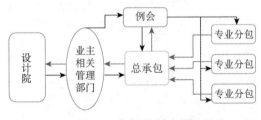

图18-6 优化图纸流程图

(4)统一的图纸规范,统一的图纸节点,统一的优化图纸版本管理;

(5)与机电图纸综合审核管理,严格实现图纸流转制度。

2)优化图纸过程中注意的问题

在优化图纸的过程中,在明确流程的情况下,仍有一些问题值得引起重视,避免影响到工程的进行,具体如表18-3所示。

表18-3 优化图纸过程中注意的问题

序号	问题	后果	措施
1	各专业分包深化图纸自行找业主签字确认	各分包施工图纸不统一	未经总承包提交确认的图纸不予以认可施工
2	深化图纸未经各相关单位流转确认	现场施工与各相关单位冲突	严格实行图纸报审流转制度
3	相关单位深化图纸审核时间延误	耽误工期	勤发文,并直接与相关单位沟通
4	深化图纸批复后未做单独图纸留存	图纸版本紊乱,现场施工依据不一	设置专用的深化图纸留存柜,做好图纸存档登记

3）图纸优化方案

（1）防火卷帘增加压簧

现在建筑内使用的防火卷帘多为双轨式，但在防火卷帘动作时，有时由于电机出现不同步问题，会造成防火卷帘底轨无法保证在一个平面上上升，如此长久使用下，容易造成电机损毁以及吊顶的损坏。因此在制作防火卷帘底部装饰板时，在铝板的连接处增加几组压簧（图18-7）。优化后，在防火卷帘上升时，由于有压簧的存在，起到一定缓冲作用，使得不会直接挤压吊顶饰面，避免吊顶的损坏。

（2）吊顶设置检修马道

由于质子治疗中心的结构层高达到6 m，根据规范要求需设置反支撑，防止吊顶向上变形。在考虑到吊顶内机电、通风、给排水等专业的管道密集，为了便于安装单位施工及后期维护，在检修口的上方增设马道爬梯，连接至制作设置的检修转换层钢架，并在转换层钢架上制作马道连接至检修设备。如图18-8所示。

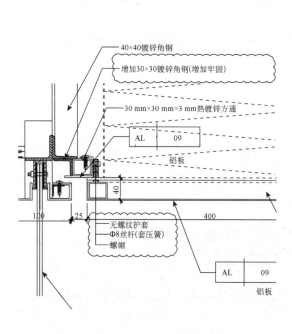

图18-7 优化图纸流程图

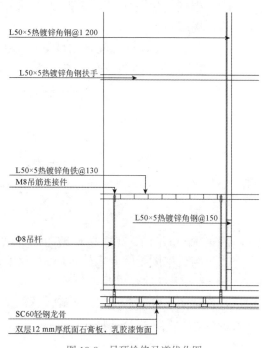

图18-8 吊顶检修马道优化图

（3）卫生间门槛石优化

医院内卫生间使用者除了医护人员外，多为体弱者，步履不会很大，卫生间按常规设置15 mm落差，容易绊到，且不便于轮椅的通行。鉴于此，将质子中心内的卫生间的门槛石进行方案优化，设置一个倒角斜坡，既方便了病人的通行，又避免了卫生间内积水倒翻的尴尬局面。如图18-9所示。

18.2.2 机电、消防、通风综合点位的优化

机电、消防、通风等各安装专业与装饰施工而言是个独立的系统，但它们与装饰施工又有着藕断丝连的联系，影响到装饰吊顶的高度及装饰整体的美观。因此，在装饰施工中，合理布置综合点位是一项很重要的工作。

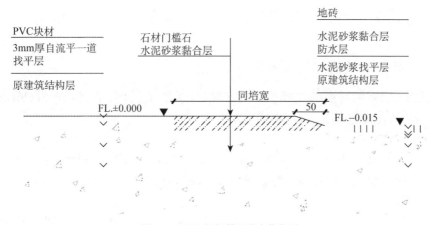

图 18-9 卫生间门槛石节点优化图

目前的医院项目中，吊顶上的水、电、风专业的管道错综复杂，质子治疗中心作为一家专科治疗医院，相较其他类型的医院，管道情况更为复杂、密集。除了风口、喷淋、火灾报警、广播和监控等以外，还有用于检修口等较大的设施，使得吊顶上的点位布置情况更为复杂，给合理布置带来一定难度。如图 18-10 所示。

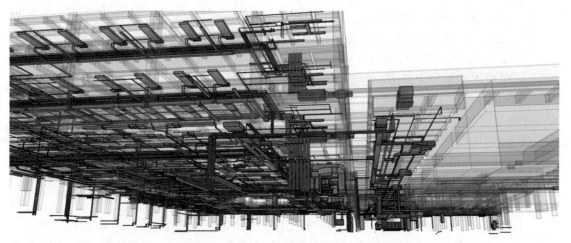

图 18-10 质子治疗中心管道模型

调整综合点位时有几点布置原则需要注意：
① 所有的点位必须反映出来；
② 点位的布置必须符合规范的要求；
③ 相邻同一轴线位置的点位尽量布置在同一条直线上；
④ 同种类型设备点位尽量等距离布置；
⑤ 走道区域的点位如无特殊情况，居中布置在一条直线上。

根据以上 5 点布置原则，利用安装工程综合管线 BIM 模型，结合装饰图纸信息及施工经验，考虑到照度、美观、使用等因素，对机电、消防、通风等专业的综合点位进行适当调整。并在吊顶的适当位置设置检修口，使得检修口对吊顶整体的美观影响降到最低。

18.3 室内装饰工程施工管理

18.3.1 室内装饰工程四化管理措施

以建造优质工程为目标，在重视结果的同时要强调过程控制，在过程中做到图纸标准、材料成品、现场整洁和管理可视，确保现场施工有序。

1）施工图纸标准化

根据设计图纸，结合施工现场实际情况，对设计图纸进行优化、深化工作，主要包括洁具定位、墙地砖排版、机电末端点位的综合排布及通用节点图等。

（1）现场测量、放线

设立测量小组，其人员组成：技术员 1 名、施工员 1 名、资料员 1 名。小组中每位成员在测量的过程中全程参与。

测量时要求标准统一，采用红外测距仪测量时需保证手要平稳，每个房间根据实测实量要求，长宽都必须记录两组尺寸数据。

由于房间较多，为避免混乱，每个楼层的不同区域分别张贴楼层号及区域名称。粉刷尺寸、铺贴尺寸确定后制成表格，尺寸类型统一编号，表格中明确每个楼层中每个区域相对应的尺寸编号。

（2）施工图纸标准化主要事项

① 复核土建施工的结构完成面尺寸，绘制原始尺寸图。

② 结合原始尺寸图及内装材料表，确定各区域（房间）的标准尺寸（即粉刷尺寸）。

③ 机电末端点位定位图：对比装饰施工图与水、电、风等专业图纸，比较出插座、开关、灯具等所有需增加或改动项目，并根据装饰效果的需要进行局部调整。定位图报设计确认后，张贴于施工区域墙面，便于现场施工。

④ 墙地砖排版图：根据材料的板块及现场测量的尺寸，绘制排版图，根据设计蓝图，并充分考虑美观和损耗率后进行绘制。图中明确开关插座、地漏等设备的位置，避免在砖缝处安装。排版图中所有需切割加工的砖按照墙地面方位进行编号。

2）材料加工工厂化

目前装饰装修行业的发展趋势是传统的手工操作工艺将逐步被淘汰，取而代之的将是"工业化的生产施工"。装饰工程工厂化生产施工，是指工厂化生产、现场装配施工，包括图纸深化、现场放样、下单加工、材料运输、进场质检、现场装配及成品验收等一系列过程。

（1）材料工厂化加工的优势

① 绿色环保。

环境健康是当今社会最为关注和热门的话题，装修施工本身也会产生污染源，并会危害人的身体健康。工厂化的材料加工可以更严格地执行绿色建筑的相关措施要求，可以最大限度地减少和避免施工对环境造成的污染。

② 提高质量。

材料工厂化加工克服了人工制作的随意性和某些技术上的不可操作性，产品化的加工精度和质量是现场人工制作难以达到的，可显著提高装饰效果，提升质量品质。

③ 节约工期。

工厂化施工是以机械化、专业化为基础制作、加工产品，产量和质量是现场人工操作无法比拟的,可以大幅提高生产效率,相比现场施工的传统工艺,可大大减少施工周期。

④ 减轻运输压力。

工厂化施工保证了材料能一次性运送至现场安装地点,减少了材料的二次搬运,减轻了垂直运输和平面运输的压力。加工场地由现场移至工厂,缓解了对现场施工场地的依赖,提高施工现场保持整洁、有序的环境。

⑤ 减少损耗,节约成本。

工厂化加工对材料的特性、规格等进行科学和细致的研究,使原材料可以得到充分利用,降低材料损耗率。同时由于加工精度的提高以及加工质量的提升,又使得返工、返修率大大降低。加上劳动生产效率上升等因素,工厂化施工可以充分地减少损耗,节约成本。

(2)材料工厂化加工的质量控制措施

① 加工工厂的选择。

工厂化加工后成品的质量好坏,在很大程度上是受到外加工厂商的能力影响。因此在选择加工工厂时,必须综合考虑加工厂商的生产能力、管理能力、满足工期要求的实施能力等多个方面的能力。

② 加工材料样板的要求与控制。

在全面开始生产加工前,先加工制作成品样板,并经过参建各方会签确认。在遇到特殊工艺,在施工现场制作成品大样,并安装到位,以确定可行性,效果及安装方式经过各方确认后,进行全面制作加工,避免返工。

③ 原材料的控制。

定期、不定期的由项目材料管理人员至工厂进行抽查检验,确保原材料符合项目的要求。

④ 现场深化、加工图纸的确认。

现场深化人员协同施工员、工厂技术人员根据图纸并结合现场情况,将所有的现场真实尺寸反映到图纸上,复核无误后,制作加工单,安排加工。

⑤ 生产过程中的质量控制。

在下单加工前,项目部对厂家进行书面交底,务必明确技术规格、工艺要求。在生产过程中,项目部的质量管理人员、材料管理人员不定期对加工厂进行抽检(可邀请业主及设计参加),保证成品质量。

⑥ 成品出厂的质量控制。

成品送至现场后,由项目部质量管理人员协同工厂质检人员对出厂的成品进行检验,检验合格后,方可卸货。

3)施工现场整洁化

对所用建筑材料和装修材料进行进场检验,要求所有材料必须有厂家出具的检测报告。必要情况下,分批抽查送样到相关部门进行检测,确保所有材料合格。

当建筑材料和装修材料进行检验,发现不符合设计要求及《民用建筑工程室内环境污染控制规范》的有关规定时,严禁使用。

施工现场做到活完料清场地清,防止污物及粉尘产生。施工现场的垃圾做到每天定时清理。各施工作业层产生的固体废弃物在各层设垃圾点,由专人收集处理,严禁凌空抛撒。

已施工完毕的房间区域锁闭,严禁闲杂人员进入。需进入该区域施工的人员向项目部办理相关手续后,方可进入施工。

临时用水从指定水源点接入,在用水点下方设置接水桶,并设置好挡水,每天定时安排人清扫,防止长期积水。

4)现场管理可视化

将各房间内墙面、吊顶、地面以及踢脚的终饰以表格的形式张贴在各房间墙面上。在施工现场的管理推行现场管理可视化,将"可视化管理控制表""现场实测尺寸表""材料加工尺寸清单"张贴在办公室墙面及各相关施工区域内,以便管理人员进行统一的管理、复查。

每天及时将现场实际施工进度记录在案,方便管理者随时掌握现场情况与施工进度。

18.3.2 室内装饰工程质量管理

1)施工质量管理的总体思路

建立以项目经理为首的质量保证体系,确保各项目的过程处于受控状态。在项目经理的统一领导下,由项目施工员和项目质量员具体实施质量监控和管理。

在项目的实施过程中,发现问题需要及时处理解决,使所有的质量问题在施工过程中予以解决,并总结归纳,确保类似的问题不重复出现。

制订合理的质量管理制度,奖罚分明,对不遵守操作规程、违反质量规定的行为要批评教育,对造成质量事故者给予处罚;对于优秀的施工人员予以奖励。

2)施工质量管理的控制要点

(1)质量管理的控制要点

工程施工是一个物质生产过程,施工质量控制主要是围绕着"人、机、物、环、法"五大要素进行的,它们形成一个系统,要进行全面控制,把握住各项施工各内容质量控制的要点(表18-4)。

表 18-4 质量控制的要点

序号	质量主控点	分项控制点	控制重点
1	测量工程	过程控制	控制点的保护
		成品保护	控制点的保护
		测量仪器	定期检测
		测量资料	审批及存档
2	吊顶工程	石膏板、铝板	平整性
			线条走向
			吊顶面与设备处理
	墙面工程	玻璃、墙面砖	基层质量
			垂直度、平整度
		涂料	材料要求
			基层处理
			涂刷
	地面工程	地砖、架空地板、地毯	材料要求
			表面平整度

3）施工质量管理的保证措施

以保证和提高工程质量为目标，运用系统化的方法，设置统一协调的组织系统，把各环节联系起来，形成以项目经理为首的质量监督检查体系。

（1）资料、计量器具管理

质量教育交底是施工质量保证的第一步，质量交底分层落实，对分项工程施工负责人和施工班长进行有针对性的质量交底，使分项工程施工负责人和施工班长对工程的情况和质量要求有准确的了解。

所有计量器具（包括激光投线仪、水准仪、钢卷尺及工程专用检测尺等）定期进行校对、鉴定；损坏的计量器具必须及时申报修复调换，不可带病工作。

工程施工过程中，必须加强计量工作和工程技术资料的整理归档工作，在抓好工程施工的硬件的同时，必须抓好软件的管理工作，做到及时、正确、规范，从而保证工程的施工质量。

（2）质量三级验收制度

明确每道工序的事前交底，中间验收及最后验收环节的要求，严格执行质量三级验收制度（图 18-11）。及时发现问题，及时整改，防患于未然，确保工程中每个分项直至每个工序环节的施工质量，来保证最终的工程质量目标。

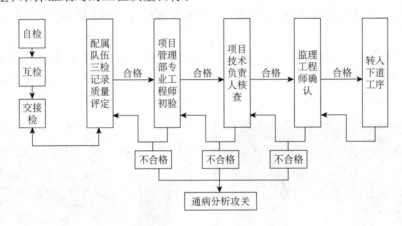

图 18-11 三级验收制度流程图

① 自检。

在每一项分项工程检验批施工完后，均由施工班组对所施工产品进行自检，如符合质量验收规范要求，由班组长填写自检记录表。

② 互检。

经自检合格的检验批分项工程，在项目技术负责人组织下由分包方工长及质检员组织上下工序的施工班组进行互检，对互检中发现的问题应认真及时予以解决。每旬组织一次各施工班组之间的质量互检，并进行质量讲评。

③ 交接检。

上下工序班组通过互检认为符合分项工程检验批质量验收规范要求，双方填写交接记录，经分包工长签字认可后，方可进行下道工序施工。

（3）材料质量管理

加强材料的质量控制，工程用的成品、半成品、构配件及设备等严格按质量标准采购，各类施工材料到现场后必须进行抽样检查，发现问题立即安排退场。

所有材料供应商必须提供所有所供产品的合格证,质量管理人员对提供的产品进行抽查监督,凡不符合质量标准、无合格证明的产品一律不准使用,并采取必要的封存措施,及时退场。

所有的材料都要符合与现场原材料的相容性,不得对现场原有的建筑材料造成损害。

及时进行现场清理,做到材料随做随进。每天清理现场,回收整理余料。

上道工序未经过检查验收的,下道工序不得施工。

18.3.3 室内装饰工程绿色施工管理

绿色施工是指工程实施的过程中,在不影响质量、安全的前提下,节约资源与减少对环境的负面影响。装饰工程作为项目施工的最后阶段,对于实施绿色施工尤为重要。

1)装饰材料的控制

对于医院的环境,病人和医护人员的环境舒适健康是最重要的考量点之一。而除了在装修工程中的异味、粉尘,劣质不合格的建筑装饰材料在长期使用中将是室内有毒有害物质的源泉、看不见的杀手,在这些材料中所含有害物质对人体健康有着很大的影响。用这样的建筑材料进行装修,就会出现各种身体不适,因此对于装饰材料的选择是绿色施工中的重中之重。为确保环保,针对质子治疗中心使用的主要装饰材料选择如下措施:

(1)乳胶漆

乳胶涂料在质子中心和能源中心墙面、天花上都有使用(图18-12),也是目前最受欢迎、最为流行的一种装饰墙面涂料。由于它具有高雅、清新的装饰效果,无毒、无味的环保特点,在建筑涂料中的比重日益增加。

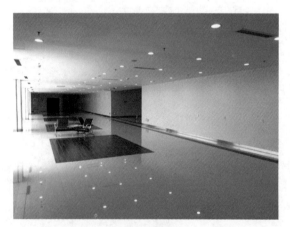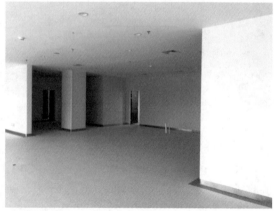

图18-12 质子中心墙面乳胶漆

对于本工程,项目部对乳胶漆对于以下几点进行选择:

① 开罐效果好,无分水、无淀粉、无锈蚀、无霉变。

② 施工效果好,无刷痕、辊痕,单位涂刷面积大,遮盖力好。遮盖力是指把涂料均匀地涂刷在墙体表面上,使其底色不再呈现的最小用量,以 g/m^2 表示。

③ 涂膜不掉粉,有脏污可用水擦洗。这要求涂膜具有一定的耐洗刷性。

④ 涂膜色彩柔和,不发花。

(2)石材、砖材

本工程大堂、公共走道、卫生间都有大面积的采用砖材,包括地面及墙面,而主要需注意

的是此类材料的放射性。对于本工程,选择将按如下标准:

本工程选用 A 类石材、砖材。天然石材和瓷砖按放射性水平分为 A、B、C 三类:A 类产品可在任何场合中使用,包括写字楼和家庭居室;B 类产品放射性程度高于 A 类,不可用于居室的内饰面,但可用于其他一切建筑物的内、外饰面;C 类产品放射性高于 A、B 两类,只可用于建筑物的外饰面;超过 C 类标准控制值的天然石材,只可用于海堤、桥墩及碑石等室外场所。

选购石材和陶瓷产品时,向经销商索要产品放射性检测报告原件,报告中商家名称和所购品名必须符合本工程的要求达到的 A 级标准。

进场后对进场的材料的进行放射性复验,确保产品符合要求。

2)施工噪声的控制

消除噪声源:项目部使用的施工机具,均选择低噪声的设备,严禁购置国家淘汰或噪声超标又有替代品的机具。

预防和控制:施工现场所有可预制加工的材料均为工厂化生产,减轻施工现场的噪声。对噪声施工区域采用封闭围护的降噪措施;不在夜间使用电锤和电锯。

严格控制施工现场有噪声的施工工作时间,尽量在规定的施工时间内进行施工,并避免噪声大的机具同时施工,尽最大努力将噪声降到最低限度。

采用隔震措施,装设减振器或设置减振垫层,减轻震源声及其传播。

采用阻尼措施,用一些内耗损、内摩擦大的材料涂在金属薄板上,减少其辐射噪声的能量。

向施工作业人员配备个人防护,戴耳塞、耳罩等防噪声用品。

3)节能材料的选用

医院是一个需要给予病患相对安静的修养环境,特别对于质子医疗医院,偏向于放射治疗,接待的病患为癌症病人,更需要一个安静的环境,因此对于吸音隔声的要求相对较高。所以在本工程机房装饰施工时,针对以上特点,向设计方推荐了燃烧性能达到 A2 级的矿棉吸音板(降噪系数为 0.55,隔音等级为 40)替代原方案的穿孔纤维板。更改后,既能有效地降低机房内传出的噪声,给病患舒适安静的环境,又能满足消防的要求。在施工上采用粘贴的方式替代龙骨安装,在一定程度上缩小了墙面饰材的占用空间,给予机房内的设备充足的散热空间及维修空间。

18.3.4 室内装饰工程成品保护管理

1)成品保护的原则

成品的感官质量作为建筑工程好还最直接的指标,作为项目施工收尾阶段的装饰工程,必须做好成品保护,做到一次成活,减少返工。成品保护有以下 5 点原则:

① 加强对全体施工人员进行已安装设备、成品保护教育。

② 科学合理安排施工作业顺序,注意做好有利于成品、半成品保护的交叉作业安排。

③ 已完工或正在施工的项目由施工单位采取防护和隔离措施进行妥善保护。

④ 有工序交接的施工项目,按工序交接单的要求由下道工序施工单位采取措施进行妥善保护。

⑤ 如果施工必须破坏成品的,必须经成品所属施工单位、成品破坏责任单位、项目部和现场施工监理审核批准后方实施。成品的恢复由破坏单位委托施工单位进行恢复,并需经项目部和施工监理检验合格。

2）成品保护的主要形式

建筑工程成品保护的好坏，直接影响单位工程的观感质量评定。如果施工中没有采取妥善的措施加以保护，就可能造成破坏，增加维修费用。况且很难修复到原样，使人能看到修复后的痕迹，这势必减少工程观感质量的评分率，甚至影响整个单位工程的质量等级。总结以往经验，工程成品保护主要分为四个措施进行防护。

① 护：就是对成品防护；

② 包：就是对成品进行包裹，以防止污染或损伤；

③ 盖：就是对成品表面覆盖，以防止污染或损伤；

④ 封：就是局部封闭，防止损伤或污染。

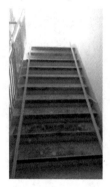
（a）楼梯踏步成品保护

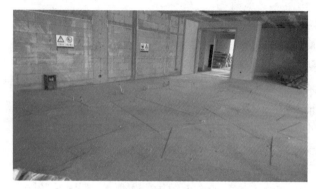
（b）地面砖成品保护

图 18-13 成品保护

3）成品保护具体措施

成品保护工作是直接影响工程质量、进度、成本的重要因素，贯穿整个施工工程的始末。因此，成品保护的措施也应根据施工计划，采取不同措施进行不同的成品保护。

① 制订季度、月度计划时，要根据总控计划进行科学合理的编制，防止工序倒置和不合理赶工期的交叉施工以及采取不当的防护措施而造成的互相损坏、反复污染等现象的发生。

② 对所有入场单位都要定期进行成品保护意识的教育工作，依据合同、规章制度、各项保护措施，使其认识到做好成品保护工作是保证自己的产品质量、荣誉以及切身的利益。

③ 各专业交叉施工时，相互配合，相互保护，不得踩踏已安装好的产品。

④ 现场设置的施工设备用木板或其他材料垫离地面，防止油污污染装饰成品地面。

⑤ 在进行电、气焊作业时，采取有效的隔离措施，设置接火盆，防止损坏已完成的墙地面。

⑥ 上道工序与下道工序（主要指装修与安装，不同单位间的工序交接）要办理交接、会签手续。交接工作在各单位之间进行，各责任人把交接情况记录在施工日记中。

作业申请单

编号：

施工单位：		
申请人：		
施工区域：		
施工人数：	施工时间：	～
施工内容：		
作业后检查情况：		
		责任人：

图 18-14 作业申请表样表

⑦ 在工程收尾阶段，分层、分区设置专职成品保护员，其他专业分包队伍要填写项目经理部制订的"作业申请单"（图 18-14），并在填报手续齐全批准后，方准进入作业，否则成品保护员有权拒绝进入作业。施工完成后要经成品保护员检查确认没有损坏成品，签字后方准离开作业区域。若由于成品保护员的工作失误，没有找出成品损坏的人员或单位，这部分损失将由成品保护责任单位及责任人负责赔偿。

⑧ 夜间加班须提前申请，经过批准办理进入加班手续后，方可进入成品作业区，并自觉接受成品保护员的监督。

⑨ 进入作业的人员，必须严格遵守现场各项管理制度。如作业需要动火，必须取得动火证后方可进行施工。所有进入作业区的人员必须自觉主动接受成品保护人员的监督、管理。

⑩ 在进行本道工序施工时，如需要碰动其他专业的成品时，不得擅自拆除，必须以书面形式上报。经与其他专业分包协调后，其他专业派人协助分包单位施工，待施工完成后，由相关专业的人员恢复其成品。

表 18-5 所列为部分主要成品的保护方法。

表 18-5 主要成品保护方法一览表

序号	保护部位	保护材料	安装方式	保护时间
1	门套	纸质护角条、纸板	美纹纸固定	安装→保洁
2	墙面阳角	纸质护角条	美纹纸固定	安装→保洁
3	地毯	塑料薄膜	铺贴，接缝处用胶带粘贴	安装→保洁
4	地砖	木工板	铺贴，接缝处用胶带粘贴	安装→保洁
5	墙砖	塑料薄膜	美纹纸固定	安装→保洁
6	座便器	原包装盒	覆盖	安装→保洁
7	窗台板	塑料薄膜、纸质护角条	美纹纸固定	安装→保洁
8	五金	原包装物	美纹纸固定	安装→保洁
9	开关、插座	塑料薄膜	美纹纸固定	安装→保洁
10	电梯门套 电梯轿厢	木工板	现场制作安装	安装→保洁
11	台盆	塑料薄膜	美纹纸固定	安装→保洁
12	楼梯踏步	木工板	覆盖	安装→保洁

第十九章　BIM 在施工中的应用

19.1　项目 BIM 实施概述

质子治疗中心是首台国产质子医疗设备应用工程,该项目质子治疗区是由中国科学院上海应用物理研究所进行专门设计与布局。由于工程建造的特殊性,在施工精度方面要求相当高,故被认定为上海市建筑信息模型技术应用示范项目,要求 BIM 技术应用贯穿于工程项目的全生命周期。

该项目 BIM 实施是由建设单位主导,设计单位、施工单位、监理单位和其他参建单位完成与各自业务相关的 BIM 工作,在此基础上进行协同管理并应用 BIM 技术进行工程全生命期管理,实现项目数字信息精细化管理新模式。

上海建工一建集团有限公司作为施工总承包单位,负责施工阶段 BIM 实施,主要实施内容包括:土建、机电、装饰 BIM 模型的搭建及整合,各专业 BIM 深化设计及碰撞检查,主要分部分项工程的施工方案模拟及交底,在施工场布、进度模拟、工程量统计、材料管理、质安管控及竣工模型等方面就 BIM 技术进行了综合性应用。此外,项目 BIM 团队还在 BIM 与二维码、BIM 与三维扫描等集成技术应用方面进行了探索性研究,为今后 BIM 技术深度应用及推广做了基础性工作。

19.2　施工深化设计

施工深化设计涉及建设、设计、BIM 咨询及总包和分包等单位,总体实施原则是“谁施工,谁深化”,即施工总承包单位应对整体项目的全部施工深化设计的组织、计划、技术与专业界面等细节工作负责,建设、设计和 BIM 咨询单位主要负责督促、审核和确认相关管理工作。

BIM 技术的介入,使施工深化设计的工作方式及流程发生了改变,相关人员不再只依靠二维图纸,还可以借助 BIM 软件进行碰撞检查,通过三维漫游还可以身临其境讨论碰撞问题。运用 BIM 技术后,只要将各专业模型建立后,通过软件进行碰撞检查,软件自动会将所有碰撞问题的结果显示出来,这样就避免了人为遗漏,可以显著提高了施工深化设计的工作质量。

利用 BIM 技术实施施工深化设计,首先要获得项目前期的全部资料,然后进行各专业模型的建立,再将各专业模型进行整合,对整合后的模型进行碰撞检测,把不同专业间的碰撞结果提交相关专业的工程师进行审核反馈。经过反复多次整合碰撞反馈,直到碰撞问题为零,满足所有相关单位的要求后,输出施工图,现场施工人员则根据施工图纸以及三维 BIM 模型进行施工。BIM 深化设计流程如图 19-1 所示。

BIM 施工深化设计工作相当重要,是后续 BIM 技术应用工作的基础,其主要功用表现在以下几个方面:

（1）反映各专业施工深化设计特殊需求,加强设计对施工质量、建筑功能、外观效果的控制与指导作用。

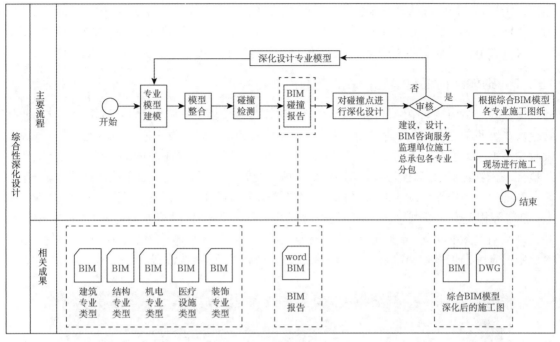

图 19-1　BIM 深化设计流程图

（2）基于 BIM 施工深化设计模型，对施工进度、现场布置、施工重点与难点的工艺进行模拟。

（3）实现对施工过程的控制，有序推进各相关专业的实施。

（4）由 BIM 模型自动计算工程量，快速实行造价动态控制和竣工结算工作。

（5）实现深化设计各个层次的全程可视化交流，提高沟通协调的效率。

（6）形成竣工 BIM 模型，集成建筑设施、设备信息，为后期运营提供服务。

19.2.1　桩基工程 BIM 深化应用

本项目工期紧张，且桩基施工工作量大，施工场地有限，而现场设备设施较多，进料、成孔、灌注设备移动频繁。通过构建各类桩基模型，包含桩基内部钢筋模型，完成桩基阶段的各类碰撞检测，辅助完成桩基的施工组织方案，将围绕工程进展提交各类检测报告，借助 BIM 技术完成桩基工程施工的协调。

本工程项目桩基阶段的 BIM 计划编制及进度安排是以天为单位，根据桩编号、桩机编号制订 BIM 桩基施工计划，并根据每日实际情况，发布施工进度，跟踪进度质量。

根据施工方案制订进度，结合 BIM 服务范围中确定的 BIM 应用，完成本项目施工的 4D 模拟，并提供施工进度或方案模拟的视频文件。本项目主要桩基分为钻孔灌注桩、高压旋喷桩和三轴搅

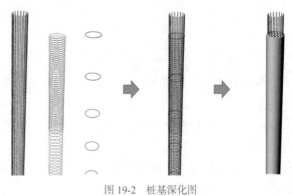

图 19-2　桩基深化图

拌桩,对于本工程所有的桩基都使用三维模型交底,对所有桩基进行钢筋建模,如图19-2所示。保证不同钢筋笼形的钢筋绑扎准确,分布合理,且预留长度满足日后与底板基础搭接要求。对重大节点、难点的虚拟施工建造,最终实现本工程桩基施工方案的可视化交底。

19.2.2 砌体结构工程 BIM 深化应用

传统的二结构施工中经常遇到墙体上未留洞,或即使墙上有洞口,但洞口位置尺寸与实际管线尺寸也匹配不上,或构造柱、圈梁等设置的位置与机电管线发生冲突的情况,机电管线布设时少不了对已有结构进行拆除。通过 BIM 技术的运用,将二结构和机电专业模型分别建立并整合,在软件内进行碰撞检查,辅助预留预埋的相关工作,将上述问题解决在正式施工前。

本工程二结构深化设计中,BIM 人员将二结构图纸直接反映到三维模型中,与一结构、机电、幕墙等相关专业模型整合碰撞,检查墙体构造柱、过梁和门、窗及洞口的关系(图19-3),并记录及调整图纸问题,最后形成 BIM 模型文件和二结构深化施工图纸。BIM 技术在二结构深化中的应用,使得项目在墙体砌筑时,避免了90%以上的拆改浪费。

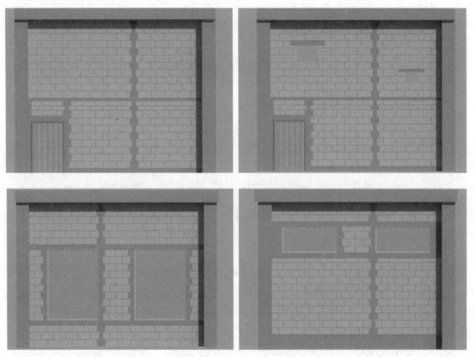

图 19-3　BIM 二结构深化模型

19.2.3 机电安装专业 BIM 深化

本工程作为医院建筑,技术难点多,施工工艺复杂,加之工期紧张,给工程的图纸深化设计、施工方案选择和多单位协作等工作带来了巨大的挑战。机电管线与传统公建相比,布置大量集中,且各专业管道错综复杂,加之部分楼层空间狭窄,给综合管线的排布带来了巨大的困难;为保证结构稳定性,地下结构构件尺寸较大,且有大量管线穿过结构墙体,如果墙体没有预先进行准确预埋,势必会造成结构的剔凿拆改,这不仅是人力、物力上的损耗,更会对结构稳定性产生较大影响。

　　机电工程的整体深化还加入现场施工信息和必要的设计参数,来进行净空分析、流量计算、支吊架计算和平衡校核等工作。为了让机电深化设计工作更加顺利,针对机电深化设计专门编辑了相关的深化流程,机电深化设计流程如图 19-4 所示。

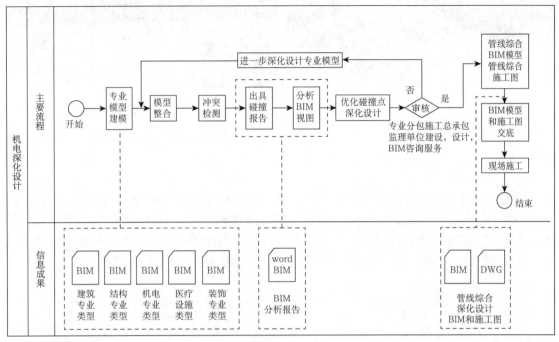

图 19-4　机电深化设计流程图

　　基于 BIM 的机电专业深化设计,不仅要紧贴现场实际需求进行深化,而且依据项目实施标准,先进行主管线的调整,再细化末端的排布(包括 86 盒、开关灯具、支吊架、设备与支座之间的减震设计等),不同阶段利用不同精度的模型,确保整个机电工程应用能够落到实处,完善指导现场施工,满足不同阶段施工需求。

　　1)模型搭建与深化

　　依据各专业 CAD 图纸,由各专业 BIM 工程师运用 Revit 软件进行三维建模,质子舱区域模型如图 19-5 所示。在建模过程中,及时发现图纸问题并与设计进行沟通,相对于传统的二维图纸审图,在三维模型(质子舱走道模型如图 19-6 所示)中更易直观地发现设计问题。建模过程中依据施工现场需求和 BIM 标准,确定建模精度,并依据标准为相应构件、管线进行系统命名,为不同管道赋予不同颜色进行区分。这样方便我们在模型中进行整体查看,并快

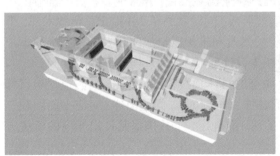
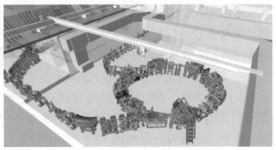

图 19-5　质子舱区域模型

301

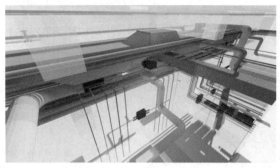
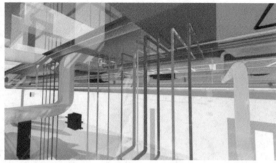

图 19-6　质子舱走道模型

速查询出相应管线的名称、系统、材质等信息，为后期的碰撞情况汇报和调整原则的制订实施提供便利。

2）碰撞检查

BIM 技术的三维可视化最为直观，利用 BIM 模型软件中的碰撞检测功能，可以优化设计方案，提前发现施工图中的设计失误并找到最优解决方案，有效避免现场返工，节约工期并降低施工成本。应用 BIM 软件导入各专业模型，可整体或分楼层和区域随时进行碰撞检测。软件能够智能检测出碰撞构件位置编号等，自动生成碰撞检测报告，如图 19-7 所示。

	A	B
1	管道：管道类型：RJZZ-质子区给排水管 - 标记 5252：ID 1146297	RJZZ_Ⅱ_S_B1_C-3.rvt：结构基础：基础底板：基础底板 2400：ID 156068
2	管件：Ⅱ弯头 - 通用：RJZZ-质子区给排水管 - 标记 4815：ID 1146377	RJZZ_Ⅱ_S_B1_C-3.rvt：结构基础：基础底板：基础底板 2400：ID 156068
3	管道：管道类型：RJZZ-质子区给排水管 - 标记 5252：ID 1146297	RJZZ_Ⅱ_S_B1_C-3.rvt：结构基础：结构加强板 7：结构加强板 1：ID 156095
4	管道：管道类型：RJZZ-质子区给排水管 - 标记 5326：ID 1148894	RJZZ_Ⅱ_S_B1_C-3.rvt：结构基础：结构加强板 10：结构加强板 4：ID 156407
5	管道：管道类型：RJZZ-质子区给排水管 - 标记 5330：ID 1149019	RJZZ_Ⅱ_S_B1_C-3.rvt：结构基础：结构加强板 10：结构加强板 4：ID 156407
6	管件：Ⅱ弯头 - 通用：RJZZ-质子区给排水管 - 标记 4955：ID 1149021	RJZZ_Ⅱ_S_B1_C-3.rvt：结构基础：结构加强板 10：结构加强板 4：ID 156407
7	管件：Ⅱ变径管 - 通用：RJZZ-质子区给排水管 - 标记 4956：ID 1149023	RJZZ_Ⅱ_S_B1_C-3.rvt：结构基础：结构加强板 10：结构加强板 4：ID 156407
8	管件：Ⅱ弯头 - 通用：RJZZ-质子区给排水管 - 标记 4957：ID 1149025	RJZZ_Ⅱ_S_B1_C-3.rvt：结构基础：结构加强板 10：结构加强板 4：ID 156407
9	管道：管道类型：RJZZ-质子区给排水管 - 标记 5334：ID 1149188	RJZZ_Ⅱ_S_B1_C-3.rvt：结构基础：结构加强板 10：结构加强板 4：ID 156407
10	管件：Ⅱ三通 - 通用：RJZZ-质子区给排水管 - 标记 4967：ID 1149190	RJZZ_Ⅱ_S_B1_C-3.rvt：结构基础：结构加强板 10：结构加强板 4：ID 156407
11	管道：管道类型：RJZZ-质子区给排水管 - 标记 5335：ID 1149191	RJZZ_Ⅱ_S_B1_C-3.rvt：结构基础：结构加强板 10：结构加强板 4：ID 156407
12	管件：Ⅱ变径管 - 通用：RJZZ-质子区给排水管 - 标记 4970：ID 1149199	RJZZ_Ⅱ_S_B1_C-3.rvt：结构基础：结构加强板 10：结构加强板 4：ID 156407
13	管件：Ⅱ弯头 - 通用：RJZZ-质子区给排水管 - 标记 4971：ID 1149201	RJZZ_Ⅱ_S_B1_C-3.rvt：结构基础：结构加强板 10：结构加强板 4：ID 156407
14	管道：管道类型：RJZZ-质子区给排水管 - 标记 5339：ID 1149260	RJZZ_Ⅱ_S_B1_C-3.rvt：结构基础：结构加强板 10：结构加强板 4：ID 156407
15	管件：Ⅱ三通 - 通用：RJZZ-质子区给排水管 - 标记 4983：ID 1149262	RJZZ_Ⅱ_S_B1_C-3.rvt：结构基础：结构加强板 10：结构加强板 4：ID 156407
16	管道：管道类型：RJZZ-质子区给排水管 - 标记 5340：ID 1149263	RJZZ_Ⅱ_S_B1_C-3.rvt：结构基础：结构加强板 10：结构加强板 4：ID 156407
17	管件：Ⅱ变径管 - 通用：RJZZ-质子区给排水管 - 标记 4986：ID 1149270	RJZZ_Ⅱ_S_B1_C-3.rvt：结构基础：结构加强板 10：结构加强板 4：ID 156407
18	管道：管道类型：RJZZ-质子区给排水管 - 标记 5340：ID 1149263	RJZZ_Ⅱ_S_B1_C-3.rvt：结构基础：结构加强板 11：结构加强板 5：ID 156446
19	管道：管道类型：RJZZ-消防喷淋管 - 标记 2853：ID 1052375	RJZZ_Ⅱ_S_B1_C-3.rvt：结构柱：矩形柱：C40-700x700：ID 157219
20	管道：管道类型：RJZZ-消防喷淋管 - 标记 2629：ID 1046210	RJZZ_Ⅱ_S_B1_C-3.rvt：结构柱：矩形柱：C40-700x700：ID 157243
21	管道：管道类型：RJZZ-消防喷淋管 - 标记 3331：ID 1067136	RJZZ_Ⅱ_S_B1_C-3.rvt：结构柱：矩形柱：C40-700x700：ID 157247
22	风管：矩形风管：RJZZ-EA排烟风管 - 标记 500：ID 872251	RJZZ_Ⅱ_S_B1_C-3.rvt：结构柱：矩形柱：C40-700x700：ID 157256
23	风管：矩形风管：RJZZ-AD空调风 - 标记 1336：ID 1109015	RJZZ_Ⅱ_S_B1_C-3.rvt：结构柱：矩形柱：C40-700x700：ID 157259

图 19-7　碰撞检测报告

施工技术人员可在 Navisworks 软件中直接阅读碰撞检测报告，并直观调看碰撞部位的三维模型，以确定是否属于设计错误。通过分类整理形成"问题联络单"并提交总包技术部，得到技术部或设计院反馈意见后，再对模型进行相关修改和维护以形成闭环。通过三维的虚拟建造过程，提早发现设计阶段的图纸问题，有效减少设计变更，减少现场返工。

由于软件自动生成的碰撞报告不能提供碰撞点的具体轴线位置，为此，我们根据项目部需求，自行编制了更为详尽的碰撞报告，将图纸名称、轴线位置、问题描述、对应平面图和三维模型等纳入其中，让现场管理人员能够一目了然、准确定位，并快速制订出问题的解决方案。整个图纸核验流程如图 19-8 所示。

碰撞检查报告中的问题类型及解决方法有以下几种：

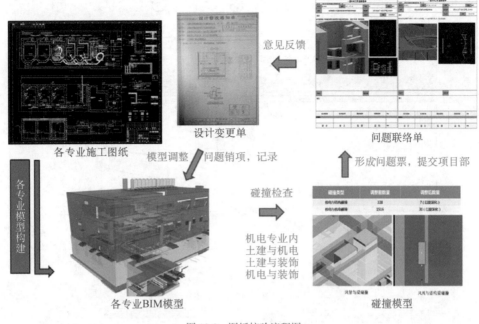

意见反馈

问题联络单

设计变更单

各专业施工图纸

模型调整　问题销项，记录

形成问题票，提交项目部

各专业模型构建

碰撞检查

机电专业内
土建与机电
土建与装饰
机电与装饰

各专业BIM模型

碰撞模型

图 19-8　图纸核验流程图

（1）需参建方共同解决问题，可在 BIM 协调会上，相关单位在 BIM 平台上共同讨论解决方案。

（2）将图面本身问题分类整理，提资设计修改图纸。

（3）施工现场问题，相关施工单位通过 BIM 漫游模拟，提出施工解决方案，由业主、设计、监理单位审核。

（4）部分前期未确定因素（如设备），总包 BIM 应根据已有资料进行预判，预留相关设备余量。

（5）因需求变化而带来的新问题，总包 BIM 应跟进考虑后续影响，及时做出应对调整措施，避免后续施工进度受到变化影响。

3）管线综合

因二维设计图的局限性，核对工作量大且容易造成疏漏，各专业管线、设备空间位置碰撞冲突现象无法避免。应用 BIM 模型的碰撞检测，可以极为方便地检查出机电专业各系统管线、设备是否有空间碰撞冲突。同时通过三维建筑空间使用需求对碰撞部位处理方式进行全面考虑，而不是简单地将管线上下错位或者设备左右避让。

与 BIM 三维管综比较，传统深化的方式弊端显而易见，传统 CAD 综合深化设计仅包含机电管线综合图（图 19-9）和机电管线综合剖面图（图 19-10）以及机电管线综合图的衍生机电管线综合留洞图，同时针对大型机房单独立项机房综合布置图等平面信息。在其二维设计图（图 19-11）上标注各管线、设备标高和平面位置等，在后续施工中经常会遇到由于考虑不全面导致无法连接的问题。这种情况在 BIM 三维管综（图 19-12）的情况下完全可以避免，三维 BIM 深化人员可以通过预设参数保证满足现场施工要求，通过 BIM 施工模拟确定施工的先后顺序。后续施工人员只需根据三维模拟情况进行交底施工，就可以成功避免传统深化方式中存在的一系列问题。

管线综合优化设计遵循以下原则：

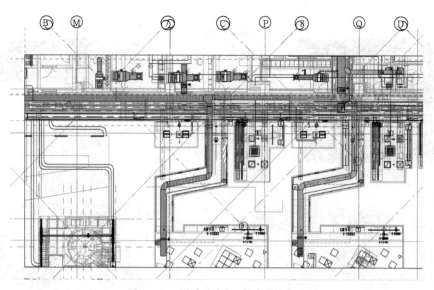

图 19-9　一层质子治疗区外走道综合图

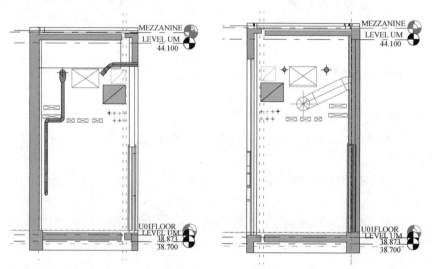

图 19-10　一层质子治疗区外走道剖面图

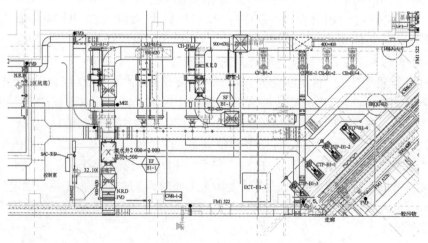

图 19-11　冷冻机房综合图

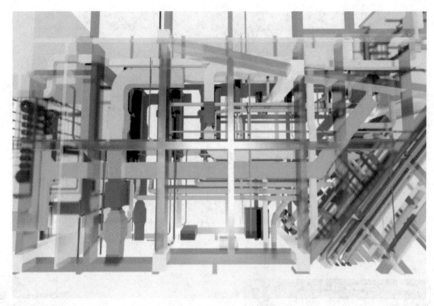

图 19-12 冷冻机房三维图

（1）在非管线穿梁、碰柱、穿吊顶灯必要情况下，尽量不要改动。

（2）只需调整管线安装方向即可避免的碰撞，属于软碰撞，可以不修改，以减少设计人员的工作量。

（3）需满足业主要求，对没有碰撞，但不满足净高要求的空间，也需要进行优化设计。

（4）管线优化设计时，应预留安装、检修空间。

（5）管线避让原则为，有压管让无压管；小管线让大管线；施工简单管让施工复杂管；冷水管道避让热水管道；附件少的管道避让附件多的管道；临时管道避让永久管道。

本工程为首台国产质子医疗设备应用工程，其中机电工程指定分包众多，造成设计不确定因素随之增多，设计预估不足等情况。因此将所有分包单位纳入 BIM 系统管理中，在机电施工前，将机电各专业模型与结构模型统一整合在 BIM 平台上，进行管线综合布置。

4）净空分析

整合机电和土建 BIM 模型，通过净高分析，可以快速、准确地发现那些管线排布不满足净高要求的地方，及时提出修改意见，避免施工过程中产生修改、返工，节省了人工与工期。

基于 Revit 模型碰撞检测的原理，可以在有净高要求的区域建立概念体块，体块的高即为所需的净高要求。利用碰撞检测功能将该区域的机电管线与概念体块做碰撞检测，在生成的碰撞报告中发现并定位底标高未达到要求的节点。

采用 BIM 虚拟漫游技术，在 Navisworks 中导入 BIM MEP 及土建的整合模型，设置好视点及路径。通过场景漫游（图 19-13）的形式让设计者身临其境地感受建筑的空间关系，发现易忽视细节处机电管线的净高问题，经提资修改优化后，满足精装吊顶对底标高的要求。

19.2.4 室内装饰专业 BIM 深化

本项目精装修工程运用 BIM 可视化技术对整体项目的风格、色彩、空间布局、设备、人流导向及管理等各方面情况进行综合考虑，如图 19-14 所示。通过模拟、优化、分析等技术手段，以快照、漫游视频等表现方式，提前反映施工中可能会遇到的问题，及时给出解决方案，保障

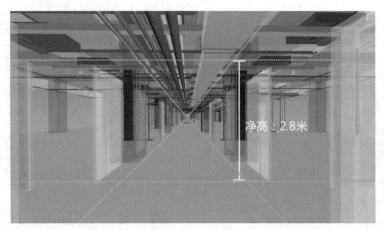

净高：2.8米

图 19-13　场景漫游

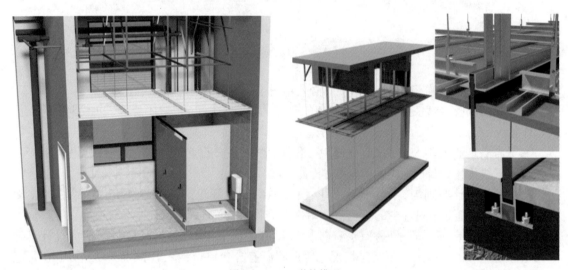

图 19-14　BIM 装饰模型

工程的顺利实施。

如通过 BIM 模型可以在三维空间环境下检查装饰材质的合理性、线脚的连贯性及装饰面与机电专业的碰撞情况等。隐蔽工程轻钢龙骨吊顶等细部节点在以往深化中经常被忽视，在 BIM 平台中，将龙骨吊筋位置与机电管线进行碰撞检查，对吊筋点位位置进行优化，以满足精装修施工要求，避免现场返工。

19.3　施工场地规划

施工场地规划是工程实施过程中重要工作环节之一，需结合图纸与现场的实际情况，根据进度的总体安排，按照文明施工、安全生产的要求，考虑施工区域的划分、施工通道的布置、现场临水临电的布置、现场生产设施、现场办公以及生活区等内容，以保证现场生产的需要及满足施工进度。各项施工布置都要遵循"利于施工、方便生活、安全防火和环境保护"的原则。施工场地规划流程如图 19-15 所示。

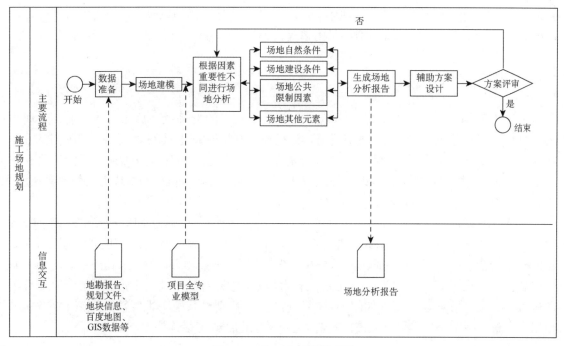

图 19-15　施工场地规划流程图

　　本工程位于一联合厂区内，前期仅完成红线范围内的厂房拆除工作（拆除非我司工作范围），根据围护图纸要求，围护及放坡需外借场地。但借地范围内的厂房拆除工作缓慢，导致南侧、西侧围护及土方开挖无法施工，影响工期。

　　针对项目周边实际情况，项目周边的 1# 厂房仍未拆除，运用 BIM 可视化技术将项目周边环境信息转化为模型，输入 BIM 平台进行综合考虑。对场地内的道路、设备、设施等进行科学规划，施工道路尽量降低运输费用，材料堆场应尽量减少二次搬运。

　　BIM 人员利用现场模型，并结合平面场布方案直接在三维模型中进行各阶段场地布置，进行现场平面布置 3D 动态展示，如图 19-16 所示。通过 BIM 可视化功能，项目合理规划现场布置，对现场施工作业面进行分区，保证每个作业面上交叉作业的工种尽量少。运用 BIM 对

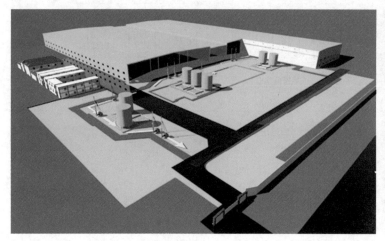
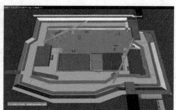
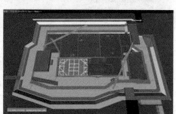

图 19-16　场地布置三维效果图

施工车流、人流模拟,确定施工场地道路布置,节约现场施工用地以确保人流通道畅通。还通过配合超前 BIM 施工方案模拟,对塔吊附墙等位置及时间进行分析,确定合理的时间及位置。

19.4　施工方案模拟

施工方案编制后,往往要在实际施工中来验证方案的准确性。施工方案模拟,是利用 BIM 模型可视化的优势,对施工方案进行推演模拟。利用 BIM 技术可以辅助工程师们把方案在虚拟空间内建造出来,在虚拟空间内发现需要调整的位置,对比优选出最合适的项目施工方案,避免了传统编制施工方案无法验证,现场施工生产实施后再做调整或无法修改等情况,进而避免造成后续施工节点延后,影响总体工期。

施工方案模拟是针对项目实施过程中重要的分部分项工程,通过 BIM 模型的三维动态演示论证施工方案的可行性。具体做法是:先搜集相关图纸和施工方案,搭建方案模拟的施工工艺模型,结合工艺流程输出施工演示视频,提交项目部或技术部门审核;若满足要求则进而生成施工模拟成果演示片作为施工交底,否则就根据意见对模型及模拟过程进行修改,直至通过审核。施工方案模拟流程如图 19-17 所示。对于特别复杂施工难度较大的施工方案,可根据实际需要制作多个方案模拟进行比选,通过模拟论证确定最优施工方案。

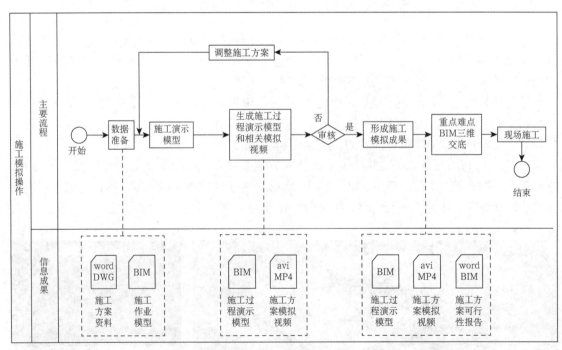

图 19-17　施工方案模拟流程图

19.4.1　桩基工程 BIM 施工模拟

本项目是在原厂址的位置上新建,而原厂房的旧桩分布过密,不宜全部清除。新项目的桩基需要对旧桩进行规避。

通过借助三维扫描仪对厂区进行 3D 扫描,将扫描后的点云文件转换为 BIM 格式文件,将新项目与原厂房桩基模型一同导入 BIM 平台进行碰撞检查，如图 19-18 所示。新旧桩基间距要求大于 1.5 m，则认为满足新结构桩基工程施工要求。对于新旧结构之间碰撞检测不满足 1.5 m 间距的桩基，提资结构设计做进一步分析，得出两种解决方案，将新结构桩基进行适当移位，如若不行，则将老厂房桩基进行拔除。

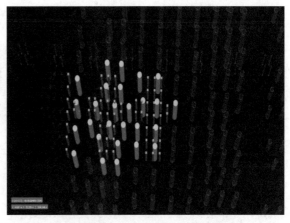

图 19-18 BIM 平台中新老桩基位置比对

最后根据桩基 BIM 施工模拟分析报告，形成桩基施工方案。在 BIM 平台内，项目的每根新桩都有唯一编号，每台桩机也有唯一机号，形成分区域的桩机施工的计划，如图 19-19 所示。

通过 BIM 技术的运用，成功地避免了新旧桩基互相干扰的影响，也为今后类似的项目提供了更好的解决方案。

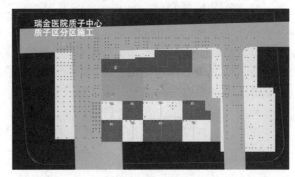

图 19-19 桩基分区施工模拟

19.4.2 土方工程 BIM 施工模拟

本工程 ±0.000 相对绝对标高＋4.900 m，自然地坪标高为－0.500 m，在施工前场地应统一平整至相对标高－0.500。普遍区域地下室底板标高为－6.900～－6.600 m，底板厚度为 0.8 m，垫层厚度为 200 mm，开挖面标高为－7.900～－7.600 m，普遍开挖深度为 7.10～7.40 m；基坑中部为质子区，局部深坑 I 区底板面标高－11.600 m，底板厚度为 2.4 m，垫层厚度 200 mm，开挖面标高为－14.200 mm，相对开挖深度为 6.60 m；局部深坑 II 区底板面标高－6.900 m，底板厚度 2.4 m，垫层厚度为 200 mm，开挖面标高为－9.5 m，相对开挖深度 1.90 m。

由于本项目基坑开挖深度较大，且临近的 1# 厂房仍未拆除。为了保证基坑及周边环境的安全，本项目普遍区域采用一级放坡＋水泥土重力式挡土墙的围护体系；局部深坑 I 区采用钻孔灌注桩结合外侧三轴水泥搅拌桩止水帷幕作为基坑围护体，设置一道钢筋混凝土临时支撑作为水平支撑体系。

为了科学合理地利用现场条件并有效控制施工进度，通过综合分析土方开挖量、土方开挖顺序、土方开挖机械数量安排、土方车辆运输能力、基坑支护类型及对土方开挖要求等因素，基于 BIM 技术，将所有桩基模型、场地模型、土方模型和围护模型等相关数据导入 BIM 平台，根据进度计划对土方工程施工工艺进行模拟，如图 19-20 所示。并不断调整优化，不仅确保了工程的质量、安全和工期进度，还提前了 8 d 完成土方的开挖工作。在整个土方开挖过程中，附近地表沉降均处在报警范围内，未对周边环境造成不良影响。

19.4.3 质子区结构工程 BIM 施工模拟

质子区是项目建设中的重中之重，该区域内墙板最厚处 2.8 m，顶板最厚处 2 m，墙板高

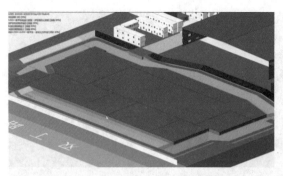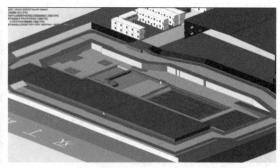

图 19-20　不同阶段土方开挖施工模拟

17 m，内部结构尺寸较大，建筑构造层次复杂，同时质子舱内质子设备预埋钢板精度要求高。经研究，项目部拟采用分层、分段浇筑的施工方案：厚墙板施工由下至上共分 6 次浇筑，水平施工缝避开预埋件和结构楼板，顶板采用高排架支撑体系。为确保方案可行，在施工前利用 BIM 技术进行施工模拟，对施工细节优化完善。BIM 团队根据施工工况搭建三维模型，并结合施工计划，完成厚墙板浇筑实时 4D 动态模拟。在浇筑过程模拟中，BIM 组发现质子区一级平台与下层混凝土构造结构相差 60 mm，三级平台左侧竖向埋件和横向埋件在混凝土构造内部。对施工模拟出现的情况，项目部召开专题会议，制订调整措施，再将修改后的数据反馈到 BIM 模型中做修正，直至问题消除。

　　质子区底板厚度为 2.4 m，一次性混凝土浇筑方量约 4 274 m³，属于大体积混凝土。浇筑前，BIM 团队对大底板进行三维模型搭建和四维浇筑模拟分析（图 19-21），项目部参考分析数据后，拟采用四台汽车泵由西往东浇筑的方案。在浇筑过程中，项目部通过各时间段混凝土浇筑流淌情况和 BIM 四维模拟分析，实时掌握施工现场底板浇筑情况及完成进度，以此协调指挥各区域混凝土浇筑。底板整体浇筑由西向东统一推进，使底板混凝土浇筑、振捣、收面及养护形成流水作业，各工种有序穿插进行，有效降低了底板混凝土的裂缝产生。

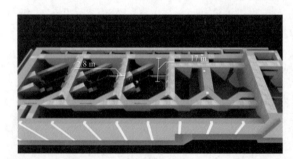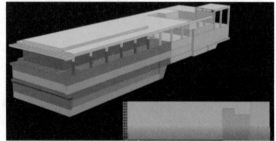

图 19-21　质子区三维模型及浇筑模拟

　　基于 BIM 的施工模拟，既提高了施工质量，又保证了工程进度。

19.4.4　屏蔽钢板墙吊装 BIM 施工模拟

　　本工程钢结构屏蔽钢板墙位于质子区旋转仓及固定治疗舱，为满足防辐射要求，屏蔽钢板墙总厚度为 500 mm，分为 10 层，每层 50 mm，如图 19-22 所示；每层钢板墙分块错缝拼接，拼缝间距不得大于 3 mm。钢板的吊装拼接质量直接影响着后期使用的效果。

　　通过项目专题会议，拟采用汽车吊，并借助 BIM 可视化技术，在 BIM 平台中对吊装方案

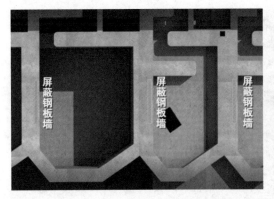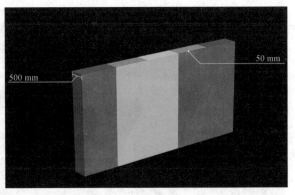

图 19-22　屏蔽钢板墙位置及构造图

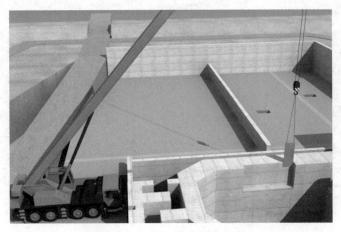

图 19-23　屏蔽钢板墙吊装施工模拟

进行施工模拟。通过三组施工方案对比，综合分析吊车工作区域、被吊构件堆场位置等因素，如图 19-23 所示，详细记录每次分析数据，不断调整优化吊装方案。

在吊装方案确定后，对相关施工方进行三维施工交底，确保吊装一次到位。通过 BIM 技术的施工预演，在实际吊装拼接施工过程中，进展十分顺利，一次拼接就达到了预期效果，拼接后质量检测结果满足防辐射要求。

19.4.5　质子区设备吊装 BIM 施工模拟

本项目质子区存在大量大型设备，而质子区位于地下三层，在结构施工前需预先考虑后期设备运输吊装进场，因此其运输吊装路线在本项目中也是至关重要的。

通过将设备参数导入 BIM 软件，结合分析墙体、障碍物、大型设备构件尺寸及大型设备构件到货时间节点等因素，在 BIM 平台内对后期大型设备运输路线进行吊装安装模拟（图 19-24），旨在优化吊装运输路径，辅助确定大型设备吊装方案，并进行可视化施工交底，确保大型设备顺利进场。

19.4.6　成排异形束流套管施工方案模拟

本工程质子区旋转治疗舱内质子治疗系统是目前世界上最先进、也是最昂贵的超大型尖端医疗设备。为满足防辐射要求，放射区的设计底板、墙体和顶板超厚，空间超高，束流套管

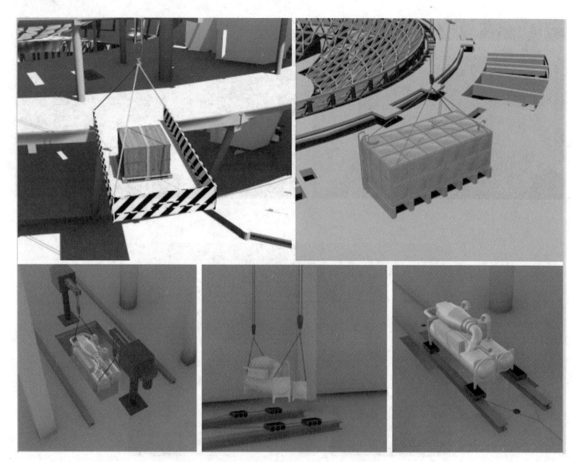

图 19-24　大型设备吊装施工模拟

在超厚结构中的预埋必须一次安装到位。

为防止辐射泄漏及扩散，质子治疗室不仅仅对墙壁的厚度有要求，而且对墙壁内部的钢筋分布也要符合特殊规定，如图 19-25 所示。为了满足屏蔽辐射的要求，穿越部分区域顶、墙板的管线需要呈 S、L 形。

在超厚混凝土以及钢筋密布的墙体内，放置成排异型束流套管，要保证墙体内钢筋密度符合特殊要求，又要能满足安装一次成优，无沉降、位移、返工、修补等问题。

根据施工图搭建 BIM 模型，如图 19-26 所示。在模型建立完成之后，通过在模型上进行测量以及定位，得到了一套三维直观的束流套管安装的定位数据，如图 19-27 所示。通过整理和分析这些数据，我们对模型中束流套管的位置进行优化。

通过对套管的安装位置进行优化后，与中科院、设计院进行沟通，确认优化后结构的安全性。之后，运用 BIM 模型配合高精度激光测量定位仪，为现场套管安装定位提供可靠有效的数据，并且进行四维实时模拟，保证套管安装位置正确，设备上的束流管能精准对位穿过。

19.4.7　关键复杂节点模型深化

本项目借助 BIM 技术对复杂节点进行模型搭建，并进行可视化交底，如质子重离子区域存在大量预留洞口，且预埋件均为非标准构件，所有预埋件均与钢筋进行复杂穿插。通过在 BIM 平台中搭建预留预埋洞口附近处的钢筋模型，如图 19-28 所示，并对其排布进行优化，使

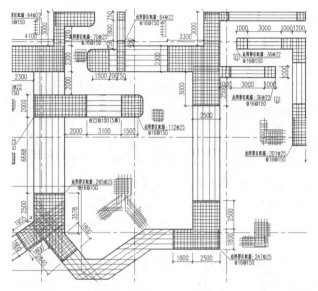

剪力墙墙体水平分布钢筋及竖向分布钢筋为:

剪力墙厚度	墙身配筋(对称配置)
2800mm	水平分布钢筋 Φ28@150(2排)+Φ22@150(2排)+Φ16@150(2排)
	竖向分布钢筋 Φ28@150(2排)+Φ22@150(2排)+Φ16@150(2排)
2500mm 2400mm	水平分布钢筋 Φ25@150(2排)+Φ22@150(2排)+Φ16@150(2排)
	竖向分布钢筋 Φ25@150(2排)+Φ22@150(2排)+Φ16@150(2排)
2000mm 1800mm	水平分布钢筋 Φ22@150(2排)+Φ20@150(2排)+Φ16@150(1排)
	竖向分布钢筋 Φ22@150(2排)+Φ20@150(2排)+Φ16@150(1排)
1300mm 1000mm	水平分布钢筋 Φ20@150(2排)+Φ16@150(2排)
	竖向分布钢筋 Φ20@150(2排)+Φ16@150(2排)
800mm 750mm	水平分布钢筋 Φ18@150(2排)+Φ16@150(2排)
	竖向分布钢筋 Φ18@150(2排)+Φ16@150(2排)

图 19-25　旋转治疗舱内钢筋密度分布图

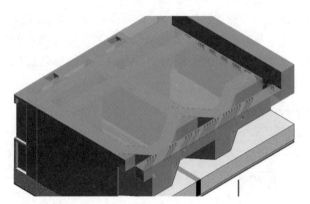

图 19-26　质子治疗室束流套管分布模型图

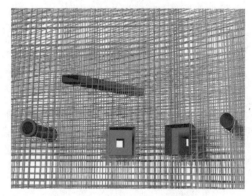

图 19-27　BIM 模型中束流套管精确定位

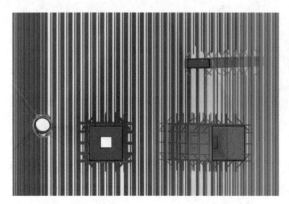

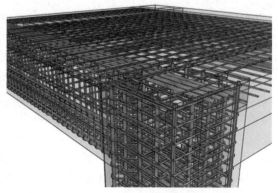

图 19-28　留洞及钢筋节点图

其既满足钢筋绑扎规范，又达到预埋件的安装要求。

19.5 施工进度管理

19.5.1 施工全过程 4D 模拟

工程建设项目的进度管理，是指对工程项目目标、各项工作程序、工作内容、持续时间和逻辑关系进行全面分析，力求制订具体可行且经济合理的项目管理计划，并在计划的实施过程中，通过采取各种有效的组织、控制和协调的措施，确保预定进度目标的实现。

项目管理的核心内容是进度管理，而 4D-BIM 施工模拟的引入可以提高全过程协同的效率。根据对施工顺序的合理安排，在劳动力、机械设备、物资材料及资金消耗量最少的情况下，按照规定的时间完成符合质量要求的工程任务。

基于 4D-BIM 模型的应用，BIM 和进度管理的集成可以为项目管理人员提供进度管理的新功能和新的数据支持。在本项目实施过程中，我们引用 BIM 技术改善传统的施工进度管理流程，如图 19-29 所示。首先，运用 BIM 技术可视化的优势对施工组织设计中的专项施工方案、关键工程穿插和资源分配等进行模拟，通过虚拟评价进度计划的可行性，确定关键控制点，通过 4D-BIM 模型对施工组织设计和项目实施的各级计划进行优化模拟；其次，以 BIM模型为载体跟踪各种信息一体化进程，将方案审批、深化设计、招标采购等工作纳入辅助工作并跟踪其进展情况，方便管理者根据自己的要求，及时获取全面的现场信息，客观评价进度的实施情况，为进一步优化和调整进度计划提供参考依据；此外，该模型可为项目进度管理提供模型工程量数据，为材料准备和劳动力分配提供依据。

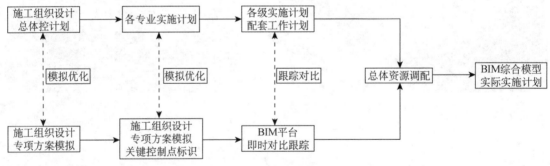

图 19-29 施工进度管理流程图

（1）施工进度计划模拟

施工进度计划模拟可以将进程以 4D 可视化的方式直观地展示出来。管理人员可以通过可视化环境来观察各项施工作业，识别出施工过程中潜在的交错、打架现象，通过研究分区、分块施工的可行性，进行小范围的工序变更。同时基于 BIM 的施工进度模拟，在计划阶段参与者更容易判断资源分配的合理性，例如现场空间、设备劳动力等，从而在编制修改进度方案及施工方案时更具科学性。

施工进度计划的模拟除了顺序的动态模拟，还具有逆向模拟的功能，即将整个施工过程采用逆序的方式从进度上进行发展，这一过程能够帮助管理人员更清晰地了解项目构成的整体过程，同时能够在发生进度问题时采用逆向追踪的方式很快查到出现问题的工序，及时采取补救措施。

（2）施工进度跟踪分析

基于 BIM 施工进度跟踪分析（图 19-30、图 19-31）可以实现实时分析、参数化表达和协同控制的目标。通过 BIM 平台，可以实现建筑现场与各参与方办公所在地之间的高度的信息共享，最大程度上降低决策信息的传递次数，提高现场施工效率。

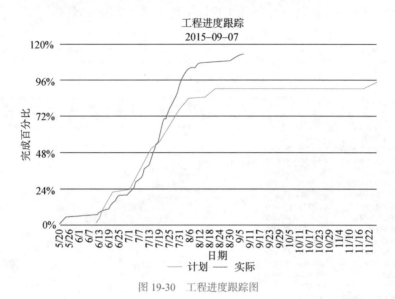

图 19-30　工程进度跟踪图

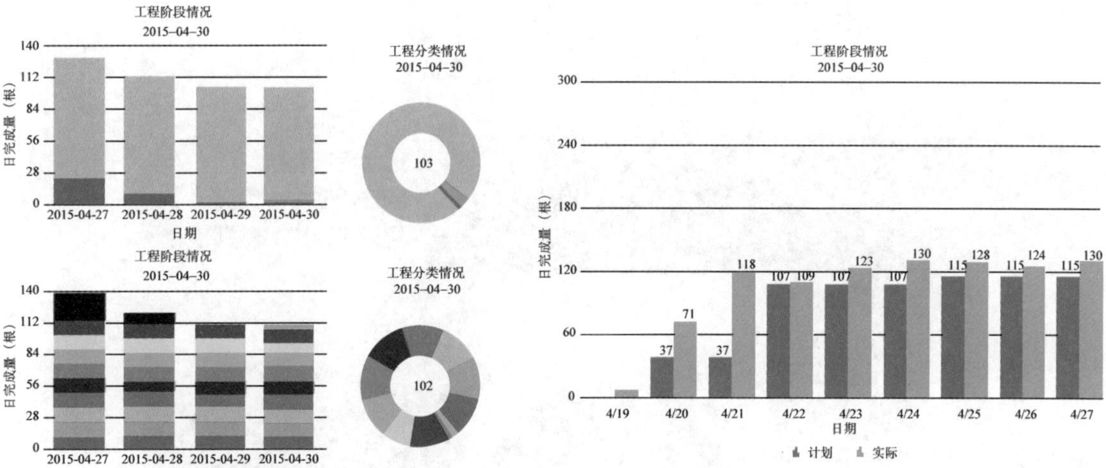

图 19-31　工程进度分析图

本项目在实际施工过程中，还利用 BIM 技术将总进度计划分解至年度计划、月计划、周计划，把各分解计划在 Navisworks 软件内与模型链接，根据时间进程观察模拟建设情况，分析所编制计划是否有工序冲突、流水冲突，根据分析结果调整进度计划，如图 19-32 所示。

19.5.2　基于 BIM 的进度管控

为解决施工组织过程中存在问题，本工程建立了互联网管理平台，透明化项目施工进度，合理利用资源，进行项目进度管理。平台通过从项目部采集实时施工数据，将处理好的数据导入平台，结合BIM-4D进度模拟对比数据，通过平台以文字、图片等形式反映现场施工情况。

在工程进展中，由于夏季雨期，施工图纸因设计变更等原因，影响工期。通过管理平台数据统计（图19-33），对比 BIM-4D 模拟工期，当预估工期超过计划工期时，系统会做出提醒、预警；实际工期超过计划工期时，系统会做出警告。相关人员将得到系统的反馈信息及时做出调整，实时动态追踪，实现新旧关键线路对照，明确自由时间，控制调度各关键线路，避免延长工期，减少工程项目的滞后性，降低工程总工期延期发生的可能性。

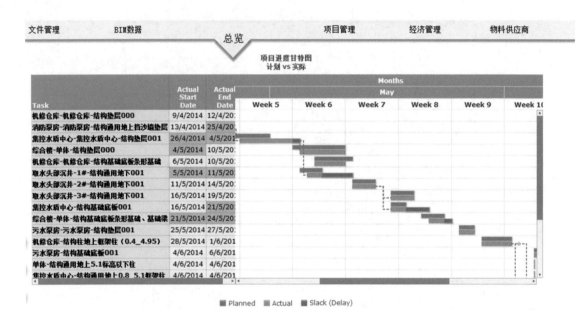

图 19-32　项目进度甘特图

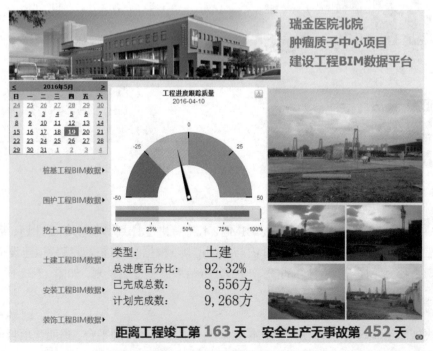

图 19-33　互联网管理平台界面

项目根据月进度计划召开会议，根据 BIM 对比上个月计划进度与上个月实际完成进度的情况，通过分析可以很形象地发现当下的施工节点是否延误。如果出现上个月工期存在延误情况，先通过 BIM 分析原因，是由于外力因素造成还是自身管理出现问题。再根据原因在本月制订有针对性的措施进行调整，通过改良施工环节，增派人手等方法，争取将损失的工期抢回来。

本项目通过月进度比对，分析验证施工进度，根据分析的结果加强可控性监管，提高工程质量、降低施工成本和工期损耗，在最大范围内实现资源的合理利用。

19.6　设备与材料管理

19.6.1　基于 BIM 的工程量统计

工程经济管理和工程造价控制是建设项目的核心任务，而此核心任务的首要工作在于准确、快速地统计工程量。工程量统计是编制工程预算的基础工作，具有工作量大、费时、繁琐和要求严谨等特点，约占全部工程预算编制工作量的 50%～70%，且其精确度和快慢程度将直接影响工程预算的质量与速度。工程量统计方法的改进不仅有利于加快概预算速度、减轻概预算人员的工作量、提高概预算质量，而且对于增强审核及审定透明度都具有非常重要的意义。

基于 BIM 技术的工程量统计优势在于使用 BIM 模型来取代图纸，直接输出所需材料的名称、数量和尺寸等信息，而且这些信息将始终与设计保持一致。在设计出现变更时，该变更信息将自动反映到所有相关的材料明细表中，造价工程师使用的所有构件信息也会随之变化。

在基本信息模型的基础上增加工程预算信息，即形成了具有资源和成本的预算信息模型，如图 19-34 所示。预算信息模型包括建筑构件的清单项目类型、工程量清单，人力、材料、机械定额等信息。通过此模型，系统能识别模型中的不同构件，并自动提取建筑构件的清单类型和工程量（如体积、质量、面积及长度等）等信息，如图 19-35 所示，自动计算建筑构件的资源用量及成本，用以指导实际材料物资的采购。

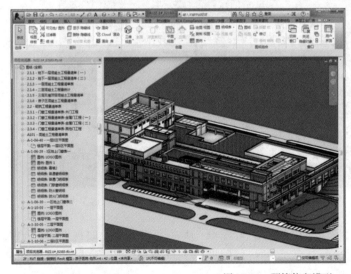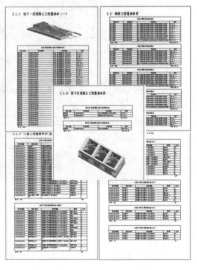

图 19-34　预算信息模型

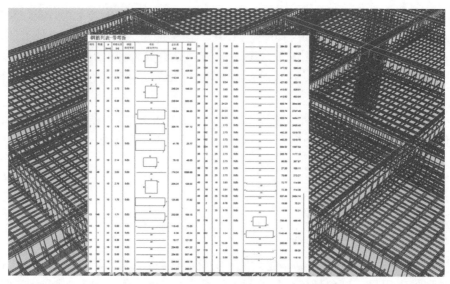

图 19-35　能源中心地下一层钢筋工程量统计

系统根据计划进度和实际进度信息，可以动态计算任意 WBS 节点任意时间段内每日计划量、计划工程量累计、每日实际工程量和实际工程量累计，帮助施工管理者实时掌握工程量的计划完工和实际完工情况。在分期结算过程中，每期实际工程量累计数据是结算的重要参考，系统动态计算实际工程量可以为施工阶段工程款结算提供数据支持，如图 19-36 所示。

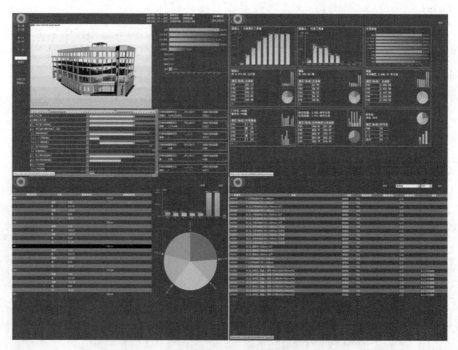

图 19-36　工程量动态查询

另外，从 BIM 预算模型中提取相应部位的理论工程量，从进度模型中提取现场实际的人工、材料、机械工程量和实际消耗，合同工程量进行短周期内三量对比分析，能够及时掌握项目进展，快速发现并解决问题。根据分析结果为施工企业制订精确的人、机、材计划，大大减少资源、物流和仓储环节的浪费，及时掌握成本分布情况，进行动态成本管理。

本项目的工程建设中机电管线工程量统计较为繁琐，分为质子中心、能源中心、室外总体三个区域包含水电风三个专业，且质子治疗舱内的机电设置安装由其他单位负责。对此，我们以施工蓝图为基础，采用基于 BIM 模型的工程量统计方法，辅助传统软件算量对工程量进行二次校验（图 19-37），确保工程量统计的准确性。

<分部分项工程量清单明细>

A	B	C	D	E	F	G
合计	族	族与类型	标记	标高	类别	类型
1	AHU - 卧式 -	AHU - 卧式 -	1	标高 1	机械设备	12000 CMH
1	矩形风管	矩形风管: RJZ	27		风管	RJZZ-AD空调风
1	矩形风管	矩形风管: RJZ	28		风管	RJZZ-AD空调风
1	矩形风管	矩形风管: RJZ	29		风管	RJZZ-AD空调风
1	矩形风管	矩形风管: RJZ	30		风管	RJZZ-AD空调风
1	矩形风管	矩形风管: RJZ	31		风管	RJZZ-AD空调风
1	矩形风管	矩形风管: RJZ	33		风管	RJZZ-AD空调风
1	M_矩形弯头 -	M_矩形弯头 -	98	标高 1	风管管件	RJZZ-AD空调风
1	矩形 T 形三通	矩形 T 形三通	6361	标高 1	风管管件	RJZZ-AD空调风
1	矩形风管	矩形风管: RJZ	36		风管	RJZZ-AD空调风
1	矩形风管	矩形风管: RJZ	37		风管	RJZZ-AD空调风
1	矩形风管	矩形风管: RJZ	38		风管	RJZZ-AD空调风
1	M_矩形弯头 -	M_矩形弯头 -	110	标高 1	风管管件	RJZZ-AD空调风
1	矩形 T 形三通	矩形 T 形三通	116	标高 1	风管管件	RJZZ-AD空调风
1	矩形风管	矩形风管: RJZ	41		风管	RJZZ-AD空调风
1	矩形变径管 -	矩形变径管 -	123	标高 1	风管管件	RJZZ-AD空调风
1	AHU - 吊装式	AHU - 吊装式	10	标高 1	机械设备	RJZZ-AD空调风
1	矩形风管	矩形风管: RJZ	42		风管	RJZZ-AD空调风
1	矩形风管	矩形风管: RJZ	44		风管	RJZZ-AD空调风
1	矩形风管	矩形风管: RJZ	45		风管	RJZZ-AD空调风
1	M_矩形弯头 -	M_矩形弯头 -	127	标高 1	风管管件	RJZZ-AD空调风
1	M_矩形弯头 -	M_矩形弯头 -	128	标高 1	风管管件	RJZZ-AD空调风
1	消声器 - ZP10	消声器 - ZP10	41	标高 1	风管附件	400x250
1	矩形风管	矩形风管: RJZ	47		风管	RJZZ-AD空调风
1	矩形风管	矩形风管: RJZ	48		风管	RJZZ-AD空调风
1	矩形风管	矩形风管: RJZ	51		风管	RJZZ-AD空调风
1	M_矩形弯头 -	M_矩形弯头 -	135	标高 1	风管管件	RJZZ-AD空调风
1	M_矩形弯头 -	M_矩形弯头 -	138	标高 1	风管管件	RJZZ-AD空调风
1	矩形风管	矩形风管: RJZ	53		风管	RJZZ-AD空调风
1	矩形风管	矩形风管: RJZ	54		风管	RJZZ-AD空调风
1	矩形 T 形三通	矩形 T 形三通	153	标高 1	风管管件	RJZZ-AD空调风
1	矩形风管	矩形风管: RJZ	56		风管	RJZZ-AD空调风
1	矩形风管	矩形风管: RJZ	57		风管	RJZZ-AD空调风
1	M_矩形弯头 -	M_矩形弯头 -	154	标高 1	风管管件	RJZZ-AD空调风
1	矩形 T 形三通	矩形 T 形三通	156	标高 1	风管管件	RJZZ-AD空调风
1	矩形风管	矩形风管: RJZ	59		风管	RJZZ-AD空调风
1	矩形风管	矩形风管: RJZ	60		风管	RJZZ-AD空调风
1	矩形风管	矩形风管: RJZ	61		风管	RJZZ-AD空调风
1	矩形风管	矩形风管: RJZ	62		风管	RJZZ-AD空调风
1	矩形风管	矩形风管: RJZ	63		风管	RJZZ-AD空调风
1	矩形风管	矩形风管: RJZ	65		风管	RJZZ-AD空调风
1	矩形风管	矩形风管: RJZ	66		风管	RJZZ-AD空调风
1	矩形 T 形三通	矩形 T 形三通	183	标高 1	风管管件	RJZZ-AD空调风
1	矩形 T 形三通	矩形 T 形三通	184	标高 1	风管管件	RJZZ-AD空调风
1	M_矩形弯头 -	M_矩形弯头 -	186	标高 1	风管管件	RJZZ-AD空调风

<分部分项工程量清单明细>

A	B	C	D	E	F	G
合计	族	族与类型	标记	标高	类别	类型
1	AHU - 卧式 -	AHU - 卧式 -	1	标高 1	机械设备	12000 CMH
1	矩形风管	矩形风管: RJZ	27		风管	RJZZ-AD空调风
1	矩形风管	矩形风管: RJZ	28		风管	RJZZ-AD空调风
1	矩形风管	矩形风管: RJZ	29		风管	RJZZ-AD空调风
1	矩形风管	矩形风管: RJZ	30		风管	RJZZ-AD空调风
1	矩形风管	矩形风管: RJZ	31		风管	RJZZ-AD空调风
1	矩形风管	矩形风管: RJZ	33		风管	RJZZ-AD空调风
1	M_矩形弯头 -	M_矩形弯头 -	98	标高 1	风管管件	RJZZ-AD空调风
1	矩形 T 形三通	矩形 T 形三通	6361	标高 1	风管管件	RJZZ-AD空调风
1	矩形风管	矩形风管: RJZ	36		风管	RJZZ-AD空调风
1	矩形风管	矩形风管: RJZ	37		风管	RJZZ-AD空调风
1	矩形风管	矩形风管: RJZ	38		风管	RJZZ-AD空调风
1	M_矩形弯头 -	M_矩形弯头 -	110	标高 1	风管管件	RJZZ-AD空调风
1	矩形 T 形三通	矩形 T 形三通	116	标高 1	风管管件	RJZZ-AD空调风
1	矩形风管	矩形风管: RJZ	41		风管	RJZZ-AD空调风
1	矩形变径管 -	矩形变径管 -	123	标高 1	风管管件	RJZZ-AD空调风
1	AHU - 吊装式	AHU - 吊装式	10	标高 1	机械设备	RJZZ-AD空调风
1	矩形风管	矩形风管: RJZ	42		风管	RJZZ-AD空调风
1	矩形风管	矩形风管: RJZ	44		风管	RJZZ-AD空调风
1	矩形风管	矩形风管: RJZ	45		风管	RJZZ-AD空调风
1	M_矩形弯头 -	M_矩形弯头 -	127	标高 1	风管管件	RJZZ-AD空调风
1	M_矩形弯头 -	M_矩形弯头 -	128	标高 1	风管管件	RJZZ-AD空调风
1	消声器 - ZP10	消声器 - ZP10	41	标高 1	风管附件	400x250
1	矩形风管	矩形风管: RJZ	47		风管	RJZZ-AD空调风
1	矩形风管	矩形风管: RJZ	48		风管	RJZZ-AD空调风
1	矩形风管	矩形风管: RJZ	51		风管	RJZZ-AD空调风
1	M_矩形弯头 -	M_矩形弯头 -	135	标高 1	风管管件	RJZZ-AD空调风
1	M_矩形弯头 -	M_矩形弯头 -	138	标高 1	风管管件	RJZZ-AD空调风
1	矩形风管	矩形风管: RJZ	53		风管	RJZZ-AD空调风
1	矩形风管	矩形风管: RJZ	54		风管	RJZZ-AD空调风
1	矩形 T 形三通	矩形 T 形三通	153	标高 1	风管管件	RJZZ-AD空调风
1	矩形风管	矩形风管: RJZ	56		风管	RJZZ-AD空调风
1	矩形风管	矩形风管: RJZ	57		风管	RJZZ-AD空调风
1	M_矩形弯头 -	M_矩形弯头 -	154	标高 1	风管管件	RJZZ-AD空调风
1	矩形 T 形三通	矩形 T 形三通	156	标高 1	风管管件	RJZZ-AD空调风
1	矩形风管	矩形风管: RJZ	59		风管	RJZZ-AD空调风
1	矩形风管	矩形风管: RJZ	60		风管	RJZZ-AD空调风
1	矩形风管	矩形风管: RJZ	61		风管	RJZZ-AD空调风
1	矩形风管	矩形风管: RJZ	62		风管	RJZZ-AD空调风
1	矩形风管	矩形风管: RJZ	63		风管	RJZZ-AD空调风
1	矩形风管	矩形风管: RJZ	65		风管	RJZZ-AD空调风
1	矩形风管	矩形风管: RJZ	66		风管	RJZZ-AD空调风
1	矩形 T 形三通	矩形 T 形三通	183	标高 1	风管管件	RJZZ-AD空调风
1	矩形 T 形三通	矩形 T 形三通	184	标高 1	风管管件	RJZZ-AD空调风
1	M_矩形弯头 -	M_矩形弯头 -	186	标高 1	风管管件	RJZZ-AD空调风

图 19-37　传统算量与基于 BIM 模型的工程量统计

19.6.2　设备的信息管理

本项目采用 BIM 技术在设备与材料管理方面进行信息化管理。在运用 Revit 软件搭建的三维模型中，使用不同颜色来显示设备材料，从而区分管理各类设备与材料。在该项目的 BIM 技术信息管理实施中，项目部一方面利用 BIM 模型和软件形成三维可视化管理和信息管理的基础，另一方面利用特定的标记代码（如二维码，条形码等）等云端技术解决设备和材料信息采集与实际相联系的问题。

BIM 团队对设备与材料管理的流程大致分为以下步骤：建立设备及各专业 BIM 模型，如图 19-38 所示；确认材料设备信息后录入 BIM 共享管理平台；根据模型检查材料设备信息；通过二维码生成器生成二维码与设备信息关联；通过平台进行设备与材料管理。

瑞金医院肿瘤质子治疗中心项目在模型中确定了设备型号等信息后，根据样本参数对设备进行信息录入，如图 19-39 所示。保证设备材料的信息真实有效，方便后期的运维。在模型中随机抽样查找到设备所在，并检验设备信息是否有误。

通过二维码生成器制作生成二维码，把设备信息等与二维码进行关联，并制作成标签，贴在设备上以便随时查询，如图 19-40 所示。

通过平台可以方便地查询设备材料等信息，如图 19-41 所示。

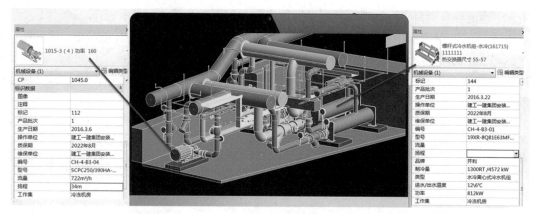

图 19-38　设备三维模型

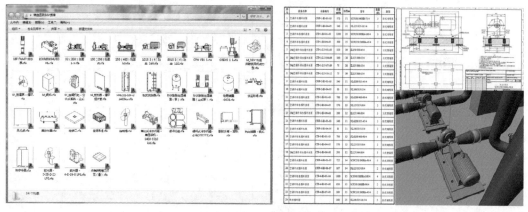

图 19-39　材料设备样本参数

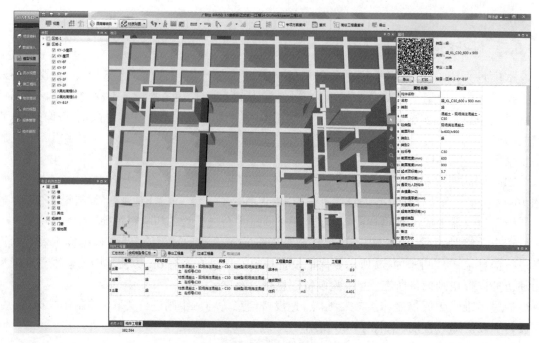

图 19-40　二维码与设备信息关联

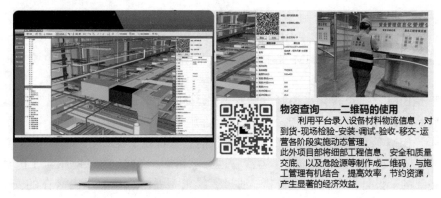

图 19-41　BIM 共享管理平台

19.7　质量与安全管理

19.7.1　施工质量管理

通过 BIM 平台进行质量控制可以提升设计图纸质量，减少图纸"错漏碰缺"现象；基于三维管线综合，大大提高了水电暖设备的安装质量；对于关键施工工艺进行 BIM-4D 模拟，基于对施工现场的详细探索，对构件的吊装路径、危险地区、车辆进出的状况进行模拟，可直接协助管理者对场地现场情况进行分析，找出潜在的危险，提早发现施工图设计和施工方案的问题，确保施工质量和安全。

基于 BIM 平台，可以实时跟踪质量安全，在现场施工管理人员将 BIM 模型与施工作业结果进行对比，当发现安全问题时，现场技术人员可以通过使用手机等设备对质量安全问题进

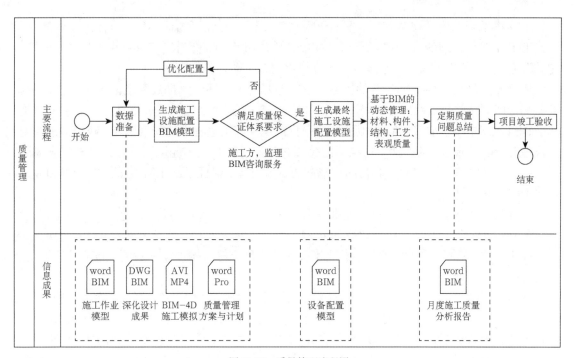

图 19-42　质量管理流程图

行拍照、对拍照问题进行描述后上传到 BIM 平台，有效的跟踪质量问题，任务信息能实时获取，由此可精确地控制质量。基于 BIM 的质量管理流程如图 19-42 所示。

在工程建设过程中，运用 BIM 技术进行质量管理将产生良好的效益，主要表现在以下几个方面：

（1）基于 BIM 三维可视化来控制设计变更，提高图纸质量和减少现场返工。

（2）基于 BIM 模拟施工，优化施工方案，确保施工质量。

（3）基于 BIM 信息集成，采集施工质量验收信息来管控工程质量。

由于医院项目投资大，涉及面广，运营管理要求精细，因此，BIM 应用对于医院项目的质量管理是必要的。设计阶段的碰撞分析；通过三维模型漫游直接显示出潜在的安全隐患；对施工阶段中重大危险源（塔吊、深基坑、墙体外立面等），在模型中对其进行虚拟施工，预防可能存在的安全隐患。

在质子治疗中心项目中，质子区吊装构件主要有：屏蔽钢板墙（厚 0.5 m、高 3 m、宽 7 m）和旋转治疗舱设备吊装口预制构件（长 13 m、宽 1 m、高 1 m）等大型构件。由于屏蔽构件需满足防辐射要求，吊装过程复杂，且对吊装精度质量控制和吊装过程安全管理要求高。借助 BIM 可视化技术，对吊装工况进行模拟，综合分析吊车站位区域、吊车臂杆旋转角度、被吊构件位置等因素，详细记录每次分析数据，排除吊装过程中的不确定因素，在确保施工安全的前提下保证屏蔽钢板安装满足设计要求。

在本项目施工质量管理中，通过 BIM 管理人员，根据项目管理控制要点在 BIM 平台内预设质量控制节点，现场质量管理人员可以通过移动智能终端设备登录 BIM 平台进行查看，准确定位。现场管理人员通过上传现场照片，附加文字说明等综合信息化手段，将施工现场的质量问题反映出来，并及时通知相关人员予以整改，保证工程质量。

19.7.2 施工安全管理

BIM 技术辅助施工安全管理，主要是根据施工模拟与施工场地环境，结合进度计划对每个施工工况进行合理的安全规划布局。在虚拟施工过程中，检测施工过程中的坠落、碰撞等安全隐患，优化施工方案，结合模型进行可视化的施工动态安全管理。

施工安全管理贯穿整个项目的始终，是最重要的一个环节也是最复杂的环节。传统的施工安全管理更多的是依靠安全人员来进行管控，无法做到每个施工环节都具有针对性的措施。基于 BIM 技术的安全管理可在虚拟的环境中提前识别施工过程中的安全风险，利用多维模型，使管理者能够直观地、动态地了解项目的施工过程。针对每个工况识别风险并评估安全风险，可以保证不同阶段和不同参与者之间信息的集成和共享，保证了施工阶段信息的准确和完整，有利于施工安全管理。

BIM 模型可视化为信息化建设提供依据，使管理决策更加科学化、信息化、自动化和标准化，并在推动建筑工程施工提高效率的同时，大大减少了施工中的安全风险。BIM 的应用包括可视化、碰撞检测、多方案比较、虚拟建造和视线研究等。构件碰撞检测、施工模拟等功能也会间接影响安全。

本项目安全设施策划过程中，就把每个工况逐层分解，考虑设施、入口、临边防护和坠落保护的情况等。如本工程基坑开挖采用放坡式开挖，在项目基坑方案编制时通过 BIM 平台，将相关的安全设施摆放位置、车流人行通道位置、安全警示标志标识及临边防护栏杆扶手等位置已经在 BIM 平台内进行预设。在基坑开挖时，可以根据 BIM 平台中预设的点位进行施工

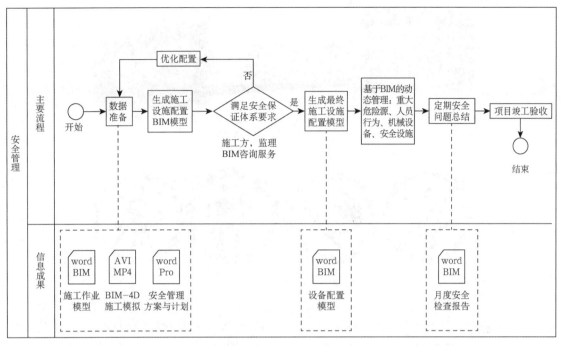

图 19-43　安全管理流程图

安全布置。针对施工安全落实情况，在每月底有一次月度安全检查，检查内容根据 BIM 平台内此阶段施工安全预设的要点位置进行巡查，对巡查结果形成月度安全检查报告。基于 BIM 的安全管理流程如图 19-43 所示。

在本项目施工准备阶段，通过 BIM-3D 漫游，将虚拟环境划分多个施工空间，针对各分部分项工程施工流程进行预演和分析，排除各类安全隐患；基于各优秀项目体总结的经验，进行统一化推行，统一化管理，将常用的安全防护设施制作 BIM 族库，诸如防护栏杆（图 19-44）、定型化门头（图 19-45）、排水沟安全防护、用于专业安全的防护型标识（图 19-46）等；随着工程施工的推进，安全设施的搭设亦同步进行，在 BIM-3D 漫游过程中发现重大危险源和安全隐患，及时提醒工作人员安全施工，提高安全防范工作效率。

质子治疗中心项目作为首台国产质子医疗设备应用工程，其质子区域混凝土墙、顶板、大底板超重超厚、屏蔽钢板吊装及节点复杂等特点，安全管理工作面临较大的挑战。项目部施工过程中实现了 BIM 技术在施工安全管理方面的应用，主要表现在：危险源识别、动态施工

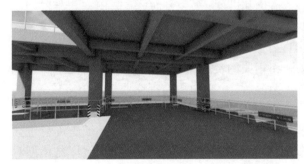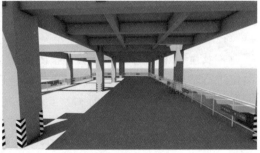

图 19-44　临边防护设施 BIM 模型

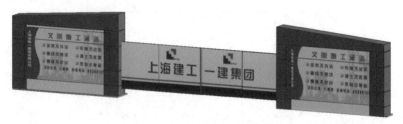

图 19-45　一建集团标准化门头族

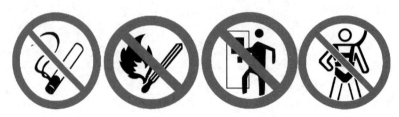

图 19-46　安全防护标识

模拟、安全检查、安全教育培训和施工安全计划的优化等。基于 BIM 的建筑施工安全管理模型实现了建筑施工前对安全事故的预警，降低安全事故发生的概率，使安全管理由被动管理向主动管理转变，大大提高了建筑施工安全管理的效率和质量。

19.8　竣工验收管理

19.8.1　竣工模型验收

竣工验收是全面考核建设工作成果，检查设计、施工质量、设备和生产准备工作质量的重要环节，对促进建设项目及时投产、发挥投资效益、总结建设经验有着重要作用。

经过总承包 BIM 内部仔细审查，在工程建设的竣工阶段，BIM 工作完成后应向业主交付 BIM 成果，内容包括 BIM 模型文件（RVT）、BIM 模型信息、BIM 工作说明书和成果验收记录表等信息。项目的 BIM 信息模型所有知识产权归业主所有，交付物为纸质表格图纸及电子光盘，加盖公章。

竣工阶段是建设方向运维管理部门移交建筑产品的阶段，传统的工程竣工验收只能根据二维图纸对工程进行验收，有一定的局限性。采用 BIM 技术对项目进行验收，一方面，结合模型，它可以更好地验收和结算项目工程质量、造价和进度；另一方面，建立 BIM 三维模型可为后续的运维提供支持。

在竣工阶段，各专业分包首先需要核对自己的模型与图纸和现场是否完全吻合，然后根据业主及运维单位的要求提供完整的模型文件和相关的资料文件，汇总到总包单位，由总包单位进行整理拼合检查。在总包单位检查确认无误后，由总包单位提交监理单位审核，审核无误交付业主，如图 19-47 所示。

BIM 竣工所需交付的文档资料分为纸质版资料及电子版资料两个部分。纸质资料包括 BIM 会议纪要，会签过的问题联络单等相关文件。电子文档主要包括：各专业模型，与模型对应的图纸，相关的过程信息，设备的空间信息及数据等相关文件。

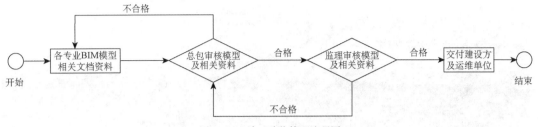

图 19-47　竣工验收管理流程图

在项目完善竣工模型的过程中，首先必须完成所有变更单的修改，竣工模型的建立需要集成建筑过程中所有信息，其中不乏根据现场改动，还有不少验收更改信息。修改变更的同时需要对构件信息同步录入更新，使模型调整至与现场达到一致，使 BIM 模型能对接未来运维。对出于复杂管网中的设备进行验证，确保设备可安装、可维护、可更换。随着设备采购的陆续完成，设备信息将会逐一被补充录入模型中，形成完整的设备清单，连同模型一并交付给业主和物业单位。在施工过程中，对已选定或已施工安装完成的主要材料、设备等，其主要性能参数录入 BIM 模型数据库中。数据库根据工程实际进展同步提供、同步录入模型，并编制。

各专业竣工模型如图 19-48～图 19-52 所示。

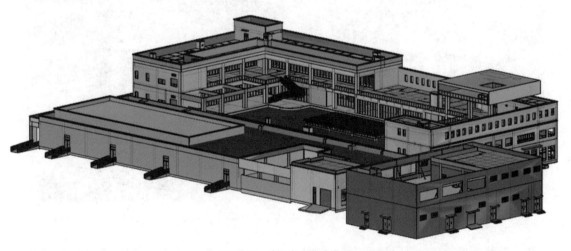

图 19-48　建筑专业竣工模型

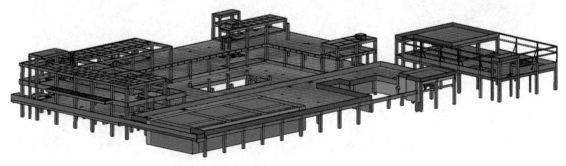

图 19-49　结构专业竣工模型

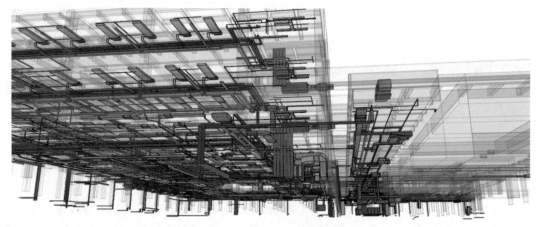

图 19-50　机电安装专业竣工模型

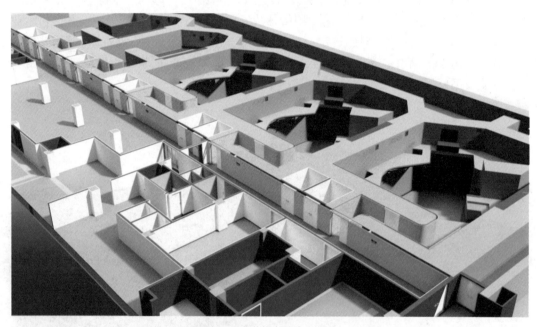

图 19-51　装饰专业竣工模型

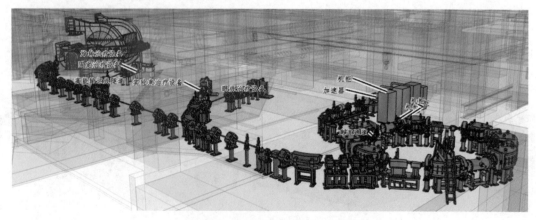

图 19-52　质子区专业设备竣工模型

19.8.2 竣工模型辅助运维

质子治疗中心项目将上述通过验收的竣工模型及数据库信息进行收集汇总，如图 19-53 所示，为后期运维提供 BIM 模型和数据信息支撑。将 BIM 模型与现有的运维管理软件或平台进行数据互通后，实现对医院建筑投入运营后的管理。基于 BIM 模型的信息化运维管理，可以提升与促进现有医院后勤管理系统，实现设计、施工和运维的信息共享，为参与后勤各方人员提供一个便捷、准确的管理平台，以提高建筑运维管理效率。应用 BIM 运维模型关键在于：

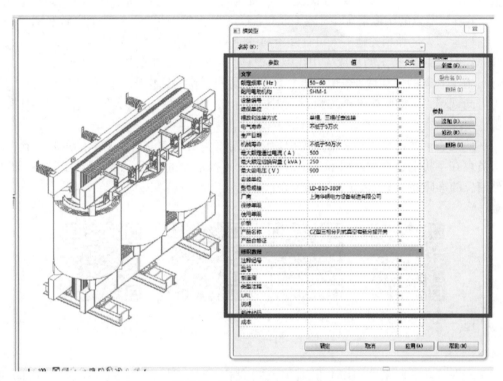

图 19-53　BIM 竣工模型及数据信息

（1）BIM 运维模型的建模精度。BIM 竣工模型根据竣工图纸、运维模型深度要求创建，模型如实反映了医院建筑的空间形态、机电系统的逻辑结构、空间定位等信息。针对不同的构件类型采用不同的建模深度，并记录必要的信息，以保证模型创建及运维系统的运行效率。

（2）基于 BIM 运维数据的集成，其中分为静态运维数据和实时运行的数据。静态运维数据包括工程资料和建筑运维要求。基于 BIM 工程资料的集成，将建筑工程资料与 BIM 中相应构件建立准确关联，实现建筑资料的有序存储与快速检索。当工程资料有修改更新时，通过在 BIM 运维系统上相应的更新或升级操作，为后期改造提供准确、权威的参考信息。

（3）基于 BIM 的医院运维模型操作。为充分发挥 BIM 运维价值，考虑 BIM 运维用户的使用习惯、使用场景，将 BIM 运维使用人员与专业的 BIM 应用人员区分开，为 BIM 运维使用人员提供便捷、友好的运维模型交互操作，以满足不同类别医院建筑的运维管理要求。

19.9　信息化技术集成应用

19.9.1　二维码信息技术

本项目将二维码融入项目的质量、安全管理体系内，通过把施工重要节点在 BIM 平台中进行标记发布生成二维码信息，与施工过程中的工艺、进度、流程及成本等非实体信息形成对应关联；再通过 BIM 管理软件进行实时对接，进行管控。现场管理人员可以将载有施工节点重要信息的二维码粘贴到相关施工节点附近，施工相关人员可以随时通过智能移动终端扫描二维码，了解该节点的构造情况，对施工质量能更好地把控，也为下一道工序做好铺垫；同时减少了项目管理人员和相关施工人员查阅资料的时间，提升了总承包管理效率。

"BIM ＋二维码"技术的集成应用在施工中具有重要意义，主要体现为以下几点。

（1）施工管理的便利性：采用手机软件扫描预先制作的二维码手册查询各项信息，管理人员无需向现场人员询问构件施工状态及人员、材料、施工机具进场情况，提高了管理效率和便利度。

（2）信息查询的准确性：采用扫描构件的二维码可实时查询构件基本信息和资料，施工现场人员可在手机上查看构件图纸（图 19-54），无需携带大量图纸，不仅提高了效率，还保证了构件信息的准确性，减少人工识图的失误。

质子治疗设备平面　　　质子治疗仪　　　能源中心铝板　　　女儿墙钢结构节点

图 19-54　项目关键部位信息二维码

（3）内业外业的联系性：BIM 平台的存在，使内外业人员可通过 BIM 平台的协同功能进行联系，施工状态或问题的更新与沟通可随时通过云端进行处理，扫描二维码即可获得相应信息。

利用移动终端分享二维码可以将项目信息、项目进度和现有的项目成果以图片、文字、动画的方式通过公众号及时发布，让更多的人更加简单和直观地了解项目的现状。本项目通过"BIM ＋二维码"技术的成功应用，提升了项目信息传递效率，给项目管理带来极大的便利。

BIM 结合二维码的集成技术应用还延伸至许多手持设备，安全管理技术人员借助普通通信设备、平板电脑在现场安全检查时，及时将安全隐患上传到共享平台，并及时获得处置意见。安全管

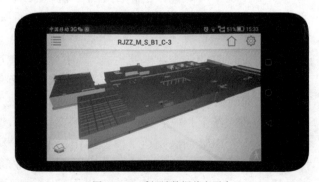

图 19-55　手机端数据共享平台

理员、BIM 项目组可以通过手机随时拍照上传到 BIM 共享平台（图 19-55）。根据安全风险值可以通过不同颜色色块来体现安全预警等级，管理人员在平台上收到信号，采取相应防护措施。相较于传统人工记录的方式，基于 BIM 手机端共享平台的安全管理，便于追踪安全隐患避免遗漏，确保安全管理路线闭合。

19.9.2　3D 扫描应用

三维激光扫描技术（3D Lanser Scanning Technology）又称为实景复制技术，是测绘领域继 GPS 技术之后的一次技术突破。其技术原理是采用激光测距，通过记录被测物体表面大量的密集的点的三维坐标、反射率和纹理等信息，可快速复建出被测目标的三维模型及线、面、体等各种图件数据，具有高效率、高精度的独特优势。三维激光扫描技术能够提供扫描物体表面的三维点云数据，因此可以用于获取高精度高分辨率的数字模型。

扫描技术对于工程现场最大的好处在于精简现场工作只需在现场进行扫描工作，对比偏差与测量可在后台完成；采用 3D 扫描的像素测量、点云测量技术，方便监理人员在现场的测量工作，完成一些费力、高危险部位的测量；采用直接在图像上标示的方法，降低监理人员的工作量，无需再进行纸上记录；也可直接得到扫描结果与设计模型的偏差，而无需先测量、后对照图纸、最后确认偏差；采用直观的图像、视频甚至转换后的模型与施工方进行沟通，完善监理人员的沟通方式。

本工程通过对能源中心机房机电进行扫描，扫描处理后得到机房的 3D 数字模型，再将 3D 数字模型与 BIM 模型（图 19-56）进行对比分析，得到分析结果为两者模型间最大偏差为 0.56 m 以内，平均值在 $-0.188\ 7 \sim 0.153\ 7$ m 之间，标准偏差为 $0.210\ 6$ m，均方根 RMS 估计为 $0.218\ 0$ m。对机房墙体结构进行扫描并与 BIM 模型进行对齐匹配，最后进行扫描结果与设计模型的对比分析，结果为两者模型间最大偏差为 0.51 m 以内，平均值在 $-0.052\ 4 \sim 0.239\ 5$ m 之间，标准偏差为 $0.160\ 4$ m，均方根 RMS 估计为 $0.264\ 1$ m。通过现场扫描和 BIM 模型的对比可以有效地发现实际施工和图纸的偏差，为建筑施工竣工测量验收及建筑的数字化归档服务。如图 19-57 所示。

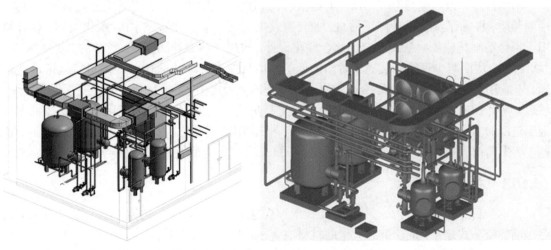

图 19-56　机房区 BIM 模型与 3D 扫描数字模型

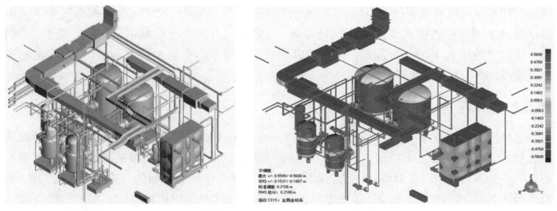

图 19-57　机房区 BIM 模型与 3D 扫描数字模型比对结果

　　本项目中，在质子区超厚混凝土中安装成排异形束流套管前，运用三维激光扫描的结果去复核 BIM 模型中预留洞口的位置。复核结果如图 19-58 所示，为现场套管安装定位提供精确可靠的数据，使得设备上的束流管能精准对位穿过，保证了安装一次成优率，避免了返工带来的经济损失。

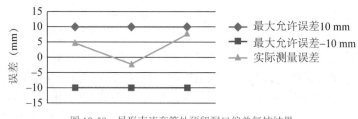

图 19-58　异形束流套管处预留洞口偏差复核结果

19.10　BIM 技术应用总结

　　本项目施工准备阶段基于 BIM 的深化设计充分发挥了 BIM 技术的可视化、参数化、共享性的特质，提高了深化设计图纸质量，尤其对装饰工程和管线工程的 BIM 深化策划，有效地用于指导精细化施工。管线综合的综合深化设计，解决了各专业间管线、设备的"硬碰撞"和"软碰撞"，从而减少管线安装施工阶段的返工。项目施工阶段基于 BIM 技术进行施工进度管理，依据 BIM 技术优势，集成 BIM 于施工进度管理流程之中，形成优化后的进度管理流程图；然后，应用 BIM 模拟技术结合现场实际经验进行进度计划编制；同时，应用 BIM 及技术进行施工进度的多方案模拟、跟踪分析、控制分析；根据 BIM 可视化特点，运用 BIM 三维交底，让施工方案的内容更容易地传递到施工班组，三维交底大大降低了施工班组误读图纸的可能性。

19.10.1　社会效益

　　在本项目二结构施工中，采用 BIM 技术预先碰撞检查，有效避免传统施工方式的先砌筑后砸墙的减法式施工，成功节约大量的材料浪费，提升总包管理效益。同时在施工前，对各种专项施工方案进行模拟，选出最优施工方案，避免了由于施工方案考虑不完备造成设备以及工人窝工损失，在绿色施工方面进一步提升了企业的品牌形象。

在与社会各相关单位相对接时，可以非常形象直观、三维一体、透视化、精细化和节点化地对施工过程进行全方位的展示。同时，BIM 模型及数据库为质子医院后期运维也提供了精益管理的基础，满足医院机电设备更换及维修的管理要求，保证业主科学运维管理，完成了上海建工建筑全生命周期服务商的新时代使命。

19.10.2　经济效益

在图纸深化设计过程中，通过 BIM 对机电管线综合排布发现 1 800 多个碰撞点，经多次优化，净高控制，样板房模拟安装等，顺利地完成整个机电管线的建设工作。通过 BIM 可视化对建筑、结构等图纸的综合碰撞检查，减少近 60% 的设计变更，节省工程成本，促进经济效益的极大提升。此外，在项目施工前期，利用 BIM 模型优化施工方案，合理布置施工设施和大型机械，减少机械设备、人工等使用量，节约材料二次搬运费用。通过 BIM 进行二结构排砖，极大地减少了材料与成本浪费。同时，BIM 平台的使用极大地提高了项目信息沟通效率，提升项目管理水平，使得总工期节省近 8%。

随着 BIM 技术的引入，对工程算量方法在逐步改进。建设工程中的工程造价工作正在发生变化，各类自动化工程算量软件也随之快速发展，就现阶段的工程算量而言，基于 BIM 模型算量是一种较新的思路，在控制精度与效率上有所提升。但是，各专业领域的工程量计算规则各有不同，软件在算法上还有欠缺，需要大量的实践经验去梳理完善预定义计算规则，短时间内无法满足整个项目的算量要求，只能分部、分项、分专业的实现。

BIM 技术是工程管理"脑的延伸，手的延长"。虽然我们在施工准备以及施工阶段进行了多种 BIM 应用的尝试，但近些年 BIM 技术应用仍然在发展阶段，BIM 的本质是信息及信息交换，包含了整个工程数据，在整个工程数据运用方面还有很大的探索空间。

第二十章　甲方工程管理

在项目建设过程中，工程管理起到了至关重要的作用。本章节从组织结构、项目设计管理、信息管理，以及质量、进度、投资三大目标控制出发，阐述工程管理的相关工作。

20.1　代建项目组织机构

质子治疗中心项目建设实行项目合作代建模式。结合工程项目的具体情况，由上海申康卫生基建管理有限公司和工程项目所属上海交通大学医学院附属瑞金医院共同实施的合作管理。建设管理的主要任务是严格规范建设程序，按照工程项目批准的概算、规模、标准，达到工程项目顺利实施并有效控制投资的目的。

工程项目建设全过程的建设管理通过项目筹建办来实现，由上海申康卫生基建管理有限公司和瑞金医院派出的管理人员共同组成，对项目全过程进行委托管理工作。试行筹建办主任领导下的项目管理部经理责任制，项目管理部设正、副经理各一名，在上海申康卫生基建管理有限公司和医院派出管理人员中选择并由筹建办主任聘任。项目经理行使工程项目建设的各项具体管理职责，并对项目管理部实行统一领导。如图 20-1 所示。

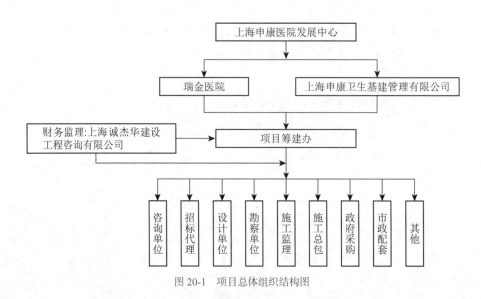

图 20-1　项目总体组织结构图

项目管理方以制度建设为抓手，提供从规划咨询、项目建议、可行性研究和方案设计，到施工管理、竣工验收、工程财务监管审计和项目建成交付使用等环节全过程项目管理服务，并建立了一整套规范化、专业化的管理模式。质子治疗中心项目建议书于 2013 年 7 月 17 日获得上海市发改委批复，2014 年 12 月 30 日举行开工奠基仪式桩基工程正式开工，2016 年 11 月 8 日在上海市安全质量监督总站监督下通过竣工验收。并于 2016 年 11 月 15 日，由上海交通大学医学院附属瑞金医院与中科院上海应用物所办理质子中心场地移交手续。实践证明，实施代建制管理是控制医院建设规模、建造工期、投资指标的有效方法之一，可以切实提高投资的社会效益和经济效益。

在代建制模式下，本项目工程管理工作体现了以下四方面优点：

（1）瑞金医院与申康卫生基建管理公司合作代建模式是项目管理单位与使用单位的优势互补、和谐配合，真正做到合作双赢。申康卫生基建管理公司派出基本建设的专业技术人员，充分发挥专业管理的特长；而瑞金医院则发挥熟悉医疗业务的特点，对设施的功能配置、建设标准、周边配套特色等提出使用需求，双方优势互补，既有分工又有合作，大大提高了工作效率。管理人员严格按照基本建设程序进行项目全过程管理，始终协作配合，达到了双方满意、合作共赢的效果。

（2）强化财务监理单位的作用。财务监理单位为本项目投资控制提供专业服务，根据代建方的要求和项目具体情况编制财务监理实施纲要，在项目的前期决策阶段就参与项目管理工作，根据批准的设计概算严格控制建设标准；对造价实行静态控制、动态管理；严格合同管理，做好工程索赔价款结算，并严格执行合同会签制度和工程付款会签制度。在实际施工过程中把计划投资额作为控制的目标值，定期进行投资实际值与目标值的比较，找出实际支出额与投资控制目标值之间的偏差，分析偏差原因，并采取有效的措施加以控制，以保证控制目标的实现。在投资控制和资金监管方面取得了良好的效果。

（3）加强设计阶段项目管理。通过综合采取技术、经济、组织和合同等各方面的措施加强设计阶段项目管理，在项目的早期对项目目标进行有效的控制，使设计单位的工作范围贯穿设计方案到施工图设计结束全过程。督促设计单位在确保质量的前提下，及时完成设计工作，使其设计成果在满足设计规程的基础上，充分体现业主的意图，使工程真正达到在布置上紧凑，流程上顺畅，技术上可靠，生产上方便，经济上合理。

（4）充分调动施工总包的管理积极性。所有的设备材料采购和专业分包均由瑞金医院与上海建工一建集团公司联合进行招投标管理，项目施工管理统一由施工总承包单位负责实施，通过制订详细的合同条件及管理要求全部纳入施工总承包的范围。项目筹建办负责做好项目的综合管理，充分发挥施工总承包单位的组织结构的管理职能，实现项目质量、进度、安全和投资目标进行跟踪管理。

20.2　项目设计管理

质子治疗中心项目是具有特殊功能的医疗建筑，集科研、教学、医疗于一体，建成后将拥有我国首套国产化质子治疗设备。项目除具有一般医院建筑功能众多、部门繁多、流程复杂、专业系统与设备繁多且复杂和环境安全要求高等特点外，还具有防辐射要求高、设备安装精密度要求高，设备运行保障系统更复杂、要求更高等特殊要求。所有这些对设计和设计管理提出了更高的要求。

设计阶段是整个项目实施过程中非常关键和重要的阶段。优秀的设计图纸是顺利施工的保障，也是优质工程的前提，建设工程投资 80% 的影响因素在设计阶段决定。设计阶段能否做好项目管理工作，将直接影响到整个项目的投资目标、进度目标和质量目标的实现。做好设计管理也是工程施工阶段有序管理的重要条件和保障。只有在施工之前设计出合理的、完整的设计图纸，才能够保证施工过程的顺利开展，提高工程建设的质量。因此设计管理工作是本工程建设管理的重中之重。在设计阶段除了应重视技术方面的问题外，更应充分重视项目管理工作。设计阶段项目管理的核心任务是通过综合采取技术、经济、组织和合同等各方面的措施，对项目的目标进行早期有效的把控。

本项目由上海华盖建筑设计有限公司和中科院共同设计，在设计中有许多交叉点，尤其在公用设备的设计方面。因此，设计管理的重要性显得尤为重要。

本节将从设计阶段的三大过程（方案设计、初步设计、施工图设计）的管控和设计现场配合等项目管理内容角度，介绍如何进行设计管理。

20.2.1 方案设计阶段控制

要求设计单位各专业设计人员充分熟悉并领会设计任务书的相关内容，确保设计单位在规定的时间内完成设计任务书内的相关工作。如前所述，本项目由上海华盖建筑设计有限公司和中科院共同设计。质子区和非质子区冷热源部分共用由华盖院设计、质子区排烟和空调管共用由华盖院设计，而空调和排烟系统则由两家单位分别设计；质子区内一般用电和工艺用电分别由两家设计单位设计，而总电源又由华盖院设计；两家设计单位之间存在着许多设计界面划分的问题，如划分不清势必会出现设计真空地带或重复设计现象，给后期施工质量、进度和投资控制带来一定的难题。因此在方案设计阶段，筹建办组织相关单位和个人花费了大量的精力进行研究和调研，结合项目本身的特点，合理而细致地划分了两家设计单位的界面。事实证明，此阶段的划分是合理的、完善的，为今后的施工进度和投资控制起到了一定的促进作用。

20.2.2 初步设计阶段控制

初步设计在整个设计过程中起到了承上启下的作用，是方案设计的进一步深化，更是施工图设计的基础。

此阶段代建方的控制重点为：
（1）设计主要指标是否符合批准的可行性研究报告；
（2）总体布局是否合理及符合各项要求；
（3）工艺设计是否成熟、可靠，选用设备是否先进、合理；
（4）采用的新技术是否适用、可靠、先进；
（5）设计概算是否完整准确；
（6）初步设计进度是否满足项目的总体进度要求。

20.2.3 施工图设计阶段控制

初步设计经审批通过之后即进入施工图设计阶段，施工图是设计的最终成果，是根据已批准的初步设计而编制的可供进行施工和安装的设计文件，是现场施工的依据。

此阶段代建方的工作重点为：
（1）设计主要指标落实情况；
（2）初步设计审批后各方审核意见、专家咨询意见落实情况；
（3）主要设备选型、技术参数落实情况；
（4）业主使用意见、功能要求落实情况；
（5）设计概算落实情况；
（6）施工图设计进度要满足项目的总体进度要求。

20.2.4 设计现场配合管理

要将优秀的设计成果转化为优秀产品的施工过程中与设计单位、专业设计师的良好的配合，对于一个成功的工程项目和医院的使用需求的实现是必须的。设计图纸全部完成以后，筹建办需要与设计单位协调的内容包括：

（1）及时进行图纸会审，将图纸中可能存在的问题消除在施工前

总包收到工程施工图纸后，施工前，要求总包立即组织各专业工程师集中精力尽快熟悉、审查图纸。重点是各专业系统间的配合、协调和各节点的细部做法是否有矛盾的地方或遗漏的项目。将图纸中的问题汇总后，与设计单位沟通、探讨，确定图纸的修改和调整方案。

（2）深化设计和施工详图设计

本工程公用设备多、系统复杂，因此综合管线非常复杂，施工前如不进行充分完善的综合管线设计，势必会出现管线打架、无法施工的现象。筹建办管理人员充分地考虑到这一问题，提早要求总包单位进行了管线综合设计，并组织设计、监理单位对综合管线图进行审核确认。将以往施工过程中经常出现的综合管线碰撞问题解决在图纸上，为项目的进度和投资控制都作出了一定的贡献。

（3）设计现场服务

施工过程中难免会发现图纸中各种各样的问题在图纸会审时没有发现，为了及时解决这些问题，确保工程施工顺利进行，保证总体进度。要求设计单位项目经理参加每周的工程例会，并根据工程施工的不同时期要求设计单位派出相应的专业设计人员进行现场服务指导，如，主体结构施工时要求结构工程师进驻现场，安装阶段要求水、电、风等专业工程师进驻现场，装饰阶段除要求装饰设计工程师外还要求水、电、风等专业工程师进驻现场。

20.3 项目质量、进度管理

为了确保项目达到预期的质量、进度和安全管理目标。因此在整个建设实施过程中，作为代建方必须紧紧掌控质量、进度和安全等环节，以确保项目顺利实施，达到财政预期的投资目的。项目筹建办在筹建办主任的领导下，配备了项目经理、土建工程师、设备安装工程师、配套工程师和资料员等专业齐全的管理人员。

20.3.1 质量管理

1）施工阶段关键点的质量管理

在项目的质量管理过程中，施工阶段是整个项目质量管理最重要的环节。而其中关键点的控制更是质量管理的重中之重。

本项目是国产首台质子治疗装置，质量关键点较多，下文就以下几点的质量控制做一说明。

（1）防雷和保护接地系统施工

质子治疗设备技术要求高，控制技术复杂，控制精度要求更高；除设置三级浪涌保护器外对接地电阻也有特殊的要求，要求接地电阻不大于 0.2 Ω（南汇质子重离子医院的接地电阻要求不大于 0.5 Ω），远远严于常规 1 Ω 的标准。为达到这个要求，施工前筹建办牵头组织设计、施工、监理等单位开专题会议研究施工方案，并咨询防雷主管部门，最后由施工单位形成施工

方案报监理审批后实施。施工时筹建办、监理现场严格控制方案的实施情况。具体方案大概为：利用大部分结构柱作为自然接地极，并将地板内钢筋可靠焊接成 5 m×5 m 接地网，地板内没有钢筋处则增设 40 mm×4 mm 的热镀锌扁钢，并保证所有焊接点均满焊、连接可靠，形成三维接地网。再由此接地网引出接地线至各用电设备（控制设备）附近的接地端子箱，最终测量结果，本工程接地电阻为 0.1～0.15 Ω，很好地满足了质子治疗设备的要求。如图 20-2、图 20-3 所示。

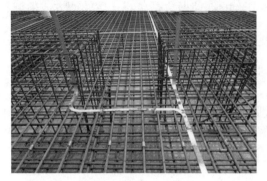 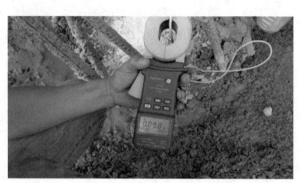

图 20-2 大底板防雷接地   图 20-3 接地电阻现场图

备注：接地电阻达到小于 0.2 Ω 要求，远远严于常规小于 1 Ω 的标准。

（2）S 形、L 形等非标预埋管敷设的施工

基于防辐射泄露考虑，质子区墙顶板特厚，墙板厚 2.5 m～2.8 m，顶板厚 2 m。质子区内所有预埋管均采用 S 形、L 形和 U 形预埋管，这些异型预埋管有的穿墙板，有的穿顶板，有的既穿墙板又穿顶板，且预埋管数量多（加速器大厅墙上 35 根 SC219×4 400 mm（长）L 形管、旋转治疗舱墙上 30 根 SC219×2 300 mm（长）S 形管、设备技术厅地坪下 48 根 SC219×2 300 mm（长）S 形管，直线加速器区 22 根 SC219×1 800 mm（长）U 形管、12 根 SC100×1 800 mm（长）U 形管、SC50×1 800 mm（长）S 形管）、分布广、安装位置准确度要求高，不允许有遗漏，否则无法弥补。这些都对预埋管的制作和敷设安装带来了一定的难度，对施工技术和质量监控提出了极高的要求。预埋管现场无法制作，施工前要求安装单位绘制专业加工图，再由工厂定制，管成型后再热镀锌处理。这样既节约了工期又有效地控制了工程质量。如图 20-4～图 20-6 所示。

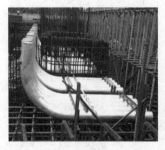 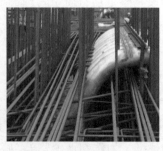 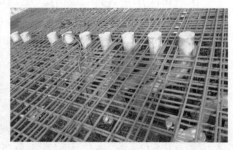

图 20-4 加速器大厅 L 形   图 20-5 旋转治疗舱 S 形   图 20-6 设备技术厅底板 S 形套管预埋
　　　　套管预埋   　　　　套管预埋

（3）机电安装工程中充分应用 BIM 技术

本项目功能类型众多、设施管线布置复杂、空间构成要求精确，项目专业种类多。加之本工程为我国首套国产化质子治疗设备，机电安装工作内容系统更多、安装准确度要求更严，为安装工作提出一定的挑战。

本工程除生活水（冷、热水）系统、空调系统、消防水系统、通风排烟系统和强弱电系统等常规系统外，还有空气压缩系统、医用气体系统、纯水系统及工艺冷却水系统等。系统多，且系统之间有交叉，管线多，控制系统复杂，给管线综合排布及现场施工带来了极大的困难。而且这些系统的主管道都敷设在能源中心和质子中心之间地下较窄的连廊内，施工难度可想而知。为解决这一难题，除要求总包绘制管线综合图外，还充分利用了 BIM 技术。整合中科院、设计院机电安装图纸，配合室内装饰，划分现场施工界面，理顺施工工序。着重从以下几个方面很好地解决了施工中可能出现的各种问题，为工程能提前近半年竣工，交付中科院安装质子治疗装置发挥了重要作用。

① 碰撞检测及综合管线：建立施工图 Revit 模型，整合各专业内容，在充分考虑设计、施工规范、安装检修等因素后，协调各专业管线之间的空间关系，从而优化各专业管线综合布线方案，使各专业管线的空间排布更加合理；空间利用更加充分；在解决错漏碰缺等问题的基础上，对重点区域（如能源中心和质子中心之间的地下连廊、质子区迷道区域等区域）进行反复推敲、布置，通过剖面图和平面图相结合的方法将管线提前在计算机上"预装配"，模拟施工完成后的管线排布状态，从而能直观地反映管线彼此之间的关系，可视化检查碰撞现象。

提早发现机电安装工程的碰撞点及施工难点，有效地解决了机电安装工程中普遍存在的水、电、风等各专业管线安装标高重叠、安装位置冲突的问题，大大减少了以前存在的后期返工现象以及由此而产生的工程造价增加和工期延误等情况的发生。

② 净空分析：根据优化后的 Revit 模型和"预装配"模型，分析室内空间净高，对不满足的区域提前寻找解决方法，避免返工。

③ 复杂节点模拟：质子区预埋套管及预留机电孔洞非常多，位置要求准确，且不允许有任何遗漏。通过建筑和机电模型协同，确定机电管线留设洞口和位置，提高工作效率，减少返工。

④ 工序模拟：为了确保质子装置能提前进场安装，质子治疗装置能按期投入使用，本工程工期非常紧，导致装饰、机电安装交叉工作面很多，如果不合理组织工序，很容易造成返工现象，通过 BIM 工序模拟也较好地解决了这一问题。

⑤ 复杂机房的细化建模：能源中心内设备多，各种管线错综复杂，尤其是空调冷冻机房。BIM 小组对机房进行细化建模，理清了内部复杂的管线关系，形成"预装配"模型，很好地指导了现场安装工作。

⑥ 现场复核工作：将模型轻量化处理，导入移动设备，方便项目部技术员、质量员、安全员前往现场，参照模型对施工质量、进度、安全进行复核和检查。

机电安装工程中 BIM 技术应用如图 20-7～图 20-10 所示。

（4）质子区内空调系统和消防排烟系统共用风管的施工

质子区尤其是加速器大厅和治疗舱内因辐射屏蔽的要求，在满足功能的前提下应尽量少布置管线。设计空调送排风系统与消防防排烟系统共用（如空调送风管与排烟管共用，空调回风管与消防补风管共用），平时作为空调管道解决舱内环境温湿度要求，消防状态下由阀门转换为消防管道用以排烟及补风。安装空间有限，管道合用切换控制要求高，不仅在施工阶

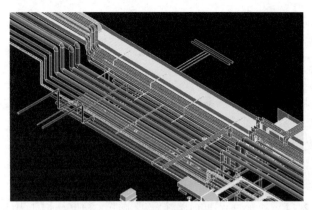

图 20-7　地下连廊 BIM 管道综合图

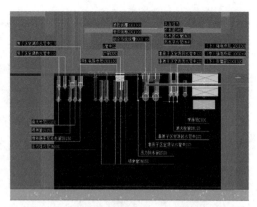

图 20-8　地下连廊 BIM 管线剖面图

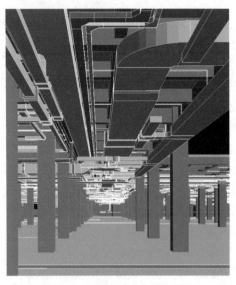

图 20-9　局部 BIM 机电综合管线

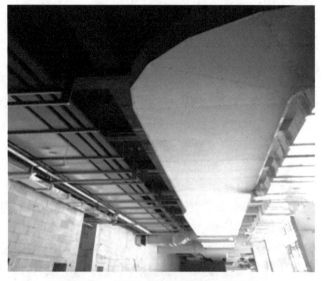

图 20-10　局部机电综合管线现场安装效果

段要求一次完成率达到 100%，更给后期消防联动调试带来了非常高的难度和不确定性。且该区域防排烟系统由总包施工，空调系统由中科院负责设计施工，配合、协调工作量很大。通过代建方牵头，召集设计、总包、监理和中科院多次召开专题会议和协调会议，最终很好地落实了各方的工作界面，解决了以下几点难题：

①　在防排烟与空调风管交接处施工时，为防止因防排烟阀门关闭不严产生的凝结水流入空调风管，防排烟管道需在空调风管底部接入合用管道。

②　考虑到舱内专业治疗设备的重要性，为了避免凝结水患，必须注意保温设计是否按照最高要求设置。如，排烟需要保温隔热，空调需要保温防结露，选取两者标准较高的一种作为保温标准施工，确保万一。

③　确保了消防联动调试一次成功。

2）竣工验收的质量管理

通过竣工验收全面检查建设项目是否符合设计要求、工程质量验收标准和业主的使用要求，对不合格项要求整改，促进建设项目及时运营，发挥投资效果。本项目已于 2016 年 11 月

8 日顺利通过竣工验收。

20.3.2 项目的进度管理

本项目是上海市重大工程，工期紧是项目另一个重要特点。为了确保中科院关键治疗设备及其保障系统能提前进场安装，满足进口设备到厂安装计划要求，在本来工期就比较紧的情况下，项目从开工建设到竣工验收比原计划提前了近半年时间。

施工阶段的进度管理是项目全过程中进度管理的重点和难点，对整个项目总体进度起到至关重要的作用。筹建办在该过程中主要对以下六个方面重点把控。

（1）及时合理确定各专业分包单位及其进场时间

本项目专业分包多，只有及时合理安排各专业分包单位及其进场时间，才能既不误工又不误时。

（2）合理安排政府采购设备的进场时间

政采设备由业主直接采购，要结合总体进度计划，要及时进场。过早进场会带来成品保护困难。

（3）要求总包自行采购的设备、材料进场及时

（4）明确各阶段工作重点，确保目标实现

项目前期，针对质子治疗装置设备的特殊性，制订完整详细的施工安装计划。由代建方牵头，施工单位、设计单位、中科院等密切配合。充分考虑设备安装前期工作的完整性、不可逆性，积极落实好各个单位的配合计划。

项目施工阶段，要求各参建单位齐心协力、协同工作，在现场形成一条靓丽的风景线，努力实现所有施工及管理人员组织到位、管理到位、落实到位。

精装阶段各工种交叉作业繁多，为了平稳有序地推进各项施工管理工作，提出了"严格管理、安全第一、质量至上、确保进度"的工作要求，要求细化工作计划、细化时间节点、细化现场协调，责任到人，狠抓落实。

（5）及时解决问题，确保进度

施工时遇到任何影响进度的问题，筹建办及时组织召开专题会、协调会及时解决各种问题，确保工程进度。始终贯彻将困难想在前面，充分发挥各个参建单位的集体智慧，如讨论设备进场方案、质子治疗装置配合方案、伺服系统安装、调试方案及屏蔽辐射方案等，努力做到将问题解决在萌芽阶段。

（6）定期检查施工现场进度的实际完成情况，在上下道工序交接过程中及时组织人员对上道工序进行验收，保证下道工序的正常施工，促进了施工进度及时完成；同时及时提醒总包单位施工进度滞后的工序，督促其采取有效措施抢回拖延的工期。

20.4 项目投资控制及财务管理

投资控制贯穿于项目整个建设周期的各个方面，项目投资控制及财务管理工作也贯穿于项目管理的始终。自项目立项阶段开始，经过设计、施工准备、施工阶段，到竣工交付使用后的保修期结束，整个过程严格实行投资控制。

1）设计阶段的投资控制措施

在项目设计阶段，为防止扩初阶段设计与可研阶段设计方案和投资界面不一致，出现重

大变更，推行并落实限额设计以及设计阶段的动态管理，确保设计图纸、概算严格落实专家评审意见中提出影响项目投资控制的项目。在项目设计过程中，要求设计单位在初步设计和施工图设计两个阶段都必须严格执行限额设计要求。

为了限额设计在项目实施中认真落实，在瑞金医院与华盖设计院签订的设计合同中，通过付款条件对设计单位进行限额设计管控。在合同生效后，预付设计费总额的20%；在设计单位完成初步设计和概算编制，根据扩初评审意见调整相关设计及修正总概算，提交相关书面报告并由财务监理审核通过后，再向设计单位支付设计费总额的10%；等到设计单位提交正式施工图纸并经图纸审查合格后，再向设计单位支付40%；施工总包方完成施工图预算，设计单位根据限额设计管理要求完成按批准概算建安费进行的设计优化调整，并提交相关书面报告后，再向设计单位支付10%；当完成竣工验收，设计单位完成整个项目配合工作后，向设计单位支付10%，最后10%在审计通过后再支付。

2）施工招投标阶段的投资控制措施

瑞金医院肿瘤质子中心项目在施工招标准备期间，项目筹建办组织建设单位瑞金医院、华盖设计院、诚杰华财务监理、招标代理及造价部人员开会，策划制订适合本项目的招标文件。

招标代理完成的工程量清单由财务监理审核提供审核意见，并结合完成的工程量清单给出该标段招标控制价格，确保招标工程量清单是以批准的扩初方案、投资概算和造价标准为基础进行编制，招标价格限制在批复的概算以内。

瑞金医院肿瘤质子中心项目为了确保施工进度，施工招标分为两个阶段，即桩基工程和除桩基以外的总包工程。按照项目建设流程，由于经济评审相对滞后，桩基工程扩初图纸完成技术评审，招标代理完成的工程量清单编制的控制价金额为3 566万元，经过财务监理市场询价测算提出桩基工程的招标控制价为3 472万元，实际中标价为3 230万元，确保了桩基工程合同价格控制在批复概算内。

在招标文件中提供的合同文本专用条款中，详细列明针对瑞金医院肿瘤质子治疗中心特点的条件和约定。由于本项目是在原工厂车间拆除后场地上施工，对合同价影响较大的工作项目，桩基工程合同中关于地下障碍物清理费用约定为包干价，减少了施工过程中的变更和现场签证费用，有利于项目的投资控制。对于本项目土方工作，约定土方工程按综合单价执行，不论施工期有无影响渣土（及建筑垃圾）单价的文件出台、不论土方施工（运输）方案有无变化、不论土方施工条件（及现场条件）有无变化、不论土质有无变化、不论含水量是否变化、不论工程量有无变化，由施工单位自行测算实际挖土（运土）方量和工程量清单方量的差异，把相应费用计入综合单价中，避免了土方施工费用难于管理的问题。

3）项目实施阶段的投资控制措施

瑞金医院肿瘤质子中心项目施工合同中约定中标单位在合同签订60 d内提交施工图预算，由财务监理审核并提出概算与预算对应分析比较，在施工之前对施工图中的工作项进行梳理，分析出投资概算与施工图预算的差别，对项目的投资控制措施前移，由一般的事后控制变为事前控制。瑞金质子肿瘤质子中心项目至竣工验收向上级部门提交报备报告共计23项。

4）发挥财务监理作用制订项目投资控制重点

由于其质子治疗设备对建筑场地震动、变形、防辐射等特殊要求，质子项目结构（含桩基、基坑围护）工程较常规项目比重大，尤其是质子区域占整建安造价的53%。

同步加速器大厅防辐射屏蔽墙，其侧墙厚度在2.5 m到3 m，顶板厚度1.8 m，结构底板厚度2 m；为满足质子设备转运安装预留的通道设有活塞式移动门一处，门体为钢板内注混凝土的设计结构，厚度 2.5 m，门与屏蔽墙接合处作台阶式折弯处理，缝隙控制在 1 cm 以内，以衰减从缝隙处的泄露的辐射；高能束流输运线，外侧墙体厚度 1.7 m，内侧与治疗室隔墙厚度 1.8 m，底板厚度 1.5 m，顶墙厚度 2.0 m；固定治疗室侧墙厚度 3 m，部分区域墙体需要内嵌局部加强屏蔽的钢板，顶板厚度 2.0 m，底板厚度 2.0 m；旋转治疗室侧墙厚度 2.9 m，顶板厚度 2.3 m，底板 2.5 m。由于质子区结构墙、板厚度大，相应钢筋含量高，因此本项目质子区结构工程的造价控制成为投资控制的重点。财务监理根据建材市场价格信息，预测钢筋市场的价格趋势，在钢筋价格处于低价位阶段，建议施工单位考虑提前进行钢筋储备或按需采购。

5）合理确定暂估价材料、设备的价格

根据施工合同的约定严格控制暂估价材料、设备的价格，认真把关，引入竞争机制，按照项目筹建办制订的瑞金医院肿瘤质子治疗中心项目专业施工分项工程、建筑材料及服务采购管理办法确定暂估价材料和设备价格。

20.5　项目"双优"工作

围绕上海交通大学医学院附属瑞金医院肿瘤质子治疗中心项目建设任务，紧紧抓住开展争创"工程优质、干部优秀"（简称"创双优"）活动这个契机，为贯彻"双优"工作顺利实施，实现"三重一大"的要求，项目筹建办组织成立了专门的"创双优"领导班子。通过班子制订条件，执行廉政建设方面的各项规章制度，加强对工程运作中的监管，确保实现"工程优质、干部优秀"管理目标。

1）建立制度，明确职责

为确保工程顺利开展，进一步推进廉政建设，防止在项目建设工程各个环节中发生职务犯罪，争创"工程优质、干部优秀"的目标，项目筹建办成立起与嘉定区检察院签订建立创"双优"活动联席会议制度，并成立了创"双优"领导小组和创"双优"活动办公室。

项目筹建办依据本项目特点编制了项目管理大纲，内容涉及项目管理、财务管理、进度计划、招标管理、廉洁责任制度、项目管理常用表式和附件，规范了各项工作的操作流程；制订了相关人员的职业道德和严格遵守纪律的要求，保障项目建设中的各项工作有章可循，为创"双优"工作的执行创造了良好的条件。

此外，筹建办还建立了定期工作例会制度，每周一次施工例会和筹建办例会，就工作进度、项目招标、资金支付和廉洁工作等进行商讨研究，医院纪委派员参加；同时，所有参建人员都结合工程特点签订了"廉政承诺书"，建立健全了创"双优"工作的岗位责任制。

2）项目双优，贯彻始终

在建设过程中筹建办人员严格遵守法律法规，按照创"双优"工作制度进行各类招标工作，建设过程中完成了设计、勘察、监理、桩基施工、总包施工、钢结构工程、弱电工程、消防报警及放射防护屏蔽等公开招标工作，招标工作医院纪委全程参与监督，真正做到公开、公平、公正。在招标工作结束后认真做好资料归档整理工作，做到有据可查。

认真贯彻"三重一大"的要求，每月及时总结工程建设中重大事项及工程进展情况，形成瑞金质子中心项目建设动态报告报送医院党政领导和主要部门，截至项目竣工编制质子中心项目建设动态报告 41 份，充分反映项目实施过程中各项工作的落实情况和工作动态。

3）互动交流，形式多样

项目建设期间创"双优"工作小组邀请嘉定区检察院的相关同志进行了多次不同形式的

法制宣传教育，有形象生动的案例分析讲座，有宣传学习资料的发放、观摩警示教育片，前往监狱参观学习，前往革命教育基地瞻仰革命先烈等。通过这些形式多样的交流活动，对项目参建单位所有人员进行党风廉政建设和法制宣传教育，提高政治思想觉悟，增强廉洁自律的意识。

充分发挥党员的先锋模范作用，为质子中心项目创"双优"工作营造学习氛围。利用网络、手机微信等平台，发布上海党员干部现代远程教育互联网平台链接信息，组织各参建单位党员及骨干学习"浦江之声"专题片。2016年7月份质子中心项目党员参加纪念中国共产党成立95周年主题展览"日出东方"，通过参观展览学习党的创建过程和上海创新发展成就的展示，强化了我党"诞生地"主题。不仅讲创建历史，而且讲发展成就；不仅讲革命先辈，而且讲时代先锋；不仅讲党史，而且讲城事；不仅讲党的故事，而且讲人民的情感。通过讲故事来表达史实，通过讲细节来展示精神，以小见大，见微知著。

组织党员参观青浦"陈云纪念馆"，通过学习参观更加直观而真切地感受到陈云同志等老一辈无产阶级革命家优良朴素的工作作风，"不唯上、不唯书、只唯实"，坚持党的实事求是路线的精神风范，更加坚定"严以修身、严以用权、严以律己，谋事要实、创业要实、做人要实"的信念，为质子中心项目做好创"双优"工作提供强大的理想信念。

2016年11月，由申康中心组织各市级医院创"双优"管理人员参观中船集团公司江南长兴造船基地，通过展示室模型和相关材料集中展示了江南造船厂从1865年至今的发展历史，生动展现了我国造船工业、军事工业、科学技术发展的光辉历史。通过实地参观学习，增强了学员的民族自豪感，坚定了我们珍惜和维护当前的工作环境，在各自的工作岗位上发奋图强做好本职工作，积极推进了瑞金医院肿瘤质子治疗中心项目创"双优"工作。

20.6　项目信息管理

瑞金肿瘤质子治疗中心项目参建方众多，有业主、代建方、中科院、设计、施工监理、财务监理、施工总包、专业分包及政府采购等，还有水、电、气配套等。

基于本项目参建方多、信息量大的特点，在筹建办内配置了专职信息管理员、项目经理和专职信息管理员作为信息管理的组织核心和管理中枢。在本项目建设中主要进行以下六方面的管理工作：

（1）及时收集、整理参建各方的信息资料，做到资料齐全、完整，分类明确、清晰，便于检索、查阅。

（2）确保信息畅通，为工程建设提供信息保障。

（3）建立项目文档管理体系，统一文档管理制度与业务标准，为项目竣工验收提供组织保障和制度保障。

（4）负责项目文档工作的监督、检查、指导和协调，保证项目文档与项目建设同步管理。

（5）负责自身形成的项目文件收集、整理并归档工作，保证归档文件的完整、系统、有效。

（6）负责项目档案的总结、完成项目档案的验收，为项目竣工验收、机组投产达标考核、工程创优提供文档依据和保障。

第二十一章 工程监理

工程监理是项目建设过程中的主要参与方之一，本章从监理组织特点和 QC 管理手段出发，简要介绍项目建设过程中工程监理工作，并结合项目本身的重点、难点，从监理角度提出控制措施。

21.1 监理组织特点

上海建科工程咨询有限公司在组建项目部时充分考虑到本项目的特殊性和施工阶段的特点难点，抽调各专业领域能力突出的监理人员组建了项目部。项目组成人员各专业配置合理，年龄跨越老中青。根据项目特点，分阶段合理安排专业人员进场开展监理工作，如表 21-1 所示。

表 21-1 分阶段人员进场计划

监理阶段	工程阶段	监理人员分配	备注
基础施工阶段	桩基开工至正负零	总监：1人 总监代表：1人 专业监理工程师：土建2人，测量2人 安全监理1人 资料员1人 BIM工程师1人	共9人
主体结构施工阶段	正负零至砌体完成	总监：1人 总监代表1人 专业监理工程师：土建3人，安装2人，测量2人 安全监理1人 资料员1人 BIM工程师1人	共12人
装饰装修阶段	结构封顶至单体初装饰完成	总监：1人 总监代表1人 专业监理工程师：土建3人，安装2人，测量2人 安全监理1人 资料员1人 BIM工程师1人	共12人
外总体施工阶段	外总体及附属设施开始施工至全部完成	总监：1人 总监代表1人 专业监理工程师：土建2人，安装2人，测量2人 安全监理1人 资料员1人 BIM工程师1人	共11人

监理阶段	工程阶段	监理人员分配	备注
竣工验收阶段	竣工验收及资料归档	总监：1人 总监代表1人 专业监理工程师：土建1人，安装1人 资料员1人	共5人

为了更好地开展监理工作，提高监理工作成效，监理项目部设置了 BIM 工程师的岗位，针对监理工作的开展 BIM 应用，提高工作效率，提高监理效果。同时为响应质子中心各项创优工作，还组建了 QC 小组，利用 QC 理论开展现场质量控制，并取得了一定成效。

21.2　QC 管理手段运用

QC 是英文 Quality Control 的缩写，中文"质量控制"。QC 活动工作立足于现场，着眼于解决质量控制的关键问题，通过层层剖析的方法找出质量管控的关键路线和关键环节。

本工程监理项目部团队针对质子区域后期防辐射厚墙板不做装饰装修的特点，通过严谨的过程管控来达到清水混凝土良好的外观质量，为项目后期获评优质结构奖、白玉兰奖打下了坚实基础。监理项目部成员通过前期对类似项目调研和现场实测实量，调研项目混凝土外观质量合格率达到了 87.9%。收集分析现场实测数据发现，混凝土外观质量的因素中"外形缺陷"与"裂缝"两个不合格项目占累计频率的 65.5%，是影响混凝土墙板外观质量合格率的关键因素，若加强过程管控，完全能够进一步提高混凝土的外观质量。通过分析了解质量管控的关键环节后，本项目监理项目部将质子中心混凝土墙板外观质量合格率目标定在了 ≥ 90%。通过进一步计算得出外形缺陷与裂缝的不合格点数应分别控制在 5 个点以内，给出了具体量化指标。如图 21-1 所示。

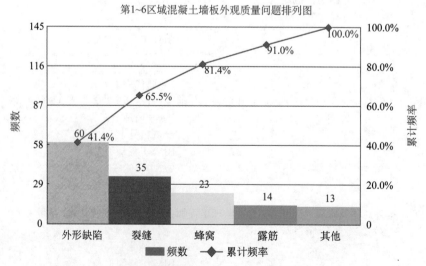

图 21-1　混凝土墙板外观质量问题排列图

后期本工程监理项目部通过要因分析和数据收集比对，找出了最终施工过程中会影响混凝土墙板外观质量的主要原因为"模板拼缝超标"和"墙板保温措施不到位"。在找准施工环节的管控要点后，监理方就开始发挥其在质量管控上的优势，关注重点部位重点环节的施工活动，从而保证了前期制订目标的实现。在质子区混凝土厚墙板完成后，现场监理人员通过实测发现质子中心混凝土墙板外观质量合格率均在 90% 以上，达到了 92.8%，完成了活动的预定目标，即质子中心混凝土墙板外观质量合格率≥ 90%。如表 21-2 所示。

表 21-2 质子中心混凝土墙板外观质量检查表

批次	检测部位	实测点数	合格点数	不合格点数	合格率
1	第 7 区域混凝土墙板外观质量	200	185	15	92.5%
2	第 8 区域混凝土墙板外观质量	200	188	12	94%
3	第 9 区域混凝土墙板外观质量	200	184	16	92%
4	第 10 区域混凝土墙板外观质量	200	191	9	95.5%
5	第 11 区域混凝土墙板外观质量	200	182	18	91%
6	第 12 区域混凝土墙板外观质量	200	183	17	91.5%
合计		1 200	1 113	87	92.8%

瑞金医院肿瘤质子中心监理项目部以此为课题，先后参加了上海市和全国的 QC 活动，最终取得了优异的成绩，被中国质量协会评为"2016 年全国优秀质量管理小组"。

QC 活动重在全员参与，立足于现场，解决问题重在"小而实"。作为施工监理方，通过解决一个个现场的小问题来逐步提升项目的质量。QC 活动强调用数据说话，监理项目部通过量化指标能够使现场质量控制目标更为直观，将工程建设中业主方一些对质量的定性化要求（好不好）细化具体为定量控制（具体的控制值）。监理项目部借鉴 QC 管理经验，在本项目比较关键的加速器大厅及束流隧道设备地坪平整度控制上也取得了很好的效果。由于该区域后期安装有精密质子设备，设备安装地脚螺钉基础表面要求水平度≤ 5 mm（全面积），经过严格的质量控制，一次性通过了安装前的地面验收，为后期设备调试创造了有利条件。

21.3 监理针对重点难点的控制措施

21.3.1 治疗舱区域钢筋安装

1）钢筋工程概述

钢筋工程是结构施工的关键环节之一，常规控制方法及重点在此不再进行描述。在此主要介绍本项目存在一定技术难度的质子区钢筋安装工程。本项目钢筋施工难点在于为起到防辐射作用，质子区域底板、墙板、顶板厚度较大，底板厚度达到 2.4 m，顶板厚度达到 2 m，墙板厚度达到 2.8 m。部分区域还嵌入防辐射钢板，在密集的钢筋网中还有诸多异形套管穿越及各类异形埋件进行预埋。由于钢筋规格大，间距密，例如底板钢筋使用直径 25 螺纹钢间距

150 排放，上中下钢筋网需要另行制作钢筋支架方能支撑住整个钢筋网架的自重。所以，如何保证墙板竖向钢筋的顺直；底板、顶板钢筋支架的与钢筋的可靠连接和稳定支撑；异形套管、异形埋件的安装位置的准确性，都需要在施工过程中进行很好的质量把控，如图 21-2 所示。

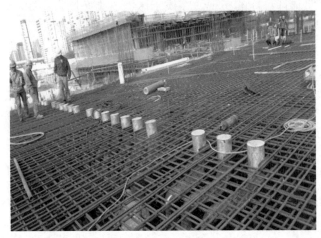

图 21-2　预埋管件安装检查

2）钢筋工程管控

针对质子区的底板、墙板和顶板的钢筋施工，本项目施工监理重点落实了如下工作：

① 要求施工方事先模拟施工，确认合理的工序，建立交叉钢筋的分层绑扎顺序；

② 监理复核钢筋放样，在做到准确无误后再进行大面积绑扎工序；

③ 加强质子区墙板的竖向钢筋垂直度控制，放设的支架应安装到位，特别是旋转舱等厚墙板区域；

④ 检查验收预留埋件和钢筋连接型钢的焊接质量，保证埋件的位置和稳定性；

⑤ 加强对特殊部位钢筋绑扎的质量管理，如行车牛腿等；

⑥ 对预留洞口，例如准直孔、束流孔、吊装孔和风管洞等各类孔洞周围钢筋的避让和加强措施进行强化验收。

3）利用 BIM 工具交底

钢筋工程的特点是数量众多和搭接复杂，以二维图纸为依据的钢筋工程交底与验收效率不高。

利用 BIM 技术深化梁柱钢筋节点模型，对钢筋、埋件等隐蔽工程验收节点进行模拟（图 21-3）。录入平行检测与验收信息；优化桩基钢筋笼细部节点，视觉化呈现钢筋工程施工工艺，

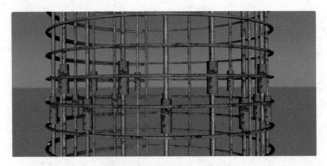

图 21-3　钢筋笼 BIM 模型

对钢筋工程节点进行基于 BIM 的交底与验收。

21.3.2 高精度埋件安装控制

1）高精度埋件控制难点

质子区旋转治疗舱在结构施工阶段需要埋入旋转机架连接使用的高精度埋件，由于埋件尺寸较多，形状各异（预埋件最大尺寸 1 600 mm×1 900 mm×80 mm，最小尺寸 400 mm×550 mm×30 mm），且控制精度较高，设备各预埋连接件的平面度要求控制在 ±0.5mm，平行度、垂直度要达到 ±1 mm/6 m，位置尺寸误差小于 ±5 mm。这些要求远高于建安工程常规埋件的规范值，如按照常规方法进行埋设，将无法满足后期设备安装精度要求。预埋钢板在预埋前必须加工好预制螺孔（与旋转机架安装过渡板连接），在设备安装前螺孔采取适当措施加以保护。这些都对现场施工管理提出了很高的挑战。

2）加强埋件复核

① 复核业主提供的厂区平面和高程控制点，检查复核统一的测量控制网的准确性。

② 审查施工方提供的施工组织设计中关于高精度埋件的内容，重点审查埋件从下料、加工制作、现场安装、连接固定和混凝土浇筑各个环节的质量控制手续与验收节点是否描述清楚，检查验收是否覆盖关键环节。建议施工方编制高精度埋件的专项施工方案。

③ 在埋件材料验收时，应注意埋件验收的时间节点，考虑到焊接应力产生的变形，现场验收时应该是对施焊锚筋完成后二次平整的埋件进行验收。

④ 在治疗舱顶板钢筋验收时，应对底板上设置的预埋吊钩（埋件吊装就位用）的数量、位置、连接方式进行重点验收，如图 21-4 所示。

⑤ 为确保安装精度，采用设置独立埋件支架的形式来就位埋件。监理应参照方案对支架搭设进行验收，着重检查支架搭设的材质、壁厚、连接方式和接头牢固度。

⑥ 预埋件安放到位混凝土浇筑之前，测量工程师应对埋件进行测量复核，保证其坐标位置、平整度、垂直度和相对位置关系满足设计要求。

⑦ 预埋件锚固钢筋同梁筋焊接的方法固定预埋板时，施工过程中注意锚筋和梁筋绑扎牢固确保强度，稳定性达到施工要求，避免预埋板就位校正后，在外力作用下发生位移。

⑧ 在浇筑混凝土时，监理人员进行旁站，应严防振捣时冲击埋件造成埋件偏位。要求负责振捣混凝土的振捣手用振捣棒在埋件周边进行振捣，埋件周边的混凝土一定要浇捣密实，避免产生漏浆及空鼓现象；埋件上开设的内螺纹孔应用柔性材料填补饱满，避免混凝土进入孔内损伤内部螺纹。混凝土浇捣完成后应督促施工单位清理埋件及周围混凝土上的浮浆。

⑨ 由于埋件处在墙体外凸的位置，施工中应加强高处作业的安全管理。

⑩ 通过 BIM 技术进行埋件施工交底：质子区旋转治疗舱复杂的高精度埋件是本项目的难点和特色之一，利用 BIM 技术，深化质子区三维埋件模型，加入参数化动态变量，使模型埋件平整度、垂直度与现场实测实量信息实时同步，实现基于 BIM 的质子区预埋件施工交底，如图 21-5 所示。

⑪ 质子区旋转治疗舱复杂的洞口埋件是本项目的难点和特色之一，利用 BIM 技术，深化总包质子区结构模型，完成墙、梁、板、柱的结构预留洞口深化与洞口信息录入，经整理后合成质子区洞口模型，形象展示旋转治疗舱土建洞口预留的施工内容，完成基于 BIM 的预留洞口交底。

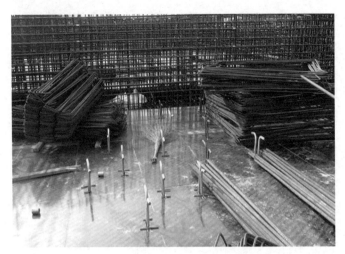

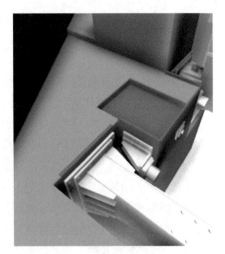

图 21-4 预埋吊钩　　　　　　　　　　　　图 21-5 吊装埋件 BIM 模型

21.3.3　大体积混凝土

1）大体积混凝土难点

本工程全部基础底板、质子区墙板和顶板为大体积混凝土浇筑，除须满足混凝土强度、刚度、整体性和耐久性等要求外，还存在着如何控制温度变形引起的裂缝。因此，控制温度应力、防止裂缝是关键技术之一；质子区墙体、顶板均需具备防辐射泄露功能，对混凝土结构要求较高，不得出现贯穿裂缝；现场施工场地地势较复杂，合理安排浇筑计划也是难点之一；混凝土养护工作对保证大体积混凝土浇筑质量起着至关重要的作用。

质子治疗区混凝土浇筑是本工程混凝土施工的重中之重，该区域混凝土施工需要各单位密切配合。

2）施工准备阶段

针对大体积混凝土降低水化热技术措施组织专题讨论，包括配合比、外加剂及养护措施，如表 21-3 所示。特别是配合比和外加剂，质子治疗区与其他区域不同，设备厂商明确混凝土中微量元素的控制参数，以及配合比中外加剂的用量。为了混凝土密实度达到设计要求，配合比须提前试配（桩基础施工开始试配），并制作等体积试件（图 21-6），测定密实度、带模养护的温度变化数据、裂缝等情况是否符合设计要求。

表 21-3　混凝土配合比

编号	强度等级	设计容重	水	水泥	矿粉	粉煤灰	黄砂	石子	外加剂
			自来水	P.O42.5	S95	Ⅱ级	中砂	S-25	MGS325
配比 1	C30	2 380	165	210	115	40	815	1 035	3.10
配比 2	C35	2 380	165	235	115	45	785	10 35	3.56

设计坍落度：（160±30）mm；添加剂为 SY-K，掺量为胶凝材料的 8%。

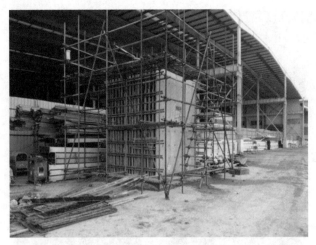

图 21-6 大体积混凝土试验试件

审核总包方提交的施工组织设计，重点检查大体积混凝土的商品混凝土材料供应方案、混凝土浇捣方案、大体积混凝土测温及混凝土养护等方面的施工组织设计及技术措施。

审核混凝土拌站资质，并对现场进行考察，包括对原材料（水泥、黄砂、石子等）堆场备料情况及拌机的备用情况进行了解。

组织监理人员对底板钢筋、柱墙插筋按设计图纸与规范要求进行检查验收。

3）大体积混凝土浇捣

混凝土浇筑流程中监理实施控制工作有：

① 钢筋、模板、支架及测温设置等验收；

② 根据监理细则排设旁站人员实施监理；

③ 混凝土浇筑前确定上道工序是否合格；

④ 考察施工单位管理人员到位情况；

⑤ 特殊工种是否持证上岗；

⑥ 机械、设备、原材料是否准备齐全；

⑦ 商品混凝土质保资料是否齐全；

⑧ 混凝土坍落度；

⑨ 不同部位、不同标号混凝土浇筑方法是否正确；

⑩ 混凝土振捣方法是否合理；

⑪ 混凝土试块留设；

⑫ 有无异常情况发生。

监理人员在旁站过程中应督促施工方严格按审批后的施工组织设计安排施工，控制浇捣顺序，保证分段分层循环连续浇筑，检查混凝土振捣均匀性，严禁出现振捣不实和漏振情况。混凝土振捣重点注意，由于各泵台速度不匀或个别停泵导致混凝土不连续供应部位，重点工作包括：

① 经常观察浇捣面混凝土状况，一旦发现混凝土有初凝前兆（用钢筋插入有明显孔洞），应及时督促施工方调整局部混凝土浇捣顺序，避免出现施工冷缝。

② 根据现场投放的标高控制点，检查混凝土浇捣面标高及抹面处理质量，并在混凝土初凝前督促施工方进行二次泌水处理，克服混凝土早期脱水裂缝，检查混凝土面平整度。

③ 混凝土自由落体高度超过 2 m 就会发生离析现象,所以超过 2 m 的墙体浇筑混凝土都要采用导管、串筒输送,如图 21-7 所示。

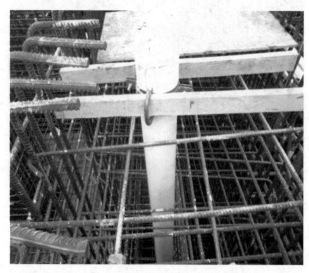

图 21-7　串筒

4)测温

测温检查:

① 检查测温布点位置、数量是否符合测温方案要求,方法是否合理可行。

② 现场测温感应器是否做必要的标识,避免施工过程中不必要的破坏。

③ 检查现场测温落实情况,及时分析温差变化,根据温差变化及时落实已浇捣至设计标高部分混凝土表面保温工作。

测温过程中应注意:

① 集合中心部位和混凝土表面较厚部位的温度、温差;

② 构件混凝土边缘部位的温度、温差;

③ 从观察先浇筑部位的温度估计后浇部位将会出现的温度;

④ 根据实测温差和气候的变化,指导表面保温层的覆盖的情况。

5)后期养护

加强监督混凝土养护工作(要求施工单位用敷设薄膜、毛毯、洒水养护的方法进行养护);监督大体积混凝土温度检测情况(在混凝土硬化过程中通过测温数据看构件内部温度、温差变化);督促大体积混凝土保温措施落实(当混凝土构件内外温差或温度变化大于设计要求(25℃),要求施工单位对混凝土构件表面采用覆盖保温的方法控制温差);严格控制模板拆除令制度(要求施工单位不得私自拆除混凝土构件模板,尤其带模养护的墙板侧模必须待混凝土内外温差达到设定值,经监理同意后方可拆除)。

21.3.4　质子区模板

1)质子区模板特点

从安全的角度出发,由于质子区域超厚墙板,超厚顶板的特性,这就需要特别关注模板工程的安全控制。一方面,超厚墙体造成侧向模板承受较大的侧向力,竖向墙体浇筑需合理分段浇筑（例如旋转治疗舱方案中厚墙体计划 7 次浇筑完成）；另一方面，17 m 高度的旋转治疗舱的 2 m 厚顶板，设计方强调需要一次性浇筑成型。为控制本工程模板支架的安全稳定，同时兼顾仓体内部分不规则凹凸设备支座的模板搭设的便利性，本工程模板支架采用钢管扣件搭设排架，最上方采用可调顶托支架的形式。排架立杆的纵横距达到 0.5 m，立杆的步距达到 1.5 m。

从质量的角度出发来看，质子区模板工程直接关系到后期混凝土的成型质量，考虑到后期混凝土表面不做任何装饰，故控制模板安装质量非常有必要。由于部分竖向侧墙板厚度达到 2.8 m，墙厚范围内钢筋密布，模板在固定时设置对拉螺杆存在较大施工难度，需避开厚度范围内多道钢筋网钢筋。

2）高大模板的安全控制

根据《危险性较大的分部分项工程安全管理办法》文件规定，由于质子治疗中心项目质子区（质子治疗舱、束流隧道、加速器大厅）的支模高度及顶部荷载属于超过一定规模的危险性较大的分部分项工程，专项施工方案应经过专家论证，监理审核后才可施工。

施工前审查模板的施工专项方案是否手续完善、有针对性，特别是专家评审时专家所提出的意见方案是否按意见要求进行了修改和补充，施工单位质、安保体系是否到位。

检查模板工程支撑系统所选用的钢管、扣件材质必须符合规范、标准要求，严禁使用锈蚀、变形、断裂、脱焊、螺栓松动或其他影响使用性能构造缺陷的材料。进场钢管扣件按要及时进行送检复试。

为保证施工过程质量、安全始终处于受控状态，项目监理部将根据高支模的特点和质子区建筑结构特点设置以下质量控制点：

① 顶板支撑搭设前的排架弹线控制，验收立杆间距是否符合方案要求；
② 扫地杆与拉接点的设置；
③ 立杆的搭接方式；
④ 垂直纵、横向及水平剪刀撑的设置；
⑤ 扣件拧紧力矩（特别注意检查施工用电动扳手是否存在内部滑丝，扭力　不足的现象）；
⑥ 顶托调节的高度及插入钢管内的长度是否满足方案要求；
⑦ 一次浇筑时外凸部位（如牛腿）处支撑体系搭设是否符合方案要求，加固补强措施是否到位；
⑧ 后浇带处模板支撑是否单独设置；
⑨ 模板拆除过程中拆除顺序与方案的相符性，考虑到部分舱体为类似一个密封体，拆除过程中督促施工方设置足够的照明和通风措施。

现场监理对高大模板工程搭设与拆除加强巡视检查的频率，及时发现安全隐患并签发书面文件责令整改，情节严重者报总监理工程师责令停工整改。

3）清水混凝土观感

考虑到质子区墙板后期不进行装饰而保持混凝土原貌，故除了做好模板支架安全管理工作外，尤其是旋转治疗舱还应加强模板质量的管控，保证混凝土成型后的观感质量。

① 加强对进场模板的外观质量检查，对质子区模板的周转次数进行严格限制，避免因为模板周转次数过多影响混凝土成型质量。
② 加强管线穿墙密集区模板开孔的准确性和封堵的可靠性，避免漏浆影响混凝土观感质量。

③ 加强模板安装质量管控,对模板平整度及板缝宽度进行实测实量。

④ 重点验收异形部位(行车牛腿,旋转机架支座)模板安装质量,复核位置尺寸是否正确,固定是否牢固。

⑤ 预留洞口,相邻屋面板高低差处墙板等涉及单边支模的部位模板支撑是否牢固。

21.3.5 质子区辐射屏蔽

本章节只介绍质子区域特有的辐射屏蔽工程,对于常规医疗建筑中涉及的核医学,CT、MR 等辐射屏蔽工程不做介绍。为屏蔽质子设备运转后产生的辐射,除采用超厚混凝土墙体外,部分墙体内还嵌入防辐射钢板。屏蔽钢板单块整板尺寸为 3 000 mm×6 000 mm×50 mm、3 000 mm×7 000 mm×50 mm、3 000 mm×8 000 mm×50 mm,叠加 10 层达到 500 mm 的设计要求。屏蔽钢板安装精度要求高,每两块相邻钢板平面、立面紧密度安装控制难度大。每块屏蔽钢板分割成若干块小尺寸钢板现场拼装,考虑到现场操作及吊装问题,分割后单块钢板最大尺寸控制在 3 000 mm×2 500 mm×50 mm。

为保证质子设备后期进出加速器大厅及束流隧道,在设备转运区设有屏蔽轨道活塞门。该门属于定制产品,上部为钢筋混凝土浇筑的凸型结构,下部为移动用的轮轨和控制系统。由于需满足防辐射功能,故屏蔽门完全关闭时,需控制门与周围墙壁缝隙不大于 2 cm,需控制门底部与地面缝隙不大于 1 cm,加工制作及后期安装需要与施工现场密切配合。

在针对辐射钢板安装及轨道活塞门制作配合等施工过程中,监理主要落实下列控制措施:

① 对进场辐射钢板进行验收,为确保防辐射功能,需严格控制材料质量,消除负公差。为保证钢板总长度不发生负公差,监理验收时按照专项方案列明的单块钢板总长度统一比设计尺寸加长 20 mm 的原则进行实测实量。

② 检查钢板上方供吊装用吊耳是否与钢板满焊,确保吊装安全。

③ 检查每处屏蔽钢板安装位置底部及顶部板固定钢板用预埋件是否设置到位,同时在屏蔽钢板安装位置外侧设置钢板安装顶紧型钢支架,确保相邻钢板安装后板与板之间能紧密相连。

④ 屏蔽钢板待安放紧密后,督促施工人员必须立即对钢板底部、顶部进行焊接固定;焊接结束后对焊缝进行检查,确保钢板固定牢固后方能松钩。

⑤ 屏蔽钢板墙总厚度为 500 mm,分为 10 层,每层 50 mm。每层钢板墙分若干块进行安装,安装过程中监理重点检查钢板拼缝和每层钢板拼缝之间的错峰。按照设计要求,每块钢板之间拼缝不得大于 5 mm。每层钢板拼缝之间必须错缝,错缝间距必须大于 50 mm。

⑥ 严格控制现浇结构阶段预留活塞门框的变形,对预埋门框现场验收除核对凸字型门框尺寸外,还应核验门框内衬加强是否按方案要求加固到位,防止混凝土浇筑时侧压力挤压变形。

⑦ 屏蔽门上部防辐射混凝土块采用外包钢板,内部焊接钢结构支撑形式,在浇筑混凝土前,应严格按方案核验内部钢结构支撑,将混凝土浇捣产生的变形控制在最小范围。

⑧ 屏蔽门混凝土浇筑前,必须核验第一车混凝土配合比单,保证混凝土配合比与质子区防辐射混凝土配合比一致,密度不低于 2.35 g/cm³。

21.3.6 安装工程

针对医院建筑在暖通、医用气体、电气及弱电等方面的特殊要求,为此对施工质量控制提出了有别于一般建筑的方法和措施。

针对医院专业性强的特点，派出相关专业监理人员，细化专业划分和工作界面，深入研究图纸并督促施工方做好技术交底；重点把握机电安装工程质量，"一看机房、二看公用部位管线、三看配合"，特别是在设备型号和技术参数方面进行严格的审核控制。

对各系统管线图尤其是医院专业化设备进行熟读并进行综合分析，以便使施工流程更加清晰。对各系统管线与工程其他机电安装系统之间的关系进行协调管理，督促各专业之间配合到位，合理设计管线的走向、减少弯头，为工厂化加工以及今后维修带来便利。

1）大型医疗设备防雷接地

质子治疗设备技术复杂、设备精度高，为了确保大型医疗设备不被雷击损坏，监理方参与讨论施工方案，专题研究方案的可行性，最终确定了符合质子中心特色的施工方案。监理方在施工过程中加强巡视、旁站等工作，对以下方面进行重点控制：

① 接闪器由避雷网与短针结合。

② 高出屋面的所有管道等金属物应与防雷装置连接，各种高出屋面的管道均加设避雷短针且与屋面避雷带焊接。

③ 除利用混凝土构件内钢筋作接闪器外，接闪器应热镀锌或涂漆。在腐蚀性较强的场所，尚应采取加大其截面或其他防腐措施；

④ 为了确保大型医疗设备不被雷击损坏，加速器室、质子治疗舱增加设置法拉第笼。加速器区域、质子治疗舱的混凝土利用底板、墙和顶板内钢筋联结形成网格不大于 5 m×5 m 的接地网格，机房 6 个面均设置接地网，形成三维接地系统。

⑤ 钢构架和混凝土的钢筋应互相连接。

⑥ 应利用钢柱或柱子钢筋作为防雷装置引下线。

⑦ 应将 30 m 及以上外墙上的栏杆、门窗等较大的金属物与防雷装置连接。

⑧ 竖直敷设的金属管道及金属物的顶端和底端与防雷装置连接。

2）医用气体

监理方对医用气体系统分别进行检查核实，督促并监督施工单位对所有的气体终端逐一进行密闭性和出口压力检查，保证其不漏气，且气量充足、压力稳定、调节可靠。

同时，由于医用气体管道较细，容易发生变形，监理方仔细核查气体管道固定措施是否到位，保证管道平整与垂直，确保医用气体管道的功能性与美观性。

3）异形套管安装

由于质子设备是采用质子放射来进行治疗，所以质子区域具有一定的辐射性。常规项目的预埋套管采用直线型即可，但是出于防辐射的考虑，质子区域的所有管线均不可直线型进出，所以本项目必须采用异形套管。又由于质子区域需要采用超厚混凝土进行防辐射，所以异形套管的预埋必须一次成功，否则将会带来巨大的损失，这对监理方的控制是巨大的挑战。

监理方督促施工方仔细消化设计图纸及相关设计说明，并要求总包单位向施工班组进行安全措施、技术方法、验收规范等方面的交底。

监理方对加工成型的套管进行现场验收，保证预埋套管的质量合格。加强现场巡视，复核固定支架和水平托杆的长度，确保固定支架和水平托杆在绑扎钢筋的过程中安装在超厚混凝土内，并采用 U 形卡进行管道固定。

在结构及幕墙施工阶段应提前介入参与，及早考虑今后机电系统安装及使用的可行性，监督做好预留预设工作，同时装饰阶段将配合装饰做好机电系统收尾以及各项联动调试工作。

4）复杂管线区结合 BIM 技术

使用基于 AutodeskBIM360 Glue 的移动平台将 BIM 全专业模型移动轻量化，导入 iPad 进行现场质量实时控制，如图 21-8 所示。对管线复杂，净高受控的重点区域进行现场安装监督，保证机电安装按图施工。

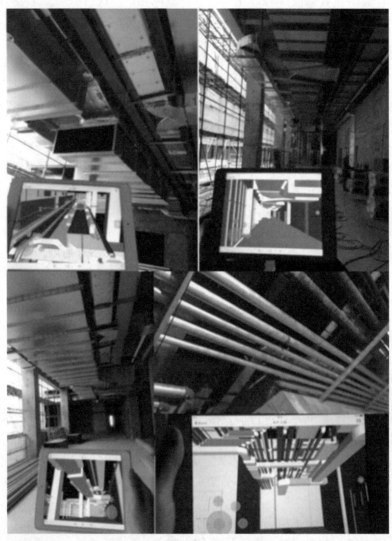

图 21-8　BIM 与机电管线现场检查对比

第二十二章 财务监理

财务监理受上海市财政局、上海申康医院发展中心委托，对质子治疗中心工程实施过程中的投资情况和资金运用情况进行财务监理，配合使本项目能以最好的质量、最快的速度和最合理的造价得以顺利建成。根据本项目作为国内首台质子装置载体的实际情况，配备各专业技术力量，制订财务监理实施细则，实施全过程动态控制，使得本项目在人力、物力、财力得到最合理的使用，取得最优的投资效益，为质子治疗中心工程提供了优质的咨询服务。

22.1 财务监理工作概况

1）财务监理的工作指导思想

以质子治疗中心项目批准的总投资为目标，根据质子项目的特殊性，切块分解分析总概算，细化概算目标。采用动态控制方法，定期分析、预测最终结算投资数额。掌握跟踪概算执行情况，并严格按合同约定或在国家规定的时间内完成结算审核并审查各类费用，依据概算执行情况及时向委托人提供充分、客观并经过分析研究的信息及书面资料，提供质子项目专项控制方面的报告和可能纠偏的意见。

2）本项目资金来源及控制目标

资金来源包括市级建设财力安排 32 283 万元，嘉定区政府定额安排 8 000 万元。全过程财务监理过程中，充分发挥财务监理人员的专业技能、财务监理经验和敬业精神，协助建设单位对建设资金的合法、合理、安全使用进行监理。合理控制项目成本费用，节约建设资金，规范项目成本核算和财务管理，最终将项目总投资控制在批准的总概算之内。提高建设资金使用效益，以最小的投入取得最大的经济效益。通过绩效评价与最初设定的项目绩效对比，反映项目支出产出和效果，并进行客观、公正的评价，达到项目全寿命周期的预定目标。

财务控制总目标为在全面实现完成本项目全部功能质量的前提下，建设总投资控制项目批准总投资内，并确保资金有效、规范、合理使用。

3）财务监理的工作范围

本项目财务监理的工作范围除了一般项目建安工程财务监理工作以外，还需根据中科院应用物理研究所对质子装置方案不断优化、技术完善所可能发生的投资费用组成的调整，积极跟进经济分析、项目动态分析。主要内容包括自项目建议书批复后至通过政府审计、竣工财务决算及账面资产完成移交期间，全过程的造价审核与咨询、资金监控、财务管理、投资控制（含工程价款结算审核）、医院特殊装置费用管理及绩效评价工作。最终通过绩效评价与最初设定的项目绩效对比，反映特殊医院项目的真实投资情况。

4）财务监理的工作原则与规范作业

严格按照现行的法律、法规、规章、规范性文件及行业规定要求和相应的标准、规范、勘察设计、医疗专业、质子装置等专业技术文件的要求，以技术经济等目标为前提，遵循独立、客观、公正原则，做好全过程的财务监理工作。

5）财务监理工作流程

为保证财务监理工作实施，在建设单位的支持和施工单位配合下，建立规范有序的工作制度及流程，以确保财务监理工作的严肃性和有效性。本项目施工全过程工作制度及流程如图22-1所示。

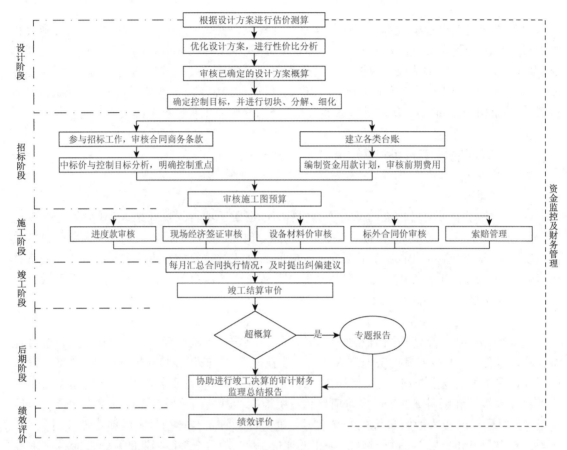

图 22-1　财务监理工作流程

22.2　本项目财务监理造价管理的特点与难点

1）建筑载体自身的特殊性

作为国内首台质子装置，中科院研发质子装置是一个探索的过程。作为质子装置"建筑载体"在项目前期阶段，很多技术参数有待明确。本项目围绕着质子装置技术要求的一步步明确而得到"实体化"，因此随着国产治疗装置的技术完善，投资估算中的不可避免漏项和界面划分不清，在实施过程需要通过造价管理不断得到完善、统一。

2）造价信息数据丰富

参建单位较多，与普通医疗建设项目不同，质子治疗中心建设的最终目的是配合质子治疗装置的研发，因此本项目虽然合同甲方为"瑞金医院"，但除了医院，还有与质子装置研发相关的3个"甲方"，包括中科院应用物理所、联合投资、艾普强。基建项目本身其他参建单位因为项目的特殊性，专业分包众多，因此在项目进行过程中需要避免在项目"源头"漏项、估算不足或是和质子装置费用重复计算,使本项目和质子装置项目界面清晰,分清各方在建设过程中的界限。

3)造价管理难点

(1)资金不足

本项目上报概算 44 979 万元,经专家评审后批准概算为 40 282 万元,核减近 4 696 万元:

① 本项目的项目建议书于 2013 年 8 月 2 日经上海市发展和改革委员会以《关于上海交通大学医学院附属瑞金医院肿瘤(质子)中心项目建议书的批复》(沪发改社〔2013〕050 号)批准立项,批复总建筑面积 26 370 m²,批复投资估算 40 452 万元。

② 本项目的可行性研究报告于 2014 年 8 月 1 日经上海市发展和改革委员会以《关于上海交通大学医学院附属瑞金医院肿瘤(质子)中心项目可行性研究报告的批复》(沪发改投〔2013〕192 号)批复,批复总建筑面积 26 075 m²,批复项目投资估算为 40 310 万元。

③ 本项目的初步设计报告于 2014 年 10 月 8 日经上海市城乡建设和交通委员会以《关于上海交通大学医学院附属瑞金医院肿瘤(质子)中心项目初步设计的批复》(沪建管〔2014〕846 号)批复,批复总建筑面积 26 075 m²。批复项目工程概算总投资 40 283 万元。

评审过程中,评审专家一致认为本初步设计方案的确需要 45 000 万元,资金缺口 4 000 万元有余。由于本项目为市重点项目且需配合中科院设备进场时间要求,市有关部门要求本项目必须在 2014 年年底开工。为了项目的推进,并保证概算金额控制在可研总投资范围内,评审专家与建设单位、代建单位讨论决定对概算的可优化及另寻资金来源方面等进行了调整。

(2)资金不足原因详述

① 为符合政府行政部门审批需求,本项目的各项前期工作增加服务,如:社会稳定风险评估、基坑安评、雷击风险评估、基坑围护方案评审、初步设计评审、辐射影响评价、交通影响评析、卫生学预评价、职业病危害预评价、职业病危害放射性防护评价、测绘服务概算均未单列。

② 项目特殊性需求,为配合质子装置安装调试涉及竣工验收后的工程费用无资金来源,如旋转支架安装时屋面洞口盖板吊装、恢复及其他配合费;根据中科院应用物理所提出的《上海质子治疗装置建安及公用设施设计要求》,在质子治疗舱、同步加速器大厅、设备转运区和束流通道需设置桥式起重机和单轨起重设备等,无相应资金来源。

(3)资金不足解决方案

为了保证评审概算金额不得超过可研批复金额,建交委建议建设单位或重新批可研或优化设计重新报审,两种方案均需要至少 3—6 个月时间。承诺主要通过以下途径来解决以上核减问题:

① 通过公开招投标市场竞争,节约一部分建安费用。

② 通过设计进行方案优化、限额设计等节约资金。

③ 另外寻求资金来源。

如何解决上述资金缺口问题,成为本项目造价管理的重点。

22.3 财务监理造价管理的把控重点

质子治疗中心与普通医疗建设项目不同,其定位为科研型医疗机构,核心科研任务就是国产质子装置。在质子中心中设有 5 个质子治疗舱,3 个旋转治疗室(其中预留两个)、1 个固定束治疗室和 1 个固定束实验室。因此在质子中心项目前期，就需考虑会有质子装置的相关的特殊专业工程、特殊管道设计、特殊检验检测等，从而造成本项目总投资组成与常规医院项目有别。如何解决本项目总投资的资金缺口的实际问题，保证本项目的持续健康推进，根据本项目特色分析了几点财务监理造价管理的把控重点。

22.3.1 设计管理的经济把控

项目设计的投资控制是财务监理造价控制的重点及难点。方案设计、扩初设计、施工图设计阶段的投资控制是相当重要的，每个阶段都要重视限额设计。由于本项目专业复杂，涉及专业工程较多，设计发包以设计总包形式发包对整个设计活动相对重要。

本项目通过加强设计总包管理、限额设计管理，取得了一定成效。具体举措如下：设计招标过程采用了设计总包模式招标，除了本工程建安费所覆盖的所有专业设计，包括项目红线范围内的建筑设计、结构设计、电气设计、给排水设计、暖通设计、节能设计、消防设计、天然气设计、动力设计、净化工程、基坑围护工程设计、人防工程设计、精装修设计、屏蔽防护设计、污水处理设计、医用气体设计、防辐射系统设计、辐射监测系统设计及总体设计等专业工程设计，还包括针对质子治疗装置技术要求的配合设计。

设计作为投资把控的源头，本项目投资控制根据上海申康投资有限公司沪申康〔2005〕79号《关于下发〈关于加强上海市市级医院建设工程投资控制的指导意见〉（试行）通知》和上海申康医院发展中心〔2006〕65号《关于下发〈上海市市级医院基本医疗建设标准指导意见试行〉的通知》，对设计总包提出了严格的要求。设计总包根据本工程各阶段估算、概算严格实行限额设计，应将国家批准的概算静态总投资作为工程项目设计的最高限额。各个专业在保证达到使用功能前提下，按分配的投资限额控制设计，严格控制不合理变更。

22.3.2 招投标程序的经济把控

1）项目招投标制度的建立

本项目专业分包多，设备选型复杂，建立一个严格的招投标管理流程变得至关重要。质子项目在招投标方面，为规范质子治疗中心项目的专业施工、建筑材料及服务采购招标投标活动，提高建设项目的投资效益，控制建设资金使用，保证建设工程质量，从服务类招标、工程类招标、材料设备类招标出发，根据《中华人民共和国政府采购法》《上海市政府采购管理办法》以及上海市财政局《关于发布〈上海市 2015 年政府采购集中采购目录和采购限额标准〉的通知》（沪财采〔2014〕20 号）、上海申康医院发展中心《关于下发〈上海市市级卫生机构建设项目专业分包及材料和设备采购管理办法〉（试行）的通知》（申康发〔2005〕5 号），都制订较国家招投标限额更为严格的标准。如：

（1）本项目中专业施工分项工程预算金额在 50 万元以上（含 50 万元）、服务类项目预算金额在 20 万元以上（含 20 万元）、建筑材料设备预算金额在 20 万元以上（含 20 万元）的，由建设单位、施工总包单位共同委托具有相关资质的专业招标代理公司进行公开招标采购。

（2）本项目中专业施工分项工程预算金额在 10 万元以上（含 10 万元）、50 万元以下；建筑材料设备预算金额在 10 万元以上（含 10 万元），20 万元以下的，由建设单位、项目代建单位、施工总包单位共同组织内部邀请招标采购。参与竞标的单位不少于 3 家，由项目各参建单位推荐。被邀请参加内部竞标单位的资质条件应符合相关规定。由项目筹建办负责组建评议小组，评议小组由建设单位、代建单位、设计单位、施工监理单位、财务监理单位和施工总承包单位等有关人员组成，评议小组成员为七人或以上，必要时可聘请相关专家。

（3）本项目中服务类项目预算金额在10万元以上（含10万元）、20万元以下的，由建设单位、项目代建单位共同组织内部邀请招标采购。参与竞标的单位不少于3家，由项目各参建单位推荐。被邀请参加内部竞标单位的资质条件应符合相关规定。由项目筹建办负责组建评议小组，评议小组由建设单位、代建单位、设计单位、施工监理单位和财务监理单位有关人员组成，评议小组成员为五人或以上，必要时可聘请相关专家。

（4）本项目中专业施工分项工程、建筑材料设备预算金额在10万元以下的，由施工总承包单位组织内部评议。参与评议的单位不少于3家，由项目各参建单位推荐。被邀请参加内部评议单位的资质条件应符合相关规定。由施工监理单位审核相关指标、材质、规格和质量等关键技术要素，由财务监理单位审核相关费用，择优选用。

（5）本项目中服务类项目预算金额在10万元以下的，由项目筹建办组织内部询价比选，经施工监理单位、财务监理单位、筹建办流转审核确定后签订服务合同。

（6）任何单位和个人不得将必须进行公开招标的项目化整为零，或者以其他任何方式规避招标。

（7）必须进行招标的项目须按品种分别进行，在招标工作实施前应事先制订招标计划，招标计划必须满足工程进度计划要求。

（8）招投标活动应当遵循公开、公平、公正、择优和诚实信用的原则，严禁在招标、评议、比选过程中采用陪标、串标、围标等手段弄虚作假。任何单位和个人不得以任何方式非法干预工程建设项目招投标活动。建设单位、施工总承包单位的纪委或监察部门负责对招投标过程进行监督。

2）项目招投标及政府采购执行情况

本项目招投标工作主要委托上海申康卫生基建管理有限公司代理（政府采购除外）招标，累计已完成招标的单项工程共计80余项，主要包括设计、监理、桩基工程、总包工程、弱电工程、消防报警工程、外墙保温板、墙地砖、风机、电梯、锅炉、VRV及冷冻机组等。如表22-1所示。

表22-1　项目招投标及政府采购执行情况

序号/项目	招标数目	概算金额（万元）	中标金额（万元）	备注
1. 服务类	7	1 713.700 3	2 258.319 3	设计、监理等
2. 工程总包类	2	28 550.26	23 288.997 7	桩基、总包等
3. 专业分包类	11	4 866.59	3 178.450 3	弱电、消防报警、医用气体等
4. 材料设备类	56	2 020.17	2 012.41	外墙保温板、墙地砖、风机等
5. 政府采购类	4	981.08	671.330 8	电梯、锅炉、VRV、冷冻机组等

3）推动专业分包工程量清单计价的横向扩展应用

在以前进行的工程招标代理项目中，不进行工程量清单计价的招标项目，如固定总价合同，总承包合同中均不列示工程量清单，这给工程实施过程中的索赔计价、变更结算等带来诸多争执因素。提出在固定总价合同中也采用工程量清单报价，不采用传统的预算报价形式，以利于工程款结算及索赔变更等情况。在本项目部分专业施工招标代理项目中，招标人拟决定采用固定总价包干的合同模式，但又担心工程变更或不可预见因素索赔结算缺乏支付依据等问题，提出在招标文件中编制工程量清单，进行综合单价报价。根据招标图纸详细计算了工程量，并列示了工程量清单；在报价原则中强调本工程实行总价包干形式；编制一张没有工程数量的清单报价表，子目与主清单相同并允许投标添加认为漏掉的子目，工程数量分为核减数量和增加数量，由投标人根据自己的经验和掌握的资料填报，核减与增加的单价与主清单相同，核减或增加的总价计入投标总报价中。这样，招标人在实施过程中有了工程结算的依据，也规避了工程量计算不准的风险，实行了工程价款总价包干。这种方法得到了招标人、投标人的共同认可，工程顺利实施。由此，本项目采用固定单价合同的招标项目中大量运用实施，节约了工程建设资金，取得良好的效果。

22.3.3　主体建筑的经济把控

本项目结构（含桩基、基坑围护）工程造价比重较常规医院项目大，占整个建安投资的53%。原因如下：主环大厅屏蔽墙，其侧墙厚度在2.5～3 m，顶墙厚度1.8 m，地板2 m；高能输运线，外侧墙体厚度1.7 m，内侧与治疗室隔墙厚度1.8 m，地板厚度1.5 m，顶墙厚度2.0 m；固定治疗室侧墙厚度3 m，部分区域墙体需要内嵌局部加强屏蔽的钢板，钢板预埋，需要依据专门的具体设计要求制作预埋。顶墙厚度2.0 m，地板厚度2.0 m。旋转治疗室侧墙厚度2.9 m，顶墙2.3 m，地板2.5 m。除墙体厚度非常规、钢筋含量比例很高外，对混凝土本身的抗渗、防辐射要求甚高，因此结构工程的造价控制也成为投资控制的重点。所以，本项目在结构工程专业部分尤其注重优化设计，在保证技术要求的基础上并节约了建安成本。影响造价重要区域如图示22-2所示：

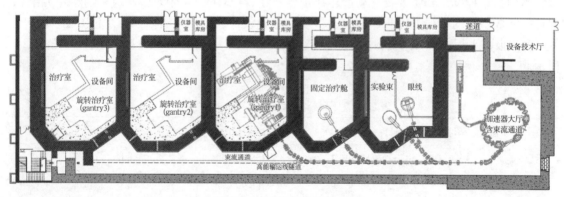

图22-2　影响造价的重要区域

22.3.4　工程建设其他费用的全面预测及把控

对项目投资进行事前控制，参与项目可行性研究、扩初设计和概预算的审查，对可研报告的投资估算和设计概算进行分析测算，并根据技术文件审核投资估算和设计概算不漏项，以确定合理的项目总投资及控制目标。再根据批准的设计概算进行投资控制，审查项目资金来源落实情况，明确缺少资金来源子项。

对工程建设其他费用涉及的常规费用，如建设单位管理费、前期工程费、环评费、勘察费、设计费、招标代理费、施工监理费和审图费进行预估及评审判断。尤其需要就本项目特殊性衍生出的特殊费用，如微变形监测费、微振动测试、联合试运转发生的水电气费及特殊辐射影响评价费用等的预估，保证本项目工程建设其他费用的合理使用，并明确其资金来源。如：

（1）微振动测试项目

按照中科院上海应用物理所明确项目场地微振动控制指标"在 5～35 Hz 频率范围内小于50 μm"，要求在建设过程中对项目场地振动进行跟踪测量，提供场地在不同施工阶段的振动测试数据，需要对本项目场地进行微振动测试工作。

（2）微变形测试项目

根据中科院上海应用物理所《上海先进质子治疗装置建安及公用设施设计要求》，"质子装置建筑正式交付设备安装一年以后，加速器大厅、输运线隧道和固定治疗舱、眼线和实验治疗舱基础底板差异变形小于 0.5 mm/10 m/a"，要求在工程实施过程中，实测基础底板变形情况，需要对本项目场地进行微变形测试工作。

22.4 财务监理造价管理具体工作

1）实时了解与建设有关的政策、法规

随时收集与项目建设有关的政策、法规，必要时就其对项目投资的影响向建设单位、代建单位提交分析报告。如，根据上海市城乡建设和管理委员会关于《印发上海市建筑工地噪声扬尘在线监测系统推进方案的通知》（沪建管〔2015〕415 号）：对于规定范围内的已开工建筑工地，按照市政府专题会议的精神，必须在 2015 年 8 月 31 号之前完成安装扬尘在线监测系统。由此造成的对本项目的造价影响及处理方案，对于已开工的建筑工地，扬尘在线监测系统安装和运营的相关费用由施工单位先行垫付，待工程结束后，与建设单位进行结算。并就此对总投资的影响及审计风险影响进行专题汇报。

2）实时跟踪项目价格走势

收集整理建设期间各类造价信息、价格走势，分阶段对动态造价进行分析测算。如：本项目在施工期内，人工费和材料费单价波动幅度较大。根据总包合同专用条款第 11.1 条约定及调价公式，参照上海市建筑建材业市场管理总站所发布的信息价，对本项目的人工费和材料设备费进行调差，实时调整本项目动态。

3）审核调整施工图预算

审核施工图预算，按合同约定或国家规定的时间内提交审核报告，并就单项超批准概算部分提出专题报告，确保施工图预算控制在批准设计概算之内，并就本项目原方案由于配套装置的技术要求进一步明确调整的技术方案，及时调整施工图预算。实时调整本项目动态投资情况，如出现概算范围外的工作内容或非必要功能改变，及时预警并提出有效解决方案。

4）设计变更及签证管理

严格按申康相关文件控制设计变更，减少工程造价的波动。在施工实施过程中，对可能的重大设计变更，向建设单位、代建单位和设计单位预先报告因任何设计修改所可能引起的成本增减，并定期（设计变更发生时或每次付款时）将因工程修改所导致的造价增减向委托单位、建设单位、代建单位呈报。具体控制如下：

根据沪建安质监〔2011〕113 号文，《关于进一步加强本市建设工程施工过程中技术核定单管理的通知》的文件精神，由于设计原因或建设单位原因发生变更、补充设计的，应当由设计单位出具设计变更通知单，不得由施工单位出具技术核定单。过程中的设计变更，需先出具白图，待筹建办讨论通过后，在白图上加盖筹建办图章后（或施工监理图章），方可正式出具蓝图；没有经过审核的变更图纸不得用于施工和结算；设计院出具的每一批图纸，要附有工作联系单，说明情况、原因。

5）协助建设单位做好设备招投标工作

协助建设单位做好设备招投标工作，参与设备报价审查，对非标设备报价组织专人审查，保证设备价格的合理性。对设备采购合同条款进行会签，重点审核付款方式、付款期限、供货计划、服务承诺及保修期等条款，避免供货商在让利的同时降低服务水准。对质子治疗区域建立单独的预算和成本控制表，并明确该区域相应设备与材料的标准与可选范围。

6）协助建设单位合同管理

协助建设单位加强合同管理，建议按五大类合同进行分类管理，即：服务合同、前期准备合同、施工合同、设备采购合同和后期配套合同，及时进行统一编号管理，并分别对合同的主要条款建立电子索引，便于搜寻和全过程跟踪管理。一方面随时提醒建设单位履行义务，避免索赔；另一方面积极监督各服务单位忠实履行合同，随时如实记载完成的实物进度及影响进度和造价的各种因素，尽量防止索赔事件。必要时，协助协调现场争议，避免工程进度受损。

7）防止建设资金的流失和非法占用

每月审核建设单位财务部门台账记录、会计账册和会计凭证情况，并与建设单位会计账户进行核对，使其同步和动态反映建设投资情况；并与批准设计概算进行同步对比，反映投资概算执行情况，监督建设资金的专户专管理、专款专用情况，防止建设资金的流失和非法占用。

22.5 建筑信息模型在财务管理中运用

22.5.1 运用 BIM 技术核对工程量

借助 BIM 模型，快速统计基本工程量信息，基于"价格信息平台准确查询工、料、机市场价，快速编制初步工程概算，为限额设计和招投标工作、施工图预算提供数据支撑。利用 BIM 模型的关联数据库，快速、准确地获得设计过程中工程基础数据拆分实物量，为限额设计和价值工程分析方法的实施提供及时、准确的数据支持，进行动态的投资控制。通过对动态工程量数据的统计、分析和挖掘，为建设单位、代建管理团队及总包提供整个项目的投资控制参考。通过 BIM 模型中提供更全面、丰富的数据及报表，使 BIM 模型能够更直接、高效地辅助建设项目管理获得最及时的变更工作量，以便及时进行变更预警。

22.5.2 运用 BIM 平台做到事前控制

质子治疗系统是目前世界上最先进、也是最昂贵的超大型尖端医疗设备，建立质子治疗中心投资巨大，技术要求极高。鉴于本项目结构工程非常规，防辐射要求高，结构墙体碰撞、管线碰撞、预留洞方面需提前成熟考虑，否则将产生不可逆的工期、成本影响。因此，碰撞分析的重要性不言而喻。例如本项目在治疗舱施工前，侧重治疗舱部分的 BIM 碰撞，同时可以将各个专业的 BIM 模型导入到碰撞检查软件中，各家单位通过各自的设计成果进行碰撞、反馈，结果发现近 600 个显著碰撞（结构墙体碰撞、管线碰撞、预留洞）。提前碰撞，最大限度保证结构部分零返工。财务监理在平台中通过对不同方案进行测算,为选择最优方案及测算返工成本节约提供费用测算,仅在治疗舱部分的返工成本估算,节省了因返工可能会带来的接近 433 万元,及可能无法用金钱去核算的其他损失。建设单位、代建管理团队根据一系列 BIM 分析成果更加积极地推进 BIM 的运用,使得本项目 BIM 运用有了在质量、进度、造价上实现了良性循环。

22.5.3 运用 BIM 平台进行信息对接

本项目参与方较多,信息对接困难,作为财务监理服务单位,信息相对滞后。通过质子项目 BIM 平台上提供专业服务,在第一时间提供方案选择咨询、变更前费用测算等工作,作为建设单位、代建管理团队决策的经济依据。对工程造价控制中的设备材料选型、招标采购、工程变更、现场签证和合同结算五大权力点进行管理,最大限度地发挥了财务监理的过程控制作用。

22.5.4 运用 BIM 技术解决传统造价控制的技术难点

运用 BIM 平台的建设项目全过程造价的确定方法与传统的建设项目工程造价确定方法有本质的不同,它是一种更为合理和先进的造价确定技术。然而这种先进的技术由于缺乏信息技术的支持,到目前为止还未在工程实践中推广。财务监理单位将 BIM 技术应用到基于活动的建设项目造价确定中,探索出了 BIM 应用在"项目工作分解结构""项目活动清单"这两个最重要的文件的获得的具体实现途径,为"建设项目全过程造价的确定方法"的实现提供了现实的可能,为这种先进技术在工程实践中的推广应用奠定了一定的基础。

22.6 财务监理工作成效

22.6.1 经济管理成效

本项目通过全过程财务监理的各项工作,在建设单位、代建单位、设计单位和监理单位的共同努力、严格控制下,本项目在完成功能质量目标的同时,总投资控制目标得以基本实现。在全过程的就控制过程中,通过了各方面的精细管理,使各个环节的费用得到合理控制,大大缩减了本项目超投资 4 000 余万元的资金缺口,为本项目健康持续发展提供了一定的支持。如:①通过建设单位、筹建办、限额招标,设立合理限价进行造价控制。②通过建设单位、筹建办、协调设计单位进行优化方案、督促限额设计,坚持"此长彼消"原则节约资金。③寻求资金来源,主要通过协调嘉定新城(土地供应方),消化本项目部分二类费用。主要经济成果如下:

1)清障方案技术经济论证成果

本工程结合实际情况,使用三维扫描仪对旧厂房进行三维扫描并确定地下桩位等相关信息。通过多种清障方案比较论证,考虑到质子治疗用房对微变形高度敏感的要求,排除对土体带来扰动的大开挖清障方案。同时利用合理的桩基布置调整,使得受旧厂房基础影响的工程桩数量降到最低。依据现场提供的旧厂房桩位图,及施工条件最小桩距 1.5 m 的原则,经复核共 110 根工程桩受到旧桩影响,共 224 根旧桩需清障处理。为满足正常施工条件,上述受影响范围内的旧桩需进行清障处理,由于本工程质子区域对桩基沉降控制标准较高,一般方式拔桩处理对土体造成扰动较大，拔出后桩孔范围土体质量影响不好控制。且专业拔桩代价昂贵，从安全性及经济性方面考虑，采取对旧桩进行避让的原则，重新设计工程桩位。经初步调整设计后，受影响的工程桩数减小到 10 根（工程桩一 10 根，工程桩二 20 根）。后由于现场实测数据与旧桩位图的偏差，又进行了两轮桩位调整，最终将全部受影响的工程桩进行了避让，避免了拔桩对工程桩的影响。通过可靠的专业清障措施，既满足了工程安全性控制要求，又兼顾经济性、合理性，节约了工程造价成本，且节约了大量旧桩拔出费用近 200 万元。

2）基坑围护方案调整成果

基坑围护工程师整个地下室工程中的重点工程，无论是从安全角度、经济角度都将对整个项目影响甚大。财务监理针对本项目特殊情况，借鉴重离子项目的基坑围护建设情况和经济数据分析，认为本项目基坑围护有一定的经济优化空间。针对本基坑开挖深度、面积、造价和工期及场地条件限制等综合因素，本工程原则上宜采用板式支护设计方案。这种方案的特点：围护结构不出基地红线，安全度更高；缺点是造价高，分区施工工序复杂，结构施工复杂，出土慢，工期长，不环保。本着基坑工程"安全、合理、经济、可行"的原则，并结合本工程的开挖深度、基坑面积、基坑工程施工、造价和工期及周边环境条件等综合因素，对基坑围护方案进行了优化调整：考虑到不同的开挖深度，本工程总体采用一级放坡＋搅拌桩重力式挡墙的方案，局部深坑I采用灌注桩排桩＋三轴水泥土搅拌桩止水，内设一道钢筋混凝土支撑的围护方案。该方案优点：总体造价低、施工方便，工期短，能较好地利用现有周边环境较宽松的特点；缺点：基坑南部和东部部分卸土区域和局部深坑重力坝已经超出本项目红线。最终建设单位协调土地供应方租借场地、设计单位改变放坡方案，财务监理单位实时提供经济数据，最终该专项工程投资节约造价近 900 万元。

3）桩基工程优化成果

本项目桩基工程在实施过程中，由于地基特殊原因较原扩初方案需增加 110 根工程桩，涉及费用 210 万元，造成桩基工程投资情况严峻。根据质子治疗装置微变形的严格控制要求，并结合上海软土地基变形众多工程变形控制工程经验。在建设单位的支持下，各专业单位进行头脑风暴，从经济技术上提出几点优化建议。如质子治疗装置桩基类型拟选取变形较小的钻孔灌注桩，桩径由 800 mm 减小为 650 mm，同时兼顾单桩承载力经济性，且进一步采取桩端后注浆的技术措施，有效控制了桩基工程的造价。

4）临时设施的再利用

采用集装箱代替彩钢板方案作为办公区及生活区用房，便于后期转运再利用，可节省材料费 22 万余元；根据现场条件将两台塔吊方案改为钢平台与格构柱方案，施工后能全部回收利用，可节约混凝土 24 m³，节省钢平台用材 20 t，实现了本项目可持续发展的特色。

5）结构工程的优化设计

结构设计阶段过程中，财务监理分析出结构工程占总投资的比例，并提出结构设计方面的优化提醒。①通过设计院对底板、墙体配筋等的优化，及各参建单位对治疗舱区域的内置钢板施工方案的调整。②通过预测钢筋市场的价格趋势，在钢筋价格处于较低价格阶段，建议施工单位考虑提前进行钢筋储备，大大地节约了本项目的施工成本。

6）二次招标成果

本项目专业工程如屏蔽工程、弱电工程、辐射监测工程等，政府采购工程如电梯、锅炉等，总包合同内暂估价材料设备如配电箱、PVC 卷材等工程，通过二次招投标、邀请招标过程中的优化设计、限额控制，大大保证了本项目单项工程不超概预算，且节约了较大一部分总投资。

7）设计优化成果

具体成果包括：室外广场砖的优化设计；地下室部分的公共大厅、公共走道、等候厅和电梯厅等高级大理石地面修改为适合医院建设的耐磨 PVC 地板；外墙湿贴面砖（石材）＋金属装饰线条＋高级外墙涂料修改为新型建筑材料仿砖软磁等举措，节约了本项的单项工程造价。

8）建设单位协调优化成果

本项目防汛、排水方案、水系调整、节水设施设计方案评估和临时用电费等约 70 万元，通过建设单位及代建单位与嘉定新城公司协调、沟通，该部分合同费用最终由土地供应方承担。

22.6.2　优化管理成效

财务监理单位通过实践，摸索总结了一整套针对专业设备具有特殊要求的医院类项目的投资控制方法和管理程序；通过实践梳理出施工阶段在设备材料选型、招标采购、工程变更、现场签证和合同结算五大权力点中，加强重点控制、坚持全程监督、应用工程项目在线平台审核、落实工程项目"五关口"监管要求和严格控制项目总投资等，为达到项目投资控制目标发挥重要作用。

22.6.3　新技术运用成效

初步尝试运用 BIM 技术进行对复杂工程进行精细化管理的实践，通过建筑数据模型自动生成及算量，尝试在 BIM 工具辅助设计过程中，探索 BIM 成本算量的技术解决路线。并结合国标工程量清单体系，探索了设计与成本工程量对接的技术路线。

财务监理受上海市财政局、上海申康医院发展中心委托，对质子治疗中心工程实施过程中的投资情况和资金运用情况进行财务监理。根据本项目作为国内首台质子装置载体的实际情况，配备各专业技术力量，为全面、高效地开展造价咨询工作，力求造价咨询工作的目标明确、条块明确、职责明确，并具有可操作性。使得咨询工作有法可依、有章可循，建立了覆盖本项目全部范围的财务监理体系，按照"服务"和"监理"的原则，协助委托人合理控制项目成本费用，节约建设资金，规范项目会计核算和财务管理，提高建设资金使用效益，为上海交通大学医学院附属瑞金医院肿瘤质子治疗中心工程提供了优质的咨询服务。

参考文献

［1］ S Mukherjee. The Emperor of all Maladies—A Biography of Cancer[M].New York: Scribner,2010.

［2］ Thariat J, Hannoun-Levi JM, Sun MA, et al. Nat. Rev. Clin. Oncol［J］. 2013,10: 52–60.

［3］ Wilson RR. Radiological use of fast proton［J］. Radiology ,1946, 47（5）:824–829.

［4］ Tobias CA, Anger HO, Lawrence JH. Radiological use of high energy deuterons and alpha particles. Am. J. Roentgenol Radium TherNucl Med［J］. 1952,67（1）1–27.

［5］ Lawrence JH. Proton irradiation of pituitary［J］.Cancer, 1957, 10（4）:795–798.

［6］ Paganetti H. Proton Therapy Physics［M］. CRE Press,2012.

［7］ Metz JM. Proton Therapy—Radiation Medicine Round［M］. DemosMedical,2010.

［8］ https://www.ptcog.ch.

［9］ https://www.itnonline.com/comparison-charts.

［10］ Harald Paganetti. Proton Therapy Physics［M］. CRC Press ,2012.

［11］ Lievens Y, Pijls-Johannesma M. Health economic controversy and cost-effectiveness of proton therapy［J］. SeminRadiat Oncol,2013, 23（2）:134–141.

［12］ Goitein M, Jermann M. The relative costs of proton and X-ray radiation therapy［J］. ClinOncol（R Coll Radiol）, 2003, 15（1）:S37–50.

［13］ Allen AM, Pawlicki T, Dong L,et al. An evidence based review of proton beam therapy: the report of ASTRO's emerging technology committee［J］. Radiother Oncol,2012, 103（1）:8–11.

［14］ Slater JD, Yonemoto LT, MantikDW,et al. Proton radiation for treatment of cancer of the oropharynx: early experience at Loma Linda University Medical Center using a concomitant boost technique［J］. Int J Radiat Oncol Biol Phys, 2005, 62（2）:494–500.

［15］ Gunn GB, Blanchard P, Garden AS, et al. Clinical Outcomes and Patterns of Disease Recurrence After Intensity Modulated Proton Therapy for Oropharyngeal Squamous Carcinoma［J］.Int J Radiat Oncol Biol Phys, 2016, 95（1）:360–367.

［16］ Chan A, Adams JA, Weyman E, et al. A phase II trial of proton radiation therapy with chemotherapy for nasopharyngeal carcinoma［J］.Int J Radiat Oncol Biol Phys, 2012, 84（S3）: S151–152.

［17］ Chan A, Liebsch L, Deschler D, et al. Proton radiotherapy for T4 nasopharyngeal carcinoma. ASCO Annual Meeting Proceedings［J］. J Clin Oncol,2004, 22（S14）:5574–5574.

［18］ Ares C, Hug EB, Lomax AJ, et al. Effectiveness and safety of spot scanning proton radiation therapy for chordomas and chondrosarcomas of the skull base: first long-term report［J］.Int J Radiat Oncol Biol Phys, 2009,75（4）:1111–1118.

［19］ Rombi B, Ares C, Hug EB, et al. A Prospective Outcomes Study of Proton Therapy for

Chordomas and Chondrosarcomas of the Spine[J]. Int J Radiat Oncol Biol Phys, 2016, 95 (1):297–303.

[20] Indelicato DJ, Rotondo RL, Begosh-Mayne D, et al. A Prospective Outcomes Study of Proton Therapy for Chordomas and Chondrosarcomas of the Spine[J]. Int J Radiat Oncol Biol Phys, 2016, 95 (1):297–303.

[21] Fitzek MM, Linggood RM, Adams J, et al. Combined proton and photon irradiation for craniopharyngioma: long-term results of the early cohort of patients treated at Harvard Cyclotron Laboratory and Massachusetts General Hospital[J].Int J Radiat Oncol Biol Phys, 2006, 64 (5):1348–1354.

[22] Luu QT, Loredo LN, Archambeau JO, et al. Fractionated proton radiation treatment for pediatric craniopharyngioma: preliminary report[J]. Cancer ,2006, 12 (2):155–159.

[23] Wenkel E, Thornton AF, Finkelstein D, et al. Benign meningioma: partially resected, biopsied, and recurrent intracranial tumors treated with combined proton and photon radiotherapy[J].Int J Radiat Oncol Biol Phys, 2000, 48 (5):1363–1370.

[24] Noel G, Bollet MA, Calugaru V, et al. Functional outcome of patients with benign meningioma treated by 3D conformal rradiation with a combination of photons and protons [J]. Int J Radiat Oncol Biol Phys, 2005, 62 (5):1412–1422.

[25] Weber DC, Schneider R, Goitein G, et al. Spot scanning-based proton therapy for intracranialmeningioma: long-termresults from the Paul Scherrer Institute[J]. Int J Radiat Oncol Biol Phys,2012,83 (3):865–871.

[26] Constable IJ, Koehler AM, Schmidt RA. Proton irradiation of simulated ocular tumors[J]. Invest Ophthalmol,1975,14 (7):547–555.

[27] Gragoudas ES. The Bragg peak of proton beams for treatment of uveal melanoma[J].Int Ophthalmol Clin ,1980,20 (20):123–133.

[28] Kanemoto A, Okumura T, Ishikawa H, et al. Outcomes and prognostic factors for recurrence after high-dose proton beam therapy for centrally and peripherally located stage I non—small-cell lung cancer[J]. Clin Lung Cancer,2014, 15 (2):e7–12.

[29] Hata M, Tokuuye K, Kagei K., et al. Hypofractionated high-dose proton beam therapy for stage I non-small-cell lung cancer: Preliminary results of a phase I/II clinical study[J]. Int. J. Radiat. Oncol. Biol. Phys,2007, 68 (3): 786–793.

[30] Nakayama H, Sugahara S, Tokita M, et al. Proton beam therapy for patients with medically inoperable stage I non-small-cell lung cancer at the university of tsukuba[J]. Int. J. Radiat Oncol. Biol. Phys,2010, 78 (2): 467–471.

[31] Xiang ZL, Erasmus J, Komaki R, et al. FDG uptake correlates with recurrence and survival after treatment of unresectable stage III non—small cell lung cancer with high-dose proton therapy and chemotherapy[J]. Radiat Oncol, 2012, 7:144.

[32] Wang X, Zhang X, Li X, et al. Accelerated partial-breast irradiation using intensity modulated proton radiotherapy: do uncertainties outweigh potential benefits? [J]. Br J Radiol, 2013, 86 (1029).

[33] Lin SH, Komaki R, Liao Z, et al. Proton beam therapy and concurrent chemotherapy for

esophageal cancer［J］. Int J Radiat Oncol Biol Phys, 2012, 83（3）:345-351.

［34］ Kawashima M, Kohno R, Nakachi K, et al. Dose-volume histogram analysis of the safety of proton beam therapy for unresectable hepatocellular carcinoma［J］. Int J Radiat Oncol Biol Phys, 2011, 79（5）:1479–1486.

［35］ Bush DA, Kayali Z, Grove R,et al. The safety and efficacy of high-dose proton beam radiotherapy for hepatocellular carcinoma: a phase 2 prospective trial［J］. Cancer,2011, 117（13）:3053–3059.

［36］ Hoppe BS, Flampouri S, Su Z, et al. Consolidative involved-node proton therapy for Stage IA-IIIB mediastinal Hodgkin lymphoma: preliminary dosimetric outcomes from a Phase II study［J］.Int J Radiat Oncol Biol Phys, 2012, 83（1）:260–267.

［37］ Hoppe BS, Flampouri S, Lynch J, et al. Improving the therapeutic ratio in Hodgkin lymphoma through the use of proton therapy［J］. Oncology（Williston Park）, 2012, 26 （5）:456–459, 462–455.

［38］ Galland-Girodet S, Pashtan I, MacDonald SM, et al. Long-term cosmetic outcomes andtoxicities of proton beam therapycomparedwith photon-based 3-dimensional conformal accelerated partial-breast irradiation: a phase 1 trial［J］.Int J Radiat Oncol Biol Phys, 2014, 90（3）:493–500.

［39］ Chang JH, Lee NK, Kim JY, et al. Phase II trial of proton beam accelerated partial breast irradiation in breast cancer［J］. Radiother Oncol, 2013, 108（2）:209–214.

［40］ Slater J, Rossi C, Yonemoto L, et al. Proton therapy for prostate cancer: the initial Loma Linda University experience［J］.Int J Radiat Oncol Biol Phys, 2004, 59（2）:348–352.

［41］ Owens S.State of the Proton Therapy Market in 2017[R].Robust Insight Ltd. UK, 2017.

［42］ Mohan R and Grosshans D, Proton therapy - Present and future［J］.Adv Drug Deliv Rev,2017, 109: 26–44.

［43］ Goethals PE and Zimmermann R.Proton Therapy World Market Report & Directory Edition 2016［J］. MEDraysintell,2016.

［44］ Sakurai H, Ishikawa H and Okumura T. Proton beam therapy in Japan: current and future status［J］.Jpn J Clin Oncol,2016, 46（10）: 885–892.

［45］ Chen W, Zheng R, Baade PD, et al. Cancer statistics in China, 2015［J］. CA Cancer J Clin., 2016, 66（2）: 115–132.

［46］ Verma V, Shah C, Rwigema JC, et al. Cost- comparativeness of proton versus photon therapy［J］. Chin Clin Oncol.,2016, 5（4）: 56.

［47］ Verma V, Mishra MV and Mehta MP, A systematic review of the cost and cost-effectiveness studies of proton radiotherapy［J］. Cancer,2016, 122（10）: 1483–1501.

［48］ Doyen J, Falk AT, Floquet V, et al. Proton beams in cancer treatments: Clinical outcomes and dosimetric comparisons with photon therapy［J］. Cancer Treat Rev.,2016, 43, 104– 112.

［49］ Thariat J, Hannoun-Levi JM, Sun Myint A, et al. Past, present, and future of radiotherapy for the benefit of patients［J］. Nat Rev Clin Oncol.,2013, 10（1）: 52–60.